中医臨床のための
医学衷中参西録
第2巻　雑病篇
神戸中医学研究会編訳

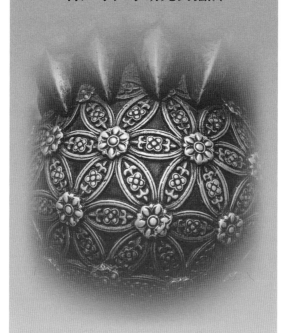

東洋学術出版社

〈神戸中医学研究会〉会員 （五十音順）

蘆田　延之（あしだ　のぶゆき）	芦田内科　医師
蘆田　正毅（あしだ　まさき）	芦田内科・柏原赤十字病院　医師
伊賀　文彦（いが　ふみひこ）	いが漢方内科金のさじ診療所　医師
池尻　研治（いけじり　けんじ）	池尻医院　医師
伊藤　良（いとう　りょう）	大阪漢方医学振興財団　医師
大矢　和彦（おおや　かずひこ）	大矢医院　医師
各務　祐貴司（かがみ　ゆうきし）	藤本漢祥院　鍼灸師
川口　精（かわぐち　せい）	川口医院　医師
角谷　真子（すみや　なおこ）	鍼灸師
田中　実（たなか　みのる）	六角田中医院　医師
津村　正弘（つむら　まさひろ）	㈱サンツムラ　役員
長谷川　玄（はせがわ　げん）	長谷川医院　医師
平岡　尚子（ひらおか　なおこ）	いそだ病院　医師
溝口　精二（みぞぐち　せいじ）	溝口医院　医師
陸　希（りく　き）	中国・成都市　陸氏中医診療所　中医師
林　賢濱（りん　けんびん）	スター薬局㈱　中医師

はじめに

　本巻は清代の名医張錫純の著作《医学衷中参西録》の中核をなし，われわれ一般臨床医にとって身近な臨床雑病をとりあげる。雑病には内科・小児科・婦人科・泌尿器科・外科・耳鼻科・眼科・精神科などを含み，本書中には日常診療で参考になる記載が臨場感をもって語られている。
　とりあげた症例では，しばしば患者自身の言葉がありのままに記されており，日常臨床における患者自身の訴えを聞くことの大切さに改めて気付かされる。現代医学では病名をつけることに意が注がれて，患者が何に苦しんでいるのかを知ろうとする努力にやや欠けるきらいがある。また客観的なデータを重視するあまり患者の訴える言葉に充分な関心が払われていないことは反省すべきであるように思える。
　耳を傾けて患者の話を聞く問診は臨床医学の第一歩である。現代は情報の時代で，医学もさまざまな情報の洪水である。医療現場では一人の患者からあらゆる情報を取り出そうとする。血圧を測り，尿を調べ，採血をし，レントゲンを撮り，超音波でさぐり，カメラを入れ，それでも足りずにさらに高度なMRIや最新の検査手段を追い求める。遺伝子レベルの診断が脚光を浴び，治療もよりいっそう高度でかつ高額になる。もちろん臨床検査は重要であるが，医師はまず患者の言葉に充分にかつ丁寧に耳を傾けることから始めなければならない。患者の言葉が病の原因がどこにあり，取り除かねばならない苦痛が何によるものなのかを教えることは多い。張氏の症例にも，「そんなことは自分の病気にとって重要なことではないと考えていた」と患者が言ったとある。よく話を聞き，かつ重要な情報を聞き出すことは，今最も医師に求められる能力の一つであり，そうした情報を得てはじめて分析が可能になる。
　張氏は懇切に患者の話を聞き，脈診や舌診をはじめとした身体所見を分析し，矛盾点があれば考えぬき，迷った挙句についに診断に至る過程

を詳細に記録している。治療にあたっても非常に細やかな気遣いをしている。薬を服用すると起きうることをあらかじめ知らせるなど，患者や家族に合わせて細かい説明をする。薬の内容をそのまま伝えると患者の家族が恐れて飲ませないと予想すれば，少し工夫を加える。薬の味にも非常に注意を払い，吐き気のある患者にはそれを助長するような薬を避け，少しでも薬の味を嫌がる場合は苦心して味のない薬による治療を考える。また貧しい人々には高価な薬を避け，日常のありふれた食物を用いての治療にも言及する。さらに広い中国での薬局事情を述べ，薬の確かめ方や，ときには製剤の仕方まで詳しく記載している。さらに治癒後の養生が必要な場合にはよく言い含めておくことを忘れない。こうした治療者としての彼の態度が，現代でも真に尊敬できる中医師として，当時の医師ばかりでなく，現代の医師にも光彩を放つ存在にしている。

　現代の医学教育で中医学を取り入れながら現代医学を学ぶことは決して無駄ではない。専門医ばかりの養成では大多数の一般患者は救われない。国民にとって日常的に頼れる身近な医師が増えることが望まれる。

　現代医学が最も得意とする分野は，人間としての患者の姿がみえない領域に多い。もちろんそれらが非常に重要な分野であることに異論はない。事故などの救命救急治療や，診断・治療が射程距離に近づいてきた先天性疾患などは輝かしい分野である。しかし一方で，より膨大な数の人々が苦しみ，その治療を望んでいる臨床雑病を，よく話を聞き，その発症の原因を考えて納得のできる治療を施す医師がまだ不足している。そうした医師を目指す人々にとって本書は極めて有益であると信じる。

神戸中医学研究会

凡　例

1．本書は《医学衷中参西録》上・中・下冊から抜粋し編集しなおしており，当然配列が異なるので，各項に「第○期×巻」と表示して原著を参照しやすくしている。
2．現代文として意訳し，適宜に「　」でくくったり，訳注を附して理解しやすくしており，不必要と考えられる西洋医学的記載は一部割愛した。
3．(　)内は張錫純自身の原注であり，〔　〕内は訳注である。
4．自製方剤については，組成と関連部分を罫で囲み，見分けやすくしている。
5．巻末には，中医用語・方剤名・薬物・脈診の索引を附した。

目　次

はじめに …………………………………………………… iii
凡　例 ……………………………………………………… v

第 1 章　処方

治陰虚労熱方 …………………………………………………… 3

資生湯…………………… 3　　沃雪湯……………… 28
十全育真湯……………… 8　　水晶桃……………… 29
醴泉飲…………………… 15　　既済湯……………… 30
一味薯蕷飲……………… 20　　来復湯……………… 32
参麦湯…………………… 21　　鎮摂湯……………… 36
珠玉二宝粥……………… 27

治喘息方 ………………………………………………………… 39

参赭鎮気湯……………… 39　　滋培湯……………… 46
薯蕷納気湯……………… 44

治陽虚方 ………………………………………………………… 51

敦復湯…………………… 51

治心病方 ………………………………………………………… 57

定心湯…………………… 57　　安魂湯……………… 62

治肺病方 ………………………………………………………… 65

黄耆膏…………………… 65　　安肺寧嗽丸………… 69
清金益気湯……………… 67　　清涼華蓋飲………… 70
清金解毒湯……………… 68

治嘔吐方 ………………………………………………………… 75

鎮逆湯…………………… 75　　薯蕷半夏粥………… 75

治膈食方 ······77
  参赭培気湯 ······77

治吐衄方 ······83
  寒降湯 ······83
  温降湯 ······89
  清降湯 ······90
  保元寒降湯 ······90
  保元清降湯 ······91
  秘紅丹 ······92
  二鮮飲 ······93
  三鮮飲 ······94
  化血丹 ······95
  補絡補管湯 ······96
  化瘀理膈丹 ······104

治消渇方 ······107
  玉液湯 ······107
  滋膵飲 ······109

治癃閉方 ······113
  宣陽湯・済陰湯 ······113
  白茅根湯 ······116
  温通湯 ······118
  加味苓桂朮甘湯 ······119
  寒通湯 ······122
  升麻黄耆湯 ······123
  鶏胵湯 ······128
  鶏胵茅根湯 ······129

治黄疸方 ······133
  《金匱要略》黄疸門の硝石礬石散方を審定す ······133

治淋濁方 ······137
  理血湯 ······137
  膏淋湯 ······141
  気淋湯 ······142
  労淋湯 ······142
  砂淋丸 ······143
  寒淋湯 ······145
  秘真丸 ······146
  毒淋湯 ······146
  清毒二仙丹 ······147
  鮮小薊根湯 ······147
  朱砂骨湃波丸 ······148
  澄化湯 ······150
  清腎湯 ······150
  舒和湯 ······151

治痢方 ······153
  化滞湯 ······153
  燮理湯 ······153
  解毒生化丹 ······157
  天水滌腸湯 ······159

通変白頭翁湯……………… 160　　通変白虎加人参湯……… 165
　　三宝粥……………………… 162

治燥結方……………………………………………………………… 177
　　硝菔通結湯………………… 177　　通結用葱白熨法………… 181
　　赭遂攻結湯………………… 179

治泄瀉方……………………………………………………………… 185
　　益脾餅……………………… 185　　薯蕷芣苢粥……………… 190
　　扶中湯……………………… 186　　加味天水散……………… 191
　　薯蕷粥……………………… 187　　加味四神丸……………… 192
　　薯蕷鶏子黄粥……………… 189

治痰飲方……………………………………………………………… 195
　　理飲湯……………………… 195　　期頤餅…………………… 203
　　理痰湯……………………… 199　　治痰点天突穴法
　　竜蠔理痰湯………………… 200　　　附：捏結喉法，明礬湯，
　　健脾化痰丸………………… 202　　　麝香香油灌法………… 206

治癲狂方……………………………………………………………… 211
　　蕩痰湯……………………… 211　　調気養神湯……………… 214
　　蕩痰加甘遂湯……………… 211

治大気下陥方………………………………………………………… 217
　　昇陥湯……………………… 217　　理鬱昇陥湯……………… 246
　　回陽昇陥湯………………… 244　　醒脾昇陥湯……………… 247

治気血鬱滞肢体疼痛方……………………………………………… 251
　　昇降湯……………………… 251　　健運湯…………………… 259
　　培脾舒肝湯………………… 253　　振中湯…………………… 260
　　金鈴瀉肝湯………………… 254　　曲直湯…………………… 261
　　活絡効霊丹………………… 255　　熱性関節腫疼にアスピリ
　　活絡祛寒湯………………… 259　　ンを用いる法…………… 265

治内外中風方………………………………………………………… 271
　　捜風湯……………………… 271　　熄風湯…………………… 273

逐風湯……………… 275	鎮肝熄風湯……………… 278
加味黄耆五物湯………… 276	加味補血湯……………… 287
加味玉屏風散…………… 277	

治小児風証方 …………………………………………………… 291

定風丹………………… 291	鎮風湯………………… 293

治癇風方 …………………………………………………………… 299

加味磁朱丸…………… 299	一味鉄氧湯…………… 302
通変黒錫丹…………… 301	

治肢体痿廃方 ……………………………………………………… 305

補偏湯………………… 305	振頽丸………………… 312
振頽湯………………… 310	姜膠膏………………… 313

治女科方 …………………………………………………………… 315

玉燭湯………………… 315	寿胎丸………………… 335
西人鉄銹鶏納丸………… 316	安胃飲………………… 337
張錫純による中将湯…… 317	大順湯………………… 339
理衝湯………………… 318	和血熄風湯…………… 341
理衝丸………………… 322	滋陰清胃湯…………… 344
安衝湯………………… 326	滋乳湯………………… 345
固衝湯………………… 328	消乳湯………………… 345
温衝湯………………… 329	昇肝舒鬱湯…………… 346
清帯湯………………… 331	資生通脈湯…………… 347
加味麦門冬湯………… 333	

治眼科方 …………………………………………………………… 351

蒲公英湯……………… 351	清脳黄連膏…………… 354
磨翳水………………… 352	益瞳丸………………… 354
磨翳散………………… 353	羊肝猪胆丸…………… 355
明目硼硝水…………… 353	【附方】護眉神応散 …… 356

治咽喉方 …………………………………………………………… 359

咀華清喉丹…………… 359	【附方】養陰清肺湯 …… 360

治牙疳方 ………………………………………………… 363
　古方馬乳飲……………… 363 　敷牙疳散薬方……………… 364

治瘡科方 ………………………………………………… 367
　消瘰丸…………………… 367 　内托生肌散……………… 370
　消瘰膏…………………… 369 　洗髄丹…………………… 374
　化腐生肌散……………… 369

雑録 ……………………………………………………… 377
　硫黄を服す法…………… 377 　夢遺を治す運気法……… 380
　解砒石毒兼解洋火毒方… 379

第2章　医説・医話

第五期第3巻 ……………………………………………… 385
　脳充血の原因および治法を論ず ………………………… 385
　脳充血証は予防できること，およびその証に誤って中風
　　と名付けた由を論ず ……………………………………… 389
　建瓴湯 …………………………………………………… 390
　脳貧血治法を論ず ……………………………………… 393
　補血湯 …………………………………………………… 394
　脳貧血による痿廃の治法を論じ内政部長・楊階三先生に
　　答える …………………………………………………… 395
　干頽湯 …………………………………………………… 396
　補脳振痿湯 ……………………………………………… 397
　心病の治法を論ず ……………………………………… 399
　肺病の治法を論ず ……………………………………… 404
　清金益気湯 ……………………………………………… 409
　清金解毒湯 ……………………………………………… 409
　清金二妙丹 ……………………………………………… 411
　肺病を治す便方 ………………………………………… 412
　肺労喘嗽治法を論ず …………………………………… 413
　章太炎氏が論じた肺病治法を読んだ書後〔後書き，跋〕… 415

喘証治法の総論 ……………………………………… 416
　　李東垣の補中益気湯が治す喘証を論ず ……………… 422
　　胃病噎膈（すなわち胃癌）の治法および反胃の治法を論ず
　　　附：変質化瘀丸 ……………………………………… 423
　　【変質化瘀丸】 ………………………………………… 427
　　胃気不降の治法を論ず ………………………………… 430
　　【補中開鬱鎮逆湯】 …………………………………… 433
　　劉希文が肝と脾の関係および肝病はよく痛む理由を問う
　　　に答える ……………………………………………… 433
　　【肝脾双理丸】 ………………………………………… 434
　　肝病治法を論ず ………………………………………… 435
　　【新擬和肝丸】 ………………………………………… 439
　　腎弱で作強できないものの治法を論ず ……………… 440
　　強腎瑞蓮丸 ……………………………………………… 441
　　夢遺を治する法を論ず ………………………………… 442

第五期第4巻 ………………………………………………… 445

　　脳充血による目疾の治法を論ず ……………………… 445
　　伏気化熱による目疾の治法を論ず …………………… 446
　　郭炳恒が小児耳聾口啞の治法を問うに答える ……… 447
　　鼻淵治法を論ず ………………………………………… 448
　　自分自身の歯痛治癒経過を述べる …………………… 449
　　結胸の治法を論ず ……………………………………… 450
　　腸結治法を論ず ………………………………………… 453
　　肢体痿廃の原因および治法を論ず
　　　附：起痿湯・養脳利肢湯 …………………………… 455
　　起痿湯 …………………………………………………… 459
　　養脳利肢湯 ……………………………………………… 460
　　病因が涼熱それぞれ異なる四肢疼痛の治法を論ず …… 461
　　余姚〔浙江省寧波市の地名〕の周樹堂が母のために疼風
　　　証治法を問うに答える ……………………………… 463
　　肢体に寒を受けた疼痛は坎離砂で熨すべしおよび坎離砂
　　　製法を論ず …………………………………………… 464
　　宗弟相臣が右上肢疼痛の治法を問うに答える ……… 464

偏枯を治すものは王清任の補陽還五湯を軽用すべからず
　　を論ず ………………………………………………… 466
徐韵英が腹疼の治法を問うに答える ………………… 468
腰痛治法を論ず ………………………………………… 469
【付録】益督丸 ………………………………………… 469
足趾出血の治法 ………………………………………… 471
骨雷治法を論ず ………………………………………… 471
黄雨岩が接骨方を問うに答え，併せて結筋方に論及する 472

第五期第7巻 ……………………………………………… 475

台湾の厳坤栄が友に代わって痰飲の治法を問うに答える 475
張汝偉が令尊〔御尊父〕の咳嗽治法を問うに答える … 477
張汝偉が服薬は有効と謝意を表したのに答える ……… 479
水臌・気臌の治法を論ず ……………………………… 479
表裏分消湯 ……………………………………………… 480
血臌治法を論ず ………………………………………… 484
吐血衄血の原因および治法を論ず …………………… 486
【平胃寒降湯】 ………………………………………… 487
【健胃温降湯】 ………………………………………… 487
【瀉肝降胃湯】 ………………………………………… 488
【鎮衝降胃湯】 ………………………………………… 488
【滋陰清降湯】 ………………………………………… 489
【保元清降湯】 ………………………………………… 489
【保元寒降湯】 ………………………………………… 489
吐血衄血を治すにただ涼薬および薬炭を用い，強いてそ
　　の血を止めるべからずの論 ……………………… 498
吐血衄血証にはときに寒によるものがあるのを論ず … 500
衝気上衝の病因・病状・病脈および治法 …………… 502
【降胃鎮衝湯】 ………………………………………… 504
火不帰原の治法を論ず ………………………………… 504
虚労温病はみな橘紅を忌む説 ………………………… 509
疔を治すには大黄を重用すべきを論ず ……………… 510
治癩を論ず ……………………………………………… 512
方書の貴陽抑陰論を論駁する ………………………… 513

虚労証を治すには慎んで汗脱を防ぐべしの説 ………… 516
翁義芳が吃逆気鬱の治法を問うに答える ………… 517
癇瘋の論治 ………… 518
癲狂失心の原因・治法を論ず ………… 520
革脈の形状および治法を論ず ………… 521
鉄汁と四物湯の補血を比較する問いに答える ………… 523
四物湯が血中の血球および明水を補う理由を問うに答える 523
女子癥瘕治法を論ず ………… 524
化瘀通経散 ………… 527
帯証治法を論ず ………… 528
血崩の治法を論ず ………… 529
女子血崩を治すに両種の特効薬有るを論ず ………… 531
婦人不妊の治法を論ず ………… 532
婦人流産の論治 ………… 533
難産治法を論ず ………… 535
女子陰挺の治法を問う鮑樵法に答える ………… 536
室女の乾病治法を論ず ………… 536
小児痙病の治法を論ず ………… 537
暑い時期の小児の水瀉および瀉から痢に変わり，瘧から
　痢に転じる場合の治法を胡天宗が問うに答える …… 539
脾風治法を論ず ………… 540
幼年温熱証を治すには宜しく予防しその痧疹を出すべし 542
瘋犬傷〔狂犬病〕を治す方を論ず ………… 544
解触電気〔落雷による感電の救命〕 ………… 547
重篤な外傷の救急方 ………… 549
神授普済五行妙化丹 ………… 549

第3章　症例

虚労喘嗽門 …………………………………………………… 555

虚労証・陽亢陰虧……… 555　　虚労咳嗽兼外感実熱証… 559
虚労兼労碌過度………… 556　　労熱咳嗽………………… 561
伏気化熱による肺労咳嗽証 558　　遺伝性の肺労咳嗽証…… 563

肺労痰喘………………… 565　　肺病咳嗽吐血…………… 569
　　肺労喘咳………………… 566　　肺病の咳吐膿血………… 570
　　肺労喘嗽兼不寐証……… 568　　肺病咳吐痰血…………… 573

気病門 …………………………………………………………… 575

　　大気下陥兼小便不禁…… 575　　衝気上衝兼奔豚………… 584
　　大気下陥………………… 579　　胃気不降………………… 585
　　大気下陥身冷…………… 579　　肝気鬱兼胃気不降……… 586
　　大気下陥兼消食………… 581　　胃気不降………………… 588
　　大気下陥兼疝気………… 582

血病門 …………………………………………………………… 591

　　吐血症…………………… 591　　吐血兼咳嗽……………… 594
　　咳血兼吐血証…………… 592　　吐血証…………………… 596
　　吐血兼咳嗽……………… 593　　吐血証…………………… 596

血病門（2） ……………………………………………………… 599

　　大便下血………………… 599　　大便下血………………… 602
　　大便下血………………… 600　　瘀血短気………………… 603
　　大便下血………………… 601

脳充血門 ………………………………………………………… 605

　　脳充血頭痛……………… 605　　脳充血兼下肢痿弱……… 611
　　脳充血頭痛……………… 607　　脳充血兼痰厥…………… 612
　　脳充血頭痛……………… 609　　脳充血兼偏枯…………… 614

腸胃病門 ………………………………………………………… 617

　　噎膈……………………… 617　　冷積腹疼………………… 621
　　反胃吐食………………… 619　　腸結腹疼………………… 622
　　胃脘疼悶………………… 620　　腸結腹疼兼外感実熱…… 623

頭部病門 ………………………………………………………… 625

　　頭疼……………………… 625　　目病乾疼………………… 627
　　眼疾……………………… 626　　歯痛……………………… 628

肢体疼痛門 ……………………………………… 629
  脇痛 …………………… 629
  脇下痛兼胃口痛 ……… 631
  脇痛 …………………… 633
  腰痛 …………………… 634
  腿疼〔下肢痛〕………… 636

腫脹門 …………………………………………… 639
  受風水腫 ……………… 639
  陰虚水腫 ……………… 641
  風水有痰 ……………… 642

黄疸門 …………………………………………… 645
  黄疸兼外感 …………… 645
  黄疸 …………………… 648
  黄疸 …………………… 649

痢疾門 …………………………………………… 651
  痢疾転腸潰瘍 ………… 651
  痢疾 …………………… 653
  痢疾 …………………… 654
  噤口痢 ………………… 655

大小便病門 ……………………………………… 657
  泄瀉兼発灼 …………… 657
  小便白濁 ……………… 658
  寒による小便閉塞 …… 659

不寐病門 ………………………………………… 661
  心虚不寐 ……………… 661
  不寐兼驚悸 …………… 663

癇痙癲狂門 ……………………………………… 665
  癇風兼脳充血 ………… 665
  受風瘈瘲 ……………… 666
  慢脾風 ………………… 667
  慢脾風 ………………… 670
  慢脾風の前兆 ………… 671
  癲狂失心 ……………… 672
  神経錯乱 ……………… 674

婦女科 …………………………………………… 677
  懐妊受温病 …………… 677
  受妊嘔吐 ……………… 678
  妊娠中の温病兼痰喘 … 680
  懐妊中の温病と下痢 … 683
  産後下血 ……………… 684
  産後手足抽掣 ………… 686
  産後癥瘕 ……………… 687
  血閉成癥瘕 …………… 689

産後温病……………… 690 処女経閉……………… 695
流産後満悶…………… 691 血崩証………………… 696
月閉兼温疹靨急………… 692

方剤索引 ……………………………………………… 699
薬物索引 ……………………………………………… 703
用語索引 ……………………………………………… 709
脈索引 ………………………………………………… 712
あとがき ……………………………………………… 715

第1章
処方

治陰虚労熱方

◆ **資生湯**（しせいとう）

　労瘵〔瘵瘵：肺結核など伝染性のある消耗性疾患，俗に肺病〕で極度に痩せ衰え，飲食が減少し，喘促〔呼吸促迫〕咳嗽し，身熱〔身体の熱感〕して脈が虚数のものを治す。また女性の血枯不月〔無月経〕を治す。

　生山薬1両　玄参5銭　白朮3銭　生鶏内金（搗き砕く）2銭
　牛蒡子（炒して搗く）3銭
　熱が甚だしければ生地黄5〜6銭を加える。

　《易》に「至れるかな坤元，万物資りて生ず」とあるのは，土徳が万物を生じることをいう。脾胃は土に属し一身の坤であるから，一身を資生できる。脾胃が丈夫であれば，飲食物を十分に消化して自然に全身が丈夫になり，多飲多食で労瘵を病むものはない。《素問》陰陽別論に「二陽の病は心脾に発し，隠曲を得ざる有り。女子に在っては不月を為す。その伝わりて風消を為し，その伝わりて息賁を為すは，死して治せず」とある。病が風消〔風火内鬱し発熱・消痩する病証〕・息賁〔肺の積病〕に至るとは，労瘵の病になることである。「二陽の病」と名付けるのは，初期は陽明胃腑が飲食を多く受納できず飲食減少が原因になるからにすぎない。「心脾に発す」とあるのは，心脾に原発するからである。「隠曲を得ざる有り」とは何であろうか？　心は神明の府であり，時として心に隠曲〔人にいえない悩み〕があって，思いどおりにいかな

いと，心神が怫鬱として，心血も脾土を濡潤（じゅじゅん）できなくなり，思いが過ぎて脾を傷る病になる。脾が傷れると，胃を助け消食して精液に化し，五臓を灌漑できない。男子ではその病を隠〔はっきりしない状態〕受していても表面上無症状であるが，女子では無月経を呈するので明らかになる。すなわち「女のことから男を推定する」である。「伝わりて風消を為す」「伝わりて息賁を為す」は病証がこの段階になると男女ともに症状が現れ，労療になれば挽回は非常に難しいので，「不治」というのである。しかし，医者は人を活かすことを心に期し，危険な病証で挽回し得ない状態でも，誠意を尽くし方法を講じて挽回すべきである。挽回の方法は「二陽の病は心脾に発す」の主旨にのっとるのが妥当である。病者を戒めて淡泊寡欲にさせて心を養い，さらに脾胃を補助して飲食を次第に増加させれば，身体はおのずと回復する。本方では，白朮で脾陽を健やかにし，脾土を健壮にすることにより胃を助け，山薬で胃陰を滋し，胃汁を充足させることにより食を受納する（胃は酸汁により食を化す）。特に脾は統血の臓であり，《内経》には「血は脾に生ず」と記され，脾は血液を形成するので，中に多くの血を函れる。西洋医学でも「脾中には静脈が多く（第2巻補絡補管湯に詳しい），血が集まる場所である」とする。本証は心思が怫鬱として心血が調暢にならず，脾中の血管の多くが閉塞したり，爛れて火で炙られたようになったり，微細な膜を形成したりすることが，脾病の原因である。また，脾胃は相互に扶助し一気貫通しているので，臓が病み腑を助けられないことも，胃が納食できない理由である。鶏内金（鶏の砂袋の内膜）は鶏の脾胃で，中にある磁器片・石・銅・鉄などを消化するので，有形の鬱積をよく化すことがわかる。かつ，薬性が非常に和平で，同時に脾胃で補脾胃する妙があるので，健補脾胃の薬を助けて傑出した奇効をあげ，他薬の到底及ぶところではない。方中の白朮・山薬・鶏内金の3味は欠いてはならない。玄参は《本経》〔神農本草経〕には「微寒」で，「女子産乳余疾」を治すとあり，かつ味は甘が苦に勝るので，寒涼でも脾胃を傷らない。したがって，上焦の浮熱を去って，全身の焼熱を退け，さらに色が黒くて液が多

く，《本経》には「補腎気」ともあり，労瘵の陰虚を治すには最適である。牛蒡子は質が滑で気は香で，潤肺するとともに利肺する。山薬・玄参を併用すると，強く止嗽定喘し安肺の効があるので，佐使薬として加える。

地黄は生用すると，涼血退熱の効が玄参より優れる。西洋医学では鉄分を含むといい，血中にも実際に鉄分が含まれる。地黄が退熱に働くのは，涼血滋陰だけでなくじつは鉄で鉄を補う妙があり，血液を充足させるから蒸熱が退く。また労瘵の熱は，大抵，真陰が虧損（きそん）して相火が潜蔵しないために生じる。相火は水臓の命門穴から生じる陰中の火で，方書では竜雷の火といい，ちょうど2点間の電気のようなものである。電気の性質は鉄を介して伝わりやすく，地黄は鉄を含むので，相火を引いて下行させ本来の宅〔住みか〕に安んじさせる。《本経》では地黄を上品に列しており，まことに良薬である。しかし必ず甚だしい焼熱が生じてはじめて加えるのは，この方はもともと健補脾胃を主としており，地黄は生用しても水火の煎熬をへると汁漿が粘泥となって脾胃によくない恐れがあるからである。熱が甚だしいと脾胃は必ず飲食を欲しなくなるが，地黄で熱を退けると飲食が進むようになって，逆に脾胃を助ける効果を現す。

生山薬は，薬局で売っている乾山薬であるが，火炒の処理をしていないものをいう。しかし，薬局では山薬は必ず炒熟してから売るのが正しいとする俗習がある。ただし，本方に炒熟山薬を用いるとまったくその効果はない（理由は後の一味薯蕷飲に詳しい）。

於朮は，色が黄で気は香であり，浙江の於潜に産する白朮である。色が黄であるから土に属し，気が香であるから醒脾し，脾胃を健補する効果は通常の白朮よりはるかに優れる。現在薬局ではどれも於朮として売るが，品質はさまざまで，価格の安いものは必ずしも於潜産とは限らない。しかし，黄色く香気があるものなら，価格が非常に安くても非常に効果があり，重要なのは色味であって産地ではない。さらに廉価であれば貧しいものでも服用できるので，多くの人々が恩恵を受けることになる。

西洋医学では胃が食べ物を消化できるのは胃中に酸汁があるからだという。空腹時に食べることを考えると酸汁が自然に胃からつくり出される。憂思過度あるいは悩怒過度であれば，必ず酸汁の生成が減少するかまったくなくなり，胃中に食べ物が積滞して消化できなくなる。この論理と《内経》の「二陽の病は心脾に発す」は，思いすぎれば脾を傷るの主旨で期せずして一致する。

　問い：《内経》は「脾は思を主る」といい，西洋医学では「思想は脳から発する」という。あなたが「思は心より発する」というのはどういうことなのか？　**答え**：《内経》に「脾は思を主る」とあるのは，脾は自ら思うことができるという意味ではない。脾は土に属し，土は安静を主り，人は安静にすれば深く思うことができるのであり，《大学》にいう「安んじて後よく慮（おもんぱか）る」である。西洋医学でいう「思いは脳から発する」については，《内経》に早くもその理が存在し，《素問》脈要精微論には「頭は精明の府」とある。頭の中心点は脳であり頭は精明の府であるから，脳は精明の府である。精明というからには，思うことができないとか，脳が自ら思うことができないという理屈はない。ちなみに古文を見ると，「思」の字は「恖」となっていて，「囟（し）」は脳であり，「心（しん）」は心であるので，思の意味がわかる。もともと心と脳は互いに輔（たす）け合っており，また必ず脾土の鎮静の力を助けとしているのである。

　問い：あなたの「二陽の病は心脾に発す」の解釈は，王冰（おうひょう）〔唐代の医家〕の《内経》の注とは違うが，王冰の注解は間違いだといえますか？

　答え：私はあえてそうだとはいわないが，私の理解で内経の文を解釈すれば，おのずと経文には別の意味があり，かつ実際的であるとわかる。「二陽の病は心脾に発す」は，その後の「三陽病を為せば寒熱を発す，一陽病を発すれば少気し，善く咳し，善く泄す」とは句法が同じではなく，文字づかいを状況に応じて変えている。「二陽の病は心脾に発す」は，その病が心脾よりきたものであることを述べている。「三陽病を為せば寒熱を発す」は，三陽の病状を形容しているので，「之病」の「之」の字を「為」に変えている。「一陽病を発す」の数句は，句法がま

た「三陽病を為す」の句とは違っているが，理由は同じである。

　問い：三陽病・一陽病はいずれも発病の状態を表現しているが，二陽病だけが発病の原因を追究しているのはなぜか？　**答え**：三陽・一陽では，はじめに発病の状態をいわなければ，何が三陽・一陽の病であるのかわからない。二陽は胃腑で飲食を主ることはだれもが知っており，胃腑が病めば飲食できないこともだれもがわかっている。しかし，飲食ができなくなる理由については多くの人はわからないので，はじめにその病状をいわずに，まずその病を得た由来を明確にしたのである。

　問い：胃と大腸はいずれも二陽であり，経文には「二陽」とあるだけなのに，どうしてここでは，専ら胃を指すとわかるのか？　**答え**：胃は足陽明，大腸は手陽明であり，人の足経は長く手経は短くて，足経がもともと手経を統括するので，六経を論じる場合は本来足経を主とすべきである。したがって，《内経》にただ「何々経」とあって手か足かを区別していなければ，すべて足経を指すか，足経を指して手経もその中に統合している。単に手経を指す場合は，必ず「手何々経」と述べている。経文があれば手に取って細かく閲覧するといい。

　民国2年〔1913年〕に名士の家に客居していて，1年以上労療を患って月経が止まり，痩せて衰えきった未婚女性を治療した。私に処方を尋ねるので本方を創製し，数剤を続けると食欲が増加した。身体がまだ熱っぽいので生地黄5銭を加えると，5～6剤服用後に熱が徐々に退いて起床できるようになったが，下肢が痛んで動けない。そこで丹参・当帰各3銭を加えて10剤服用させると，下肢が治癒して月経も始まった。「非常にひどい白帯があることを，これまでいい忘れていた」と言うので，丹参を去って生牡蛎6銭を加え白朮を倍にして10剤続けると，帯証も治癒した。そこでこの処方を郷里の家に郵送したところ，1カ月ほどして門人の高如壁から手紙があり，「隣村の趙芝林が労療を病んで数年治らず，医者にどれほどかかったかわからないが，服薬はすべて無効でした。今年の春に急に咳嗽が生じ異常に喘促し，飲食が減少し，脈が非常に虚数となったので，資生湯を投与したところ10剤で完治しまし

た」とのことであった。このように，この方剤は労療に服用すれば男女を問わず素早い効果があることがわかる。

　女性の月経が長期間来ない場合は，血海に必ず堅く結した血がある。こうした証の治療には，破血通血の薬ばかりを用いると，往々にして病変が除かれないうちに薬によって傷害を受けてしまう。鶏内金の性は非常に和平で有形の鬱積を除くので，長期に服用すれば堅く結した瘀血は自然に融化する。ましてこの方と健脾滋陰の薬を同時に使用すれば新血が活発に滋長し，新血によりおのずと化瘀できる。

◆ **十全育真湯**（じゅうぜんいくしんとう）

　虚労で，脈が弦数細微で，肌膚甲錯〔皮膚が乾燥しザラザラした状態〕し，身体が痩せ衰え，飲食しても筋力が丈夫にならず，自汗があったり，咳逆があったり，喘促があったり，あるいは時に寒熱があったり，夢ばかりみたり，精気が固まらないもの〔遺精や滑精など〕を治す。

　野台参4銭　生黄耆4銭　生山薬4銭　知母4銭　玄参4銭　生竜骨（細かく搗く）4銭　生牡蠣（細かく搗く）4銭　丹参2銭　三稜1.5銭　莪朮1.5銭

　気分の虚が甚だしければ，三稜・莪朮を去り，生鶏内金3銭を加える。喘があれば，山薬を倍量とし，牛蒡子3銭を加える。汗が多ければ，黄耆を白朮に代え，竜骨・牡蠣を倍量として，山茱萸・生白芍各6銭を加える。汗が非常に多く服薬しても止まらない場合は，竜骨・牡蠣・山茱萸各1両を煎服すれば，2剤服し終わらないうちに汗は止まる。汗が止まれば再び原方を服用する。まず体が冷えた後に熱くなって汗が出る場合で，脈がさらに微弱無力なら胸中大気下陥が多いので，治法は私の創製した昇陥湯の後の跋文を詳しくみればわかる。

張仲景には労療の治療として，大黄䗪虫丸〔大黄・黄芩・甘草・桃仁・杏仁・芍薬・乾地黄・乾漆・蝱虫・水蛭・蠐螬・䗪虫〕があり，百労丸〔明・呉昆の《医方考》にある。炒当帰・乳香・没薬・人参・蝱虫・炙水蛭・熟大黄〕があるが，いずれも破血の薬を多用する。人身の経絡には血が充填されており，内は臓腑に通じ外は全身を灌漑しているので，血がいったん停滞すればすぐに気化が円滑に行われなくなる。これが常に労療の成因である。したがって，労療では肌膚が甲錯し血の気がなくなり，毎日珍味を食し人参・茯苓を服用しても，少しも肌肉を長じ筋力を壮んにすることができない。あるいはいっそうがたがたに痩せ衰え日ごとに悪化するのは，経絡に血が瘀滞し気化を阻塞するからである。玉田〔河北省玉田県〕出身の王清任〔清代の医家。字は勛臣〕は《医林改錯》を著し，活血逐瘀の数種の湯剤を上中下の部位に応じて立案し，瘀血を分消して百病を統治し「瘀血が去れば諸病はおのずと癒える」といった。その論に偏りがないわけではないが，その主旨には確かに自己の定見があり，その方も効果のあることが多い。そこで私が労療の治療に十全育真湯を創製し，補薬剤中に三稜・莪朮を加えて気血を通活するのは，張仲景の大黄䗪虫丸と百労丸の意を拝借したのである。さらに，仲景は《金匱要略》に虚労門を列し，特に血痺虚労の4文字で提綱を示している。これからも虚労は必ず血痺を生じ，血痺が甚だしければ必ず虚労になることもわかる。虚労を治すには必ず先に血痺を治し，血痺を治すことが虚労を治すゆえんでもある。

　問い：労療を治すのに破血薬を兼用するのは確かに妥当であるが，破血に三稜・莪朮を用いるのは力が強すぎるのではないか？　答え：張仲景が大黄䗪虫丸や百労丸で使用している大黄・乾漆・水蛭のような破血薬は，いずれも三稜・莪朮よりも猛峻であり，彼が方中に三稜・莪朮を用いなかったのは三稜・莪朮が《本経》に収載されていないからである。梁の陶弘景の著作《名医別録》では《本経》よりも365味の薬物を増やしているが，いずれも南北朝以前の名医が用いた薬で，まだ三稜・莪朮の収載はない。したがって，張仲景の時代には三稜・莪朮はなく，あっ

たとしてもまだ経験を積んでいないことがわかる。私が破血薬のうちでも三稜・莪朮を好むのは，破血とともに調気するからである（三稜・莪朮についての詳解は理衝湯にある）。補薬中に三稜・莪朮を佐使として加えると，瘀があれば瘀を徐き，瘀がなくても流通する力によって補薬の滞りを行らすので，補薬の力がますます大になる。まして後天の資生は納穀を宝とし，どんな病気でも服薬後に，飲食が次第に増進するものは治しやすいが，飲食が次第に減少するものは治しにくい。三稜・莪朮と人参・白朮・黄耆を併用すれば大いに開胃進食し，私は何度も試みてしばしば効果を得ている。

問い：労〔勞〕の字には火があり，実際に労療の証は陰虚発熱のものが大半を占める。したがって，銭仲陽〔北宋の医家，銭乙〕の減味八味丸，張景岳〔明代の医家，張介賓〕の左帰飲はこの証に対する良方で，いずれも熟地黄を君として大いに真陰を滋し虚熱を退ける。あなたは方中になぜ熟地黄を用いないのか？　**答え**：熟地黄を用いることについては私も熟練者である。はじめて方書を読んだ当時のことであるが，趙献可〔明代の医家〕の《医貫》，張景岳の《八陣》，馮兆張〔清代の医家，字は楚瞻〕の《馮氏錦嚢秘録》などを読んで，その説が確かであると信じた。臨床では熟地黄を好んで用い，八味地黄丸を湯剤にしたうえで，吸不帰根の喘逆には紫蘇子・白芍を加え，下虚上盛の痰涎には陳皮・白芍を加え，腎不摂気により衝気上逆する脹満には紫蘇子・厚朴を加え（病人がこれを服用すると推蕩〔推し除く〕の力を感じることがあるが，後に創製した参赭鎮気湯のほうがさらに効果がある），また茯苓・沢瀉を3分の2に減らして女子の消渇・小便頻数を治したり（《金匱要略》では男子消渇の治療に使うが女子にも効果があり，この考えは玉液湯に詳しい），陰虚で陽を化せず小便が不利して水腫を積成する場合には，附子を去って知母・白芍を加えたりした。また六味地黄丸を湯にして，破れるような頭痛には川芎・知母を加え，非常に強い眩暈には竜胆草・青黛を加え，散大した瞳を収斂するのに五味子・枸杞子・柏子仁を加え，かつ煎汁数碗を勢いよく飲むという説を信じた。熟地黄4両・茯

苓1両で下焦不固の滑瀉を止め，熟地黄4両・白芍1両で陰虚による小便不利を通じた。また，かつて1日に熟地黄1斤ばかりを用いて，外感大病の後に忽然と喘逆し脈が散乱して虚脱しそうな危険な証を治した（この証には来復湯を用いるべきであったが，当時まだ創製しておらず，熟地黄を用いることだけは知っていて幸いに成功した。これは馮楚瞻が「熟地黄は腎中の元気を大補する」と述べているのを知っていて試したのである）こともあり内傷だけを治療したのではない。大滋真陰の熟地黄・阿膠で脈が陽浮で陰が応じず汗をつくれない温病を治療し，1日に2剤を連服させ陰を済けて陽に応じさせて自汗を得た（詳しくは寒解湯にある）。この他，一切の傷寒外感で下元が虚憊したために邪が深く内陥する場合は，必ず大量の熟地黄を使うべきで下元を補えば托邪外出できる。ただし陰虚労熱証の治療では，軽症には有効であるが，脈が7～8至に至る場合は効果がなかった。当時はまだやりかたを変更することを知らず，かつ地黄丸は《金匱要略》の腎気丸で古くから良方と推奨されており，これが効かなければ他の方剤はさらに駄目であると考えていた。ところが，腎気丸には元来は乾地黄すなわち薬局での生地黄を使用しており，桂は桂枝すなわち《神農本草経》の牡桂を用いていて，現在の地黄丸とは大いに異なることを知らずにいた。腎気丸については《金匱要略》に5つの条文があり，「脚気上り少腹に入り不仁す」「虚労の腰痛，少腹急拘し，小便不利す」「短気し微飲あるは，まさに小便よりこれを去るべし」「男子の消渇，小便反って多く，飲むこと一斗をもって，小便一斗す」「婦人の転胞，胞系了戻し尿溺を得ず」である。以上の5条をみると，もともと多くは少腹膀胱の病変に対する治療で，労療を正治する薬ではなく，まして後世の修製により本来の姿を失っている。後に身熱労嗽し脈がほぼ8至に至る50歳近い夫人を治療し，まず六味地黄丸加減を湯にしたが効かず，ついで左帰飲加減を用いたがやはり効かなかった。私はにわかに悟るところがあって，生黄耆6銭・知母8銭を処方したところ数剤で軽減し，丹参・当帰各3銭を加えて10剤を続けると全快した。その後は陰虚有熱の証を診て少しでも脈に根があって挽回可能であ

れば，方中に大量の黄耆・知母を用いると必ず効いた。そこで，王叔和(おうしゅくか)が脈法で「数脈で7〜8至に至る場合は不治」としたのは正しくないことがようやくわかった。人は天地の気を禀(う)けて生き，人身の気化はすなわち天地の気化である。天地に将に雨が降ろうとするときは，必ず温暖な陽気が上昇した後，陰雲が集まって大雨が降り始める。温昇補気の黄耆は雨が降るときの上昇の陽気で，寒潤滋陰の知母は雨が降るときに四方から集まる陰雲のようなものである。2薬を併用すれば，「陽が上昇して陰が応じ，雲が行り雨が降る」の妙が大いに具わる。十分に滋潤すれば煩熱はおのずと退くので，これが治さずして治すことである（この理屈は玉液湯の後の跋文で説明している）。まして労瘵では多くが腎を損なっているので，黄耆で肺気を大補して腎水の源を益し，気を旺(さか)んにして自然に水を生じさせ，知母で肺中の津液を大いに滋し，陰陽を偏勝させないようにすれば，肺が調和して生水の効能がますます全面的になる（黄耆・知母を併用すれば虚熱を退けるが，陰虚の熱が甚だしい場合は，必ず生地黄8銭〜1両を加えなければ効果がない）。

問い：腎気丸は虚労の専薬ではないが，《金匱要略》の虚労門では明確に「虚労腰疼を治す」とあり，虚であれば服用できると思われるが，あなただけがあまり効果はないというのは，古方を尊重しないのか？

答え：腎気丸を古方のとおりに修正し，地黄は乾地黄を，桂は桂枝を用い，さらに丸剤にして湯剤にせずに的確に用いれば実際に効果がある。なぜなら，生地黄は「血痺を逐(お)う」（《神農本経》）のに，熟地黄にはこの効能はなく，桂枝は営衛を調えるが肉桂にはこの効能はないからである。血痺を逐えば瘀血はおのずと消え，営衛が調えば気血はおのずと調和する。酸温の山茱萸も痺を逐い（《本経》に山茱萸は「寒湿痺を逐う」とある），辛涼の牡丹皮も破血する。大辛大温の附子は血脈を温通し，地黄の寒涼と互いに助けあって血痺を逐う効果を生じる。腎気丸は補腎薬であるが，じつは同時に瘀血を開く薬であるから，《金匱要略》では虚労門に列して要方とするのである。丸剤にするだけで湯剤にしないのは，地黄は水火の煎熬を経ると汁漿が粘稠になって薬性が熟地黄に

近くなり，血痺を逐う力が必ず減るためで，《神農本経》で地黄は「生が最もよい」とする理由である。後世の賢人・徐霊胎(じょれいたい)が治療した患者は，上盛下虚で胸中に痰火が壅滞して喘のために臥すことができなかったが，人参を小さく切り清火理痰の薬を煎じて服用させると癒えた。その後に病が再発したので，病人が自分でその方をつくり人参も一緒に煎じて服用したところ，病はますます甚だしくなったが，徐霊胎が前のとおりに服用するよう教えると病は癒えた。同じ人参であるが，生で切ったものを服用すれば効果があり，煎じて湯にすると効かないだけでなくかえって悪化したのである。これから類推すれば，古人が腎気丸を創製した精義を理解できる。

　問い：腎気丸は古方のとおりに修製すると有効であり，《金匱要略》虚労門には腎気丸と大黄䗪虫丸以外にも7方があって，いずれも証に随って採択できるなら，あなたの十全育真湯はなくてもよいのではないか？　**答え**：《金匱要略》虚労門の諸方はいずれも有効ではあるが，それぞれが虚労門のうちの一証を治す専方である。私が創製した十全育真湯は，じつは虚労門の諸証を兼治するものである。方中の黄耆で補気すると同時に人参で元気の根本を培い，知母で滋陰するとともに山薬・玄参で真陰の淵源を壮んにし，三稜・莪朮で瘀血を消すと同時に丹参で瘀血の渣滓を化す。竜骨・牡蛎については，収渋の性質により黄耆を助けて元気を固め，涼潤の性質により知母を助けて真陰を滋し，開通の性質(《本経》には竜骨は癥瘕(ちょうか)を主るとあり，後世の本草には牡蛎は消血ともいう)で三稜・莪朮を助けて瘀滞を消融〔とかす〕する。肺虚の咳逆・腎虚の喘促に対しては山薬が最もよい。とりとめのない多夢や淋漓と出る虚汗に対しては竜骨・牡蛎が最も優れる。この方中の意味は，ありふれた薬物10味で成方を集積し，人身の真陰陽・真気血・真精神を補助するので，十全育真湯と称する。

　労瘵の多くは瘀血を兼ねるが，その証には元来2種類ある。労瘵によって血が瘀〔堆積，鬱血の意〕する場合は，調養失宜や縦欲過度〔過度な性生活〕で気血が虧損し，全身を流通する気血が必然的に遅く緩や

かになるために血が瘀するので，瘀血の多くは経絡にある。瘀血によって労瘵が生じる場合は，打撲傷・体力以上の重労働・もともとの吐衄証に対する不適切な服薬などで，まず瘀血が生じて長い間に徐々に労瘵となるので，瘀血の多くは臓腑にある。このいずれの労瘵も十全育真湯で治癒し得る。しかし，瘀血が臓腑にある場合は，破血薬を多く使用すべきである。瘀血が経絡にある場合は，資生湯加当帰・丹参を用いてもよい。瘀血が臓腑にあって重度のものは，私が創製した理衝湯〔生黄耆3銭・党参2銭・白朮2銭・生山薬5銭・天花粉4銭・知母4銭・三稜3銭・莪朮3銭・生鶏内金3銭〕あるいは理衝丸〔水蛭1両・生黄耆1.5両・生三稜5銭・生莪朮5銭・当帰6銭・知母6銭・生桃仁6銭〕を用いるとよい。これらの数方は相互に参考にして適宜加減するのがよい。

　世間の医者は脈が数(さく)であると大抵は陰虚血涸(けっこ)と考え，元気が極度に虚して支えられない場合に脈がきわめて数になることを知らない。力仕事をしたり，奔走して気力が支え切れなくなれば，脈は必ず数になる。体力が疲弊して支えられないのは，気虚で支えらえないものと似ており，状況は違っていても理屈は同じである。私の注意深い臨床経験によると，虚労証に補薬だけで治療することはないが，理気薬が補薬よりも多いと脈はすぐに数になり，補気薬が理気薬よりも多いと脈は次第に緩になる。このことから脈が数か否かによって，血分の盈虧(えいき)の判断はもとより，実際には同時に気分の強弱も判断するのである。したがって十全育真湯では，野台参・黄耆は各4銭で，三稜・莪朮は各1銭半とし，補気の薬を理気の薬の数倍用いている。気分の虚が甚だしければ，必ず三稜・莪朮を鶏内金に代えている。

　薬性の補・破・寒・熱は決まっているが，服薬するものの体質により変動する。黄耆の補力と三稜・莪朮の破力を比較してみたところ，等分に用いてもともと優劣がなかった。かつて三稜・莪朮各3銭で臓腑間のあらゆる癥瘕積聚(ちょうかしゃくじゅ)を治療したが，三稜・莪朮が気を傷ることを恐れて黄耆6銭で佐(たす)けたところ，数10剤服用して症状が消失したが気分は傷れず，さらに服用すればするほど強壮になるのを感じるものがあった。気

分が非常に虚している場合は，数剤を服用しただけですぐに気が支えにくくなる感じがし，必ず黄耆を加えるか三稜・莪朮を減らさなければ長期に服用できない。極虚の人では，補薬の効果が出にくく破薬の効果は行きすぎやすいのである。気が壮んで鬱を兼ねる場合は，必ず三稜・莪朮を多用するか黄耆を少量にすべきで，そうすると服用しても満悶しない。また，黄耆の熱力と知母の寒力を比較するとやはり優劣はなく，等分に用いれば寒熱がなく長期に服用できた（これは湯剤についていえることで，丸剤では知母の寒力は黄耆の熱力に勝る）。しかし，もともと畏熱〔熱を嫌う〕のものがこれを服すと必ず増熱し，もともと畏寒のものがこれを服すとやはり増寒し，寒熱の力は定まらず，補破の力も定まらない。したがって，臨床で薬を調合する場合は細かく配慮すべきで，その時々に病機と符合させて用いるなら百に１つの間違いも起こさなくなる。古人は「良工の心苦，その志は活人にあり」というが，今なおこの言葉に愧じるところはない。

【訳注】以下に西洋医学の小腸，胆汁などについての解剖生理の文があるが省く。

◆ **醴泉飲**〔醴泉は甘みのある水が湧く泉〕

虚労発熱し，喘や咳嗽があり，脈が数で弱のものを治す。
生山薬１両　生地黄５銭　人参４銭　玄参４銭　代赭石（細かく挽く）４銭　牛蒡子（炒して搗く）３銭　天門冬４銭　甘草２銭

労熱の証は大抵陰虚が原因である。肺陰虚があると，肺中で虚熱が燻蒸するために常に痒みを伴う嗽があり，甚だしいと肺中に損傷を生じ，少し動けばすぐに喘促〔呼吸促迫〕するが，肺陰を滋補すると同時に清火理痰の薬物を用いるのがよい。腎陰虚があると，腎虚不納気のためにしばしば咳逆上気し，甚だしいと喘促となるが，下焦の真陰を填補すると同時に収降の薬物を使用するのがよい。脈が非常に数であれば，脾陰

を滋養すべきであると陳修園(ちんしゅうえん)は述べている。脾脈は元来和緩を主り，脈が数なら必ず脾陰が傷られているので，滋陰薬中に甘草を加えて滋陰薬を引いて帰脾させ，さらに薏苡仁・石斛などの淡味の薬物を配合するのがよい（理由は例言に詳しい）。人体の陰が覆う部位は非常に広く，全身の湿があるところはすべて陰である。したがって，陰虚が甚だしいと全身の血脈・津液はすべて涸(か)れるので，必ず汁漿を最も多く含む薬で臓腑の陰を滋潤し全身の液を灌漑すべきで，方中の山薬・地黄がこれである。しかし脈が数であるのは，陰虚はもちろんであるが，気分虚弱で支えられない現象でもあり，重さに堪えて体を震わすようなものである。したがって，人参で気分を補助し，涼潤の玄参・天門冬を併用してさらに陰分を補助する。かつ，人参の昇補の性質が咳嗽上逆によくない恐れがあるので，圧力が最も勝れる代赭石を佐薬にし，人参の補益の力を下行させて涌泉に至らせるべきで，そうすれば上焦の逆気浮火はすべてこの流れに随って下り，さらに下焦の真元の気は人参の峻補を得て急速に旺(さか)んになるので，おのずと上焦の逆気浮火を吸引して下行させる。牛蒡子・山薬の併用は最もよく嗽を止め，甘草・天門冬の併用は最もよく潤肺し，使用するたびに効果をあげている。

　創製した当初の本方には代赭石はなく，丹参3銭で人参の補力を運化していた。後に数カ月間月経がなく，時に寒熱があり，ひっきりなしに乾いた嗽が続き，さらに喘逆・胸膈満悶・食欲不振を兼ねる若い女性を治療した。脈は数でほとんど7至に至り，丹参の入った原方で治療したが効果がないので，丹参の代わりに代赭石を用いると1剤で咳と喘は大半癒え，胸中が開通して食べられるようになった。さらに数剤を服用すると脈も和緩になり，合計20剤の服用ですべて癒えた。以後，血枯無月経の女性が次第に虚労になったり咳嗽満悶を兼ねる場合には，すべてまず本方を投じて食欲を出させると，身体が強壮になり月経は自然に通じた。ときには瘀血が徐々に経道を阻塞したり，明らかに癥瘕が原因である場合には，引き続き私が創製した理衝湯あるいは理衝丸で溶かせば婦女に難治の病はなくなる。胸中にもともと短気を覚え，あるいは大便

が滑瀉しやすいものは，大気下陥（大気下陥は昇陥湯に詳しい）を予防すべきである。醴泉飲を服用する場合には，代赭石・牛蒡子を減じるべきで，さらに紫蘇子・栝楼仁・紫菀・杏仁などすべての咳喘治療の常套薬は用いるべきではない。

■**按**：短気と喘は元来大きく異なる。短気は，呼気困難で上に達しない。喘は，吸気困難で下に降らない。病状をうまく述べられないものは，往々に喘を「上に気が来ない」と表現するが，私は日常の臨床で患者自身が「上に気が来ない」という場合は，必ず子細に問診して呼気困難か吸気困難かを確実にしてから治療を行うようにしている。

■**又按**：方書では咳喘を「咳逆」，喘を「喘逆」というのは，これら2証は多くが逆気上干によるためである。しかし私は臨床経験から，大気下陥による咳喘も少なくないことを知った。肺は胸中に吊り下がった状態で，大気が包み込みあげているおかげで支えられ，大気の鼓舞によって安定した呼吸をしている。大気がいったん下陥すれば包み込みあげる力がなくなるので，肺は支えを失って咳嗽が生じやすい。また，肺を鼓舞する機能が滞るので，必ず努力呼吸になって喘促が起こりやすい。かつて治療した少年は，泄瀉が半年続いて癒えたばかりであったが，働きすぎたために喉中の気が円滑でないのを感じ，5〜6呼吸する間に必ず咳嗽が1〜2回あり，咳をしてやっと声が滑らかに出た。さらに四肢に力が入らなくなり食欲がなくなった。脈を診ると異常に微弱で，胸中の大気下陥であると判断し，私の創製した昇陥湯を投与すると数剤で癒えた。また，もともと喘疾があり重大な任務で努力し，持病が再発した50歳近い男を治療した。医者を頼んで服薬したが効果はなく，その後私が脈を診ると6至に近い数で沈濡〔軟〕を兼ねていた。陰虚で納気できないのではないかと考えたが，脈が沈濡を兼ねるのであえて降気薬を用いることができなかった。そこで，大量の大滋真陰薬の熟地黄・生山薬・枸杞子・玄参を煎湯にし人参小塊2銭を服用させた。3剤を連服すると脈が数ではなくなったが依然として沈濡であり，喘は軽くはなったがまだ治癒しなかった。本証は重い任務に努力して発症したことから

考えると，胸中の大気が努力によって下陥したもので，脈が沈濡で背部に悪寒と緊張があるのも，大気下陥の徴である。治療はやはり昇陥湯とし，方中の升麻・柴胡・桔梗はあえて用いずに桂枝尖3銭でこれに代えた。もともと不納気の証があり，桂枝は大気を昇挙するとともに納気帰腎するからである（その理由は参赭鎮気湯に詳しい）。また他に滋陰の薬を加えると数剤ですっかり癒えた（症例の詳細は昇陥湯にある）。この2つの証の病因は，醴泉飲の主治する病とははるかに異なるが，喘咳については同じである。昇陥湯の後の跋文と収載された諸症例を詳しくみれば，この2つの証の治療の理は明解になる。この症例を付け加えたのは，臨床で弁証が確実でなければ，誤って醴泉飲で治療してしまうからである。

　瀋陽の商家の子で22歳になる類順田は，虚労咳嗽があって，体は痩せ衰え，脈は8至の数で按じるとすぐに触れなくなった。子細に尋ねると，「以前に熱炕〔中国式オンドル〕の上で寝たところ，朝起きると心中に熱感があり，それ以後食べるとすぐに吐くようになり，夜間は咳嗽が非常に激しくて安眠できない。20日以上も寝食ともにできないので，ついに頭がぼんやりして起き上がれない」と自ら言う。私はこれを聞き，脈象は危ういがまだ急性病であると知った。慢性病でここに至れば，実際に挽回は難しい。そこで醴泉飲を投与し，嘔吐があるので代赭石を1両にすると（代赭石を大量に用いる理由は，参赭鎮気湯に詳しい），1剤で嘔吐が止まって食べられるようになり，咳も癒えて以前5〜6日間なかった大便も通下した。このように加減して服用させると，3日後には脈の数も癒えたようであったが，まだ6至余りあり，心中に熱感があるので，玄参・生地黄を6銭に改め，毎日正午に白蔗糖を溶かした水でアスピリン7厘〔0.35 g〕ほどを服用させると数日で諸症状は消失し脈も正常に回復した。

　瀋陽の30歳くらいの蘇恵堂は，労嗽が2年間治らず，動くと喘が生じ，飲食が減少した。医者を10数人代え数百剤を服用したが，少しも効かずひどく痩せ衰えた。その姉の丈李生は北京で《医学衷中参西録》

の再版をみて非常に賞賛し，急いで手紙を出して受診させた。脈は6至にいたる数で細弱ではあるがまだ根があるので，治せると知った。「上焦に常に熱感があり，大便は3～4日に1回あって時に乾燥する」と自分で言うので，醴泉飲を投与し，乾いた便秘があるので代赭石を6銭にし，病が慢性化しているので臓腑経絡に瘀滞が多いと考えて鶏内金（細かく搗く）2銭を加えた。数剤服用すると飯の量が増加し，心中はまだ熱かったが，大便は乾燥しなくなり2日に1回になった。そこで代赭石2銭を減去して知母2銭を加え，夕方湯液を服薬後に白蔗糖水でアスピリン0.25ｇ（グラムの分量は例言に詳しい）を服用させると少し汗が出た。その後，日中にこれを服用させても汗が出ないようにすると，数日で熱感がなくなり脈も回復したが，咳嗽がまだ残った。さらに，クレオソート6分・薄荷冰4分を緑豆粉に混ぜて梧桐子大〔直径7mm前後〕の丸剤にして1日2回3丸ずつとし，湯薬はやはり方のとおりに服用させると，5～6日後には咳嗽も癒え身体は以後健康になった。

　■按：クレオソート〔訳注：製造法の記述は割愛する〕は，中性で微黄色透明の油状の液で，燻製のような特異な臭気をもちナフタリンを彷彿とさせる。効用は石炭酸に近く，発酵を抑制し，腐敗防止作用ははるかに石炭酸よりも優れる。あらゆる病原菌を殺菌し，蛋白質および血液を凝固するので，肺結核（参麦湯に詳しい）および胃腸炎を治し，身体内外の血管損傷を補修し，妊娠嘔吐・小児吐瀉に効果がある。液にひたして晒し干しをした綿を齲歯の孔に詰めると，歯痛がピタリと止まる。ただ薬性が乾燥に過ぎ，臭いと味が服用しがたいので，辛涼芳香の薄荷エキスを加えると，性味が和平になり，肺炎・肺結核を治療すれば，効果はとりわけ迅速で，慢性の咳嗽もよく治癒する。

　クレオソートの用量は，初回服用は10mg，長期に服用する場合は徐々に増量し，極量は1回50mgで，西洋薬中では劇薬に属すので，服薬しすぎないようにする。

> ### ◆ 一味薯蕷飲(いちみしょよいん)
>
> 　労瘵発熱し，喘や嗽があったり，自汗があったり，心中怔忡(せいちゅう)したり，小便不利によって大便滑瀉するもの，およびすべての陰分虧損の証を治す。
>
> 　生懐山薬（片に切る）4両
> 　上の1味を煮て大碗2杯の汁を取り，茶代わりに徐々に温飲する。

　山薬の性質は滋陰して利湿し，滑潤であって収渋にも働くので，補肺補腎に補脾胃を兼ねる。かつ蛋白質を多く含み滋補薬のなかでも最上級の薬物であり，特に性質が非常に和平であるから，多服常服するのがよい。

　陳修園は「山薬は通常の食べ物であり大病を治すことはできない」というが間違いである。大病を治せないなら，なぜ《金匱要略》に労瘵を治す薯蕷丸〔虚労諸不足風気百疾，薯蕷丸これを主る〕があるのであろうか。かつて治療した未婚の女性は，温病で痰喘が生じ，小青竜加石膏湯を投与し，《傷寒論》の加減法を遵守し，麻黄を除去して杏仁を加えると，喘はすぐに治まった。時はすでに日暮に近く，一夜は平穏であったが，明け方になって喘の大発作が起き，脈は散乱して水上に浮く麻のようで至数ははっきりせず，虚脱の症候を呈した。薬を手に入れる間がなく，ちょうど生山薬が1両ほどあったのを急いで煮て汁を飲ませると，喘はやや治まり脈もやや収斂し，薬を手に入れるゆとりができた。そこで方中にも大量に山薬を用いると癒えた（詳しい症例は仙露湯にある）。

　1年以上月経が途絶え，労瘵になって寝たきりで起き上がれなくなった未婚女性に，私が創製した資生湯を服用させ，さらに毎日生山薬4両の煮汁を茶代わりに飲ませたところ，1カ月後身体が徐々に回復して月経も通じた。この証が癒えるのを目の当たりにしたものたちは，不思議なことだと訝(いぶか)がった。

　産後10数日でひどい喘と汗を呈した身熱労嗽の婦人に，医者が黄耆・熟地黄・白芍など投与したが汗はますます多くなった。後に私が診察す

ると，脈は甚だ虚弱で7至にいたる数で，証と脈から考えて不治と思われた。急いで生山薬6両の煮汁を徐々に飲ませ，飲み終わると水を加えて再び煮て，1昼夜に飲む水すべてを山薬の煮汁でとらせた。翌日また山薬6両を換えて同じように煮て飲ませると，3日後には諸症状はすべて癒えた。

　40歳余りの男が，温病を得て10数日たち外感の火はすでに十中八九消えたところで，大便が急に滑下して喘息迫促し，さらに煩渇を呈した。脈は甚だ虚で，両尺は微で按じるとすぐになくなる。急いで生山薬6両の煎汁を大碗2杯に取り徐々に茶代わりに温飲させ，飲んでしまうと渣を煎じて再び飲ませ，2日間で合計山薬18両を用いたところ，喘と煩渇はすべて癒え，大便も滑瀉しなくなった。

　西洋医学では食べ物のなかで蛋白質が最も人体に有益であるという。山薬の汁はつやのある透明な液体で粘りがあり滑らかで，純粋な蛋白質なので服用すると非常に補益の効能がある。しかし，必ず生のものを煮て服用すれば蛋白質は完全であるが，炒焦して煎剤に入れても蛋白質はすでに干からびているので服用しても益がない。

◆ **参麦湯**（じんばくとう）

　陰分虧損が長期間続き，次第に肺虚有痰，咳嗽労喘にいたり，あるいは同時に肺に結核があるものを治す。

　人参3銭　麦門冬（帯芯）4銭　生山薬6銭　半夏2銭　牛蒡子（炒して搗く）3銭　紫蘇子（炒して搗く）2銭　生白芍3銭　甘草1.5銭

　人参は補肺の主薬であるが，肺熱があるとかえって傷肺の恐れがあり，麦門冬で佐けることにより転じて退熱できる。麦門冬は潤肺の要品であるが，咳嗽には禁忌の説があり，半夏で助けてやると転じて止嗽に働く。山薬は，収渋で人参を助けて補気し，粘潤で麦門冬を助けて滋液

する。多服・久服して壅滞を生じても，牛蒡子の滑利があるので相互に助け合う。さらに，牛蒡子は肺気の逆を降し，半夏は胃気・衝気の逆を降し，紫蘇子と人参を同用すれば虚が原因で生じる逆気を降す。逆気を平定すると，喘と嗽は自然に癒える。白芍を用いるのは，肝が肺の対宮〔脾（土）を中心として肝（木）と肺（金），心（火）と腎（水）が対峙する関係〕であることによる。肺金が虚損すれば清粛下行して肝木を鎮めることができないため，常に肝火が恣横上逆（しおうじょうぎゃく）〔肺による制御がきかず，逆に肺に損傷を与える〕するので，白芍を加えて肝火を収斂するのである。さらに白芍・甘草を併用すると，甘・苦が化合して味が人参に近くなり，効能も人参に近くなって補肺の品にもなる。

　■**按**：古方では麦門冬で肺虚咳嗽を治すことが多いが，徐霊胎だけは「嗽には断じて用いるべきではない」という。おそらく汁漿が非常に膠粘なので，肺中に少しでも邪が客していると留滞して散じなくなるからである。ただし，辛燥開通の半夏で助けると，治嗽に非常に効果があるだけでなく，治喘にも非常に効く。したがって張仲景は，「傷寒解して後，虚羸少気（きょるいしょうき）し，気逆し吐さんと欲す」を治す竹葉石膏湯〔竹葉2把・石膏1斤・半夏半升・麦門冬1升・人参2両・炙甘草2両・粳米半升〕に，麦門冬・半夏を併用し，火逆上気を治す麦門冬湯〔《金匱要略》麦門冬7升・半夏1升・人参2両・甘草2両・粳米3合・大棗12個〕も麦門冬を君とし半夏を佐としている。肺虚労嗽に多くの医者が半夏を忌用とするのは，半夏の性質がわかっていないからである。徐霊胎が「肺は金に属し，斂を喜みて（このみて）散を喜まず」というのは，斂すれば肺葉は垂下して気は順になり，散じれば肺葉は膨張して気が逆するからである。半夏の辛は，生姜・肉桂の辛とはまったく異なり，喉に入ると閉ざしてものが言えなくなり，金瘡に塗れば血が止まり，辛中に滞渋があるので疏（とお）すとともに収斂する。また，辛の斂と酸の斂との違いは，酸は斂だけであるが辛は斂中に発散の意があるので，特に肺とは相性がよいのである。

　また喩嘉言（ゆかげん）は，麦門冬湯中に半夏を用いることを賞賛し，「大いに中気を建て大いに津液を生じる薬中に，辛温の半夏一味を増入し，咽を利

し気を下しているが，これは半夏の効能ではなくうまく半夏を用いた効果である」という。

　西洋医学では，労証は肺に砂のような堅い粒を生じるのでツベルクローゼス〔肺結核〕と名付ける。左肺にあったり，右肺にあったり，左右両側にあったりするが，右肺が左肺より多く，上肺が下肺より多い。まず多くの小さい粒が肺実質内に生じ，次第に癒合して1つの大きな粒になる。長期になれば潰爛して空洞を形成し，空洞には大小があり肺全体に及ぶものもある。本証は世界各国にあるが，とりわけ寒冷地に多い。病気の原因は，父母代々の体質で本証にかかりやすいものもあり，身体が虚し湿地に住んで薄い単衣の衣服で冷風に吹きさらされたり，天候が寒熱激変したり，熱い地方から寒冷地に転居したり，食べ物が不足したり，屋内が臭濁し換気が悪かったり，苦労して疲労したり，房事がすぎたり，酒を飲みすぎたり，女性では月経が止まらず帯下があったり，嬰児を育てる期間が長すぎたりすることである。本証を患う男女は，すべて15歳以上30歳以下である。症状はまず空咳があったり，喀血があったりし，次第に息切れして，動くとさらに呼吸が続かず，困倦して元気がなくなり，手足に力が入らず痩せ衰え，頸が細くなり，胸膈が薄くなり，少しでも刻苦勉励すると汗が出て泄瀉し，食べ物を消化できず，夜間安臥できず，脈は微細かつ数で，動悸がして痰が多く，咳血して胸膈が時に痛んだり，声がかすれ，長引くと声が出なくなり，手指末節に大きな彎曲した爪が生じる。聴診器で聴診すれば，壊死腔から漏泄する音を感じる。夜間は顔が鮮紅色で，朝は冷汗が多い。舌苔ははじめは白いが後に紅くなり，粘稠な粘液と膿が混在した痰を吐くことがある。また気管入口部に潰瘍糜爛があって声が出なくなったり，大小腸に糜爛が累積し異常に白かったり，肝血が肺に入れなくなって肝臓が異常に大きくなったりすることがある。さらに結核腫は肺内だけに止まらない。小児の疳積〔幼児の胃腸病〕のように腹が大きくなって手足がやせ細るのは，大小腸皮膜に結核腫を生じ飲食物の津液を体内に吸収できず，大食しても肌肉がつかない。方法はそれまでの風習を改めさせ，湿地の居住をや

め，ストレス過労を避け，イライラしたり怒りすぎたりせず，重量物を運ばず，色欲を貪らず，過度な飲酒をやめ，散歩をして時には適当に遊んで楽しみ，転地して土地や水を変えたり，住んでいる部屋の窓や戸を開けて外気を通したり，綿当て（背心〔前開きでないチョッキ状の服〕ともいい，袖のない短衣）を着て胸と背中を常に暖かくし，頻回に両腕を前後に開いたり合わせて胸肺に十分に空気を通し，さらに酢で前頸胸膈の各部を洗い，熱くなるまで布切れで摩擦する。内服薬はおおむね出痰・止血・斂汗・止瀉・安身を主とする。咳嗽には乙畢格散〔不明〕・阿片酒を用いるのが最もよい。あるいはまず催吐薬で痰を除く。汗が多ければ，斂鉛散〔不明〕3～4厘，白礬4～5厘で収斂止汗するのがよい。泄瀉には胆礬2厘・阿片2～3厘に水1両を配合して1日に2～3銭服用する。肺が痛む場合は斑蝥膏薬を貼付する。
はんみょう

■按：西洋医学の労証では，肺に結核腫を生じたために種々の羸弱・
るいじゃく
冷熱痰嗽諸証が現れるとするが，労瘵病中にこれらの症状はすべてある。しかし，西洋医学でいわれる治法で治療しても治癒することはまれである。

1899年に，バイエルがアスピリンを製薬し始めてから本証治療がこれまでよりわかりやすくなったようだ。方法は1日1～3gのアスピリンを必ず分3で服用させて本証の発熱を除き，同時に止汗薬で過度の発汗を防ぐ。本証の最も重要な点は発熱であり，熱が顕著であればあるほど気血が虧損して，実際に病機の進行を促進する。アスピリンは最もよく解熱し，重篤な副作用はないが，発汗の性質があって過度の発汗は身体が虚している場合にはよくないので，同時に止汗薬を服用させて過度の発汗を防ぐのである。日本人は西洋医学説を敷衍して本証を肺結核と名付けたが，その治法は西洋医学の範疇を出ていない。丁仲祜はこの説
ていちゅうこ
を押し広め，この証の全経過で発熱しないものはないという。結核菌に感染すると，ある種の物質が代謝産物と崩壊産物を生じ，吸収されて体温に大きく影響し熱を生じる。さらに化膿菌および各種の細菌（連鎖球菌・ブドウ球菌・緑膿菌・四畳菌の類）の侵入によって続発性の混合感染が起きる。気管と空洞の分泌物は細菌による分解を受け，腐敗性およ

び毒素性の物質が発生する。この物質が吸収される際にも熱が発生する。本証に罹患するものは栄養がもともと極度に欠乏しており，これに加えて発熱が続くために食欲不振・心機能衰弱になり，血中蛋白質が日々消耗する。アスピリン1.5gを乳糖と混ぜて3回に分け，利痰健胃薬とともに服用するとよい。結核証で血尿があり，泌尿生殖器にも結核がある場合は，アスピリンに清熱止血薬を併用して治療する。

　私は本証に対して鋭意研究に努め，治法は数種類に分けるべきであることがわかった。腎から肺に伝わるものがあり，西洋医学で色欲過度および女子の経漏帯下から肺に結核腫を生じる場合である。肺から腎に伝わるものがあり，西洋医学で肺に結核腫を生じ種々の陰虚証が現れて労瘵になる場合である。肺腎ともに病んで脾胃に累及するものがあり，丁仲祐がいう「結核発熱により食欲不振になる」場合である。腎から肺に伝わる場合は，大滋真陰薬を主に清肺利痰薬を佐とし，私が創製した醴泉飲（前出）を用いる。肺から腎に伝わる場合は，清肺利痰薬を主に滋補真陰薬を佐とし，参麦湯を使用する。肺腎ともに病み脾胃に累及する場合は，肺腎双補して脾胃を兼顧し私が創製した滋培湯（第2巻にある）・珠玉二宝粥（次項）が適する。以上の分類で適宜斟酌して治療し，同時にアスピリンを服用すれば，脈の根が少しでもあって回復可能な場合は，時日を必要とするが治癒する。結核が肺だけにあり他臓に累及していなければ，本編第2巻の肺病門中にある治法を工夫すればよい（第五期第3巻の「肺病の治法を論ず」には，虚労肺病を併せて詳細に論じているので，虚労および肺病の治療にはすべて参考にされたい）。

　アスピリンはアセチル酸から生成されたものであり，形状は白色の細い針状結晶である。無臭微酸で，楊柳皮汁の気味に似る。薬性は涼でよく散じ，外感の熱を除くので，外感風熱初期に用いると涼汗が出てすぐに癒える。同時に内傷の熱も除くので，肺結核に対しアスピリンで解熱すると奇効がある。さらに急性関節炎の腫脹・疼痛を治し，痘毒・麻疹を発表し，胃腸炎・肋膜炎などに最も適した西洋薬である。

　ただし発汗の力が猛峻であり，堅く大きな結晶なら外感に対し0.5g

ですぐに発汗するが，寒涼の気候や寒冷地なら1～1.5g服用すべきである。白い粉のような微細な結晶は薬力が弱く，1gでようやく汗が出る程度なので，1.5～2gまで用いるとよい。臨床では，薬力の優劣を自分の目で確かめ，時・場所・個体差によって的確に決めるべきである。

　アスピリンを内傷に用いる場合は，特に分量を少なくすべきである。内傷によって発熱する人は，陰虚陽浮で最も発汗しやすい。西洋医学では肺結核の熱に毎日3gを用いる。欧州は気候が寒冷で子供のころから肉食が多く臓腑営衛が壮固であるからよいのかもしれないが，中国では断じてそうすべきではない。そのために丁仲祜はアスピリンで肺結核を治療するのに1日3回合計1.5gを用いており，西洋の使用量の半分である。

　私が肺結核に用いるアスピリンは，西洋医学で用いる分量をみて減量しさらに減す。かつて私が治療した少年は，肺結核に感染して咳嗽があり食欲がなく，身体が羸弱して半年間癒えず，診察を求めてきた。理肺清痰・健胃滋陰の薬物を投与し，さらに夜間就寝前に白砂糖水でアスピリンを1/3g服用させると，まもなく全身に大量に汗が出て3時間たってようやく止まったが，翌日全身に重い倦怠感があったのは汗を出しすぎたためである。しかし，咳嗽は軽減し食欲もやや出てきたので，滋補の薬物を数剤服用させ毎日1回アスピリン1/6gを単独で服ませたところ微汗があったり汗が出なかったりで，気分が徐々に清爽になり，1カ月余り調治すると治癒した。これ以後，アスピリンを肺結核治療に用いる場合は，必ずまず少量で試し，決してはじめから多めには用いないようにした。

　西洋医学では発汗予防には止汗薬を併用するというが，確かによい方法である。しかし，服用後に止汗薬が効かずアスピリンの発汗作用が非常に効く恐れがある。私が肺結核証の治療に1日1g～1g強用いる場合は，常に10回～10数回に分けて服用させており，必ずしも止汗薬を使わなくても発汗させないことが可能である。時に微汗がみられるのも佳兆である。

労療陰虚の証で脈が急数である場合は，肺結核であろうとなかろうと，毎回滋補薬の他にアスピリン0.5〜1gを服用させるとよい。発汗しすぎる恐れがある場合は数回に分けて服用させ，初日に微汗をかかせた後は毎日服用させて汗が出るか出ないかの程度が適量である。このようにすれば，10日間で数脈が次第に和緩になる。

　乳糖は，牛乳からチーズをつくる際にできた甘乳清を蒸発させて採取精製したものである。乳糖がなければ，白砂糖で代用しても効果は変わらない。

◆ 珠玉二宝粥（しゅぎょくにほうかゆ）

　脾肺の陰分が虧損し，飲食が進まず，虚熱労嗽となるものを治す。また一切の陰虚証を治す。

　生山薬2両　生薏苡仁2両　柿霜餅8銭

　上の3味のうち，まず山薬・薏苡仁を粗く搗いてドロドロに煮てから，さらに切り砕いた柿霜餅を混ぜて溶かし，随意に服用する。

　山薬・薏苡仁はいずれも清補脾肺の薬物であるが，山薬だけを長期に服用すると粘膩にすぎ，薏苡仁だけを長期に服用すると淡滲にすぎるので，等分に併用してはじめて長期に用いても弊害がない。また，柿霜〔干し柿の表面に白く析出する甘い粉〕は涼で潤肺し甘で脾に帰すので，佐使薬になる。病人が服用すれば，治療になると同時に空腹を充たし，空腹を充たすだけでなく美味でもある。使用して証に合えば病は次第に癒え，証に合っていなくても害にはならず，きわめて穏やかな良方である。薏苡仁を薬局で買うと，古いものが多くよく虫の糞が混じっているので，水で数回洗い流して使用するとよい。柿霜餅は柿霜を煮つめてつくるが，柿霜の白くて清浄なものは非常に少ないので煮つめて餅にする。餅に煮つめる際に薄荷水を混ぜると性質が純良でなくなり，陰虚で汗が多い証に用いるのは適切でない。白く清浄な柿霜があれば柿霜餅

よりはるかに優れる。

　一人の少年が，感冒にかかって食欲が減退したのに稼穡〔農作業〕を続け，空腹のまま懸命に働き，ついに労嗽になった。昼過ぎになると発熱し，一晩中咳をして痰を吐いた。医者は年が若いからと滋陰補腎薬を多用し，時に少量の人参・黄耆を加えたが，2カ月治療しても効果がなく，飲食は減少して痰が逆に増加し，次第に起きあがれなくなった。脈は虚数に弦を兼ね，肺脾ともに傷損があると知り，本方を1日2回服用させると半月で全治した。

　問い：脈に現れた弦で，なぜ脾肺傷損とわかったのか？　**答え**：脈は部位を分けるが，大抵，実際は部位に分かれない。本証では左右の脈ともに弦である。弦は肝脈で，肝が盛んならば必ず脾を侮るのは，肝が木に属し脾は土に属すためである。また，五行では土は他の四行を包括し，脾気が他の四臓を包括する。したがって，六部脈において和緩が最も重要なのは，脾土の気が豊かであることを意味するからである。ここで脈が和緩ではなく弦硬であることから，脾気が受傷して四臓を包括できていないことがわかる。また，肺は金に属し肝木を鎮めるので，肺金の清粛の気が下行すると，肝木は横暴になることはなく脈も弦にはならない。いま脈にはこの弦が現れており，肺金が受傷して肝木を鎮められないとさらに知り得る。

◆ **沃雪湯**（よくせつとう）

〔如湯沃雪……湯を雪にかけるが如く，たちまち消し去る〕
前証と同じで，さらに腎不納気の喘を兼ねる場合を治す。
生山薬1.5両　牛蒡子（炒して搗く）4銭　柿霜餅（沖服）6銭

　もともと喘証があり，軽い外感ですぐに発作を起こしていた40歳余りの男は，医者が小青竜湯を投与するといつも1剤ですぐに軽快した。ある日喘証が再発し，小青竜湯を続けて3剤服用したのに治らない。脈

は5至に余り，右寸は浮大で重按するとすぐに触れなくなる。これまで小青竜湯がすぐに効いたのは，外感を受けたための喘証であったからで，今回服用しても効かないのは，今回の喘発作は外感が原因ではないからである。軽い外感ですぐに喘を生じるのは，肺と腎にもともと損傷があるからで，病の標治だけで本治しなければ必ず損傷がますます甚だしくなる。そこで今回は外感がないのに喘の発作になった。この湯を創製し2剤を服用させると全治し，さらに病後の養生として数剤を服用させた。

> ### ◆ 水晶桃（すいしょうとう）
>
> 　肺腎両虚による咳嗽・喘逆・腰膝が重く痛む・四肢に力が入らないなどを治し，とりわけ小児の治療に適する。
>
> 　核桃仁1斤　柿霜餅1斤
>
> 　まず核桃仁〔胡桃仁。クルミの実〕を蒸籠（せいろう）でよく蒸し，さらに柿霜餅と一緒に磁器に詰めて蒸し，溶けて一体になったら冷まして好きなだけ服用する。

　果実の核〔種〕は，人の骨のようなものである。そこで骨を骸ともいい，右の旁にはどちらも亥を従える。腎は骨を主って生育の本で，果実の核の仁には生生の気があるので，果実の核仁で補益の性質をもつものはみな補腎する。核桃は果実核のうちでも最大で，その仁は脂肪分に富むだけでなく美味で食べ物としても優れ，よく補腎することはうなずける。柿霜は色が白く肺に入って甘涼滑潤であり，甘で肺気を益し，涼で肺熱を清し，滑で肺痰を利し，潤で肺燥を滋す。核桃と併用すると肺腎を同時に補い金水相生し，虚したものは必然的に壮実になる。食べても非常に口当たりがよく，腹が空いたら随時食べさせればよいので，子供の治療に最も適する。

【附方】俗伝治労嗽方（ぞくでんちろうそうほう）

　秋分の日に新鮮な大根を10数本取って葉を除き，葉が出るところの

中心に新鮮な槐条〔エンジュの細長い枝〕を突き刺して貫き通し，よく茂った樹上にまる100日間吊して，101日目に取り下ろす。用いる際には，槐条を除き薄切りにしてよく煮込み黒砂糖で味付けをし，毎服1本ずつ用いると数服で治癒する。

■按：大根は色が白く肺に入り，槐条は色が黒く腎に入るので，このようにすると肺気を導引して腎に帰させるのである。よく茂った樹上に懸けるのは，よく茂った葉から大量に出る酸素によって，大根が酸素を借りて熟成され補益力が必ず増すからである。必ずまる100日間懸けるのは，霜や露を十分に浴びさせ金水の気を借りて金水の臓を補うためである。邑〔村〕の孫姓の60歳近い老人が，労喘でどんな薬も効果がなかったが，後にこの方を服用すると治癒した。毎年この薬を多量につくって労喘の人々に贈り，服用して治癒したものは非常に多い（前三期合編第6巻仙露湯中の書簡に記載のある治嗽方の第2方は非常に効果があるので適宜用いるとよい〔罌粟殻4両・北五味子3銭・杏仁5銭・枯明礬2銭を細末にし，蜜で梧桐子大の丸にし毎服20丸を砂糖水で服す〕）。

◆ 既済湯(きさいとう)

〔既済は周易64卦の一つ，上が離卦☲で下が坎卦☵。物事がすでに調ったことを示す〕

大病後に陰陽が相互につながらないものを治す。陽が上脱しかけて，喘逆したり，自汗したり，目睛上竄〔眼球上転〕したり，心中がぶら下った旗のようにゆらゆらし落ち着かない。陰は下脱しかけて，失精したり，小便不禁となったり，大便滑瀉したりする。あらゆる陰陽両虚による上熱下涼の証を治す。

熟地黄1両　山茱萸（種を除く）1両　生山薬6銭　生竜骨（細かく搗く）6銭　生牡蛎（細かく搗く）6銭　茯苓3銭　生白芍3銭　烏附子1銭

もともと痩せて身体が弱いうえに阿片に耽っていた20歳余りの男が，初秋に瘧を患い20日間でようやく治癒した。ある日，大便を数回滑瀉し，顔面頭部に汗をびっしょりかき，意識がなくなり傾眠状態になった。脈は上盛下虚で，両寸はゆらゆらして両尺はほとんど触れず，7至の数である。2人の医者に頼んだが2人とも処方を書かなかった。私がその後に本方を処方すると1剤で覚醒し，さらに2剤服用させるとついに回復した。

友人の張寿田（滄州の人でその甥が私から医学を学んだ）がかつて治療した少年は，もともと心疼があり発作時は昼夜泣き叫ぶ。医者が何度も消通の薬を投じたので大便が滑瀉し，気をさらに虚し，ひっきりなしに下泄し，汗が流れるように出て，眼球が上転して黒目が見えず，心神驚悸し，全身が痙攣して，押さえつけねばならなくなったが，心の痛みは変わらなかった。医者を数人頼んだがだれもあえて処方しようとはしなかった。寿田はこの湯を処方し，方中の山茱萸を倍量の2両にして2剤続けて服用させると，症状は消失し心の痛みも根治した。

問い：既済湯はもともと救脱の薬なのに，方中になぜ人参がないのか？ **答え**：人参の薬性は補に昇を兼ねるので，上脱に用いるとかえって気が上亢して戻らない恐れがあり，喩嘉言は《寓意草》のなかでこのことを詳しく論じている。人参と代赭石を同時に使用すれば納気帰根できるが，下脱の証を兼ねるときは代赭石も用いるべきではない。代赭石を用いないので，あえて人参を用いないのである。陽の上脱では，真陰が虚損して元陽を潜蔵できなくなり，陽気がよりどころを失って上奔しているので，方中には熟地黄・山薬を大量に用いて真陰を峻補し，陰を充足させることによりおのずと潜陽するようにした。辛熱の附子を佐とするのは，もともと附子は元陽と同気であり，白芍の苦降（《本経》には苦味とある）と協同して，浮越した元陽を引いて自然にその宅に下帰させるためである。さらに，山茱萸・竜骨・牡蛎で収斂して，陰と陽を固く結びつけ，元陽が再び上脱しないだけでなく真陰も長く下脱しないようにする。

問い：この方が脱証に有効であるのはわかるが，同時に心の痛みを治すのはなぜなのか？　**答え**：人身内外の痛む部位では，すべて気血が痺して通じていない。《本経》には，山茱萸は「心下邪気，寒熱，温中を主り，寒湿痺を逐う」とあり，山茱萸には酸収だけでなく開通の効能もあることがわかる。李士材〔明代末期の医家，李中梓〕は，肝虚作痛の治療に山茱萸・当帰を併用している。私は肝虚による下肢痛にかつて大量の山茱萸を用いて非常によい結果を得た（詳しい症例は第4巻の曲直湯にある）。山茱萸は木気を最も厚く得ており，酸収のなかに大いに条暢の性を具えるので，脱を治すのによく，痺を開くのに最もよい。大抵の心疼の証はもともと虚痺に属し，虚のために気血が流通できなくなって痛む。医者がこのことを知らずにただ開破し，開いて陰陽が脱するに至っても痛みは変わらず，医者に打つ手がなくなるのである。この湯を投与して，山茱萸を倍量にしたことで，脱を救っただけでなく心疼を根から除くことができた。これは私の製方が優れていたからではなく，じつは寿田が証に従ってうまく加減して用いたからである。

◆ 来復湯（らいふくとう）

〔《易》の一陽来復，復卦は震☳下，坤☷上であり，一陽が下に生じる〕

寒温外感の諸証で，大病が癒えてから自然に回復せず，寒熱往来し虚汗が流れ落ちたり，あるいは熱だけで寒がなく汗が出ると解熱するが，しばらくするとまた熱が出て汗になり，目睛上竄（もくせいじょうざん）し病勢が危急で虚脱しそうになったり，あるいは喘逆したり，あるいは怔忡（せいちゅう）したり，あるいは気が虚して息ができないなどの証が少しでも現れれば急いで服用すべきである。

山茱萸（種を除く）2両　生竜骨（細かく搗く）1両　生牡蛎（細かく搗く）1両　生白芍6銭　野台参4銭　蜜炙甘草2銭

20歳余りの男が孟冬〔旧暦10月〕に傷寒証にかかり，10日余りの治療で表裏いずれも解したが，突然全身に熱を発し，食事をとるほどの間〔15分間程度〕に汗がしたたり落ちて熱が急に解し，しばらくするとまた熱が出ては汗が出た。このような状態で2昼夜たち，病勢は危急な状態になったので，慌てて私に診治を依頼してきた。全身洗うがごとく汗びっしょりで，眼球は上転して黒目が見えず，左脈は微細で模糊とし按じると無力，これは肝胆の虚が極まって元気がまさに脱しようとしている。肝胆の虚では，寒熱往来が現れ，この証の如くたちまち熱し，たちまち汗が出るのも寒熱往来である。急いで山茱萸2両を煎服させると，熱と汗はいずれも半減したので，本方を2剤服用させると症状は消失した。

　40歳余りの男が外感により痰喘を引き起こし，私の治療で治癒した。ただし，脈が浮で微であり按じると無力なので，私が「脈に根がないので，峻補の剤を服用して変事〔異変〕を予防すべきである」と言うと，病人の家族は「病人は従来補薬を受けつけず，補薬を服用すると狂疾を発症するので，峻補の薬はじつはあえて用いないようにしている」と言う。私が「補薬が恐いのなら，用意しておくだけでもよい」と言うと，病家は私の忠告に従った。半日すると，急に喘逆を発して呼吸が止まったような状態になり，全身に汗が出て四肢が逆冷し身体が反り返り，危急状態になった。急いで山茱萸4両を強火で煎じ1回沸騰させてすぐに飲ませると，汗と喘はほんの少し止まった。そこで水を加えてさらに数回沸騰させて飲ませると，また改善があった。その後煎じ渣に水を加えて十分に煎じてから飲ませると，汗が止まり，喘が治まって四肢の厥逆も回復した。

　もともと阿片中毒の少年が風寒感冒にかかり，医者が表散の薬を数剤投与して治癒したが，1日おきに突然全身に冷や汗が出て異常に心に怔忡〔不安，恐懼を伴う動悸〕があり，「呼吸が続かなくなりそうだ」と言い，至急診治を求めてきた。診ると脈は左右ともに浮弱無根である。私は「この証は危急ではあるが治療はたやすく，山茱萸が数両あれば怖れることはないと保証する」と言った。その当時は長雨で薬局は5里ば

かり離れていたが，雨をついて早馬をとばし急いで山茱萸4両・人参5銭を取って帰り，まず山茱萸2両を数回沸騰させる程度に煎じて急いで服用させると，怔忡は安定し汗は止まり呼吸も楽になったので，人参を小さく切り残った山茱萸の濃煎汁で服用させると，症状は消失した。

48歳の男はしたたるような大汗が数日止まらず，衾褥〔掛け布団と敷布団〕が湿り，危急な状態であった。私に処方を尋ねてきたので，山茱萸2両の煎湯を服用させると汗は止まった。翌朝私を迎えにきたので診察すると，脈は沈遅細弱で右の沈細が顕著で，大汗ではなかったが全身はまだ湿っている。胸中の大気下陥を疑って尋ねると，果たして「胸中の気が上に昇らない感じがして，巨大な石に押えつけられるようです」と言う。そこでこれまでの汗は，大気が下陥し衛気が統摂できなくて外泄したためであるとにわかに悟った。そこで生黄耆1両，山茱萸・知母各3銭を用いると，1剤で胸内が豁然として汗もすっかり止まったので，さらに数剤を服用させてその後の養生をした。

妊婦が霍乱証となり1昼夜吐瀉し，症状がやや軽減したときに胎児を急に流産し，神気が急に散じるのを覚え心がゆらゆらして支えられなくなり，私に治療を求めてきた。患家に着くとすでに病勢はきわめて差し迫り，死に装束を纏わされてみなでベッドを担いでおり〔中国では死期が迫るとベッドを部屋から表に運び出す〕，意外なことに家人は診察を望まなかった。私は「1息でもしておれば挽回できる」と言って診察すると，あるようなないような脈で気息奄奄とし，呼んでも反応がない。薬を取りに行く間はなかったが，ちょうどこの家の老人が購入していた薬が2剤まだ服用せずにあった。これも私が処方したもので，山茱萸6銭が一緒に入っていたので急いで選び出し，煎じた湯を注ぎ入れると，呼吸がやや大きくなり呼ぶと反応するようになった。さらに山茱萸・生山薬各2両を大碗1杯に煎じて徐々に温飲させると，意識が急に回復してきた。そこで1日に生山薬末1両余りを粥に煮て服用させ，病後の養生にした。

以上の諸案をみると，山茱萸には救脱の効能があり，人参・白朮・黄

者もこれに勝るとはいえない。山茱萸の性質は補肝だけでなく，人身の陰陽気血がまさに脱しそうな場合に収斂できる。したがって救脱の薬は，山茱萸を第一とすべきである。しかし《本経》では中品に載せており，人参・白朮・黄耆と同列ではない。私の解釈では，古書は竹簡を韋〔なめしがわ〕で綴じていたために錯簡しやすく，これもあるいは錯簡による誤りと思われる。

　人の元気が脱する場合は，いずれも肝において脱する。したがって，虚が極まれば肝風が必ず先に動じ，肝風が動じるのは元気欲脱の兆である。また肝・胆という臓腑は互いに依存しており，胆は少陽で病があれば寒熱往来が生じ，肝は厥陰で虚が極まればやはり寒熱往来になり，寒熱があるために汗が出ることが多い。山茱萸は斂汗しまた補肝するので，肝虚が極に達して元気がまさに脱する場合は，山茱萸が最も効果的である。私ははじめてこの薬能を試し，自身の創見であると考えていたが，詳しく《神農本経》をみると，山茱萸はもともと「寒熱を主る」とあり，その主る「寒熱」とは肝経極虚の寒熱往来である。以前に読みあさっていたのに，うっかり考察を加えなかったのであり，《本経》が精緻で正当であることにますます賛嘆した次第で，まことに後世の本草の及ぶところではない。また《本経》には山茱萸は「寒湿痺を逐う」とあるので，前方は心腹疼痛にも使える。第４巻の曲直湯〔山茱萸１両・知母６銭・生乳香３銭・生没薬３銭・当帰３銭・丹参３銭〕を肢体疼痛の治療に用いるのは，その味が酸で収斂するためである。第２巻中の補絡補管湯〔生竜骨１両・生牡蛎１両・山茱萸１両・三七２銭〕は咳血吐血を治すが，さらにこの方に山茱萸を大量に配合すると，最も救脱斂汗の効果があり，山茱萸の功用の妙は計り知れない。

　【付録】湖北張港の崔蘭亭君から書簡がきた。「張港赤十字会の朱総裁の息子の嫁が産後に後弓反張し汗が玉のように出て，六脈が散乱無根となって虚脱しそうになり，私に診治を依頼してきたので，急いで山茱萸２両の煎湯を服用させると１剤で癒えました。家をあげて感謝されて『先生の方は神のように速効し，本当に神医です』と言うので，『これは

私の手柄ではありません，《医学衷中参西録》を著した方の手柄なのです』と応えました。総裁は一首の詩をつくられ，先生への感謝を托し同時に先生の大徳を表彰されました」

> ◆ **鎮摂湯**（ちんせつとう）
>
> 　胸膈が満悶し，脈が大かつ弦で，按じると有力のようであるが真の有力ではないものを治す。これは脾胃の真気外泄であり，衝脈逆気上干の証であるから，決して実証と考えて治療してはならない。開通の薬物を用いると，即刻危険な状態になる。本湯を数剤服用して脈が柔和になれば病に転機が起きるので，さらに服用させると自然に治癒する。
>
> 　野台参5銭　生代赭石（細かく挽く）5銭　生芡実5銭　生山薬5銭　山茱萸（種を除く）5銭　清半夏2銭　茯苓2銭
>
> 　数剤を服用して満悶が軽減すれば，芡実を去って白朮2銭を加える。

　脈が真に有力であれば，すべて洪滑が認められる。洪は，波浪が次々に湧き出すような勢いで起伏がある。滑は，指の下に滑潤に触れ累累と数珠のようである。ここでいう脈は，弦直で起伏に勢いがないだけでなく数珠のような形状もなく，大かつ有力ではあるがじつは真の有力ではない。

　和緩は脾胃の正脈で，弦長は肝胆の正脈である。脾胃は土に属し，その脈は本来，金・木・水・火の諸臓腑を包括するので，六部の脈にすべて和緩がみられるのが正象である。脈が弦で有力であるのは，肝木が横暴にふるまい脾土を侵侮している状態であり，脾胃が虚していることがわかる。

　衝脈は上って陽明に隷属するので，衝気と胃気はもともと相互に通じている。胃気が虚して下降しないと，衝気が上干しやすいが，このときは脾胃の気化が不固で外越の趨勢にあるうえに，衝気がさらに上干して

胃気を圧排するのでさらに外越し，脈も大を兼ねる。

　60歳近い老婆は胸腹が満悶し，時に気が下から上衝する感じがして飲食物が下行しなかった。書籍商をしている息子は医学の知識があり，それまでに私の著書を読んでいたので，母親の病証を述べるとともに脈は大かつ弦硬であるという。私がこの湯を処方すると1剤で満悶が軽減し，さらに数剤服用させると全治した。

　50歳近い男が，心中に常に満悶があって痰水を嘔吐し，時に気が下焦から起きて胃口に上衝する感じがあった。脈は弦硬かつ長で，特に右に顕著であるのは，衝気が上衝するとともに胃気に迫り上逆させるからである。大便を問うと「非常に乾燥している」と言うので，方中の代赭石を1両に改め，さらに知母・牡蛎各5銭，厚朴・紫蘇子各1.5銭を加え，6剤を連服させると全治した。

【前三期合編第1巻】

治喘息方

◆ **参赭鎮気湯**（じんしゃちんきとう）

　陰陽両虚で喘逆〔呼吸困難〕促迫し，虚脱〔ショック状態〕に陥りそうな場合，および腎虚不摂で衝気が上干し胃気が下降せずに満悶する場合を治す。

　野台参4銭　生代赭石（細かく挽く）6銭　生芡実5銭　生山薬5銭　山茱萸（種を去る）6銭　生竜骨（細かく搗く）6銭　生牡蛎（細かく搗く）6銭　生白芍4銭　紫蘇子（炒って搗く）2銭

　30歳余りの婦人が，心配したあげく傷心し，急にひどい呼吸困難を起こし，異常に呼吸が促迫した。その父親には医学の心得があり，元気を補斂する薬物で治療しようとしたが，胸中に閉塞感があって薬を受け入れることができなかった。さらに他医が外感と判断して少量の小青竜湯を投与したところ，呼吸困難はますます増悪した。私が往診を頼まれて診ると，脈は浮かつ微数で，按じると無力で，陰陽両虚の証であると知った。陽虚で元気を摂納できず，陰虚で肝腎も納気できなくなって，喘を生じたのである。参赭鎮気湯を投じると，病人は服用してまだ杯を重ねないうちに「これで助かった」と言う。尋ねると，「これまで呼吸してもただ喉の間だけで，ほとんど脱け出てしまったが，今は丹田に下行する」と言う。果たして1剤で症状は大半が改善し，さらに数剤を服用すると全治した。

■按：生代赭石は圧力に最も勝れ，胃気・衝気の上逆を鎮め，胸膈を

開き，痰涎を下し，嘔吐を止め，燥結を通じ，適切に用いれば即効する。虚があれば，人参を配合するとよい。

　ある男の上腕部にクルミ大の瘡〔できもの〕ができ，自潰した後も治療を受けたが3年間治らなかった。瘡口は1銭硬貨大で，内部から潰爛し脇を循って次第に背後に至っているのがわかり，毎日背後から瘡口に向けて手で圧出すると若干の膿汁が出た。私に治療を求め，「この瘡ができてからというもの3年間安眠したことがなく，わずかの間でもなんとか横になると，すぐに下焦から気が起こって上逆衝心する」と訴えた。私は「それこそが君の瘡の病根なのだ」と言い，生芡実1両を煮た濃汁で生代赭石の細末5銭を服用させると，ついに安臥できるようになった。さらに数回服用させると，一晩中安眠できた。気の上逆は衝気の上衝であり，代赭石で鎮め芡実で収斂することにより，衝気が上衝しなくなったのである。ついで，活絡効霊丹〔当帰・丹参・乳香・没薬各5銭〕に生黄耆・生代赭石各3銭を加え，毎日1剤を服用させると半月で全治した。

　ある男は傷寒の治癒後に，急に痰が湧いてきて咽喉を塞ぎ，ほとんど息ができなくなった。その父親が親指で天突穴〔前頸部正中の任脈穴〕を突く〔爪を喉にぴったりつけ，指先で穴を下方に押し，内方に押さえつけてはならない〕と息が少し通じたので，急いで往診を依頼してきた。すぐに香油〔ごま油〕2両を熬熱して麝香1分を混入し，口に注ぎ入れるとすぐに痰が若干流れ出た。ついで，生代赭石1両・人参6銭・紫蘇子4銭を煎じて徐々に飲ませると，痰が急にとれた。

　50歳近い女性が温病になって7～8日で表裏ともに熱し，舌苔は非常に薄くて斑状に黒く，外感に内虧を兼ねた証であった。医者が下剤で2回下したところ，喘逆〔呼吸困難〕が発生した。子供に両手でみぞおちを圧迫させると喘が止まったが，しばらくするとまた喘が起き，手でしっかり押さえさせると喘はまた少し止まった。脈は尺が無根で寸は揺揺とゆれ，虚脱しそうな兆候を呈していた。季節は仲夏〔陰暦5月〕で，生の鶏子黄〔ニワトリの卵黄〕4個を汲んだばかりの井戸水で服用させると，喘がやや落ち着いて薬を服用できるようになった。そこで，代赭

石細末2銭と生鶏子黄2個をぬるま湯で混ぜ合わせて服用させると，喘はすぐに消失し脈も安定した。ついで，参赭鎮気湯を服用させて，病後の養生をした。

　ある婦人が嘔吐を繰り返し，5～6日間1勺〔10mL〕の水も受けつけず，大便も出なくなり，下脘〔下腹部正中の任脈穴名〕のあたりが痛んで結しているように感じた。味のある薬は口に入れるとすぐに吐き，味のないものでもしばらくすると吐出するので，医者は治療を断った。私が診ると，脈は滑で上盛下虚であり，妊娠を疑って尋ねると「50日間月経がない」と言う。結証が開かなければ危機は目前である。《素問》六元正紀大論に「故あれば殞する〔損なう〕なく，また殞する〔落ちる〕ことなし〔妊娠中に当然の理由があって峻利薬を用いた場合，薬効は病変部に働き母胎も胎児も害を受けない〕」とあるように，代赭石2両を煎じて飲ませましたが，薬効は結したところまで行くと下行できないように感じ，しばらくするとまた吐出した。ついで，代赭石を4両に改め，何度も篩にかけた細末1両を残りの3両の煎湯に混ぜて服用させると，すぐに結が開いて大便も通じ，以後は何事もなく満期に出産した。

　友人の毛仙閣がかつて治療したある婦人は，胸中に鬱結があり，飲食が胃から下行せず時に嘔吐した。仙閣が人参の濃い煎湯で代赭石細末6銭を服用させると，まもなく腹中に爆竹のような音がして胸中・胃中ともにさっと開通し，それからは普通に飲食できるようになった。

　友人の高夷清がかつて治療した男は，上焦が満悶して飲食しにくく，胸中を物が阻塞しているような感じがあった。医者が大黄・栝楼実などの陥胸の薬物を10余剤投与したところ，かえって胸中の積満が咽喉に上るのを覚え，水を1口飲んでもすぐに溢れ出る。夷清が代赭石2両・人参6銭を煎じて服用させると，すぐに塞いでいたものが下焦に降りるのを感じた。さらに当帰・肉蓯蓉を加えて1剤を再服させると，瘀滞していたものを若干下し，症状はなくなった。

　友人の李景南がかつて治療した男は，寒痰が胃中に壅滞し，嘔吐して飲食を受け付けず，10日しても大便が出なかった。人参8銭・乾姜6

銭・代赭石1両を用いると1剤で嘔吐が止まり，さらに当帰5銭を加えると大便が通じて治った。

　門人の高如璧がかつて治療した70歳余りの男は，吃逆証になり小便が通じず，甚だしいときには咽喉が塞がって息ができなくなり，両目が上翻し後弓反張した。医者を数人替えて治療したが，効果がなかった。如璧が診ると，脈は浮で無力なので，代赭石・野台参・生山薬・生茨実・牛蒡子を用いると吃逆はすぐに消失し，さらに竹筎を加えて1剤を服用させると小便も通利した。

　以上の治験例をつぶさにみると，代赭石は救顛扶危〔きゅうてんふき〕〔困難や危機を救うこと〕の大薬であるとわかる。このような良薬を今の医者はめったに使用せず，たまに用いても2〜3銭にすぎないために，薬が病に勝てず，用いないのと変わりがない。私が思いきって数両まで使うのは，無謀ではない。実際長い臨床経験にもとづいており，薬物の薬性・効能および用量の軽重に関しては，数十年の研究により心中に定見があり，それを踏まえた大胆さであるから，百に一つも仕損じることはない。さらに，代赭石が逆気を鎮め有形の瘀滞を下し得るのは，重墜の力に富み少しも気分を損傷しないからである。気虚の場合には，人参で助ければ万全である。代赭石は石の類であるが，他の石質系の薬と異なり，火煅せずに粉末で服用しても腸胃を傷害しない。これは入念な実験からわかったことで，確信をもっていえる。

　問い：代赭石の質は非常に重墜であり，したがって《名医別録》に「胎を墜〔おと〕す」とある。諸症例中では代赭石を大量に用いて他証を治療しているのはよいが，妊婦の悪阻や腸胃堅結に対しては，たとえ有効でも，危険を冒すことにならないか？　答え：この理由は非常に精細で奥が深いので，詳細に研究しなければわからない。代赭石は鉄が7で酸素が3からなる化合物であり，性質はもともと鉄銹〔さび〕と似ている（鉄と酸素が化合して銹ができる）。鉄銹は補血し，代赭石も補血する。したがって《本経》には「赤沃漏下〔せきよくろうげ〕〔赤色帯下〕を主る」，《名医別録》には「帯下を治し血気を養う」，《日華》には「月経止まざるを治す」とあり，

《普済方》では血崩の治療に用いている。以上の主治に目を通せば，代赭石は理血養血することがわかり，養血して血が充足すればおのずと胎児を庇護できないはずはない。《名医別録》に「胎を墜す」とあるのは，5〜6カ月以後の胎児を指す。5〜6カ月以後の胎児はすでに形を成しており，重墜の代赭石には圧迫する力があるので，下迫して墜胎させる可能性がある。悪阻の時期は胞室の血脈が凝結したばかりであり，形体をなしていない。この時期には，破血薬を過量に用いると墜胎することがあるが，養血する代赭石を服用してどうして墜胎の心配をする必要があろうか。また，悪阻のために腸胃が堅結し，あらゆる薬が効かなくても，代赭石を大量に用いさえすれば救えるのであるから，たとえ墜胎の弊害があるとしても，事態の軽重緩急を判断して大胆に用いるべきである。このことを孫思邈〔唐代の医家，道士。《千金要方》《千金翼方》を著す〕は「心は小を欲し胆は大を欲す〔小心かつ大胆に〕」といっており，まして代赭石を使用しても断じて墜胎に至ることはない。

■按：代赭石の赤色は，酸素と鉄が化合した色である。その原物質が鉄銹と同類であるから，色も鉄銹と同じである。鉄銹は末にして服用しても腸胃に障害はなく，代赭石も生で細末にして服用しても胃腸に傷害を与えない。生の鉄銹は層状の薄片をなすが，代赭石も必ず層状の薄片をなす。かつ片ごとに両面を見ると，一面には点状凸型の隆起をもち，もう一面に点状に凹型の凹みがあるのが，本物の代赭石である。したがって釘頭代赭石および竜眼代赭石の名がある。

張仲景の旋覆代赭石湯は，代赭石と人参を併用して，「傷寒汗を発し，若しくは吐し，若しくは下し，解して後，心下痞鞕し，噫気除かず」を治す。参赭鎮気湯中の人参は，代赭石の下行の力を借りて虚脱しそうな元気を挽回し，基礎を安定させるのであり，旋覆代赭石湯の方意と同じである。

20歳余りの婦人が夫と反目し，怒って阿片を飲んだが助けられて癒えた。ところが，にわかに喘逆〔呼吸困難〕を発して呼吸が促迫し，間もなく呼吸が急に止まってまったくなくなり，約10数回の呼吸くらい

の間をおいて手足をばたつかせ，蓄積が極に達したようになって，また前のように喘いだ。これを繰り返して病勢が危険になり，数人の医者に依頼したが何の病なのかだれもわからなかった。その後私が脈を診ると，左関は弦硬で右寸は無力である。長い間あれこれ考えてはたと悟り，「これは必ず激怒により肝胆の火が胃気を衝き上げている。胃気は本来下行するが，肝胆の火に衝き上げられて上逆に転じ，同時に肺気も火迫を受けて上逆したのが，この喘逆促迫の原因である。逆気が上焦を犯して胸膈を填塞し，胸中の大気を押しのけて下陥させたのである。肺は胸中に吊り下がった状態であるから，包み込み支えあげる大気が少しの間でもなくなるとすぐに呼吸ができなくなるのが，呼吸が急に止まる理由である（昇陥湯の項に説明）。大気の蓄積が極に達して通じると，胸膈に上達して肺を鼓動し呼吸させるが，逆気がまた同じように衝き上げてくるのが，症状が繰り返し起こる理由である。《神農本経》には桂枝〔牡桂〕は「上気咳逆，結気，喉痺，吐吸（吸気が根に帰らず，すぐに吐出する）を主る」とあり，逆気を降す効能をもつことがわかる。薬性は温で条達するので，逆気を降すとともに大気を昇提する効能をもつこともわかる。そこで，桂枝尖3銭の単味の煎湯を服用させたところ，しばらくすると呼吸が調って正常になった。桂枝はわずか1味で昇陥・降逆のいずれにも働き，短時間に人命を挽回する。まことにこのような薬は世に桂枝のみであるが，自らの経験がなければ，だれがこのように素晴らしいと信じようか。ついで参赭鎮気湯を用い，山薬・紫蘇子を除き，桂枝尖3銭・知母4銭を加え，続けて数剤服用させると，症状は再発しなかった。これは特異な喘証なので，ここに付記した。

　喩嘉言の《寓意草(ゆかげん)》に代赭石を重用した険証の治験例がいくつかあるが，上記の症例を参考にすれば，その理由がますます明らかである。

◆ **薯蕷納気湯(しょよのうきとう)**

陰虚不納気による喘逆を治す。

> 生山薬1両　熟地黄5銭　山茱萸（種を除く）5銭　柿霜餅（冲服）4銭　生白芍4銭　牛蒡子（炒して搗く）2銭　紫蘇子（炒して搗く）2銭　蜜炙甘草2銭　生竜骨（細かく搗く）5銭

　参赭鎮気湯は陰陽両虚の喘に，本方は陰虚の喘に対する方剤である。方書には「肝腎が虚せば納気ができない」とあり，この言葉もほぼ理にかなうが，仔細に分析を加えるべきである。空気中の酸素はものの生気を養う（酸素については補絡補管湯の項に詳解する）。肺には下方に透過する竅(きょう)はないが，吸入した酸素はじつは肺胞を隔てて，一息一息透過し，腹中に下達して全身を充養する。肝腎は腹中にあり，その気化は収斂して膨張させないので，下達した気を容納するとともに導引して帰根させる。時に腎が虚して気化が斂摂できなくなると，その気が衝脈に上注するのは，衝脈が下で腎と連結しているからである。衝脈は血海であるがじつは気も主り，腎からこの気が流入すると衝気が必ず胃に上逆するのは，衝脈が上で胃と連絡があるためである。したがって，衝気が胃気を挟んで上逆するとともに肺気に迫ってまた上逆させるのが，喘の原因である。また《内経》には「肝は疏泄を主り，腎は閉蔵を主る」とある。肝は疏泄によって腎の閉蔵を助けるので，二便の通行・相火の萌動はいずれも肝気と関係があり，そのため方書には「肝は腎気を行(めぐ)らす」の説がある。腎の閉蔵の機能が失調すると，肝は腎気を疏泄して下行させることができなくなり，さらには腎気を迫して膨張させ上逆させる。このように，逆気が肝経を通じて膈上に直透すると，やはり肺気を迫して上逆させ，これも喘の原因になる。方中では地黄・山薬で補腎し，山茱萸・竜骨で補肝斂腎し，白芍・甘草で甘苦化陰し，涼潤多液の柿霜と同用しており，いずれも養陰の妙薬である。紫蘇子・牛蒡子は清痰降逆し逆気を転じて下行させ，薬力を引いてすみやかに下達させる。方名を薯蕷納気湯としたのは，山薬が補腎と補肺を兼ね，さらに収斂の力に富み，治喘の効力が最も広大だからである。

　問い：肺胞を隔てて透過する酸素はごく少量であるのに，なぜ吸気が

体内に入ると腹全体が膨張するほどの勢いになるのか？　**答え**：この理論が明確になれば，喘が生じる理由がよりいっそうわかる。人の臓腑はすべて気が支えており，膈上では大気が肺の呼吸を司り，膈下では中気が脾胃を保合〔統括〕し，臍下では元気が生命の根蒂を固めている。吸気が肺に入ると，肺胞が膨張して種々の気を鼓舞し，律動的に運行して下方に移動し，全身の気化はこれによって行きわたる。喉管〔気道〕の分枝は下方で心肝に連絡し，奇経諸脈に通じており，吸気が体内に入るときには，喉管の分枝によって下達する吸気と肺中の吸気とが互いに助け合う。下焦の肝腎（奇経と腎は互いにつながっている）は陰に属し，陰虚で気化不摂になると内気が膨張し，ついには吸入した気を受け入れられずに急に呼出するのが，陰虚不納気による喘である。

> ◆ **滋培湯**（じばいとう）
>
> 　虚労の喘逆で飲食が減少し，あるいは咳嗽を兼ねるものを治し，併せてあらゆる陰虚羸弱（るいじゃく）の諸証を治す。
> 　　生山薬1両　炒白朮3銭　陳皮2銭　牛蒡子（炒して搗く）2銭
> 　　生白芍3銭　玄参3銭　生代赭石（細かく挽く）3銭　炙甘草2銭

　痰が肺竅に鬱すると喘を生じ，腎虚不納気も喘を生じるので，喘は肺・腎の2臓に原因があるとよくいわれるが，脾胃に原因があるとはいわれない。胃気は一息一息下行するが，時には下行せずに転じて上逆し，同時に肺気に迫って上逆させ，喘を引き起こすことを知らないからである。脾の体は中空で静脈血を容れ，中焦の気を運化して気血の寛閑の地〔ゆったりと解き放たれた場〕となるが，時としてその中空の体が失調し，緊縮したり脹大になったりして，気血が激しく阻塞充満して上逆迫肺し喘を生じることもある。さらに脾脈の緩大は太陰湿土の正象であるが，虚労の喘嗽では脈が弦数が多く，緩大の脈とは反対で脾土の病脈である。したがって，山薬を大量に用いて脾陰を滋し，白朮を佐として脾

陽を理〔ととのえ〕て，脾の陰陽が調和すれば，おのずと緊縮や脹大する恐れはなくなる。ただ脾と胃は相互に依存し，補脾の薬はすべて補胃にも働く。しかし臓と腑の働きの違いを考えれば，脾は磨積〔磨き蓄えたもので，胃が腐熟した水穀の精微〕の健運と津液の宣通を主り，胃は水穀の腐熟と糟粕の伝送を主る。補薬だけを服用すると，伝送し下行する機能が壅滞して胃気が上逆しやすいので，降胃の薬を佐とすべきで，方中の代赭石・陳皮・牛蒡子がこれである。かつこれらの薬物には痰涎を清し肺気を利す性質があり，山薬・玄参を配合すれば養肺止嗽の要薬になる。甘草・白芍を用いると，甘・苦が化合して強力に脾胃を益するとともに陰分を滋補する。同時にあらゆる虚労諸症を治すのは，脾胃が健壮になり飲食が増進すれば，おのずと精微を運化して気血を培うからである。

　22歳の男が，喘逆が非常に激しくて脈は7至に至り，あらゆる治喘薬を用いても効かないので，本方をつくった。薬を煎じたが喘が激しくて服用できず，湯を温めること3回目にしてようやく服用でき，1剤で軽減し，さらに数剤を服用すると全治した。

　問い：健脾胃薬の多くは，陰分を滋すことができず，陰分を滋す薬の多くは健脾胃できない。この方中では白芍・甘草を同用するが，どうしてこの2つの特長を兼ねるといえるのか？　**答え**：《本経》には白芍の味は苦とあるが，後世の本草書には白芍の味は酸とある。研究すると，白芍の味には苦と酸のいずれもある。陳修園〔ちんしゅうえん〕は《本経》を篤信し，白芍は苦だけで酸ではないというが，白芍を1銭ほど嚼服〔嚙み砕いて服用〕すると，歯にしみるので，酸味もあるのがわかる。その苦味を取り入れて甘草と同用すれば，甘苦化陰の妙（甘苦化陰の説は葉天士に始まる）があって陰分を滋し，その酸味を取り入れて甘草と同用すれば，甲己化土の妙（甲木の味は酸，己土の味は甘）〔運気の述語で，甲己〔きのえつちのと〕が逢えば，その歳は土運が統〔す〕べることを指す〕があって，脾胃を益する。これはいずれも甘草・白芍を同用して生じる薬効をうまく用いている。なお，陳修園は，白芍は苦平で滞を破るので，瀉薬であって補薬ではないという。しかし，甘草と同用すれば滋陰薬になり，生姜・大棗・桂枝と同用すれ

ば営衛を和し，附子・乾姜と同用すれば元陽を収斂し，陰に帰根させる補腎薬になるので，本来補薬でないにもかかわらず昔の賢人たちは往々にして補薬の主として用いており，その意味は微妙で奥が深い。この論を詳述すれば，用薬変化の妙を示すことができるので，ここに附言した。

　西洋医学では心臓が病めば肺に波及して喘になるとし，この説には信ずるに足る証拠がある。喘では多くは数脈になるが，脈の原動力は心であるから，脈が数なら心拍も数であるとわかる。左心房は動脈血で右心房は静脈血であり，いずれも肺循環と連携している（その理論は定心湯に詳しい）。もし心拍動が非常に急なら，血を拍出する力が通常よりも速すぎるのは，自然の理である。然して心と腎とは対応する臓であるので，心拍動が急数になると，腎の真陰は上潮して心陽を安定させられないとわかる。そこで心から肺に波及して喘になる証は，やはり腎虚不納気の喘である。

　西洋医学では，喘証は肺の気管支に痰が詰まり，急に気管支が収縮して，気が通行できなくなって，呼吸が短促することにより，痰が出ると軽減するという。毎日発作があるもの，数日あるいは辛苦寒冷によって発作があるもの，さらには父母から受け継いだ家族性のものがある。発作時は激しい苦しさでじっとしていられないが，よい治療法がない。火硝水〔硝酸カリウム溶液〕に浸した紙を晒し干しにし，盆上に置いて点火し，立ち上る煙を利用して，口から酸素を吸い込んで肺に入れる（火硝は酸素を多く含む）。あるいは酔仙桃〔ナス科のチョウセンアサガオ。別名マンダラゲ，キチガイナスビ〕の葉を乾かしタバコにして吸引に用いたり，樟脳アヘン酒1〜2銭に生姜末1分半，白礬7厘合わせて散にして加え，水と混ぜて内服する。必ずしも病根を除けるわけではないが，幾分軽減できる。

　按：この証は労疾で傷肺したもので，肺労とすべきである。発作時は非常に激しいが，何年も慢性化し得る。その治法は私が創製した黄耆膏（黄耆膏は後の肺病方にある）を用いるとよい。

　按：酔仙桃とは曼陀羅花である。その花は白く，アサガオを大きく

したような形状で，葉は手掌ほどの大きさで先が尖り，実はクルミ大で，柄にはコイン状の萼があって表面には棘があり，なかには火麻仁〔麻子仁，麻の実〕のような細粒がある。渤海の浜に多数みられ，俗に洋金花という。李時珍〔明代の医家，著書に《本草綱目》《瀕湖脈学》《奇経八脈考》がある〕は「これを服せば，人を昏昏と酔えるが如くせしめ，麻薬に作し得る」という。また「熬水〔煮つめた水〕にて脱肛を洗えば甚だ効」というのは，強力な収斂作用があるためである。西洋の薬学では，チョウセンアサガオは花，実，葉はすべて重要で，新鮮なものは汁を搾ったり，煮つめたり，晒し干しにして膏をつくる。毎服3厘で補火止痛し，熟睡させ，しばしば喘嗽を軽減する。まさに李時珍の説と似通っているが，これは毒性があるので軽々に使用してはならない。現在，労喘治療に，多くは花と葉をとってタバコとして吸煙し，実際にすぐに効果が現れ，膏剤を内服するのと比べ穏当である。

【前三期合編第2巻】

治陽虚方

◆ 敦復湯〔敦復は手厚く回復させるの意味〕

下焦の元気が虚して相火が衰微し，腎が弱り作強できず（《内経》には「腎は作強の官」とある），脾が弱って健運できず，腰や膝がだるく痛んだり，明け方に泄瀉するなど，すべての虚寒による諸症状を治す。

野台参4銭　烏附子3銭　生山薬5銭　補骨脂（炒して搗く）4銭　胡桃肉3銭　山茱萸（種を除く）4銭　茯苓1.5銭　生鶏内金（細かく搗く）1.5銭

問い：相火は下焦から生じ，中焦・上焦に游行する。下焦は相火を生じる場所であるから他所よりも熱いはずであるのに，かえって下焦に寒を恐れることが多いのはなぜか？　答え：この点についての理解は微妙で説明し難いが，簡単な比喩がある。西洋のマッチをご存知だろうか？マッチは先端に着火塊あるが，手で触れてもはじめはその熱を感じない。ただしマッチの先端を擦りつけ，ある程度の長さを擦り続けると，火がついて熱く燃えさかり，マッチの火と熱はものと互いに摩擦し合って生じる。マッチがそうであれば，人身の相火はどうしてそうではないといえようか。相火が命門から生じた当初は一条の生発の気であるが，息息と上達して全身を流れ，全身の経絡と互いに摩擦し合って熱を生じるのであり，まさにマッチがものと擦り合って熱を生じるようなものである。下焦に寒を恐れることが多い理由は，相火が生じたはじめで，まだ熱力

が微弱であるからである。相火は水中の元陽すなわち陰中の火であり，ちょうど2つの物体間にある電気に似ている。電気は至る所にものとともに存在し，電気を最も多く含むものが他のものより熱いわけではない。鉄は電気を含み，電気をよく伝導する。西洋人は2つの鉄を互いに擦り合わせて電光を生じさせるが，互いに勢いよく擦り合わせるほど電光も勢いよく生じる。したがって，相火を補いたければ同時に腎中の元気を補うべきで，元気が旺んになれば全身を速く流れるので，経絡を擦る勢いも強くなって相火の熱力が結果として増す。したがって，私が創製した敦復湯は元来相火を補う専方である。方中の人参を君薬とし，山茱萸と茯苓の併用による収斂下行の力を借りて，腎中の元気を大いに補い，元気が旺んになれば相火は自然に生じる。また，大熱純陽の烏附子・補骨脂を用い，下焦に直達させて相火の熱力を助ける。温潤多脂の胡桃肉は腎を峻補し，相火の物質的基礎を増やす。また附子と人参の配合は参附湯〔《正体類要》人参・炮附子〕で元陽を回復させる神丹であり，補骨脂と胡桃肉の配合は青娥丸〔《太平恵民和剤局方》：補骨脂・杜仲・胡桃肉〕で相火を助ける妙薬である（胡桃肉は木に補骨脂は火に属し，併用すると木火相生の妙がある）。また，薬性が大熱で連用すると下焦の真陰を耗損する恐れがあるので，生山薬を多く用い，粘稠な汁で下焦の真陰を滋補し，甘温の気味で下焦の気化を固める。鶏内金は，健運脾胃の力で補薬が滞らないように流通させ，膀胱を収渋する力で熱薬を逗留させる。

　人身の熱力について，方書では常に相火を重視するが，君火の熱力が相火より勝ることを知らない。子女の発育は相火が主体となり，飲食の消化は君火が主体である。君火は心中に発する陽中の火であり，その熱は下方に作用し大いに脾胃を温めて消化の力を助け，君火がいったん衰えると脾胃の消化力はにわかに減少する。君火が旺んであればたとえ相火が衰えても，なお多飲多食して長命となり得るので，君火の熱力が身体に非常に重要であるとわかる。私は君火が虚した患者を数えきれないほど診たが，多くは飲食に淡泊で寒飲が留滞して病になっており，辛

熱昇補の薬剤を投与するとすぐに奏効した（理飲湯〔白朮4銭・乾姜5銭・桂枝尖2銭・炙甘草2銭・茯苓片2銭・生白芍2銭・橘紅1.5銭・厚朴1.5銭〕が妥当な処方で，前三期合編第3巻にある）。「心に悪熱があれば，寒涼の薬剤を用いるのがよい」というのは偏った論である。20歳余りの男はやたらに眠り込んでしまい，食事を摂っている最中にも，突然昏倒して眠り込んだ。脈は両尺が洪滑有力で，腎経が実して熱があるとわかった。そこで黄柏・知母各8銭，茯苓・沢瀉各4銭を用いると数剤で癒えた。このことから人の天賦の資質は一様ではなく，心は多くの場合に熱を悪むが温補すべきものもあり，腎は多くの場合に寒を悪むが涼瀉すべきものもある。臨床では細かく情報を得て，先入観に惑わされてはならない。

　心火の熱力を明らかにする確実な証拠がある。私はもともと体質が強壮で，心火は頗る旺んであるが相火が少し衰えており，飲食は寒涼なものも平気であるが冷たいところに坐るのはいつも苦手である。そこで数年来，常に食前に黒豆大の生硫黄を1粒（約4厘〔0.2ｇ〕）を服用して非常に効果があった（生硫黄を服用する方法は前三期合編第8巻にある）。後に道家の書を読むと，心火を黙運して下行させ腎気と互いに交感する方法があり，《崔公入薬鏡》の「先天の気，後天の気，これを得るものは，常に酔うに似たり」の四句を引いて注解としている。はじめはあまり信じなかったが，後に《抱朴子》大丹問答篇に「意双つながら則ち和し，和すれば則ち寿を増す」とあるのが，この方法ではないかと疑った。何度も考えたあげく，《素問》四気調神論に「志をして伏すが若く匿すが若く，私な意有るが若く，已に得る有るが若くせしむ」とあるのが，この法の検輿〔物事の始まり〕であると思い至った。すぐにこれに倣って行うと数日で下元が温まり，硫黄を食べたいとは思わなくなった。1カ月余りで効果は尋常ではなくなり，その神妙は言い表せないほどで，このことからも心火の効能の偉大さがわかる。

■**按**：人の元神は心にあり（元神は脳に蔵して，心より出る），人の元気は腎にある。心腎を相交したければ，意識を有意と無意の間に保

ち，心中の元神を呼吸の気に随い一息一息と下降させて腎中の元気と会合させるべきである。これまで道家の書にはすべて「呼昇吸降」とあるが，明代の伍衝虚〔明末の道家，《金丹大道入門》を著す〕だけは「吸昇呼降し，方(まさ)に有意無意の奥旨に合する」と正しく論じており，これこそ千古にわたり隠されていた秘法である。この論をみる以前に自分で体験してみてこのとおりであったので，この論をみたときには非常に喜び，自分の体験に間違いないことをますます確信した。心中の元神を，吸気に随って下降させ，すなわち形式に縛られると，長く続ければ必ず気分が整わない感じを覚える。呼気を吐き出すときに心中の元神を黙々と収斂し，内気を下降して腎中の元気と会合して一体とし，呼気に随って吐き出さないようにし，息息と根に帰すと，元神と元気が存在して生命の根蒂はおのずと固まる。これだけでなく，この法では心腎が互いに交感するので，心が腎を感じるだけでなく腎もまた心を感じる。呼気を吐き出すときは，腎中の元気は元来おのずと上昇するが，少し主宰する力を加えて上昇の機をやや増すと，はじめて心中から下降してきた元神と出会って互いに交感する。すなわち一念は心に在(あ)って，一念は腎に在り，《抱朴子》の「意双(ふた)つながら則ち和す」である。しかしこの方法をやりすぎて熱力が熾盛にならないように，休み休み行うのがよい。また，心を清くゆったりとし色欲を慎み，真水を滋養して真火と相済してはじめて有効となる。

問い：あなたが論じる心腎を交わす功は，非常に緻密で正確であり，道書の「嬰児〔鉛，心〕・妊女（乙女）〔水銀，腎〕を媒合して金丹を結する」の功と違わないようにみえる。この道を遵守し一心に行ってはならないというのは，これは神仙を学ぶ基礎とみなすべきなのか？　答え：そうではない。仙と仏とは同一の宗旨であり，「精明の府」（《素問》脈要精微論に「頭は精明の府」という）を常に無念の正覚に保ち，太陽が天空から地上を照臨するように無心になって変化を生み出すというものである。この間の消息〔消えることと生じること〕は自然であり，純粋に先天に属する極めて微妙なもので，もとより浅学の窺い知ると

ろではなく，私はつまらない論議をあえてしたいとは思わない。私が述べているのは，いずれも後天の工夫によって病を退けようとするもので，みだりに仙人の修業の道を述べて人を誤らせるものではない。

　心火の熱力はなんと大きいことか。腎は先天で脾は後天であり，この2臓が失職しなければ諸臓はみな和すという。しかし，君火の陽光が普（あまね）く照らしていなければ，腎と脾もその機能を行えない。腎中の相火が脾土を燻蒸して水穀を腐熟できるのも，君火の末光によって働いているにすぎない。私は昨年の秋から明け方になると泄瀉し，何度も治療をしたが効かないので治せる薬はないと思っていた。たまたま友弟寿甫〔張錫純〕と話し，寿甫が吸昇呼降により心で腎を温める法を授けてくれた。はじめ4〜5日間試すと丹田が暖かくなる感じがしたので，より頻繁に行ったところ泄瀉がついに治った。そこで心は百体を従え，心が至る所には必ず気が至り，心気が腎気と交わると，心火が腎水を温め，水火既済によって病を退けることができるとわかった。しかし，先に覚った友人の適切な指示がなければ，達成できなかった。疾病はすぐに癒え，非常に嬉しいので，この気持ちを忘れないように記しておく。

　　　　　　　　　庚戌〔1910年〕仲春〔陰暦4月〕愚小兄張慎敬亭敬識
　天地が交わり，後に陰陽が和して万物が生じる。人の身体も一つの小天地なので，心腎が常に交われば身体に病気が生じない。私は寒飲証を患い，発作が起きると呼吸困難になって坐ることも横になることもできず，服薬しても効果がなかった。こっそり道家の運気の方を習ったが，やはり大した効き目はなかった。戊申〔1908年〕の冬，友人の張寿甫君が吸昇呼降の説を教えてくれた。私はうっとりとして悟り，巨大な玉（ぎょく）を得たように嬉しくなり，この方法を練習した。今年の私は，丹田がいつも暖かく，熱力が全身に充ちて病もけろりと治ってしまった。神業なのか，道家の奥義なのか，医林の秘策なのか，それとも天地の精なのか！　造化の機を明らかにするものでなければ，どうしてこれを与えることができようか。これを慎み，これを秘し，まともな人間でなければ

伝えてはならない。しかし心を摂養するものは，この書を仔細に研究すれば自然にこれを得ることができる。

庚戌〔1910年〕眷日愚弟弋文藻翔高敬題〔謹んで書き記す〕

世にいう参賛〔参加して助ける〕化育〔万物を生じ育てる〕の功については，古今の人が述べていないかといえば，そうではない。私がもともと道家の書物に興味を持たなかったのは，長寿の身体になると言いながら未だに長生きできていないからである。友兄寿甫の医学書《医学衷中参西録》を読むと煉気治病法があり，その要旨は吸昇呼降で道家の吐納の術であると説明し，奇怪なものとして扱ってはいない。庚戌〔1910年〕の春，仕事で北方に行き旅の途中で風寒にかかり，鼻息は熱をもち痰が胸に詰まった。梨を1つ食べると下焦が冷えてきたが，痰熱はもとのままであった。そこで乗り物のなかで吸昇呼降法を試みたところ，30里〔15km〕ばかり行ったころに，心が爽快になり身体が伸びやかになって，外感は急に寛解した。煉気の功は神業のような効果を示したのである。人の心火が常に腎気と交感していれば，元気が全身に充ち血脈が流通して，急性の病気はすぐに除かれ慢性病も自然に治る。すべての人々がこの術を身につければ，あらかじめ身を守れるばかりでなく，急に患った病気も救済でき，薬を用いることなく世を助け人を活かすことができる。参賛化育の功，これほど偉大なものがあろうか。寿甫がこれを伝え，私は幸いにこれを習得したが，私だけのものにしたくないので，ここに記す。

庚戌孟夏（陰暦4月）愚弟丁振翊仙敬題
【前三期合編第2巻】

治心病方

> ◆ **定心湯**（ていしんとう）
>
> 心が虚して怔忡（せいちゅう）するを治す。
>
> 竜眼肉1両　酸棗仁（炒して搗く）5銭　山茱萸（核を去る）5銭　柏子仁（炒して搗く）4銭　生竜骨（細かく搗く）4銭　生牡蛎（細かく搗く）4銭　生乳香1銭　生没薬1銭
>
> 心熱による怔忡には，生地黄数銭を適宜加える。脈が沈遅で無力の場合は，胸中の大気下陥によることが多く，私の創製した昇陥湯の後の跋文および諸案を詳しく読めば治法はおのずと明らかである。

《内経》には「心は神を蔵す」とあり，神は心を住処（すみか）にし，心中の気血によって保護されるので，心中の気血が虧損して神を保護できないと，心中の神明は自立できなくなって怔忡が現れる。したがって，方中では竜眼肉で心血を補い，酸棗仁・柏子仁で心気を補い，さらに肝に入る竜骨で安魂し，肺に入る牡蛎で定魄するのは，魂魄が心神を左右から補佐するからである。また，竜骨・牡蛎と山茱萸を併用すると，心気の耗散を強力に収斂すると同時に三焦の気化も結集〔団結〕する。ただし，心の作用は行血であり，心体には常に収縮・拡張の力とともに開閉する機能があるので，用薬がすべて補斂になれば収縮・拡張と開閉の運動に支障をきたす恐れがあるために，少量の乳香・没薬を加えて気血を流通させて調和をはかる。心中に熱がある場合に生地黄を使用するのは，生地黄は生血して虚を補うだけでなく涼血・清熱にも働くからであり，熱の

程度に応じて適宜加えるとよい。

　西洋医学者は「人体では心・肺の重要度は最も高く，脳と同等である。重要度が高い場合は，これを保護する仕組みも非常に厳重で，脳の場合は頭骨・額骨などの8つの骨が保護し，心・肺もやはり胸肋諸骨が保護している。心・肺は位置的に隣接し，作用のうえでもやはり相互に依存する。心の機能は身体全体に関係しており，心が病めば全身すべてに影響が及ぶことから心の重要さがわかる。しかし，形態的には筋肉が行うにすぎず，その能力は専ら拡張と収縮によって血脈を行らすことである。心臓には上下左右に4つの房室があり，左心房は肺につながって動脈血を受け，右心房は全身につながって静脈血を受け，左心室は動脈血を送り出して全身に運行させ，右心室は右心房につながりこれから受けた静脈血を肺に送ってさらに動脈血に換えて左心房に回らす。左心房の動脈血は左心室に下りそこから大動脈に入って全身を養う。右心房の静脈血は右心室に下りそこから肺に上注して炭酸ガスを放出して酸素を取り入れる（この理論は後出の補絡補管湯の跋語を参照するとわかる）。したがって，人体の血はすべて心肺を通過する。心は血を運行して全身にめぐらせ，一息の停止もなく刻々と流入する血を刻々と送出し，その拍動はすなわち駆出である。時辰〔旧暦の時間の単位で，1日は12時辰である〕の時計で測定すれば，1分間で75回，毎時4,500回，1昼夜合計10万8千回拍動する。しかし通常は拍動を自覚することはなく，心拍動を自覚する場合は心経に異変がある。心室は右よりも左が厚く，左心室は右心室の2倍の厚みがある。左心房・左心室は動脈血を受けてこれを駆出するので，強い負荷がかかるためにやはり厚くなる。心は胸中にあって左に偏し第4～第7肋骨にあたり，心尖は第5～第6肋骨間で，乳頭の下方約1寸ないし半寸にあり，胸骨に横向する。症状があるときにその周囲がすべて鼓動するように感じるなら，心経本体の病であり，心筋肥厚あるいは菲薄・弁膜疾患・心外膜疾患・大動脈疾患などである。眼疾患の場合にも角膜であったり，瞳孔であったり，眼球であったりするように，必ずしもすべてが病変部位ではない。おおむね心病は右よ

り左に多いが，左心のほうに負荷が大きいからにほかならない。心病にはおよそ幾つかの決まりがあり，1つは心が形態的に大きくなることで，時としてやや大であったり2倍以上になることもある。原因が弁膜疾患であれば，病変部に阻止されて血の流入が円滑にいかず，心の収縮・拡張期の負荷が過大になる。過負荷で肥大するのは，労働が過ぎれば手足が肥大するのと同じ理屈である。過度に肥大すると，血を圧迫してすみやかに拡張・収縮運動できない。1つは心臓の弁の病変で，小さくなったり，大きくなったり，狭窄したり，閉鎖不全になり，いずれもよくない。心血は心房から心室に下るが，房室弁が開いて血液が流入するとすぐに弁が閉じて心房に逆流させない。心室から大動脈に出るところにもやはり弁があり，血が来ると開いて駆出させ，血を駆出させるとすぐに閉じて逆流させない。ここが狭すぎたり小さすぎると血が容易に出ていかない。大きすぎたり閉鎖不全があると血を完全に駆出できず，あるいは駆出してもまた逆流して正常に運行しない。さらに心跳〔動悸〕については，無病の人なら心跳を自覚することはないが，病の場合はしばしば自覚したり触れると拍動を感じる。しかし，この証には真と仮があり，真は心自体の病変による心跳であり，心に必ずしも病がなく身体虚弱で心跳になる場合も真として論じる。たまたま心跳があり，驚惧して心病ではないかと身構えるが，実際には心に病変はなく，心跳も一時的であれば仮性の心跳証である。医者は仔細に弁別すべきである。心拍が律動的で停止することがなく，左でも右でも支障なく側臥位になれ，呼吸が正常なら，おおむね心自体に病変はない。心拍動が乱れたり，3～4回に1回止まったり，止まった後再び動悸があって横臥して眠れず，左側臥位になるといよいよ不安になるなら，弁膜疾患で血が正常に循環できていないと考えるべきである。停滞妄流して膨張する・肺に及んで咳嗽を生じる・呼吸困難あるいは喘〔ゼイゼイいう〕を呈する・脳に及び昏蒙頭痛や中風になる・肝に及んで血が聚積満溢する・胃に及んで消化しがたく食後気分が悪くいっそう心跳するなどは，すべて心病と関係がある。心自体に病変はなくて，ただ思慮過多・読書のしすぎ・努力のしす

ぎ・過度の驚惧喜怒・節度のない色欲や酔飽・泄瀉や失血・瀉薬の飲みすぎ・夜間不眠・女性の月経異常などが原因となった心跳に遭遇すれば，医者は病因を十分に考察すべきである。房労によるものは房事を戒め，飲食によるものは食を慎み禁酒させ，さらに黄連水・樟脳酒を服用させ心を安んじ，鶏那あるいは鉄酒〔鉄分を含む薬酒〕を服用して虚弱を補い，くそ真面目に働くのを戒め，平臥して身体を安め，遊びや散歩で気持ちをゆったりとさせ，仕事を止めて精神を養うのが，この種の心跳を治す良法である。胸肋骨の下に時に動悸があると心跳ではないかと疑うが，じつは胃不消化によって内にガスがあるためで，心跳とは無関係で，虚弱者や女性患者に最も多く，少量の補胃薬および微利薬を服用させるとよい。飲食が少なすぎたり，淡白になりすぎても，心跳が現れることがある。鶏那および鉄酒を服用すると同時に肉を多く食べるとよい」という。

■**按**：西洋医学でいう心跳証には真と仮がある。真であれば手で触ると実際にその拍動を感じ，仮であれば手で触っても拍動を感じない。真心跳も2種に分かれ，1つは心体自病で弁膜疾患の類であり，定心湯方中の乳香・没薬を3銭に改め，当帰・丹参各3銭を加えて用いる。もう1つは心自体に病はなく，体の弱さが心に及んで動悸になるもので，第1巻治労療の諸方で治療すべきである。仮心跳証は怔忡証である。血脈に駆出する力は通常時と変わりがないので，手で触ってもその拍動を感じない。ただ気血が虚すと神明も虚すので，心が通常に拡張・収縮し緩徐に拍動しても，神明にとっては衝激の勢い〔異常につよい拍動〕を感じ驚恐を生じることが多い。これらの証に定心湯を用いる際には，磨取鉄銹水〔こすり取ったさびを混じた水〕で薬を煎じるとさらによい。鉄銹を用いることについては，西洋医学で説明するように単に血分を補うだけでなく，じつは鎮重の力により心神を安んじるのである。第7巻に一味鉄銹湯を収載しており，仔細に方後の治験症例をみればおのずと鉄銹の妙用が理解できる。ただし，大気下陥の怔忡証には断じて用いてはならない。

■又按：西洋医学では人の知覚と運動はいずれも脳気筋（日本人は脳髄神経〔中枢神経〕と名付ける）が主るといい，ついには人の神明はすべて脳にあって心とは無関係とし，方法を考えて脳でこれを実験した。西洋医学では実験した結果によって物事を信じるが，心が知覚できるか否かは，脳で実験できるようなものではない。《内経》には「心は君主の官，神明出づ」「心は上丹田に游し，泥丸宮下に在り」とあるが，脳の中心点が泥丸宮である〔泥丸は気功では脳あるいは脳神を指す。上丹田を指す，あるいは百会を指すとの説もある〕。古文では「思」の字は，「恖」〔原文は恖とするが，古字は恖を用いる〕とつくり，その上の「囟」〔原文は窓を意味する囱とするが，大泉門を意味する囟と思われる〕は，すなわち頂門骨〔頭頂骨〕である。徐氏は《説文》〔後漢の許慎の著。中国で最も古い漢字の解説書〕でこの字を解釈して「囟より心に至るは絲の相貫きて絶えざるが如し」といっており，心と脳の相輔によって「思」ができたことがわかり，脳から心に至るまで神明が貫徹普照しているのである。

　この理屈は，西洋医学の説で証明できる。脳の左右にはそれぞれ2本の血脈管の分布があり，2本は前方で2本は後方にあり，この血管は心から血を運んで脳を養うもので，全血のうち脳は7分の1を得る。こうした論を参考にすれば，心と脳が相互に通じていることは明らかで，神明の中に隔たりがあって互いに通じていないなどあり得ない。

　丁韙良は非常に博学で高尚な西洋人で，かつて同文館の筆頭教師であった。彼はまた中国の書物を研究して非常に造詣があり，その著作《天道溯源》では，思想を論じるところはすべて心に帰するとしており，西洋人の旧説と違うのは中国の書物を研究した成果である。

　また，明の金正希は「人は一物を見れば必ず一影を脳中に留める」といい，脳中は写真乾板と同じだと述べている。この理論は実験できるものではないが確実に信ずるに足りる。私はこの言葉から，心と脳はその働きのうえで相互に輔助しているが，時として一方に重点があることに気づいた。たとえば，人は過去のことを追憶するときに，常に頭を上げ

てその像を思い浮かべようとするが，これは脳に精神を集中して以前に留めた映像を求めているのである。また，新たな理論を研究しようとするときには，頭を垂れて沈思黙考するが，これは心に精神を集中して何ものにも頼らず深く掘下げようとしているのである。

　さらに，私は自らの体験からこれを明らかにしたい。私はもともと数学に興味があったが，まだ西洋のやり方に通じておらず学びたくても教えてくれる先生がなかった。丁酉の歳〔1897年〕になってついに自分で代数，幾何などの書物を購入し，朝夕研究しようやく通暁できた。しかし，にんにくを食べた後に数学を勉強すると，そのたびにすぐに心上が細かい蜘蛛の網に蔽われるような感じがし，数学理論に取り組んでもすぐに理解できないので，あえてにんにくを食べないようにした。また，人は急に度を越して驚いたり恐ろしいめに遭うと心中怔忡し，手で触ると動悸を打つのがわかることもある。神が心にないのなら，どうして他所で動悸がないのか！　脳を損傷すればすぐに知覚がなくなるというなら，質問するが心を損傷しても知覚は大丈夫であり得るだろうか？

◆ **安魂湯**（あんこんとう）

　心中の気血が虚損し，同時に心下に痰飲が停まり，驚悸不眠となるものを治す。

　竜眼肉6銭　酸棗仁（炒して搗く）4銭　生竜骨（末に搗く）5銭　生牡蛎（末に搗く）5銭　清半夏3銭　茯苓片3銭　生代赭石（細かく挽く）4銭

　1～2剤を服用して効果がなければ，湯薬を服用する以外に，睡眠前に白湯で臭化カリウム〔ブロムカリ〕（性質は第7巻加味磁朱丸に詳しい）1gを服用し，一時的に神経を鎮静させると，湯剤が効きやすくなる。

　方書には「痰飲が心下に停滞すると驚悸不寐（ふび）になるものが多い」とあ

る。心は火で痰飲は水であり，火は水刑を畏れるので，驚悸して不寐になるのである。しかしながら，痰飲が心下に停滞する原因は思慮過度であることが多く，心の気血は思慮によって傷損している。したがって方中では，竜眼肉で心血を補い，酸棗仁で心気を斂し，竜骨・牡蛎で魂魄を安んじ，半夏・茯苓で痰飲を清し，代赭石で心陽を導引して下潜させて心陽を陰に帰蔵させ，催眠の効果を得る。

　50歳余りの老女が幾月も眠れず，しばしば服薬したが効果がなかった。脈に滑象があり外見は非常に肥満していたので，心下に痰が停滞していると知った。この湯を服用させると2剤で癒えた。

　30歳ばかりの女性が1カ月間片時も眠れず，「だるくぼんやりとして眠くなるが，すぐにわけもなく驚いたり恐くなって目が覚める」と訴えた。脈を診ると左右いずれも滑である。苦瓜蒂〔催吐薬である〕10個を焙焦〔あぶって焦がす〕して細かく挽き，空腹時に白湯で服用させると，膠痰を数碗吐出して心中が非常に楽になり，睡眠前に熟酸棗仁の細末2銭を服用すると，その夜はついに安眠できた。その後また利痰・養心・安神の薬を続けて10余剤服用させると症状は再発しなかった。

　《霊枢》邪客篇には治目不得瞑方があり，「流水千里以外〔千里以上流れた水〕は8升を用い，これを揚げること万遍，その清なる5升を取りこれを煮，炊くに葦薪を以てす。水沸けば，秫米1升，治半夏（炮製した半夏）5合を置き，徐に炊き竭きて1升半と為さしめ，その渣を去り1小杯を飲み日に3，稍益し〔量を増す〕，知るを以て度と為す〔効果がわかるまでとする〕。故にその病新たに発するは，復杯すれば則ち臥し，汗出て已む，久しきは則ち3飲にして已む」を用いると記される。この方の意味を考えると，半夏は決して利痰のために用いるのではない。半夏は夏の半ば，すなわち陰陽交換の時で陽から陰に入る時候に生えるので，陰陽を通じ表裏を和して，心中の陽を次第に陰に潜蔵させて，眠りに入らせることができるのである。

　秫米は蘆稷米（高粱〔コウリャン〕）であり，稠潤甘緩の汁漿で半夏の辛烈さを調和する。長流水〔源からはるかに流れ下ってきた水〕をさ

らに柄杓で数え切れぬほどすくい上げたものを「労水」〔甘瀾水ともいう〕といい，甘緩で滋養する。薪に葦を用いるのは，葦は腎気の上昇を暢発し心気を引いて下降させ，陰陽を交わらせ得るからである。古人のどの処方をとっても，用いる薪・水・煎じる方法・服用法などすべてこと細かく記載されており，心配りが何と周到であることか。

　■按：《内経》の方薬には不思議な効果があるものが多い。半夏秫米湯は，陰陽を通じる半夏と脾胃を和す秫米を用い，陰陽を通じ脾胃を和して，すぐに安眠できる。したがって《内経》には，「薬を飲みて後，復杯すれば即瞑す」とあり，その効果がきわめてすみやかであることを述べている。後世にはその薬が簡単でありふれているために用いるものが少なく，良方がついに埋没してしまっている。門人の高如璧が治療した天津河北玄緯路の42歳になる劉姓の男は，4カ月間少しも眠れず服薬しても効果がなく，私に治法を尋ねたので半夏秫米湯方を告げた。心下に悶を発していたので，如璧は内経の方を変え，まず鮮萊菔〔大根〕4両を千切りにして，茶碗2杯に煎じ，その湯で清半夏4銭を煎じてこれを服用させた。時は夜8時であり，その患者はその夜はすぐに安眠でき，数剤を連服させたところ心下の満悶も消失した。

【前三期合編第2巻】

治肺病方

◆ 黄耆膏（おうぎこう）

　肺に労病があり，わずかな風寒を受けてもすぐに喘嗽し，冬期になると増悪するものを治す。

　生黄耆4銭　生石膏（細かく搗く）4銭　鮮茅根（切り刻み，新鮮品がなければ乾燥品2銭で代用）4銭　粉甘草細末2銭　生山薬細末3銭　蜂蜜1両

　上記6味のうち，まず黄耆・石膏・茅根を煎じ10数回沸騰させて渣を去り，上澄み2杯を取り，これに甘草末・山薬末を入れて煎じる。煎じる際に箸でかき混ぜて甘草と山薬の末が鍋底に沈まないようにし，1回沸騰すれば膏ができあがる。さらに蜂蜜を入れてわずかに沸騰させ，3回に分けて温服し，1日で飲み終えるようにする。服薬を長く続けると治癒するが，これは予防薬でもあり，喘嗽が始まる前に1カ月以上服用すれば，病根を除ける。

　肺胞の形体は，もともと清らかな玉が連なったようなもので，この精微な形体は開閉の機能を具備し，呼吸の気を司る。開閉の機能に障害がなければ呼吸の気は自由自在であるが，肺が損傷を被ると，微細血管や津液をおさめる肺胞の気化が閉塞凝滞し，肺はその精緻な形体を失って開閉の機能に障害を起こし，自在に呼吸できなくなる。しかし，気候が温和なときは肺葉が舒暢するので，呼吸は自在ではないもののそれほどひどくはならない。風寒をわずかに受けたときや，凍結するほど寒い時

候には，肺葉が収縮して瘀はますます瘀し，閉じることはできても開くことができないために喘を起こす。肺中の気化は瘀塞すると喘を生じ，痰が壅滞して咳嗽も起きる。したがって，黄耆で肺陽を補い，山薬で肺陰を滋し，茅根で肺窮を通じ，肺の陰陽を調和し竅絡を貫通させれば，開閉の力もおのずと釣り合いがとれる。石膏は涼で散に働き，涼性で黄耆の熱性を調整し，散で茅根の通を助ける。甘草は甘味で帰脾益土して肺金を益する。蜂蜜は甘涼滑潤で，清肺潤肺・利痰寧嗽の重要な品である。

茅根は中空であるだけでなく周囲に10余りの小孔が通っており，清らかで連続した形体をもち，肺胞の形体とよく似ているので，肺胞の竅絡を通じることができる。また治病の法では対宮の薬物を兼用すべきで，茅根は荻葦〔オギ・ヨシ〕の属で，卦は震で初春少陽の気を稟け，昇ってよく散じ，もともと肺の対宮である肝の薬である。肺金は斂を主り，肝木は散を主る。この証は肺金の斂が大過なので，茅根で肝木の気を導引し肺を宣散し，開閉の機能を正常にすると喘嗽も起きなくなる。

問い：膏と名の付く薬は，いずれも生薬の原汁を長時間熬煉して膏をつくる。これは，黄耆・石膏・茅根の清汁に山薬・甘草の粉末と蜜を混ぜて膏をつくっているのはなぜか？　**答え**：昔の人は薬を煎じる火加減，先に入れるべき薬か，後に入れるべき薬か，水に浸してから入れるべきか，さらにその薬は湯・膏・丸・散のいずれにすべきかの区別を知っていたが，今の人がこれらを重視しなくなって久しい。本方の黄耆・茅根は煉〔煮つめる〕しすぎると宣通の力がほとんどなくなり，石膏は煉しすぎると清涼の力が減じるので，この3味は熬膏とすべきではない。しかし，薬が胃に入ったのち中焦から直接下焦に入り，作用が肺に灌注しない恐れがあるので，潤粘の山薬・蜂蜜と和緩の甘草を加えて膏をつくった。このようにして服用すると，胃中に留恋して急に下らず，薬が胃から脾に輸し，脾から肺に到達するのである。

問い：山薬・蜂蜜を混ぜたのは膏をつくるためであるが，甘草はなぜ黄耆・石膏と同煎して汁を取らずに，やはり末にして混ぜたのか？　**答え**：西洋医学では甘草はやや苛（苛は薄荷である）辣の味があり，煎じ

ると甘味が減じ苦辣の味が逆に増すという。そこで西洋医学では潤肺の甘草水をつくるのに，熱湯に甘草を浸すにとどめ，その味の甘と清軽の気の上昇を利用する。本方で甘草を湯中に調入して1回沸騰させるに止めたのも，西洋医学の甘草水をつくる考え方と同じである。

◆ 清金益気湯（せいきんえっきとう）

痩せ衰え，少気〔声に力がなく，呼吸が浅く速く息切れする〕し，労熱〔虚労発熱〕咳嗽し，肺痿失音〔声が出ない〕，頻回に痰を吐すなど，一切の肺金虚損の病を治す。

生黄耆3銭　生地黄5銭　知母3銭　粉甘草3銭　玄参3銭　沙参3銭　川貝母（心を除く）2銭　牛蒡子（炒して搗く）3銭

40歳の女性が，上焦に熱感があり，咳吐して声が出ず，痰を吐くと腥臭を感じ，次第に羸痩（るいそう）してきた。脈は弦で有力であり，清火潤肺薬を数剤投与したが効果はなかった。そこでこの湯をつくり，多くの清火潤肺薬中に生黄耆1味を加えて元気を助けるようにすると，数剤で軽減し，10数剤で病は完治した。

問い：脈が有力なのに，なぜさらに補気の薬を用いるのか？　答え：有力な脈には真と仮がある。真に有力な脈とは，敦厚和緩で有力のはずであり，これは脾胃の気が壮旺で諸臓を包括できていることを示す（脾胃は土に属し，金・木・水・火の諸臓腑を包括する）。この他，脈が洪で有力なら多くは外感実熱，滑で有力なら多くは中焦の熱痰，弦で有力ならば多くは肝経の偏盛でとりわけ有病の脈であり，本証の脈もこれである。なぜなら，肺は金に肝は木に属し，金が病めば木を鎮められないので，脈に弦で有力の象が現れ，肝木が横恣（おうし）〔ほしいままに逆する〕し肺金を侮ろうとしていることを示す。肺痿・肺癰では脇下が痛む場合が多いのも，肝木偏盛のためである。〔肺金を補益して肝木の相侮を受けないように，補気薬を加える〕

30歳余りの男が，もともと肺中に痰火が鬱しているうえに外感に拘束され，しきりに咳嗽し腥臭のある痰を吐き，肺癰を恐れて診察を求めてきた。脈は浮かつ有力で，関前は滑を兼ねる。まず越婢湯で外感を解すと咳嗽は軽減したが，相変わらず腥臭のある痰を吐いた。ついで葶藶大棗湯を1日おきに1服させて肺中に壅滞する痰を瀉した（葶藶は生3銭を紗〔うすぎぬ〕の袋で包煎，大棗は7個を切り開く）。また，三七・川貝母・粉甘草・金銀花を散にし，鮮地骨皮の煎湯で日に3回少しずつ服用させた。葶藶大棗湯を用いた日には，1回を服用させた。このようにして数日調治し，葶藶大棗湯を3回服用したころから痰が急に減少し腥臭もなくなった。ついで清金益気湯加貝母・牛蒡子各1銭を用い，10余剤連服させて病後の養生をした。

◆ **清金解毒湯**（せいきんげどくとう）

肺の損爛〔肺炎〕，あるいは肺癰の初期，あるいは咳嗽し膿血を吐すものを治し，また同時に肺結核を治す。

生乳香3銭　生没薬3銭　粉甘草3銭　生黄耆3銭　玄参3銭
沙参3銭　牛蒡子（炒して搗く）3銭　貝母3銭　知母3銭
三七（細かく搗き薬汁で送服）2銭

肺癰の初期は，黄耆を去り金銀花3銭を加える。

48歳の男が，咳をして非常に腥臭のある痰を吐き，夜間に汗をかいて，日に日に痩せ衰えた。医者が治らないというので，私に治療を求めてきた。脈は数で6至にいたり，按じると無力である。清金解毒湯に生竜骨6銭を加え，さらに方中の知母を倍量にして投与すると，2剤で汗が止まり10剤で全治した。肺結核の治法は，参麦湯〔人参3銭・麦門冬4銭・生山薬6銭・清半夏2銭・牛蒡子3銭・紫蘇子2銭・生白芍3銭・甘草1.5銭〕の条で詳しく記載したが，肺結核によって労瘵（ろうさい）になったものの治法を述べている。本方と安肺寧嗽丸は，肺結核ではあるがま

だ労療になっていない場合に用いる。この2方を服用しても効果がなければ、同時にアスピリンを服用してもよく、服用法については参麦湯のところに詳しく記載した。あるいはクレオソート薄荷冰丸を同時に服用するが、その薬性と服用法は醴泉飲〔生山薬1両・生地黄5銭・人参4銭・玄参4銭・生代赭石4銭・牛蒡子3銭・天門冬4銭・甘草2銭〕の条に詳しく記載した。塩酸キニーネ（加味小柴胡湯のところに詳しい）も輔薬として用いてよく、肺炎を消退させ貧血も改善するので、炎症が退き血が生じて結核の損傷糜爛が治癒しやすくなる。1日2回0.5gずつ服用するとよい。

◆ **安肺寧嗽丸**（あんはいねいそうがん）

肺鬱痰火および肺虚熱による嗽を治し、同時に肺結核を治す。
嫩桑葉1両　児茶1両　硼砂1両　紫蘇子（炒して搗く）1両
粉甘草1両
上薬5味を細末にし、蜜で重さ3銭の丸をつくり、朝夕各1丸を白湯で服用する。

肺は開閉の機構を具えるので、治肺の薬は散にすぎると閉を障害し、斂にすぎると開を障害する。桑は土の精気を得て生じる（根皮は非常に黄色く、燧（すい）は夏季に応じるのが明らかな証拠である〔燧は季節ごとに木を替えきりもみをして新火をとる行事で、夏季には桑・柘（つげ）を用いる〕）ので、土生金の働きをもち肺病変の処理に長じる。桑葉は涼で宣通し肺中の風熱を解すので、散であるのがわかる。一方、気化を固めて崩帯・脱肛を治す（肺気が旺（さか）んであればおのずと諸疾は生じない）ので、斂であるのがわかる。斂と散を兼ねる効用は、肺の開閉の機構に最も合致する。硼砂の性質は涼にして滑で、肺竅を通利する。児茶の性質は涼にして渋で、肺葉を安斂する。2薬を併用すればやはり肺の開閉作用とうまく合致する。また、降気定喘の紫蘇子、益土生金の甘草、潤肺清燥の蜂

蜜を佐とするので，治嗽に非常に効果がある。

■按：硼砂〔本邦でも局方でホウ砂があるが，眼科用のみで，点眼薬として1％以下の濃度で用いる。毒性があり，内服薬として用いることはない〕・児茶は，瘡家の専薬と考える医者が多く，いずれも理痰寧嗽の重要な薬物であることを知らない。また，硼砂・児茶を外用すると解毒・化腐・生肌の効能があるので，内服すれば肺結核や肺中損爛にも非常に効果がある。

問い：《本経》には桑根白皮は五労〔五臓の労傷〕・六極〔極度に虚損した病症で気極，血極，筋極，骨極，肌極，精極を指す〕を主るとある。この方は労嗽を治すのに，皮を用いずに葉を用い，さらに霜桑葉を用いずに嫩葉〔わかい葉〕を用いるのはなぜか？　答え：木に葉があるのは人に肺があるようなもので，人は肺で呼吸し植物は葉で呼吸する（葉は炭酸ガスを取り入れ酸素を出す）。葉で肺を治すのは，じつは同声相応・同気相求の妙がある。さらに桑根白皮には補益の力があるが，外感を挟雑した嗽に用いるのはじつはよくない。呉鞠通はかつてこのことを詳しく論じており，その言葉は廃すべきではない〔桑根は下達して堅結であり，外感の邪を引いて肝腎の陰に入れ，咳嗽が治癒しなくなるという論〕。必ず嫩い桑葉を用いるのは，嫩葉には液が含まれ（嫩葉を採取すると，葉柄に必ず白汁が滲み出る），補益にも働くからである。霜桑葉は干枯腐敗した葉であり，柴としてならともかく薬に用いることはない。

◆ **清涼華蓋飲**（せいりょうかがいいん）

肺中が腐爛し，次第に肺癰（はいよう）になり，時に膿血を吐し，胸中が隠隠と痛み，あるいは脇下にも放散して痛むものを治す。

甘草6銭　生没薬（油を去らない）4銭　丹参4銭　知母4銭

病が激しければ三七2銭（細かく搗いて送服する）を加える。脈が虚弱であれば人参・天門冬各数銭を加える。

肺癰は，肺中に癰瘡を生じるものをいう。しかし，この証で肺中に瘡を生じるのは1〜2割で，8〜9割は肺中の腐爛である。したがって，これらの証に対し葶藶・皀莢などの猛烈な薬物を用いるのは，古人にそれぞれの専方はあるにしても，実際にはみだりに軽用すべきではなく，清火解毒・化腐生肌の薬物を使用する必要がある。甘草は瘡家に対する解毒の主薬で，かつ味が非常に甘く土気を最も濃厚に得ているので，生金益肺して肺中の虚損糜爛を癒すことができる。そこで，肺癰治療の便方として生粉甘草4両のみを煎湯にして頻繁に飲む方法があり，西洋医学にも甘草を単独で用いた潤肺薬水がある。ただし，甘草は薬性が微温で壅滞のきらいがあるが，寒滑の知母を加えると多用しても害がなく，また甘温の甘草は知母の苦寒を和らげるので，滋陰退熱して胃を傷ることがない。丹参は薬性が涼で清熱し，色が赤で活血し，質が軽鬆（けいしょう）で味が微辛であり，肺に上達し臓腑の毒血鬱熱を宣通して消融する。乳香・没薬は同じく瘡家の重要な薬物であるが，消腫止疼の力は没薬が最も優れるので，丹参に加えて癰瘡（ようそう）を内から除く。三七は化瘀解毒の力が最も優れ，かつ瘀血を化して新血を傷らず，その解毒の力はさらに生肌薬を佐（たす）けて生肌を速めるので，病が激しい場合はこれを加える。脈虚のものでは，気が虚して薬力を運化できず，方が証に適合していても効果がないので，人参で助けるべきである。しかし，肺熱を助長して肺を傷る恐れがあるので，天門冬を配合して熱を清する。

30歳余りの男が，昼夜咳嗽し腥臭のある痰を吐き，胸中が隠隠と痛み，肺癰ではないかと恐れて診治を求めた。脈は浮かつ有力で，右が左より勝るが，按じると洪実ではない。清金解毒湯を投与したところ，煩躁に似た感じがし，大便も1回滑瀉した。男は「以前の服薬では，気分を補うとすぐに煩躁を覚え，専ら清解するとすぐに滑瀉するために，何度も医者に診てもらったが効果がなかった」と言う。そこで，粉甘草1.5両，金銀花1両，知母・牛蒡子各4銭に改め，大碗1杯の煎湯を10数回に分けて温飲させ，薬力を常に上焦に働かせるようにすると，10剤で癒えた。2カ月後，働きすぎて同じように再発した。胸中の疼痛がこれま

でよりも甚だしく，ひっきりなしに咳吐し，痰中に膿血が混じった。再び前方を服用したが効果がなく，この湯をつくると2剤で痛みが止まった。脈が虚弱なので野台参3銭・天門冬4銭を加え，10剤連服させるとすっかり癒えた。

邑〔村〕の孝廉〔科挙の郷試合格者を指し挙人とも称す〕である曽鈞堂先生は，私の忘年の友〔年の隔たりを忘れるほど親しい友人〕である。曽氏は医学に精通し，私に「肺癰の治療方は林屋山人〔王洪緒〕の犀黄丸が最も効く」と教えてくれた。私はこれをたびたび用いそのたびに効果を得たので，以下にその方を載録して参考に供す。

《証治全生集》〔清・王洪緒，名を惟徳の著〕の犀黄丸は，乳香・没薬末各1両，麝香1銭半，犀牛黄〔牛黄である。西黄ともいう〕3分を合わせて細かい末にする。黄米飯〔もち粟飯〕1両を搗きつぶし，薬を入れさらに搗いて萊菔子大の丸にし，さらし干しする（火で焙って乾かしてはならない）。毎服3銭を熱い陳酒〔長期に貯蔵した酒〕で送下する。

徐霊胎（じょれいたい）は「蘇州の銭復庵は咳血が止まらず，諸医は血証としてこれを治療したが，病はますます激しくなった。私が往診すると，あたり一面に吐血しており，仔細にみると血中に膿に似たものがあって腥臭がある。そこで『これは肺癰であり，膿をすでに形成している。《金匱要略》には"膿成れば則ち死す"とあるが，生きるものもある』と告げた。私はそこで多くの方でこれを治療し，病家も終始信頼し，1カ月で癒えた。私は平生からこの証を非常に多く診ており，唐の時代以降の経験方を集め，清涼薬で火を清し，滋肺薬で血を養い，滑降薬で痰を除き，芳香薬で気を通じ，さらに珠黄薬で毒を解し，金石薬で空を塡じるなどの，幾つかの方法を合わせて行い，幾度も試みて必ず効を奏した。今回の復庵の治療にも，これらの幾つかの方法を合わせることにより治癒した」という。

■**按**：この論は肺癰治療の準縄であるので，ここに載録して参考に供した。

西洋と日本の医学者は，いずれも肺結核は非常に危険な証であると

みなしている。私が中薬の湯剤に西洋薬のアスピリンを輔薬として用いて常に奏効をおさめていることは，参麦湯のところで詳しく論じた。しかし最近また1つの治法を得た。奉天〔遼寧省瀋陽の旧称〕の測量局局員である宿貫中の兄は，遼陽の人で50歳近く，もともと肺病があった。日本人の医者は肺結核として，何度も治療したがすべて無効であった。ある日急に弟に電報を寄越し，病勢がすでに差し迫っているので，急いで帰るように催促してきた。貫中は来院中であったので処方を頼み，「数日来の手紙では痰が以前に比べて激しく，また心中発熱も加わったとあります。今回の電文には病状まで書いていませんが，おそらく前と同じ症状でますます激しくなっているでしょう」と言う。病勢がそこまでに至れば挽回は困難と考えたが，懇切に頼んできているので，玄参・生山薬各1両に川貝母・牛蒡子・甘草などを佐薬にした処方を書いた。家に帰り着き薬を煎じて服用させると，意外にも汗をかいて癒えたので，病が激しくなったのは外感の証であったとはじめて知った。外感が裏に伝入して陽明燥熱証になり，涼潤の薬で汗を生じたために治癒したのである。もともとの肺病まで癒えたのは，肺中の毒熱が汗とともに外透したためで，しばらくはすっきりしていたがじつは病根は伏したままで除かれていなかった。その後10日余りして肺病が再発し，咳嗽して腥臭のある痰を吐した。貫中が再び治法を尋ねにきたが，手にはある方剤を持っており，「友人が贈ってくれたが，服用してもよいだろうか」と質問してきた。見ると林屋山人の犀黄丸である。もともと肺結核は犀黄丸で治せると私は思っており，徐霊胎氏が論じた肺癰治療の諸薬も妥当であると考えていた。ただ非常に高価なので，病家が断ることを恐れてまだ安易に試用したことがなかっただけである。所見が私の考えと同じなら，その方は必ず効くはずである。犀黄丸をつくることを勧め，服用させるとすべてを服用しないうちに治癒した。牛黄・麝香は高貴薬で，中医はよく重篤な証に用いて救命するが，西洋医学者が用いることを知らないのはなぜだろうか？

　奉天駅食堂に勤める40歳ばかりの趙煥章は，心中に熱感があり食欲

がなく，咳嗽して腥臭のある痰を吐き，痩せ衰えて寝たきりになった。具合が悪くなってどのくらいたつのかと尋ねると，「すでに3カ月になる」と言う。脈は毎分85至で，左脈は平和であるが，右脈は滑実で，舌には黄苔が満布し，大便は4〜5日に1回で非常に乾燥していた。そこで，外感が肺胃に長期間稽留し肺に炎症を起こし肺が腐爛しかけていると判断した。西洋医学者は肺結核証がこの段階になると治らないという。しかし，私は快く治癒すると請負って，清金解毒湯から黄耆を去り，生山薬6銭・生石膏1両を加えると，3剤で熱が大いに軽減して摂食量が増し，咳嗽吐痰も軽減した。そこで，山薬を去り黄耆3銭を加え，また石膏の代わりに天花粉6銭を加え，毎日アスピリン0.25gを同時に服用させた。このようにして10日余りすると，病状は大いに改善し健康になったが，時々咳をしていた。忙しさにかまけて薬を服用せずにいたところ，20日後に咳嗽がまた激しくなり腥臭のある痰を吐くので，再び原方を加減して治療したが，あまり効果がなかった。そこでまた犀黄丸を服用させると，ついに病は癒えた。

【前三期合編第2巻】

治嘔吐方

◆ 鎮逆湯

胃気上逆，胆火上衝による嘔吐を治す。

生代赭石（細かく挽く）6銭　青黛2銭　清半夏3銭　生白芍4銭　竜胆草3銭　呉茱萸1銭　生姜2銭　野台参2銭

◆ 薯蕷半夏粥

胃気上逆・衝気上衝によって嘔吐が止まらず，薬のにおいを嗅ぐだけで嘔吐が激しくなって，どんな薬も咽を通らないものを治す。

生山薬（細かく挽く）1両　清半夏1両

上記2味のうち半夏をまず微温湯で数回洗って明礬味を完全に除く。飯を炊く小鍋（煎薬鍋は使わない）で煎じて上澄み約2杯半を取り，滓を去って山薬細末を調入し，さらに2〜3回沸騰させて粥をつくり白砂糖を加えて食す。上焦に熱があれば砂糖の代わりに柿霜を用い，涼があれば粥で乾姜細末0.5銭程度を送服する。

按：吐いた後，口舌が乾燥し水を飲みたがれば熱である。吐いた後，口舌が湿潤し水を飲みたがらなければ涼である。嘔吐が長期にわたると，津液が損傷して涼でも渇きがあるので脈を詳細に判断すべきで，滑疾は熱，弦遅は涼である。滑で無力は上盛下虚であり，上は熱でも下は涼である場合がある。弦有力は，衝胃気逆で脈は熱に似るが真熱ではない。

飲食物が消化されているか否か，吐物の味が変化しているか否かを尋ねるべきで，詳しく問診すれば涼熱虚実を間違わずに弁別できる。

　従来から嘔吐証の多くは，胃気・衝気がともに上逆するためである。半夏は降胃安衝の主薬で，《金匱要略》には嘔吐の治法に大半夏湯〔半夏・人参・蜂蜜〕・小半夏湯〔半夏・生姜〕がある。ただ吐き気がある場合は明礬味を最も嫌うにもかかわらず，現在薬局で売る清半夏も明礬を含む〔現在日本で流通する半夏は明礬を含まない〕ので，必ず明礬臭を洗い落としてから嘔吐治療に用いなければ，薪を抱いて火の中に助けに飛び込むようなことになる。大量1両まで用いるのは，半夏は味が本来辛辣であるが，薬局での修治が行きすぎて辣味がまったくなくなっているうえに，数回洗うと効力がいよいよ減じるからである。必ず指示量より多めに用いなければ降逆止嘔の効能がでない。必ず山薬と粥にするのは，嘔吐患者は液体を飲むと吐きやすいので，粥を食べさせて粥の稠粘留滞の力を借りて薬を胃腑に留まらせ，薬力が効くのを待とうというわけである。さらに山薬は上焦では大いに補肺生津するので燥性を顧慮せずに半夏を多用できるし，下焦では大いに補腎斂衝するので衝気が栄養されて自然に安定する。さらに半夏・山薬はいずれも薬臭がないので，嘔吐が非常に激しくて服薬できないものには好都合である。

　「胆倒」で嘔吐が止まらないものがある。《続名医類案》〔清・魏之秀編〕に，つまずいて戯台〔芝居の舞台〕から転げ落ち，菜っ葉汁のような緑色の苦い液を吐いた10歳の小児を許宣が治したと記載がある。許氏は「これは『胆倒』である。胆汁を出し尽くすと死ぬ。方は温胆湯加酸棗仁・代赭石で胆腑を正す。正胆湯と名付け，1服で吐は止まる」と述べている。

　按：この証は非常に珍しいので，参考として附載した。

【前三期合編第2巻】

治膈食方

> ◆ **参赭培気湯**
>
> 膈食を治す（《医学衷中参西録》第五期第3巻の「論胃病噎膈治法及反胃治法」を参照するとよい）。
> 党参6銭　天門冬4銭　生代赭石（細かく挽く）8銭　清半夏3銭　肉蓯蓉4銭　知母5銭　当帰身3銭　柿霜餅5銭（服薬後，口中で溶かし徐々に飲み込む）

　人体は，飛門〔口唇〕から魄門〔肛門〕に至るまで1つの気が主り，かつ1つの気がこれを吊り支える。したがって中気が十分に盛んなら，噴門（胃の上口）が寛く伸展して水穀を受容し幽門（胃の下口）に下通し，小腸・大腸をへて大小便として排泄するので，病になることはない。中気が衰憊すると，内から吊り支えられなくなって，噴門が縮小し幽門・小腸・大腸すべてが緊縮する。膈証〔噎膈証〕が甚だしいと大便が羊糞のようになるのは，水分不足だけでなくじつは腸が細くなるためもある。中気が旺んでなければ，胃気が息息と下降しないので胃気不降のために逆に衝気が虚に乗じて上干し，痰涎も逆気とともに上昇して噴門を壅塞する。このとき，噴門は藕孔〔藕はハス〕のように縮み，さらに逆気に加えて痰涎がその間を壅塞すると，受納した飲食を下達できない。したがって本証治療では，大補中気を主とすべきで，方中の人参がこれである。降逆安衝を佐，清痰理気を使とすべきで，方中の代赭石・半夏・柿霜がこれである。人参は熱性，半夏は燥性なので，知母・天門

冬・当帰・柿霜を加えて清熱潤燥・生津生血をはかる。肉蓯蓉は補腎斂衝にはたらき，衝気が上衝しなければ胃気は下降しやすくなる。同時に本証を患うと便秘になることが多いが，肉蓯蓉・当帰・代赭石を併用すると，潤便通結の効果が顕著である。数剤を服用しても大効がななれば，噴門に瘀血があるので三稜・桃仁各2銭を加えるとよい。

　60歳過ぎの男が膈証になり，私に処方を求めてきた。話を聞くと，「乾燥してぱりぱりした食べ物は細かく嚙み砕いて湯水で少しずつ飲み込めますが，一口で飲み込もうとすると具合が悪くなって嘔吐してもう食べられません。そのうえ，嘔吐するときに若干の痰が一緒に出ます」と言う。脈は関後が微弱，関前は滑実に似ており，上焦に痰涎が壅滞していると知った。参赭培気湯に邑の武帝台産の旋覆花2銭を加えて4剤を連服させると癒えた。

　張仲景の《傷寒論》に旋覆代赭石湯〔旋覆花・人参・生姜・代赭石・炙甘草・半夏・大棗〕があるが，もとは「傷寒汗を発し，もしくは吐し，もしくは下し，解して後，心下痞鞕し，噫気除かざるもの」を治し，周揚俊〔清代の医学者。《傷寒論三注》を著す〕・喩嘉言〔明代の医学者。《尚論篇》を著す〕はいずれも，膈証治療に非常に効果があるという。私が考えた本方では，代赭石を多量に用いて旋覆花を使わないのは《本経》に旋覆花は「味鹹」とあるが，現在薬局で売る旋覆花の味が鹹ではなく苦で，用いてもほとんど効かないからである。ただ邑〔張錫純の出身地である河北省塩山県〕の武帝台は漢の武帝が海を望むために築台した所であるが，鹹くにがり(しおから)を含んだ土壌で，その周辺に産する旋覆花は大きさが薬局の物よりも2〜3倍大きく鹹味に辛味を兼ね，膈食治療に非常に効果的で実際値がつけられないほどの良薬である。そもそも鹹味を含む植物は非常に少ないが，これは鹹くにがりを含んだ土壌に生えるので鹹味に富み，他所の産品とははるかに違うのである。辺鄙な海浜にあるためにだれもこれを採取して売ろうとするものがなく，そこに住むものも薬草（俗に六月蘭という）であることを知らず，柴として採取するだけなのは惜しいことである。

問い：《本経》には旋覆花は苦であるとも辛であるとも記載はない。薬局の旋覆花の苦が，《本経》の気味と合わないというのに，なぜ武帝台産ならその辛が《本経》の気味と合うなどといえるのか？　**答え**：古人の言はまだ簡略で，多くは相互の文章から意味をとらねばならない。《本経》は文字ができて以後の初期の書であり，きわめて簡略であることを知る必要がある。したがって《本経》を読む方法は，その主治が不完全なら，気味にこれを求め，気味が不完全なら，主治にこれを求めるべきである。旋覆花は《本経》に「結気，脇下満，驚悸，除水，去五臓間寒熱，補中下気を主る」と記載がある。《本経》の主治の文を繰り返し読むと，旋覆花はまさに平肝降気の要薬であり，金の辛味を借りて肝木を鎮めるはずであり，その味は鹹で辛を兼ねるのがよいことは明らかである。苦味は涌吐を誘うことが多いので，旋覆花に苦味を兼ねるのは好ましくない。さらに旋覆花の花は6月に開き，7月の庚金の気をあらかじめ得ているので，《爾雅》〔前2世紀ごろ成立の古典用語の辞典〕もこれを「盗庚」と名付ける。庚〔かのえ，十干の7番目〕は金，その味は辛である。その名前にもとづいて意義を考えれば，旋覆花が鹹で辛を兼ねるべきことは明白である。私が創製した方剤を使う場合は，旋覆花を用いてもよいが味があまり苦ではないものをやはり斟酌して加えるとよい。

　46歳の男は，葉子戦〔かるた賭博〕に熱中して寝食を忘れるほどであった。はじめは気が咽喉に上衝するのを感じたが，次第に飲食が妨げられ，時には嘔吐して飲み込めないこともあった。脈は左右ともに弦長で硬で，衝気が胃気とともに上衝していると知った。参赭培気湯に武帝台の旋覆花2銭と生芡実4銭を加えて，その衝逆の気を降して収斂すると，連服10剤で癒えた。

　族家〔姓を同じくする親族〕の姑は56歳のときに，はじめて飲食がひっかかるのを自覚し，その後次第に悪化し，ただ薄い粥をすするのみとなり，脈は弦細無力であった。勤勉で倹約して家を護り，自分の生活はきわめて質素で心身ともに過労であった。脈細は，飲食が少なくて

気血が衰えているためで，脈弦は，労心過度で痰飲が盛んなためである。姑には2人の姉がいたが2人ともこの病で亡くなっており，気が同じものはその病もまた同じで，びくびくして自分でも恐がっているので治らない。私は毅然として「治る」と断言し，参赭培気湯に白朮2銭・竜眼肉3銭を加えて10数剤連服させると全治した。

48歳になる堂姪女〔めい，堂は父の兄弟すなわち伯叔父方の親戚（同姓の親戚）に対する呼称で父方のいとこの男の子を堂姪（おい）という〕はもともと羸弱で病気ばかりしていた。姪の婿と2人の甥〔姉妹の子〕はいずれも外で営業していたので，家の仕事は自分1人で処理して労心過度になり，一晩中眠れないことがたびたびで，癸卯〔1903年〕の夏に膈証を発症した。当時私は遠方に出かけていたので，他の医師に頼んでたびたび治療したが効果はなかった。私が故郷に戻ったときには病勢はすでに激しく，脈はほぼ滑実のようであるが，重按すると無力であった。参赭培気湯に竜眼肉5銭を加えて治療すると，2剤で軽くなり10余剤服用させると全治した。

奉天北鎮県に住む蕭姓の67歳の老人は友人・韓玉書の親戚であるが，膈証になって，医者に治療を頼んでも治らなかった。5～6カ月遷延して，病は次第に激しくなり水を飲んでもしばしば下りにくくなったので，玉書の紹介で来院して診治を求めた。脈は弦長有力が右に顕著で，過度の衝気上衝で胃気が下降しないと知った。大便について尋ねると，乾燥して出にくく，出ない日が多いので結局薬で通じさせていた。参赭培気湯の代赭石を1両にして投じると，数剤で飲食が下りるようになり，脈もやや和したが，胃口にはなお痰涎が杜塞する感じがあるので，清半夏3銭を加えて10剤を連服させると，飲食がいっそう下りるようになり，脈も正常に復して大便もより出やすくなった。そこで代赭石を半分にして数剤服用させると，大便は日に2回出るようになった。そこで代赭石・柿霜餅・当帰・知母を除いて，白朮3銭を加えて数剤服用させると「胃中の消化力が少し弱ってきたように感じる」と自ら述べた。このときすでに痰涎は取り除かれていたが，胃口に腫瘤がある感じがして，や

や飲食の通過を障害していた。そこで白朮を6銭にし，細かく搗いた生鶏内金2銭を加えて白朮を佐け，脾胃を健運して胃口の障害を除くようにすると，10余剤連服して全治した。

　友人・呉瑞五（奉天の鉄嶺）は，膈食証になった60歳余りの姜姓の男を治した。しばしば医者に頼んで半年服薬したが病は逆に進行するばかりであった。瑞五は参赭培気湯を投じ，脈が非常に弦硬なので衝気上衝に血液枯少を兼ねると知り，生芡実を加えて衝気を収斂し，竜眼肉を加えて血液を滋潤すると，1剤で飲食が進み，7〜8剤を連服させると，飲食は正常になった。

【前三期合編第2巻】

治吐衄方

> ◆ **寒降湯**
>
> 　吐血・衄血があり，脈は洪滑で，時に魚際〔太陰肺経の経穴〕に達するほど長であるものを治す。原因は熱による胃気不降で，寒涼重墜薬で胃気が下降すれば止血する。
>
> 　生代赭石（細かく挽く）6銭　清半夏3銭　栝楼仁（炒して搗く）4銭　生白芍4銭　竹筎3銭　牛蒡子（炒して搗く）3銭　粉甘草1.5銭

　14歳の少年が突然吐血して1昼夜止まらず病勢が激しく危険な状態になった。父親は医学に通じ，薬局を経営していたが手をこまねいて何もできなかった。そのとき，私は隣家に頼まれてちょうどその村に着いたところで，至急診察を求められた。脈は洪長，右はとりわけ重按有力であり，熱のために胃気が降りず血が逆気とともに上昇していると知った。そこでこの湯をつくると1剤で癒え，さらに1剤を服用すると脈も和平になった。

　18歳の男はたまたま吐血証になり当初はあまり激しくなかったが，医者が治療を誤ったためについに大吐が止まらなくなった。脈は水に浮いた麻のようで至数がわからず，虚弱の極候で，薬ですぐにも止血しなければ危険である。すぐにこの寒降湯去竹筎加生山薬1両とし，代赭石を8銭に増量して投与すると1剤で止血した。再診すると脈は左右ともに触れず，重按しても現れないので，私は驚きを禁じ得なかった。尋

ねると心中はやはり非常に楽になったが，だるくて力が入らないという。このときふと呂滄洲がかつて治療した発斑証の1症例も六脈がすべてなかったのを思い出した。滄洲は「脈は血の波瀾〔大波小波〕である。今は発斑傷血しており，血が傷れていれば波瀾は回復しないので脈が現れない。斑が消えれば脈は出る」と説明して，すぐに白虎加人参湯で斑毒を化すと果たして脈が現れた（詳細は第7巻青盂湯を参照されたい）。今この証は大吐亡血で，発斑傷血と比べてもさらに重症である。重按して脈が現れないのは，やはり血分の虚が極まって波瀾をつくれないのではなかろうか？　吐くときに，脈が水に浮いた麻のようになるのは，気逆火盛が脈を強迫している症候ではないか？　診察を終えて自分の村に帰る（10里〔5km〕離れている）途中でさらに頻繁に嘔吐したとは聞いていないので，道中に失血過多があったのが原因とは考えられない。さんざん躊躇して思いきって大剤六味地黄湯の茯苓・沢瀉を3分の2にして人参・代赭石を各数銭加えて投じると1剤で脈が出た。さらに平補の薬を20余剤服用するとようやくもとどおりに回復した。

　《金匱要略》には心気不足の吐衄治療に瀉心湯が記載され，大黄と黄連・黄芩を併用する〔驚悸吐衄下血胸満瘀血病脈証并治第十六の心気不足，吐血，衄血，瀉心湯主之〕。後世の人々は張仲景の製方の意味をうかがい知ることがなく，通常誤解が多い。ここでいう心気不足は不足ではないことを理解していない。不足ならば，なぜまたこれを瀉すのか。本証は陽明胃腑の熱が上逆衝心して心中怔忡不安〔恐れと不安感を伴う強い動悸〕になり，不足のような象を生じている。張仲景は初歩的な立場から説明を試みて，理解しやすいように心気不足と名付けた。その立方はただ《内経》の吐血・衄血の責は陽明不降に重きがあるとする主旨にもとづき，陽明の腑に直入する大黄で逆上の熱を降し，肺金の熱を清する黄芩で肺の清粛の気を下行させて陽明の降力を助け，心火の熱を清す黄連で元帰潜伏させて少陰の真液を保つ。これが瀉でありながらじつは補う理由である。さらに黄連の薬性には肥腸止瀉があり，大黄と併用すると大黄の力を逗留して滑瀉に至らせない。吐衄の原因が寒涼でなけ

れば，本方を服用すると必ずたちどころに癒える。さらに治癒後も瘀血がすべて消失し，その他の患いもない真の良方である。たとえ心気が不足し吐衄が止まらない非常に危険な状態でも，まず瀉心湯で吐衄を止めてから，おもむろに調補して徐々にその正気を回復させればよい。いわゆる「急なれば則ち標を治す」もまた医家の良策である。世人はただ大黄の力が猛々しいことを恐れるばかりであえて軽用したがらず，病家も医師が大黄を使うとやはり驚いていぶかしがることが多い。そこで私はやむを得ずこの寒降湯を創製し，大量の代赭石を大黄の降逆の力に代え，幾度も用いてきたが，そのたびに必ず奏効した。

　問い：後世の本草書には，血証に辛味燥性の半夏を忌むと記載がある。あなたの創製した寒降湯は熱による吐衄を治すのに，方中に半夏があるが辛燥による傷血を考慮しないのか？　答え：血証は明確に弁別すべきで，虚労咳嗽で痰中に血を帯びれば半夏は忌用である。口一杯に吐血したり，衄血が止まらなければ，虚労証でも半夏を短期に使用して一時的に効果を得てから，止血後再びじっくり他の治療を考えるべきである。吐血証は胃気に衝気の上逆を挟有する場合が多く，衄血証では胃気・衝気が上逆し，同時に肺気を迫して上逆させる場合が多い。《素問》厥論には「陽明厥逆，喘咳し身熱し，しばしば驚し衄，吐血す」とある。煌煌たるこの聖言は万古不易である。そこで吐衄の治療は，陽明の厥逆を降すことを主にすべきで，陽明胃気の逆を降すには半夏に勝るものはない。

　ここでさらに前哲の言葉でこれを証明する。黄坤載〔清・黄元御〕は「人の中気は，左右回旋し，脾は昇清を主り，胃は降濁を主る。下に在る気は一刻として昇らないことはなく，上に在る気は一刻として降りないことはない。一刻でも昇らなければ清気が下陥し，一刻でも降りなければ濁気が上逆する。濁気が上逆すると嘔噦痰飲すべて生じ，あらゆる驚悸・眩暈・吐衄・咳喘・心痞・脇脹・膈噎・反胃など種々の諸病がそのために生じる。胆は少陽の腑であり，甲木に属して相火を化し，正常では下行して腎水を温め，相火を安寧に秘すので上清下暖となる。異常

になると上行して，水府を出て火位に昇るので下寒上熱になる。そこで甲木が息息として根に帰して水臓を温めるのは，胃腑戊土の下降があるからである。戊土が降りなければ，甲木は根を失って神魂飄蕩となり，このために驚悸・眩暈を生じる。二火が昇炎すれば肺金は克され，このために燥渇・煩躁を生じる。胆胃が上逆すれば木土壅迫になり，このため痞悶・膈噎を生じる。これらすべての諸証は，いずれも温中燥土の薬に半夏を加えて下すとよい。火旺金熱には，清斂金火の品を用いるべきであるが，肺は病標であり胃が病本であるから，胃気が降りなければ金火が下行する路はない。半夏は辛燥開通・沈重下達して胃腑に入り逆気を降す。胃土が右転すれば，濁痰を掃蕩して肺腑は衝和し，神気は根に帰して綿々として竭きることはない。本来血は臓にあって経を統括し，肝から昇って肺から降る。肝脾が昇らなければ，血は病んで下陥し，肺胃が降らなければ血は病んで上逆する。中脘湿寒・胃土上鬱・濁気衝塞・肺気隔碍・収令不行のために，吐衂を生じる。これと虚労驚悸は本より同原に属する。虚労が慢性化すれば必ず驚悸が現れ，驚悸が続けば必ず吐衂に至る。まさに温中燥土・暖水斂火してその本を治し，半夏を用いて胃気を降摂してその標を治すべきである。庸工は本証を陰虚火動とみなして半夏は不適であるとするために，大抵の書にはおおむね清涼滋潤を法となすと記載されている。千載一轍，四海同風であり，《霊枢》半夏秫米の奥旨（瞑目できぬものを治す。邪客篇にあり）を理解するものが少ないのは残念でならない」と述べている。

　按：寒熱いずれの原因でも，胃気不降になる。熱による胃気不降はよく知られているが，寒による胃気不降はほとんど知られていない。黄氏は胃気不降を専ら寒に起因する面から論じるが，おそらく感ずるところがあって述べたのだろう。かつて上焦に煩熱があり飲食できない若い女性が，しきりに咳をして吐いたが，これはすべて稀薄な涎であった。脈は弦細無力であり，脾胃湿寒で飲食を運化下行できないために飲が留まって病になったと知った。発病当初のことを尋ねると，「たまたま咳嗽があり食欲がなくなったので，当地の名医を招き，栝楼・貝母・麦門

冬の類で治療してもらいましたが一時癒えてもすぐに再発し，1カ月以上服薬して結局はこのような状態です」と言う。そこで苓桂朮甘湯加乾姜・半夏を処方し（仔細は理飲湯の跋文を見るとわかる），さらに詳しく用薬の意味を説明した。しかし私が郷里に帰ると，結局その薬は服用せずに，以前の医者にまた治療を頼み1カ月余りして亡くなった。世の中で名医といわれる医者の用薬とは大抵この程度である。なぜ黄氏の論を読み，わが身を振り返って反省しないのだろう。

　門人・高如璧の一経験方。代赭石・滑石を等分の細粉にし，暑い時候には新しく汲んだ井戸水で服用し，寒い時候には白湯で1～2両を服用すると熱による吐衄に非常に効果がある。また，如璧が保陽にいたころ，どんな薬も効かない激しい吐衄証を治療した。脈は浮洪，至数は微数で，重按すると実ではない。はじめは私の創製した保元寒降湯〔生山薬1両・野台参5銭・生代赭石8銭・知母6銭・生地黄6銭・生白芍4銭・牛蒡子4銭・三七2銭〕を投じてやや効いたが，すぐにまた戻ってしまう。如璧はそこで思いきって代赭石2両・野台参6銭・生白芍1両を投じると1剤で癒えた。

　唐容川は「平人では血は脈絡を暢行して肌膚に充達する。これを循経といい，その経の常道を循ることをいう。常道を循らずに肺胃の間に溢出し，気とともに上逆すると吐出する。人体の気は血中を游行して，血外に出る。したがって，上焦では出て呼吸になり，下焦では出て二便になり，外表では皮膚から出て汗になる。その気が衝和〔穏やか〕であれば気は血の帥としてはたらき，血はこれとともに運行する。血は気の守りとなり，気は血を得て静謐安定になる。気が結すと血が凝し，気が虚すと血が脱し，気が迫すと血が走り，気が止まらなければ血は止まらない。吐す寸前に，血は経常の道をはずれ，背脊から膈間に走入し，膈から胃中に溢入する。病が重い場合は，血の来るときはあっという間にビュービュードクドクと音を発し，病が軽いと声響はない。したがって，吐血するときに胸背が必ず疼痛がある。血が背脊より来て，気はこれに乱暴に迫って行らせるので，背疼証になる。また両脇から下って油膜に

走り小腸に入る場合もある。病が重いと潮鳴のような音がして，逆して胃に入り吐出するので，失血には腰脇疼痛の証も多い。この二者の来路は同じではなく，治法も異なる。背から上来するものは治肺を主とし，脇から下来するものは治肝を主とする。肺は華蓋であり，背と胸膈に位置する。血の来路がその領域から溢出するなら肺を治すのが正しい。肝は統血の臓であり，脇下に位置する。血がそこから来るなら肝を治すのが正しい。しかし肝・肺は血の来路ではあるが，血を吐出するのは胃である。吐痰吐食はすべて胃の咎である。胃が血を生じるわけではないが，吐証であるから胃に責任のないはずはない。まして，血は血海に帰宿し，衝〔衝脈〕は血海である。衝脈は陽明に隷属し，衝気の逆上がなければ血の逆上はあり得ない。仲景の血の治療では，治衝を要とする。衝脈は陽明に隷属するので，陽明治療はすなわち衝脈治療である。陽明の気は正常ならば下行し，逆行して吐すのは，下行の働きが失調したためなので，急いで胃を調え，気を正常にして吐を止めれば血は奔脱しない。この場合は，原因を究明して本治する暇はないので，止血が第一の要法である。止血後，経を離れて吐出しないものは瘀血になる。経血に合流しないばかりでなく，かえって経血を機能させずに，壅して熱になり，変して瘀になり，結瘕〔腹部の腫塊〕して刺疼を生じ，慢性化すると予想もできない変証を表すので，必ずすみやかに取り除いて後遺症を防ぐ必要がある。それゆえに消瘀が第二の要法である。止吐・消瘀の後も，血が再び潮動する恐れがあるから，用薬して安定させる必要がある。したがって，寧血が第三の要法である。邪が湊まる部位では正気に必ず虚があり，すでに失血が多ければ必ず陰分に虚がある。陰は陽の守りであり，陰が虚せば陽は附すところがなく，慢性化すると陽も亡ぶことになるので，補虚を収功の法とする。以上の４つ〔止血・消瘀・寧血・補虚〕が血証治療を通しての大綱である」と述べている。

　按：この論は非常に詳細で妥当である。私が吐衄治療の諸方を創製した当時は唐氏の書を読んでいなかったので，今ここにつけ加えて参考に供する。

◆ 温降湯

　吐衄があって，脈が虚濡で遅，飲食が胃口に停滞して消化しないものを治す。これは涼による胃気不降である。温補開通薬で胃気を降せば出血は止まる。

　白朮3銭　清半夏3銭　生山薬6銭　乾姜3銭　生代赭石（細かく挽く）6銭　生白芍2銭　厚朴1.5銭　生姜2銭

　13〜14歳の少年は吐血して数日間癒えず，吐血は大抵咳嗽がきっかけであった。脈は非常に遅濡で，右関脈に顕著であり，脾胃虚寒で飲食を運化できないのではないかと疑って尋ねるとそのとおりである。吐血証は，胃気不降によるものが多い。飲食を運化できないのは胃気が下降しないからである。咳嗽証は痰飲が肺に入ることによるものが多い。飲食の運化が遅れると必ず痰飲を生ずることが多くなる。痰飲によって咳嗽を生じ，咳嗽によって気が降りず，さらに上逆に転じたのが吐血の原因である。この湯を創製すると1剤で止血し，数剤で咳嗽も癒えた。

　私のもとで勉学していた13歳の少年が1日に4回衄血した。脈は和平で，尋ねると涼感も熱感もないと言う。本証は熱によるものが多く，少年は少陽の体であり，時候も夏であったので，すぐに清涼止血薬を主にして治療すると，衄はさらに悪化して脈も微弱になったので，すぐにこの湯に代えると1剤で癒えた。

　問い：この湯は温降と名付けてあるから，用薬には熱薬とすべきで涼薬にすべきではない。熱薬の乾姜があるのに涼薬の芍薬を用い，さらに乾姜に加えて生姜を使うのはなぜか？　**答え**：脾胃と肝胆は左右に対峙する一対の臓腑である。肝胆は木中に相火を蔵し，その性質から通常熱薬は好ましくない。芍薬を用いるのは乾姜の熱力が肝に入るのを防ぐためである。さらに肝は蔵血の臓であり，涼潤の芍薬で養なうと寧謐収斂して血が妄行しない。さらに生姜と同用すれば営衛を和し，経絡を調え，引血循経する。これが乾姜を用い，さらに生姜を使う理由である。

◆ 清降湯

　吐衄が止まらずに陰分が虧損して，潜陽できずに熱を生じ，納気できずに喘を生じるものを治す。甚だしければ，虚によって衝気が上干し，吃逆・眩暈を生じる。心血の虚が甚だしくて内を栄養できないと，怔忡・驚悸・不眠が現れる。咳逆したり自汗したり諸々の虚証の症状が蜂起する。

　生山薬1両　清半夏3銭　山茱萸5銭　生代赭石（細かく挽く）6銭　牛蒡子（炒して搗く）2銭　生白芍4銭　甘草1.5銭

◆ 保元寒降湯

　吐血過多のために気分の虚が甚大で喘促咳逆し，血脱して気も脱寸前にあり，脈は上盛下虚となり，上焦に同時に煩熱があるものを治す。

　生山薬1両　野台参5銭　生代赭石（細かく挽く）8銭　知母6銭　生地黄6銭　生白芍4銭　牛蒡子（炒して搗く）4銭　三七（細かく挽いて薬汁で送服）2銭

　元来労疾〔結核〕のある64歳の男性が，労嗽〔咳は無痰有声のいわゆる空咳，嗽は無声有痰の痰がゴロゴロする状態，咳嗽は有声有痰で痰のからんだ咳〕が非常に甚だしく数碗ほど吐血した。脈は揺揺として根がなく，一動一止あるいは2～3動で1止の不整がある。これは気血の虚が極まった脱寸前の状態である。脈診時に嗽吐したものをみると血の混じった痰である。尋ねると以前から嘔吐時に心中に熱感があるという。そこでこの湯をつくると1剤で血が止まり，さらに数剤服用させると脈も調った。

> ◆ 保元清降湯
>
> 吐衄証で下元虚損，中気衰憊があり，虚のために衝気・胃気が上逆し，脈は弦で硬急で，かえって一見有力に似るものを治す。
>
> 野台参5銭　生代赭石（細かく挽く）8銭　生芡実6銭　生山薬6銭　生白芍6銭　牛蒡子（炒して搗く）2銭　甘草1.5銭

　友人の毛仙閣が治療した吐血証の少年は，それまで医者にかかって治癒してはすぐに再発を繰り返した。仙閣が診察すると脈は弦有力で，衝気・胃気の上逆があると知った。吐血を治す方剤中に，大量の半夏・代赭石で降逆し，白芍・牡蛎（煅かず）で斂衝瀉熱し，さらに人参を加えて中気を補い，中気を健旺にし諸薬を斡旋して効果をあげようとした。これまで治療してきた医者が座に居て，半夏を使用すべきではないとかなり疑問を呈したが，仙閣は強く主張してこれを服用させた。1剤で止血し2剤で脈も和平になったので，その医者は訝り不思議がった。仙閣は「この証は下元虚損で，虚のために衝気が上逆し，同時に胃気を迫して上逆させているので，脈は有力に似るが真の有力ではない。李士材〔明代末の医家・李中梓〕が《四字脈訣》で『直上直下，衝脈昭昭たるもの』と記述しているのがこれである。これを実熱の脈と誤認して苦寒薬をむやみに用いて血分を涼すれば，血分が涼のために凝し，やはり止血し吐かなくはなるが，いずれ瘀の病が現れ，ついには労瘵になるものが多い。ここでは方中の代赭石・半夏で衝気を鎮めてその故宅に安泰させ，白芍・牡蛎で収斂固定して，永久に上逆しないようにした。血は気の配，気は血の主であるから，気が安泰ならば，血も自ずと安泰になる。これが吐血を治さずに吐血がおのずと止まる理由である。さらに大力の人参で諸薬を協賛させたので，諸薬の降も斂もすべて人参の力で首尾よくいったのである」と諭した。医者はこれを聞いて粛然とし「これまでに聞いたこともないことをうかがった」と述べて敬服した。

> ◆ 秘紅丹
>
> 　肝鬱多怒,胃鬱気逆のために吐血・衄血になったもの,吐衄証でしばしば他薬を服用して効果がないものを治す。原因が涼であれ熱であれ,これを服用するとすべて捷効がある。
>
> 　大黄細末1銭　油肉桂細末1銭　生代赭石細末6銭
>
> 　以上の3味のうち大黄細末と肉桂末を混ぜ合わせ,生代赭石末の煎湯で服用する。

　30歳近い女性が咳嗽して血が混じる痰を出し,激しいときには口一杯に吐血し,心中に熱感を覚えることが多かった。脈は毎分90回で按じると実ではない。滋陰寧嗽降火薬を数剤投じたが効果がなかった。そこで本証の用薬は専ら嗽を止めるようにし,嗽が癒えれば吐血も癒えるはずであると考えた。川貝母9銭を煎じ上澄みを茶碗4杯に取り生山薬末1両を混ぜて煮て稀粥をつくり,1日2剤を続けて飲ませると,嗽はすぐに止まり(この方は虚嗽治療の良方である),吐血証もすぐに癒えた。数日後,血気が上潮するのを感じ,再び肺に痒感がして嗽が出るとまた吐血した。患者は,「夜間睡眠中に腹を立てて悩み怒る夢を見て,怒りが頂点に達したり夢の中で慟哭すると,夢から覚めた後必ず吐血することが多い」と言う。この話から,肝気に必ず鬱遏があるので,改めて舒肝(連翹・薄荷,多量に用いず),瀉肝(竜胆草・川楝子)の薬を用い,養肝(柏子仁・生阿膠)・鎮肝(生竜骨・生牡蛎)の薬でこれを輔(たす)けると,数剤で症状がやや軽減したが,なおしばしば悩み怒る夢があり,夢を見た後はやはり吐血を繰り返した。治療を辞退したかったが,病人の家族が信服しているので退くに退けず,再三躊躇した末に,ふと思いついた。最も重要な平肝薬は桂であり,肝は木に属すが,木は桂を得ればすぐに枯れる(桂で釘をつくって樹に打ち込めば,その樹はすぐに枯れる)。しかし単独で用いると熱性に過ぎる。最も重要な降胃止血薬は大黄であり(《金匱要略》には吐衄に大黄を重用する瀉心湯がある),胃気

が上逆しなければ血は逆行しない。しかし単独で用いるとやはり寒性に過ぎる。この2薬を併用すれば寒熱助けあって薬性が和平になり，降胃平肝兼顧して遺漏がない。さらに俗伝の方に，この2薬を散にして吐血を治すというのがある（化瘀理血湯に詳しい）。この証に使用すれば捷効があり，さらに重墜薬でこれを輔け，薬力を専ら下行させれば効果はさらに迅速になるはずである。そこで大黄・肉桂細末各1銭を混ぜ合わせ，さらに生代赭石細末を煎じた湯で服用すると，すぐに吐血しなくなり，悩怒の夢も以後見なくなった。その後も数人の吐血患者に遭遇したが，すべてこの方を投与して非常に効果があった。身体が壮実で急に吐血し始めた場合は，やはり少し加減し，大黄・肉桂細末を各1.5銭にして生代赭石粉末6銭と混ぜ合わせ，3回に分けて約1時間半に1回を白湯で服用する（生代赭石を粉末で服用する理由は参赭鎮気湯に詳しい）。

按：肉桂は味が辣に甘を兼ねるが，甘が辣より強いものが良品で，辣が甘より勝るものがこれに次ぐ。しかし，大抵よく茂った樹から下の皮を採取するので，均しく精油成分を含有しており，いずれも薬用にでき，皮が厚いか薄いかは問題ではない。味があまり甘でも辣でもなく，そのうえ非常に干涸らびたものは枯れた樹皮であり，薬用にはならない。

◆ 二鮮飲

虚労証で痰中に血を帯びるものを治す。
鮮茅根（切り刻む）4両　鮮藕節（片に切る）4両
煮汁を頻繁に飲むようにすれば10日間で自然に治癒する。大便が滑なら，茅根を半分に減し，さらに生山薬細末1両程度を薬汁中に混ぜ入れてから煮て茶湯〔熱湯に粉を溶かした食べ物〕にして服用する。

茅根は虚熱を清して脾胃を傷らず，藕節は瘀血を化すとともに新血を滋し，併用すると涵養真陰の妙薬になる。さらに形状がいずれも中空な

ので利水し，血も水に属すので氾濫逆上した血を引いて徐々に下行させて安定にする。

　50歳の堂兄〔父の兄弟の子で，自分より年上のいとこ〕の讃宸が吐血証を患い，医者に治療を頼んだが効かなかった。脈は滑数，揺揺有動の象で按じると実ではない。当時私はまだ少年なので，あえて軽々に処方しなかった。そこでこの便方を創製し，大碗2杯に煎じた湯を徐々に茶を飲むように温飲させると，その日のうちにすぐに癒えてきて，5～6日で病はついにぬけた。彼は自ら「この湯を飲むまでは，心が宙ぶらりんのようであったが，飲むと薬力が至るのがわかり，手で心に触れて再びもとの位置に復帰させたような感じで癒えた」と話してくれた。

　按：茅根はどこにもあるが，根が非常に甘くなる初春晩秋のものが最も薬用によい。藕節は，瘀血を化す目的ならば紅蓮がより優れるが，吐衄を止める目的なら白蓮が紅蓮よりも勝れる。

◆ 三鮮飲

二鮮飲証に虚熱を兼有するものを治す。
二鮮飲加鮮小薊根2両

　京都〔北京〕は別名薊門ともいうように，畿内〔国都付近〕の土地にはどこにでも大薊・小薊がある。これらは当地産であるにもかかわらず，その区別がわからない医者が多い。よく大薊を小薊，小薊を大薊と間違えるのは驚くべきことである。外観上この2つの薊は，きわめて容易に区別できる。大薊の葉はしわしわで，はじめは地面に張り付いたように生え，蒲公英のようである。若草のころには生で蔬菜として食べられる。日をへると葉の中心から茎が出て2～3尺の高さになり，茎の上にまた小さな葉をつけ黄色い花を咲かせるところも蒲公英のようで，俗に曲曲菜と称する。小薊は周りに芒刺があり（したがって刺薊ともいう），若草のうちからすぐに茎を生じ，葉は茎から出て，高さが1尺ほどになり，

小さなけばだった鞠状の紫色の花をつける。若草の頃は羹(あつもの)に使用し，俗に青青菜あるいは刺儿菜ともいう。大薊・小薊はいずれも血分の熱を清し，血熱の妄行を止めるが，その働きは小薊のほうが優れる。およそ血熱妄行による証ならば，鮮小薊根数両を煎じて湯にするか，その自然汁を搾って白湯で服用すれば，いずれも捷効し，まことに良薬である。医者はこれをありふれてつまらないものとみなし，ないがしろにすることが多いが，貴耳賤目〔話に聞いたことは尊ぶが，目で見たものを卑しんで確かめようとしない〕といえる。

　小薊の茎に虫が入り込んで小棗〔ナツメの小さな実〕のような塊をつくることがある。この新鮮なものを10数個採取し搗きつぶして白湯で服用すると，熱による吐衄治療に非常に効果がある。私の詩友である隣村の李心泉が，「自分は少年のころに吐血証を患い，何度も服薬したが効かなかった。その後小薊のこぶを用いる便方を知り，1回服用するとすぐに癒えた。そこでこれを『清涼如意珠』と呼ぶことにしたが，じつに薬のなかでも超一流品である」と話してくれたことがある。

> ### ◆ 化血丹
>
> 　咳血を治し，吐衄を兼治し，瘀血および二便下血を理す。
> 　花蕊石（薬性を残す程度に煅く）3銭　三七2銭　血余（薬性を残す程度に煅く）1銭
> 　合わせて細粉にし，白湯で服用する。

　世の医者は，三七は強引な止吐衄薬なので軽用するなというものが多いが，間違いである。三七と花蕊石(かずいせき)はともに止血の聖薬であると同時に化血の聖薬でもあり，そのうえ瘀血を化して新血を傷らず，吐衄を治療しても治癒後に他の患いを残さない。これは私の何回もの経験にもとづいており，確信をもっていえる。三七を4〜5銭あるいは1両に至るまで単用すれば吐血・衄血および大小便下血の治療のすべてに効果があ

る。長期間服用すれば婦女子の無月経による癥瘕を治す。血余については，瘀血を化す作用は花蕊石・三七ほどではないが補血作用はこれらをしのぐ。もとは人血から生じるので，おのずとまたもとに化す。さらに煅いて炭にするので止血の力もある。

かつて治療した少年は，大便下血が数カ月癒えず，油膜を混じた爛れて炙ったようなものを下し，医者は不治の病であると告げた。私が診察すると脈は弦数無力である。生山薬を細かく挽いて粥をつくらせ，血余炭6～7分を混ぜて日に2回服用させると10日で全治した。

血余炭を作る方法：壮年の頭の短髪を剃り，切りくずをよく洗って融けるまで鍋で炒め，さめるまで放置してから細かく挽き，篩にかけてこれを服用する。

◆ 補絡補管湯

咳血・吐血が長引いて癒えないものを治す。

生竜骨（細かく搗く）1両　生牡蛎（細かく搗く）1両　山茱萸（きれいに種を除く）1両　三七（細粉にして薬汁で服用する）2銭

これを服用しても止血しなければ，代赭石細末5～6銭を加えてもよい。

30歳くらいの女性は，3年間咳血が続いてどんな薬も効かず，一時癒えてもすぐに再発した。私が診察すると夜間に汗が多いので，まずその汗を止めるために竜骨・牡蛎・山茱萸各1両を煎服させると，1剤で汗が止まり，さらに1剤服用させると咳血の病も癒え，それきり再発はなかった。その後，また治療した少年は10日～浹辰（子の日から亥の日までの一巡り，12日間をいう）の間に必ず数回吐血し，次第に毎日必ず吐すようになり，しばしば治療しても効果がなかった。脈はほぼ和平であるが，微かに芤象があるので，やはり竜骨・牡蛎・山茱萸各1両で

治療すると3剤で治癒した。張景岳は「咳嗽が慢性化すると，肺中の絡が破れ，その人は必ず咳血する」と述べている。西洋医学では胃中の血管が損傷破裂すれば，必ず吐血するという。竜骨・牡蛎・山茱萸は薬性がすべて収渋で，また同時に開通の力を具備する（3薬の性質については既済湯・来復湯・理鬱昇陥湯・清帯湯の項に詳しい）ので，肺絡と胃中の血管をよく補い，止血の効果を収めるが，急に止血したための弊害はないので瘀血を留めて病をつくらない。佐薬の三七は，化腐生新するので損傷した部位が治癒しやすくなり，さらに薬性が理血に優れ，もともと治衄の妙品である。

　咳血は肺から，吐血は胃からのものであることは，だれでも知っている。西洋医学では吐血を非常に詳しく論じており，その説によると胃中には回血管〔静脈〕が多く，時として1～2カ所で破れて出血することがある。原因は胃自体の炎症で血管が損傷することもあれば，打撲外傷で胃中の血管が断裂することもあり，その血液が棕黒〔ブラウンがかった黒〕で穢臭があれば治りにくく危険である。ただこの類のものは非常にまれで，大概血管はまだ断裂していないが，血管から溢出しているので血は黒色を帯びることが多い。回血管の血液〔静脈血〕の色はもともと紫黒であるが，胃に溢出すると胃中の酸性の液でさらに色が黒変する。胃内の血管から溢出後すぐに吐出すれば色はやはり鮮紅である。原因が胃自体の病変でも身体虚弱による血質希薄のいずれでも溢出する。胃自体に病変がなくても，子宮の血が胃に伝入する婦女の倒経のように，別経から胃に伝入する場合もある。また肝脾脹大して血が通行しにくくなると，回血管に満溢し胃に入れば吐血し，大腸・小腸に入れば便とともに下血する。便血と吐血では経路は異なるがその理は同じである。

　吐血が紫黒ならば瘀血であると多くの方書に書かれている。私は常々そうではないと疑っていたが，その理由を明確に指摘できなかった。今この論をみて，考えが明瞭になった。この論中でいう回血管とは，還流してきた静脈血が心臓に入る血管のことである。管の中には弁があり，弁の位置は一定していない。形態は動脈に比べ壁がやや薄く，口径はや

や大きく，血液が入っていれば円形であるが，入っていなければ扁平になる。総管〔大静脈〕の二分枝は右心房に入る。一分枝は下方向からのもので下半身の臓腑や両下肢の静脈とつながり，一分枝は上方向からのもので脳頭部や両上肢の静脈とつながり，その先は散じて分枝して脈管のような状態である〔脈管は脈動のあるものを意味し，明らかに血管と区別している。脈管は拍動する管を意味する〕。ただ脈管は深いところを走り肉内にあるものが多いが，回血管〔静脈〕は浅いところにあり，藍色で脈動がない。別に微細血管〔毛細血管〕があり，これは肉眼でははっきりしないが，顕微鏡で見ると網のように密につながり骨肉内外全身至る所にあり，血脈管〔動脈〕と回血管〔静脈〕の両端をつないでいる。したがって赤・紫の血液が障害なく通行するのである。血は赤色を正とするが，紫色になるのはなぜか。血の運行は左心室に始まり，ここから直接大動脈に出て，全身に流布し，骨肉を長じ身命を養う。しかし，流れるにしたがって性質が変化し，毛細血管から静脈に入るとすぐに色が紫に変化する。ここから紫血〔静脈血〕は回血管を通って心に戻るが，総血管〔大静脈〕に還って右心房に達した後，右心室に下る。右心室には1寸くらいの長さの1本の大血管があってすぐに2つに分岐して左右の肺葉に入り，肺内を運行し呼気とともに炭酸ガスを吐出し，再び吸気とともに酸素を入れ，血は色が再び赤く変わる。そして肺血管〔肺静脈〕（左右に各2支ある）から左心房に返って左心室に下り，再び血脈総管〔大動脈〕から出て限りなく運行を続ける。

　按：化学者は空気中の気体は大きく酸素と窒素の2種類に分かれ，窒素が79％，酸素は21％を占めるという。酸素は人の生気を養う。しかし窒素が多く酸素が少ないのは，酸素の性質が濃厚で猛烈なので，必ず窒素でこれを薄めて和平にする必要があるからである。人の百体は日々消長し，骨肉に有用なものは血に頼ってこれを生じ，骨肉に不用になったものはやはり血に頼ってこれを排出する。血が行るにつれて次第に紫色に変化するのは，含有する炭酸ガスによる。炭酸ガスは，身体の不用物が入り交じったガスであり，酸素と化合すると有毒になり，炭気〔炭酸

ガス，二酸化炭素〕と同類なので炭酸ガスという。人の一呼一吸は合わせて一，呼で炭酸ガスを吐き出し，吸で酸素を吸いこむ。酸素が入ると血は赤くなって正血〔動脈血〕になり，炭酸ガスが入ると血は紫になって壊血〔静脈血〕になる。したがって紫血は必ず肺に入って気胞〔肺胞〕に運ばれ炭酸ガスを気胞内に排泄し，気管がこれを受け渡して体外に出すのが一呼である。炭酸ガスが出ると再び生気が次々に入り気胞内に直達し，これを血が取り込むのが一吸である。呼吸一停し，転流改換〔循環して換気すること〕してはじめて人は無病であり得る。

問い：西洋の回血管〔静脈〕の説は非常に詳細であるが，その説は確信するに足るのか？　**答え**：その説には確かな根拠がある。回血管は血運行の管であるが，これに触れても脈動がない。心体は常に動き，一呼吸ごとに約4回拍動する。心の1拍動ごとに脈管中に新血を駆出するので全身の脈管はすべてこれを受けて1拍動する。ただその管は肉中深くにあるので全身で脈動がわかるところは多くはない。静脈は多くが肉外の浅いところにあり，微かに青色が透け，俗に誤って青筋と呼ぶのがこれであり，全身に密に絡すがすべて拍動を触れない。これは血脈管〔動脈〕の行血とは，進退の違いがあるからである。血脈管は心の拍出によって新血を駆出されているので按じると常に拍動がある。これに対し回血管〔静脈〕は陳血〔静脈血〕を回収するもので，心の拍出によるのではないので，按じても拍動を触れない。長い行程を運行してきた血は，炭酸ガスを含有して次第に紫色に変じ，心に回収されて肺に送られ炭酸ガスを呼出し，酸素を吸入して赤く変化するのは，造化の神妙である。心が静脈を駆動して拍動させるとその気機は外向して陳血〔静脈血〕を回収できない。そこで心の駆動力を借りずに，血脈管の余力を借りて毛細血管を透過し，あたかも弱々しい水がちょろちょろとゆっくり流れ波を起こすことのないように運行して心へ戻る。したがって触れても脈動がなければ，回血管であると決め得る。従来瘀証治療に，血管を刺して放血するとその血は必ず紫であることに疑念を抱いていた。この証は熱が甚だしいから血が紫になるというのなら，なぜ寒証でも血が紫になる

のであろうか。さらに全身に紫血があるのに，数カ所刺して少しばかり出血させるくらいで，病がすぐに癒えるのか。今その刺す部位はすべて回血管であり，少量の出血で病が癒えるのは，炭酸ガスを放出する働きであることを知った。

　問い：西洋医学の回血管の説を信じるなら，つまり肺を介して炭酸ガスを呼出し酸素を吸収して血が赤く変化し再び心に帰るとする説も正しいということになるが，なぜ古代の聖賢はこれまで言及しなかったのか？　**答え**：この理論は《内経》に記載があり，《難経》にも扁鵲が比較的詳しく述べている。《難経》の第一難に「十二経に皆動脈あり，独り寸口を取り，以て五臓六腑，死生吉凶を決すは，何の謂いや？　然り（答詞である）寸口は脈の大会，手太陰の動脈なり。人一呼して脈の行ること三寸，一吸して脈の行ること三寸，呼吸定息し脈の行ること六寸なり。人は一昼夜に，凡そ一万三千五百息して，脈は五十度行りて（《内経》は十六丈二尺を一度となすという）身を周る。漏水の下ること百刻にして，営衛は陽を二十五度行り，陰を二十五度行るを，一周と為すなり。故に五十度にしてまた手太陰に会す。寸口は五臓六腑の終始するところ，故に法を寸口に取るなり」とある。人の臓腑にはすべて血脈管〔動脈〕と回血管〔静脈〕がある。静脈血は心から肺に行き炭酸ガスを呼出し，諸臓腑からの静脈はここに至って終わる。酸素を吸収して血が赤くなれば，心に帰って諸臓腑に散じ，諸臓腑の動脈はこれより始まる。そこで「五臓六腑の終始するところ」という。肺で諸臓腑は終始するために，諸臓腑の病は肺経にある寸口の動脈で候う。そこで寸口の動脈を部位に分けると諸臓腑に応じる。ただ古書の言葉が含む意味は渾然としているので，意味の解明は後世に待つというだけである。

　問い：回血管の説は秦越人〔扁鵲〕の《難経》にある証明で確信が深まった。しかし西洋医学の説では，紫黒の塊を吐す場合も静脈血であるとする。なぜ人の腑や脇下にもともとある瘀積が，たまたま紫黒の塊になった血を吐すことで癒えるのか？　**答え**：これらの証は西洋医学でも論及しており，肝脾の瘀血が他の部位に及んで瘀血が胃から出る場合，

胃に自病がなければ吐血後すっきりした感じを覚えるという。いわゆる病をもって病を医すである。しかし他部位の瘀血が胃を通じて出る場合は，胃に病はないとはいえ，胃内の回血管に必ず破れた所があるのでやはり化瘀に収渋を兼ねた治療をすべきである。竜骨牡蛎湯を濃く煎じて三七細末を服用すればすぐに効く。ただ瘀血であると考えて，しばらく吐くままに放置すると必ず危ういことになる。これは命にかかわる証であるから，医者は絶対に心得ておかねばならない。

　問い：西洋医学説によると，他経の血はすべて胃の径を借りて吐出し得る。咳血が肺から出るのは，他部位の血がやはり肺の径を借りて上行するのか否か？　答え：この質問は非常に精妙であり，具体的に指摘し明確に論じる。私の友人蘇明陽先生は現代の哲学者である（その著に《天地新学説》がある）が，かつて「肺管は下行して心に連絡し，肝に連絡して胆に及ぶ。この相互に連絡する心・肝・胆にはすべて門があり，門で相互に連絡して，さらに下行して臍下に至って気海に連絡する。《医林改錯》には，気海の形状は鶏冠花〔ケイトウ〕を逆さまにしたようであると記載がある。相互に連絡する部位は膜で隔てられ，通じているような通じていないような所がある。気海は元気が存する場であり，この管と通じなければ元気を上達できず，この管と通じすぎると元気を貯蔵できない。気海は下で，また管で相互に連絡があり，そこにやはり通じているような通じていないような所がある。この管は気海の下から反転して上行し，脊梁を循り上行して脳部を貫き，さらに反転して下行する。気海の上の管が任脈であり，下の管が督脈である。人は出生までは，息息と母体の気化を得て，気海に貫注する。気化が充満すると督脈・任脈を衝開して，諸臓腑を潅漑する。このように人の先天には督任が常に行き来している。出生後は，気海の来源が停止するので，気海に存在する元気が内部に蓄えられて百年にわたる寿命の根本になる。しかし，諸臓腑を培養するのに，じつは呼吸と飲食の力を借りている。このように人の後天には，督脈・任脈が通じていない」と私に話してくれた。私はこれを聞いてすぐに種々の動物を解剖して観察すると，その形

態はその言葉に寸分の違いもなかった。このことからしても心肝の血はすべて喉から出うる。任脈は下焦にあり，衝脈・血海と相通じているので，下焦の血も喉から出うる。喉は肺管であり，正枝は肺に入るが，分枝はすなわち任脈の管になる。任脈から上溢した血が喉に出るのは，直接肺の径を借りるのではないが，肺の径を借りているのと同じである。そのうえ，咳嗽が止まらなければ必ず気が上昇し，血はすぐにこれにしたがって上溢する。その血は嗽のために肺管から上溢し得るが，長期にわたればやはり嗽のために胃管から上溢することもある。したがって上からの失血証に咳嗽を兼ねる場合は，咳血・吐血・衄血にかかわらず，いずれもすみやかにその咳嗽を治すことが重要である。

　問い：《内経》〔《素問》厥論〕には「陽明の厥逆は……衄嘔血する」とある。西洋医学では胃内血管が損傷して破綻出血すれば吐血するという。この２つの説はやはり相通じるものなのか？　答え：陽明の厥逆では胃腑の気血が必ず膨脹して弊害をなし，このために血管が破綻しやすい。その逆気を降せば，血管の破綻は自然に閉じる。閉じなければ，竜骨・牡蛎などの収渋薬でこれを補って潰瘍糜爛を防ぎ，三七・乳香・没薬などの生肌薬で佐けてこれを養う。私が創製した補絡補管湯が有効である理由である。陽明にまだ厥逆がなくて，胃中血管が他の原因で破綻すれば，胃中に出た血は通常やはり飲食にしたがい下行して大便から出るので，必ずしもすべてが吐出するわけではない。

　本方の原方には三七がなく，乳香・没薬各1.5銭があった。たまたま友人の景山と話をしたおりに，景山が「自分は吐血治療に貴兄の補絡補管湯の乳香・没薬を三七に代えるが，そうすると効果がさらに迅速になる」という。私はこれを聞きすぐに喜んでこのやり方に変えた。

　景山はまた「竜骨・牡蛎は上溢の熱を収斂し，これを下行するので，上溢した血もこれにしたがって下行して経に帰する。山茱萸は補肝の妙薬で，およそ傷肝による吐血には山茱萸は必需品である。さらに竜骨・牡蛎の効用は神妙無窮〔ずば抜けて優れ，限りない〕で，脈がすでに極度に虚弱で毎日補薬を服用しても少しも脈が回復しなかったり，病

の虚が極まって補薬を受けつけないものに，大量の竜骨・牡蛎を投じると必ずすぐに効果が現れるが，自分にはその理由がわからない」という。私は「人体の内では，陽の精は魂で，陰の精は魄である。竜は天地の元陽から生じる（理由は従竜湯に詳しい）ので，魂を安んじる。牡蛎は水の真陰が結してできる（海気が結してカキ山になったものが牡蛎山である）ので，魄を強くする。魂魄が安んじて強くなれば，精神はおのずと足りて，虚弱は自然に癒える。竜骨・牡蛎はもともと魂魄精神を補う妙薬である」と答えた。

　村に吐血が久しく治らないものがいた。老医・于平津先生が大量の赤石脂２両に幾種類かの止血薬で治療すると１剤で癒えた。のちに彼のご令嗣・錦堂がこのことを私に語ったので「なぜ大量の赤石脂を用いたのか」と尋ねると，錦堂は「吐血の原因の多くは虚火上昇によるが，心中の火は，炉中の火のように火の下が空いていればいるほど，火の上昇の力が大きくなる。大量の赤石脂で下焦を填補すると，虚火の上昇はおのずとなくなる」と答えた。私は「貴兄の論は優れているが，しかしそれ以外にもあると思う。赤石脂は重墜の力が代赭石に近いので衝気・胃気の逆を降し，粘渋の力が竜骨・牡蛎に近いので血管の破綻を補う。この２つの意義を兼ねて，大量の赤石脂を用いる奥妙がはじめてよく理解できる。したがって，私はつまずいたりぶつけたりして吐血が長期に癒えない場合のように，外から内を傷った症例に遭えば，胃中の血管に必ず損傷があると判断し，補絡補管湯の山茱萸を去り湯剤を散剤に変更して数回に分けて服用させる。これは竜骨・牡蛎にはただ粘渋の力があるだけでなく，煎じた湯剤を服用するのに比べて，さらに重墜の力があるので，吐血もすみやかに癒える」と言った。錦堂はこれを聞いて喜び「亡父がこの方を用いたときには，私は年齢がまだ若く詳しく尋ねる知識もありませんでしたがいま貴兄のお言葉から多くを賜りました」と言った。

　村の張某は家が貧しく力仕事に雇われ，荷車を挽いて荷物を遠くまで運送していたが，空腹のまま働きすぎてついに口一杯に吐血した。旅館で病に臥すと，そのまま寝ついてしまうのを恐れ，郷里に帰ろうとした

が旅費も乏しかった。そこで必死に少しずつ歩き始めたが途中でまた続けざまに吐いて止まらなくなり，目が眩みひどい動悸でほとんど歩けなくなった。空腹であったが，懐の干餅はやはり咽を下しにくかった。たまたま山楂子を10数個拾ってすぐに干餅に混ぜて食べると，意識が急にはっきりしてその病も癒えた。酸はよく収斂するが，山楂子は酸斂の中に化瘀の力を兼ね具えるので，私の創製した補絡補管湯の方意に近く，このように意外な効果を得たのである。

◆ 化瘀理膈丹

力がないのに重いものに任(た)え，力を入れすぎて膈上に血瘀を生じ，しばしば短気〔息切れ〕を覚えるものを治す。吐血が治癒しないために，補薬や涼薬を多服したり，大量の諸薬炭で血を強引に止めてもこうなるが，いずれもこの薬を服用して血瘀を化すとよい。

三七（細かく搗く）2銭　鴨蛋子（皮を去る）40粒

以上の2味を1日2回，白湯で服用する。鴨蛋子を服用するさいは，嚙み砕いてはならない。嚙み砕くと味が苦いので飲み下せなくなり，無理矢理のみ下しても嘔吐することが多い。〔鴨蛋子は鴉胆子，苦参子とも称し，治痢方の燮理湯に詳しいので参照されたい〕

14歳の少年が夏の間野原で牛を放牧していた。大勢の牧童が遊び戯れて，少年の項と背中を無理矢理まげて頭をズボンの中に突っ込み，手を後ろ手に縛って転がしたままにし，ふざけて看瓜〔ちんぽこのぞき〕とはやした。その後，人に救い出されたが呼吸はすでに絶えていた。あぐらをかいて坐らせ腰や背中を叩くとしばらくしてようやく蘇生したが，胸膈に物が填塞して，胸中の大気を圧迫して呼吸を妨げているように感じた。これが激しくなると呼吸がまた途絶え，両眼が上翻し身体は弓なりに反り返った。これはズボンの中につっこまれて苦悶の極のときに，

もがいても脱出できず，熱血が全力であがく気にしたがって上溢し，膈上に停まっているのである。細かく搗いた三七3銭を白湯で服用すると2回ですっかり癒えた。

　もともと吐血を患う47歳の男に，医者が虚弱として補薬を10余剤続けて服用させたところ，胸中に緊張を覚え血が溢して止まらなくなった。のちに，吐血治療の便方を人が話してくれたので，大黄・肉桂各5分を細かく挽いて白湯で服用すると1剤で止血した。しかしこれまでに補剤を誤服したので，胸中がすっきりしないことが多く，飲食が減少し四肢が痛だるく力が入らなかった。私が診ると脈は沈牢で，膈上の瘀血が患いをなしているとわかったので，皮を除いた鴨蛋子50粒を1日2回砂糖水で服用させると，数日で癒えた。

【前三期合編第2巻】

治消渇方

◆ **玉液湯**(ぎょくえきとう)

消渇を治す。消渇は西洋医学の糖尿病であり甘いものを食べるのがよくない。

生山薬1両　生黄耆5銭　知母6銭　生鶏内金（細かく搗く）2銭　葛根1.5銭　五味子3銭　天花粉3銭

　消渇証は元気不昇によるものが多く，本方は元気を昇げて渇を止める。方中は黄耆を主薬とし，葛根を加えて元気を昇げる。また山薬・知母・天花粉を佐薬にして真陰を大いに滋す(うるお)。陽を昇げれば陰が呼応して，自然に雲行雨施〔雲が流れて雨になり恩沢を万物に施す。恩沢＝めぐみ〕の妙を表す。本証では尿に糖が出てしまうが，鶏内金は脾胃を助けて強健にし，飲食中の糖質を津液に化す。酸収の五味子は大いに腎関を封固し，水飲を急速に下趨させない。

　邑の20歳余りになる某は津門で商売をしていて消渇証を患った。津門で医者にかかったが3カ月調治し医者を10数人替えても効果がなかった。そこで帰郷してすぐに私のところに治療に訪れた。脈は非常に微細で，水を飲むとすぐに小便が何度もある。本方に野台参4銭を加えて投じると，数剤で渇は止まったが頻尿は変わらない。さらに山茱萸5銭を加えて10剤を連服させると癒えた。

　方書では消証を上消・中消・下消に分ける。上消は口乾舌燥し水を飲んでも渇きが癒えず，心熱が肺に移るか肺金本体が熱して水を生じない

病態で，白虎加人参湯を用いる。中消は多食しても満腹感がなく，脾胃が実熱を蘊有する病態で，調胃承気湯で下す。下消は水を一斗飲むと尿も一斗出る，相火虚衰・腎関不固の病態で，八味地黄丸を用いる。

　按：白虎加人参湯〔知母6両・石膏1斤・炙甘草2両・粳米6合・人参3両〕は《傷寒論》にあり，外感の熱が陽明胃腑に伝入して渇があるものを治す方である。方書で上消に用いるのは借用である。私はこれまで何度も試みたが，胃腑に実熱が同時にあることが必要条件であった。中消に調胃承気湯を用いる場合には子細に検討すべきである。右脈が滑かつ実ならば使用できる。しきりに飲食していたものが，あるとき食べなくなるとすぐに心中怔忡し，かつ脈が微弱なら，胸中大気下陥で中気もこれに随って下陥しているので，昇補気分薬を用い収渋薬と健補脾胃薬で佐けるべきである。私が創製した昇陥湯の条にある治験症例を参考にされたい。誤って承気湯で下すと，危険な状態になり取り返しがつかない。下消に八味丸〔腎気丸方：乾地黄8両・山薬4両・山茱萸4両・沢瀉3両・茯苓3両・牡丹皮3両・桂枝1両・炮附子1両〕を用いるのは，「男子消渇，一斗を飲み溲又一斗する」《金匱要略》の治方であるからであるが，私の使用経験から男子だけでなく女子にも非常に効果がある。かつて本証を患った未婚女性を治療し，八味丸を湯剤に変え，後世の方法に照らし，地黄は熟地黄，桂は肉桂を用い，何両とあるのは何銭に改め，茯苓・沢瀉だけは各1銭にして，2剤投与すると癒えた。その後また本証を患った若い女性を治療した。原方では効果がなく，古い方法を遵守し，地黄は乾地黄（現在の生地黄）を，桂は桂枝を用い，分量は前方どおりにすると，4剤で癒えた。このなかで古い方法がよかったり現在の方法がよかったりするのは，その証に涼熱や先天的な資質に虚実の違いがあるからである。

　かつて化学を学んで消渇を治す考え方を思いついた。試しに壺に涼水を入れて炉の上に置くと，すぐに壺の表面に水滴がついて通常滴り落ちるが，壺が熱くなると水滴はすぐに消える。炉心では必ず水素が上昇し，空気中の酸素と化合するとすぐに水に変って涼水の壺の表面に付着し水

滴になって滴る。壺が熱されると水は付着すると同時に蒸発するので水滴が生じない。人体では腹中の気化が壮旺なら清陽の気が息々と上昇し，中に必ず水素を挟有して上昇するので，肺から吸入される酸素と化合してやはり水になって肺胞表面に付着して津液になり，津液が充足すると渇はなくなる。肺に熱があれば，炉上の壺が熱くなるのと同じで付着した水がすぐに蒸発するのが渇を生じる理由である。治療は清熱潤肺薬とし，心火が熱して肺を焼く場合はさらに清心薬を用いるべきである。肺に熱がなく，腹中の気化で上昇がないために，水素を肺に上達し吸入した酸素と化合させて水を生じることができない場合は，昇補薬で気化を補って上昇させるべきで，これが私の創製した玉液湯の方意である。しかし，水素は必ず清陽の上昇にしたがうが，清陽はじつは人身の熱力から生じ，炉心に火があってはじめて炉心から水素が上昇するようなものである。したがって，消渇証では通常脾胃湿寒による真火の衰微には，腎気丸で桂枝・附子を用い，後世の消渇治療でも乾姜・白朮を用いるものがある。かつて咽喉が頻繁に渇き，立て続けに水を飲んでも渇きが癒えない少年を治療した。脈を診ると微弱遅濡で，四君子湯加乾姜・桂枝尖を投与すると１剤で渇きは止まった。また湿熱が中焦に鬱して渇く場合は，蒼柏二妙散〔黄柏・蒼朮〕・丹渓越鞠丸〔蒼朮・香附子・川芎・神麴・炒山梔子〕をいずれも斟酌して用いるとよい。〔訳注：時代的な制約もあり，西洋の科学知識にもとづく自然現象の認識には間違いや誤解が多い〕

◆ 滋膵飲(じすいいん)

玉液湯と同じ証を治す。

生黄耆５銭　生地黄１両　生山薬１両　山茱萸５銭　生猪胰子（切り刻む）３銭

以上５味のはじめの４味を煎じた湯で猪胰子〔豚の膵臓〕半分を服用し，残渣を再煎して残りの半分を服用する。中焦・上焦の２焦

> に積した実熱で脈が洪実ならば，まず白虎加人参湯を数剤服用して実熱が大半消退してから滋膵飲を再服すると奏効する。

　消渇証は，古くから上・中・下に分けるが，この証はいずれも中焦に生じて上・下焦に極まる。つきつめると上消・中消・下消を問わず，ほぼすべて口渇・多飲・多尿があって尿が甘い。そこで《聖済総録》〔宋・徽宗の勅撰〕には消渇を「渇して飲水多く，小便中に脂あり，麩に似て甘し」と記載している。しかしこの証が中焦から生じるというのは実際理由があり，中焦の膵が病んで脾に及ぶのである。膵は脾の副臓で，中医学書では「散膏」と名付けられ，扁鵲は《難経》〔四十二難〕で脾には「散膏」が半斤あると記している（膵尾部は脾門につながり，膵全体への動脈も脾動脈から分枝し，脾と密接な関係にある）。時に膵臓が発酵すると甘味を多量に醸成し，水道から下陥し小便に糖分を含むようになる。膵病が脾に波及すると，脾気は精を散じて肺に布達できなくなり（《内経》〔《素問》経脈別論〕には「脾気は精を散じ，上り肺に帰し，水道を通調し，下り膀胱に輸す」とある），津液が不足し水道を通調できないので，小便を制御できず，喉が渇いて多飲多尿になる。以前読んだ申報〔届け出の意味。旧時，上海の大新聞に《申報》があった。申は上海の別称〕によると，胡適之という男が消渇病になり北平協和医院で長期に治療したが効果がなく，怖くなって帰郷してきたがやはり治せる薬はなかった。友人に中医治療を受けるように勧められ，薬を服用すると意外にも治癒した。用いた処方は，黄耆が主薬になって脾気を助けて上昇させ，もとのように精を散じて肺に布達させるものであった。《金匱要略》の腎気丸は消渇治療によいが主薬は乾地黄（生地黄の意味である）で腎中の真陰を助け，上潮させて肺を潤し，さらに山茱萸と協同して腎関を封固する。またこれまで，私が消渇治療に創製した玉液湯では山薬を主薬にしてしばしば試して有効であるが，最近読んだ医報ではさらに山薬のみで消渇を治癒させたものがある。山薬は補脾固腎して頻尿を止め，含有する蛋白質で膵臓を滋補して「散膏」を充足させ，さらに

色が白いので肺に入って潤肺生水して渇きを止める。また民間伝承の消渇治療方でも生猪胰子だけを服用させると治癒する。猪胰子は豚の膵臓で，人の膵病は動物の膵で補い得る。鶏内金もいずれの諸家本草でも消渇を治す理由を同様に述べる。鶏内金と猪胰子はどちらも食物消化に働くのである。そこで私は諸薬を合わせて方をつくり消渇を治療したところ何度も試して効果があったので，あえて筆をとり医学界諸賢に公表する次第である。

【付記】天津の盧抑甫君の本方に対する評

糖尿病については，西洋医学の病理学の研究から膵臓の島組織が萎縮して内分泌物質の生成機能が低下し，そのため副腎の内分泌物質アドレナリンが肝臓に作用して糖をつくりだす働きが過剰になるのを抑制できず，血液中の糖が高値になりすぎて尿中にも糖が出てくる。西洋医学では当初適切な治療法がなかったが，1920年西洋医学者 Banting〔1921年 Banting と Best が膵臓から血糖降下物質を発見した〕は牛・馬・豚などの膵臓から抽出した内分泌物質をインスリンと名付けた。これを皮下あるいは静脈内に注射すると血中の過量の血糖を瞬時に低下させ，重症で昏睡に陥る状態でも起死回生の望みがでてきた。いま先生が治療された糖尿病処方中の1味である猪胰子は古来からの臓器療法に属し，現在の西洋医学における内分泌療法と偶然にも一致している。ただ古人は臓器で臓器を補うことを知るのみで，内分泌物質の働きを知らない。また内服よりも注射が勝れ，経口的に胃に入ると，有効成分が酸性の胃液で破壊されるので奏効し難い。注射すれば成分が病変部に直達するので確実に奏効する。猪胰子の脂肪・結合組織・蛋白分解酵素を除去して，水製流膏を精製して血糖降下物質だけを含有するようにし，さらにアルカリ性の液で酸性の胃液から保護すれば，内服の欠点を除き得る。病人が注射を嫌がる場合には，こうしたやり方が最もよい。中国古方の糖尿病治療にある黄耆膏と八味丸を，新たな理論で解釈すると必然的に血糖降下作用がある。どの薬物にこの作用があるのかは，まだ研究の成果が待たれ，ここで指し示すのは難しい。日本の上条秀介博士は以前中薬・何首

鳥からある種の有効成分を抽出して巴利穀寧〔ba・li・gou・ning〕と名付け糖尿病治療に確実な血糖降下作用があると治験報告を発表し，東西の医学界を驚愕させた。わが国の医家が黄耆湯，八味丸から薬の成分を抽出して血糖降下作用を証明できれば上条秀介に栄誉を先取りされることはない。しかしいまだに抽出できないのは科学の後進性であり，問題は人にある。哲学的な薬性で哲学的な病理を治療するなら，哲学の範囲に終始するのみである。しかし先生は黄耆湯と八味丸からまったく新しい本方を創製し，西洋医学的製剤学の考え方に猪胰子の臓器療法を加え，期せずして科学の原理に一致している。これは現今の医学界に欠落するものであり，愚生は真に敬服してやまない。

　また先生の著された《医学衷中参西録》中の各種の処方には本方の類の理念が非常に多く，愚生も臨床で採用して良効を収めるものが多い。著述された張氏の医方の新しい解釈は，西洋医学の理論を取り入れた新たな理論で，西洋医学界でも大胆に試用されるべきものである。これは真に中西医学交流に資する書籍であるので，以後暇をみてその処方を順を追って披露し，拙撰の医学報（医薬衛生浅説報）に登載し，中西医学界の参考にし，当今の医学にいささかなりと役立てたいと願っている。

　盧君のこの段の理論を読むと，彼はまさしく当今の医学界の偉人である。盧君は西洋医学校を卒業されてから自分で中医学の研鑽を積み，平生の臨床では西洋医学理論で診断をして中薬で治療し，自らを新医学家と称している。使用する中薬はすべて子細にその成分を研究し，有用な成分を提示し，エキス液剤や結晶をつくって用いるので，生薬そのものと比べ効果が迅速であることが多く，さらに提示した諸薬の成分を公開して通常医報に発表している。盧君は新医学家と自称するがまことにそのとおりである。

【前三期合編第2巻】

治癃閉方

> ◆ **宣陽湯・済陰湯**
>
> [宣陽湯]
>
> 陽分が虚損し気弱で宣通ができなくて小便が不利するものを治す。
>
> 野台参4銭　威霊仙1.5銭　麦門冬6銭（帯心）　地膚子1銭
>
> [済陰湯]
>
> 陰分が虚損し血が不足して濡潤できなくて小便が不利するものを治す。
>
> 熟地黄1両　生亀板（搗き砕く）5銭　生白芍5銭　地膚子1銭

　陰分・陽分ともに虚す場合は，この2つを併用し代わるがわるに服用する。下記の症例中に記したように服用すれば小便が自利する。

　60歳余りの女性が水腫証になり，医者に治療を頼んでも効果がなかった。当時水腫治療専門で有名なものがいたが，その方を秘匿し他に伝えなかった。その薬を服用すると大便から桶数杯分の水を瀉して全身の腫れはことごとく消えた。鹹味を100日忌めば，永久に治癒すると言われたが，数日するとまた浮腫が出現し，まもなくもとに戻ってしまった。その薬を3回服用したがすべてこの繰り返しで，病人はますます衰弊した。服用前は出にくい程度であった小便が服用後は1滴も出なくなり，水腫は急に消えては急にむくんだ。再び他医に頼んだが，どの医者もこの薬を服用して治った後で，再発したのなら絶対に治らないと言った。その後私が診察すると，脈は数で無力である。「脈が数は陰分の虚

で，無力は陽分の虚である。膀胱の腑には下口があって上口がなく，水飲は必ず気血に随って流行してから膀胱に達し小便になって出る。《内経》〔《素問》霊蘭秘典論〕の『州都の官，津液存し，気化せば則ちよく出づ』とはこのことである。この脈は陰陽ともに虚し，気化機能が損傷して水飲を運化して膀胱に到達させられないので，このように小便が1滴も出なくなったのである」と説明した。《易》繋辞〔繋辞下伝〕に「日往けば則ち月来たり，月往けば則ち日来たる。日月相い推して明生ず。寒往けば則ち暑来たり，暑往けば則ち寒来たる。寒暑相い推して歳成る。往くとは屈するなり，来るとは信（伸の音）ぶるなり，屈信相い感じて利生ず」というが，これが天地の気化，すなわち人身の気化である。そこで一対の方を立てた。一方は人参を君薬とし，輔薬として麦門冬で人参の熱を済け威霊仙で人参の滞を行らし，嚮導薬〔嚮導は導く，ガイドするの意〕として少し地膚子を加え，日・暑を象って宣陽湯と命名した。一方は熟地黄を君薬とし，輔薬として亀板で熟地黄の潤を助け，芍薬で熟地黄の滞を行らせ，嚮導薬としてやはり少し地膚子を加え，月・寒を象って済陰湯と命名した。二方を代わるがわる服用するのは，日月寒暑の相推，往来屈伸の相感と同じ意味である。まず済陰湯から服用させて正常に作動する糸口をつくった。3剤を服用させて小便がやや出たところで，宣陽湯にして3剤を服用させると小便が大いに利したので，再び済陰湯を服用させるとすぐに泉が涌き出すように小便が出て腫れはすっかり退いた。病人の家族は疑問に思って「はじめに済陰湯を服用したときには小便がわずかしか通じなかったのに，今回再服するとなぜ以前の100倍も効いたのか？」と尋ねるので，「よい質問だ。はじめの済陰湯は，冬の間に草木の根を培ってその成長のもとを豊富にするようなものである。宣陽湯を数剤服用してから再び済陰湯を服用するのは，純陽の月の後に〔純陽は陰暦四月　己巳の日〕一陰二陰がはじめて生じるようなもので，まさにこの5, 6月時分は大雨が勢いよく降り，すべての草花が生い茂り，尋常とははるかに異なる」と答えた。

問い：西洋医学によれば膀胱には流入口が膀胱出口の下方にあるが，

その口が膀胱を斜めに貫通するうえに油膜に包まれているので簡単には判別しにくいという。西洋医学の実験は非常に精緻で，その説に間違いはない。あなたは膀胱を論じるさいに，なぜいまだに古くからの説を大事にするのか？　**答え**：西洋医学の説は実験にもとづくが，必ず中医学的方法で考察しなければ臓腑の微妙な奥義はわからない。唐容川は「三焦の根は腎系から出る。両腎の間には油膜があって1本の線で背骨に連なる，下から上に第七節目の命門穴のところが即ち腎系である。腎系から下部に連網油膜（俗に網油，西洋医学では連網という）を生じ下焦となり，中部に板油を生じ中焦となり，上部に膈膜を生じ上焦になる。三焦は人身の油膜であり，上は心肺に絡し，中は脾胃に絡し，下は腸と腎に絡して膀胱に連なる。食べ物は胃に入ると腸を経由して下り，飲水は胃に入ると胃の周囲にある微細血管が水を吸収して油膜上すなわち三焦に散じる。水は三焦にそって下行し，腎でろ過され膀胱に達する」と述べている。膀胱を観察すると，尿の出口の下で油膜がまとわりつく部位で三焦連網と連絡しているが一見すると口ははっきりしない。三焦の気化が流行すれば，水飲が運行されて連網から膀胱に達する。《内経》〔《素問》霊蘭秘典論〕に「三焦は決瀆の官，水道出づるなり」と記されるのがこれである。このことから膀胱に流入する口はあるようなないような状態なので，これをあるともいえるがないといえなくもない。西洋医学は三焦の説に反駁するが，連網が三焦であることを理解していないし，連網が腎系から生ずることもわかっていない。実験は精緻といってもまだ足りないのである。

　30歳ばかりの婦人が，陰虚による小便不利が長引いて顕著な水腫になり，大便も10日間通じなかった。ある老医が八正散〔車前子・瞿麦・萹蓄・滑石・山梔子・炙甘草・木通・大黄・灯心〕を投与したが効果がなく，友人の高夷清が生白芍6両を大碗2杯に煎じ，さらにそれに阿膠2両を溶いて病人に全量飲み干させる方法を提案した。老医は非常にいぶかったが，夷清は強く服用することを主張し薬を飲ませ終えると二便ともに通じむくみも急に消退した。後にこの老医が私に会ったおりにこ

のことを述べ，なぜこの薬で病気を治せたのかを尋ねたので，「これは陰虚で陽が機能しないから二便が閉塞したのである。白芍は利小便に働き，阿膠は大便を滑らかにするが，この二薬を併用するとさらに強力に真陰を滋補して陰分を充足させるので，下焦で偏勝になった陽が正常化して二便がおのずと通利したのである」と説明した。

長男の蔭潮が二便とも通利せず心中が満悶し，ときに煩躁がある60歳の男を治した。陰虚で内熱が蓄積し気分不舒も兼ねると判断し，生白芍3両，橘紅・柴胡各3銭を投与すると1剤で二便が通じたので，続けて滋陰理気に少し利小便の薬を加えて服用させると治癒した。

40歳ばかりの婦人が水腫証にかかり，何を服用しても効かなかったが，たまたま緑豆の薄い粥を食べると腹中がすっきりしたので数回続けると，小便が大いに利して治癒した。ある人がそのことを私に話し治癒した理由を尋ねたので，「緑豆は赤小豆と同類で，水を行らせて小便を利し，さらに性質が微涼で滋陰退熱に優れる。陰虚有熱で小便が不利するものが服用すればすべて効果がある」と説明した。

◆ 白茅根湯（はくぼうこんとう）

陰虚で陽が正常に気化作用しないための小便不利や，湿熱が壅滞したための小便不利で水腫になったものを治す。

白茅根（掘り取った新鮮品を用い，皮や節間の小根を取り除き細切する）1斤

茅根を大碗4杯の水で煮て1回沸騰したら，鍋を火からおろして10数分放置する。茅根が鍋の底に沈んでいなければさらに煮て1回沸騰させ鍋を火からおろし，しばらくして茅根がすべて底に沈めばでき上がりである。滓を去って温服する。半杯位ずつ，日中5～6回，夜間2～3回服用し薬力が継続するようにして1日たてば小便が自利する。

茅根は形状が中空で葦根によく似ている。新鮮なものを煮た濃い汁を飲むと，薬性は微涼で味は甘で淡である。涼で実火を除き，甘で虚熱を清し，淡で小便を利す。さらにその根は中空であるだけでなく，片の周囲に 12 個の小孔があり（仔細に観察すればわかる），人の十二経絡を象る。したがって臓腑を宣通し，経絡を暢達すると同時に外感の熱を治して全身の水を利す。しかし必ずこのように煮てから服用しないと効果がない。長時間煎じると，清涼の性質と宣通の力がいずれも減じるので効果がなくなる。茅根を煮た湯は，一昼夜おくと緑色に変化するが，発酵した味になっていなければ用いてもよい。

　40 歳余りの婦人が水腫証になった。儒学者であるその舅は医学にも詳しく自分で治療したが効果がないので，他医に頼んだがやはり効果がなかった。たまたま私に会ったおりに，「この重病を救えるような何か素晴らしい方剤はないだろうか」と質問するので，子細に病状を尋ねると，陰虚有熱の小便不利であるとわかった。そこで鮮茅根を煎じた濃汁を 10 日間服用させると全快した。

　60 歳ばかりの婦人が水腫証になった。医者は薬を用いて，3 回これを治したがそのたびに再発し，前の薬を用いても効かなくなった。その子は大工に棺桶を買いたいと相談したが大工はもともと親族であり，これを取り次いで私に治療を求めてきた。本証は何回も反復し，その後薬が効かなくなったことからして，病が慢性化し陰虚になり熱を生じて小便不利になったのに相違ない。細かく病状を尋ねると，やはり肌膚に発熱があり，心内に渇があり，小便が非常に少なかった。鮮白茅根を煎じた湯を頻回に服用させると 5 日で治った。

　40 歳ばかりの婦人が水腫証になった。脈はほぼ平和で，微かに滑数の象があった。濃煎した鮮茅根湯を服用させると，数日で症状はあらかた癒えた。その子が来てそのことを告げたので，「大事なことが一つあるが，以前にうっかり言い忘れていた。この証を患ったものは，一生牛肉を食べてはならない。病が癒えて 10 数年たっても牛肉を食べるとまた再発することがある」と言いつけた。しかしどうしたことか，この子

がまだ帰り着かぬうちに，牛肉を食べたうえに病気が治ったと思って庭に出て坐っていたために同時に風邪を受け，その証が急に再発し全身がむくんで両目が腫れあがり目を開けることもできなくなった。私は越婢湯の石膏を滑石に代えてこれを発表すると（越婢湯の原方では汗が出ないことが多いが，石膏を滑石に代えると汗が出やすい），1剤で汗が出て小便がすぐに利し浮腫も消えた。さらにそこで白茅根湯を服用させると数日で全快した。

按：白茅根は私が創製した二鮮飲（鮮茅根4両・鮮藕4両）や三鮮飲（鮮茅根4両・鮮藕4両・鮮小薊根2両）では吐衄治療に用い，本方では水腫治療に用いたが，その効はこれだけにとどまらない。私は傷寒温病の治療に，大便が通じて陽明の盛熱が消退すると，鮮茅根湯を濃く煮ておいて口渇があればすぐにこれを飲ませることが多い。そうすると必ず治療がすみやかで治癒後も飲食が進み，そのうえ再発するようなこともない。おもうに傷寒温病が癒えた後に，食欲が回復せずに繰り返し再発する人は，大抵余熱がまだ尽きていないことと胃中の津液が回復しないことが原因である。白茅根は性質が甘涼で，外感の余熱を清し，かつ胃中の津液を滋す。内に鬱熱があり，外はそれに反して涼を自覚する場合も，その性質からよく鬱熱を宣通して外達する。

按：およそ膨脹がある場合は，気であれ血であれ水腫であれ，治癒してからも一生牛肉を食べてはならない。なぜなら牛肉は土に属し，これを食すと気血が壅滞するからである。さらにその太鼓腹の姿は腹脹に似るために，これを忌む。医者がこれらの証を治療するときには，病家に間違っても牛肉を食べないようにと言い含めておかねばならない。

◆ **温通湯**（おんつうとう）

下焦に寒邪を受けて小便が通じないものを治す。

椒目（炒して搗く）8銭　小茴香（炒して搗く）2銭　威霊仙3銭

人体では水飲は三焦から膀胱に達する。三焦は体内の脂膜である。かつて同類の動物で調べると，脂膜表面は全面に微細血管があり，赤い絨毛のような部位が行水の場である。この管は熱で膨脹し，涼で凝滞するが，いずれも水道の閉塞をきたすことがある。小便が混濁しているときに同時に涼を受けると，さらに凝結して稠粘になり溺管〔尿道〕を杜塞して尿が出にくく滴状になる。したがって滑で温の椒目と香で熱の茴香で凝寒を散じ竅絡を通じる。さらに温竄に働く威霊仙で佐けて三焦の凝滞を化して膀胱に到達させ，そこで膀胱の凝滞を化して溺管に到達させる。涼が顕著ならば肉桂・附子・乾姜をいずれも適量加えるとよい。気分に虚があれば，さらに人参を加えて気分を助け薬力を行らすとよい。〔蜀椒は山椒の果皮で辛熱であるが，椒目は山椒の種子で苦寒である。張錫純は薬理の竜眼肉の項でも椒目を温薬として用いており，山椒の果皮と種子が離れる前の若い実を搗きつぶして用いたか，炒した椒目は温性に変わったとして用いたと思われる〕

◆ **加味苓桂朮甘湯**（かみりょうけいじゅつかんとう）

水腫と小便不利があり，脈が沈遅無力で寒涼を自覚するものを治す。

白朮3銭　桂枝尖2銭　茯苓片2銭　甘草1銭　乾姜3銭　人参3銭　烏附子2銭　威霊仙1.5銭

腫満の証に，甘草を忌むのはやや壅滞する性質によるが，茯苓と同用すると逆に湿満を瀉すので，方中では甘草を減去しない。腫脹が顕著で壅滞を恐れるなら甘草を除いてもよい。数剤を服薬しても小便がほとんど出ず，脈が相変わらず沈遅ならば，この湯で生硫黄4～5厘を送服する。温まる感じがなければ，徐々に硫黄を増量し，服用後まもなくわずかに温まる感じがあれば，それが適量である。

人の水飲は陽気がないと宣通しない。上焦の陽虚は水飲が膈上に停

まり，中焦の陽虚は水飲が脾胃に停まり，下焦の陽虚は水飲が膀胱に停まる。水飲の停蓄が長引くと，次第に全身に広がり頭部・顔面・四肢・体幹すべて腫脹し，甚だしいと腹が甕を抱いたように脹満する。本方では苓桂朮甘湯で上焦の陽を助け，甘草と人参・乾姜と合わせ中焦の陽を助け，さらに人参・附子を同用する参附湯（下焦の元陽がまさに脱するのを固める）に桂枝を合わせて下焦の陽を助ける（桂枝は上で胸膈に達し下で膀胱に通じるので腎気丸には桂枝を用い肉桂は使わない）。三焦の陽気が宣通すれば，水飲もこれにしたがって宣通するので，再び停滞する恐れはない。威霊仙と人参を併用すると，気虚の小便不利に非常に効果があり（これは経験から得たもので，前出の宣陽湯でもこれを併用した），その通利の性質で白朮・甘草の補力を運化し，脹満する場合に服用させてもまったく停滞しないので佐使薬として加える。数剤用いても脈に変化がなければ，病は癒えたようでも実際は大して効いていない。こうなると真火の衰微が甚大で，おそらく草木の品では効かないので，少量の生硫黄で相火を補助する。諸家の本草書に，硫黄はよく大便を潤し，小便を清長にし，補火作用のなかに大いに行水の力があるので涼が原因の水腫に最も良効があると記載がある。第8巻にある生硫黄を服用する方法中に水腫の治験があるので参考にするとよい。

　脈沈の水腫と脈浮の水腫はまったく違う。脈浮は多くが風水で，腠理が閉塞し小便が不利する。《金匱要略》の越婢湯〔麻黄6両・石膏半斤・生姜3両・大棗15枚・甘草2両，風水には朮4両を加える〕で発表すれば，全身から汗が出て小便が自利する。浮に数を兼ねれば，陰虚火動なので涼潤滋陰の薬物を兼用すべきである。脈沈の水腫でも涼と即断すべきではない。沈でも按じて有力なら，下焦の蘊熱がまだ化していないので，涼潤薬で滋陰すると陽が化して小便は自利する。ただし脈が沈かつ遅で消え入りそうに微弱で，尋ねると寒涼を自覚していれば，思いきってこの湯を用いても弊害がなく，生の硫黄だけを少しずつ増量して服用しても奏効する。ただ腫脹が激しいと，脈の部位すべてがむくんでいるので，浮・沈・有力・無力の判断が難しい。必ずしばらく重按し

て脈診をする部位を凹ませないと，細かな判断はできない。

按：苓桂朮甘湯は上焦の停飲治療の神方である。《金匱要略》には「短気し微飲あるは，当^{まさ}に小便よりこれを去るべし，苓桂朮甘湯これを主る，腎気丸またこれを主る」とある。喩嘉言はこれを，「呼気短ければ，宜しく苓桂朮甘湯を用い太陽（膈上）の気を化すべし，吸気短ければ，宜しく腎気丸を用い少陰（腎経）の気を納めるべし」と注釈している。喩嘉言が言わんとするところは，呼気短は上焦の陽虚，吸気短は下焦の陰虚であり，2方の施治するところは違うということである。しかし，学者として自ら別の見解を明らかにすることは構わないが，これを《金匱要略》の解釈としその文中の意味は本来こうであるというのはよくない。なぜなら張仲景はその当時書を著して立言〔人生の三大事業は立徳・立功・立言とされ，立言は後世にまで伝えられるような人生の根本義に触れた立派な言を立てること〕し，後世拠り所としやすいことを期しており，2方をこのように分けて用いる方剤とするなら，なぜ仲景は一括して記載し，後世にこのような推測の手間をかけるようなことをするだろうか。膈上と膀胱の間には隔たりがあるが，じつはいずれも太陽寒水が統貫する部位である。太陽は天で，膈上である。寒水は水で，腎の腑膀胱である。水気は上昇して雲になり，再び天気を得て下降して水になる。天・水は相互に連なって昇降する一気であり，これが太陽寒水は相並んで一経をなす理由である。私は多年の臨床経験から，膈上の気が旺^{さか}んで胸中が明るく開けていれば必然的に水飲を運化して膀胱に下達させることが，苓桂朮甘湯で飲を治す理由であり，腎気が旺んで膀胱が流通すればやはり必然的に水飲を吸引して膀胱に下帰することが，腎気丸で飲を治す理由であると理解した。したがって張仲景が上焦に微飲があり短気する場合に，この2方を併せて提示しいずれを取るかをその人に任せたのは，どちらも効果があるからである。まして桂枝は水飲を宣通する妙薬で，茯苓は水飲を淡滲する要品であり，この2方では桂枝・茯苓が共通する。さらに《金匱要略》では「短気」は「呼気の短」を意味し「吸気の短」ではない。なぜなら「吸気の短」は，吸気しても

根に帰さずにすぐ吐出する《神農本草経》にいうところの「吐吸」，つまり喘をいう。《金匱要略》の文では，単に喘という場合もあれば，短気と喘を併せて挙げている場合もある。短気に微飲の字句がある場合は呼気短と吸気短を兼ねるというなら，喘と短気を並挙する場合はどう解釈するというのだろうか？（ただし，溢飲を論じる文中の気短は吸気短をいうように変わる）

私の経験から越婢湯〔麻黄6両・石膏半斤・生姜3両・大棗15枚・甘草2両，……悪風者加附子1枚炮，風水加朮4両〕で風水を治療すると，薬と病気がぴったり合えば，効果は非常に速い。その方は《金匱要略》にあり「風水，悪風し，一身悉(ことごと)く腫れ，脈浮にして渇せず，続いて自汗出で，大熱無き者」を治す。しかし私の臨床経験から，「続いて自汗出で」がないものに用いてもよく，1剤で汗が出なければ石膏を滑石に代えるとよい（分量を増量すべきである）。

◆ 寒通湯(かんつうとう)

　下焦に実熱が蘊蓄し，膀胱が腫脹して溺管〔尿道〕が閉塞し，小便が滴瀝して出ないものを治す。

　滑石1両　生白芍1両　知母8銭　黄柏8銭

60歳余りの男は，血尿が数日続いた後に小便が急に出なくなって2日間1滴も出なかった。病人は我慢できずに自分の手で揉んで絞り出すと，血尿が少し流れ出てやや軽減した。しかし，数回やるとあまりの痛さに絞り出すこともできなくなり，ぐずぐずしているわけにもいかず治療を頼みにきた。脈は沈で有力であり，当時仲夏〔陰暦5月〕にもかかわらず厚着をしてなお寒がるので，実熱が下焦に鬱し，溺管が熱で腫脹し小便が通じていないとわかった。そこで寒通湯を創製すると，1剤でやや通じ，さらに木通・海金沙各2銭を加えて2剤を服用させると全治した。

> ◆ 升麻黄耆湯（しょうまおうぎとう）
>
> 　小便が滴瀝して出ないものを治す。たまたま嘔吐や咳逆があったり，側臥して欠伸〔あくび〕をすると少し通じる場合は転胞である。昇提薬で胞〔膀胱〕を昇提して正常な位置に転じ，胞系了戻〔尿路がねじ曲がること〕にならなければ小便は自然に出る。
>
> 生黄耆5銭　当帰4銭　升麻2銭　柴胡2銭

　ある婦人が産後小便不利になったので人を遣わせ処方を尋ねてきた。生化湯〔《傳青主女科》〕：当帰・川芎・桃仁・黒姜・炙甘草・黄酒・童便〕加白芍を用いたが効果がなく，再来して処方を尋ね「悪心嘔吐があると小便が少し通じる」と言う。私はそれを聞いてはたと得心し「これは必ず出産のときにいきみ過ぎたか，あまりにつっぱって押し出したのが原因で胞系了戻になって小便が出なくなったのである。悪心嘔吐すると気機が上逆し，胞系が昇提に転じるので小便がやや通じるのだろう」と説明して，この湯をつくると1剤で治癒した。

　三焦の気化は上昇がなければ下降はない。小便が不利すると，往々にして気化が下陥して下焦に鬱するので，その昇降流行の機序が滞る。したがって，どんな利小便の薬も効かないが，昇提薬を用いると非常に効果があることが多い。私が創製した升麻黄耆湯は転胞を治すだけでなく小便癃閉にも効く。

　古方には小便不利が続いて水腫になったものの治療に，大量の黄耆のみを用いるやり方がある。陸定圃〔清代の医家〕の《冷廬医話》には，「海寧の許姗の林観察は，医理に精（くわ）しかった。平度州で官職に就いていたとき，幕友〔旧時，軍あるいは官署の長官が私的に抱えていた学識のあるものをいい，幕僚あるいは顧問のような役割を担った〕である杜某の親戚で山陰出身の王某が，夏から秋の間に急に腫脹を患い，頭のてっぺんから踵に至るまで平常の倍以上になり，気喘〔息切れ・呼吸困難〕し声が嗄れ，大小便が通じず，その日のうちにも危険な病勢であっ

た。観察に診治を求めたので，生黄耆4両と酒杯1杯の秫米〔コーリャン〕を大碗1杯に煎じ，小匙で少しずつ啜って服用させた。酒杯1杯ほどを服すと気喘がやや落ち着いてきた。そこで1日かけて全量服用させると，しばしの後小便が大いに通じ溲瓶を3回替え，腫脹もこれとともに退いたが，足と顔面は半分も退かない。その後同じように本方を服用させ，黄耆を4両から1両に服用ごとに減量し，祛湿平胃の薬物で佐けると2カ月で回復したが，ただ下肢と顔に1銭大の塊が残った。翌年の再発を恐れて帰郷を勧めたが，その時期がくると予想どおり前のような証を患った。城医を受け継いだ医士に往診を頼むと，前方をひどく謗り，「これで命があっただけでも非常に運がよかった」と言い，除湿の猛剤を用いたが，10数服させると気絶してしまった。翌日棺桶の蓋をする寸前に，妻が夫の両目が少し動いたのに気づき，みなを呼び集めて取り囲んで見ていると，続いて何回か動いた。再び耆米湯で救おうとして，飲み込めないほど口一杯に注ぎ入れると少したって急に目を開け，湯薬が咽を下ると声が出るようになった。黄耆を数斤に至るまで服用すると顔面と下肢の腫脹もすっかり消退して治癒した。観察の弟，辛未の年に曹部〔山東省曹県か？〕では，この方は多くの人の治療に効いたという。はじめは兄嫁の呉氏が，腹中で胎児が死亡して，全身が腫脹し，気喘し身体がこわばって一刻を争う状態であった。私の兄は名人の医案を多数検討してこの方のとおりにしてみると，便が通じて腫脹がひき，まもなく少しも苦しまずに分娩した。後に平度にいたときに姫顧姓のものが腫脹を患い流産したおりに，この方数服で治癒した。引き続き数人を治癒させ，王某はさらにその後の症例である」と記されている。黄耆は表を実する。表が虚すと皮裏膜外に水が集まって腫脹するので，黄耆で水道を開通し水を祛逐すれば腫脹は自然に消退する。

按：水腫の証には虚実があり，実証に黄耆はよくないようである。しかし，実証の水腫は非常に少なく虚が多くを占める。虚証に属す場合は，陰虚か陽虚かあるいは陰陽両虚かを詳しく弁別しなければならない。陽虚は気分の虧損であり，医話のなかで云々されるように大量の黄耆を単

独で用いてもよい。陰虚は血分の枯耗であり，滋陰薬を多く用い，さらに「陽生ずれば陰長ず」の意味から黄耆で輔（たす）ける。陰陽両虚になれば，黄耆と滋陰の薬を半分ずつ用いる。医者が病因を調べもせずに前方がよくないとひどく謗ったのはもとより軽率な振舞であるが，除湿の猛剤を連用するに至っては無鉄砲極まりない。水腫が現れるほどの病では，病因は実でもこの段階になると気血に虧損がある。猛悍の薬は，一度や二度なら用いてもよい。やむを得ず何回も用いる場合は，気血を補う薬で輔けなければならない。まして本証はもともと大量の黄耆で治癒したほどの虚証ではないか。今の医者は，本証に対し除湿の猛剤を用いないまでも利水の品を多用することが多く，陰虚に利水薬を多用すれば陰を傷り，陽虚に利水薬を多用しても陽を傷ることを理解していない。このことは利水薬を使用すべきではないというのではない。病因を深く追究して根本の調治をすることが重要で，利水薬は嚮導として用いるにすぎない。

【附方】葛稚川（かっちせん）〔東晋の神仙家・葛洪〕の《肘後方》〔《肘後備急方》，他にも《抱朴子》を著す〕によると小便不通を治すのに，大螻蛄（だいろうこ）〔けら〕2匹の下半分を水1升に漬けて飲んでしばらくするとすぐに通じるとある。また《寿域方》によれば，土狗〔けら〕の後ろ半分を焙って細かく磨りつぶし半銭を調服すると小便がすぐに通じ，焙らずに細かく磨りつぶしてもよいとある。また《唐氏経験方》によれば，土狗の後ろを截って麝香と搗いて，臍の中に詰めてぐるぐるに巻いて固定しておくとすぐに通じるとある。

按：土狗は螻蛄のことで《日華本草》には「水腫，頭面の腫を治す」とある。李時珍は「大小便を通じ，石淋を治す」と述べ，利小便の要薬とする。およそ小便が通じない場合は涼熱虚実を問わず，嚮導薬として薬中に加えるとよい。しかし古方では，すべてその後半分を截って用いる。おそらくこれは虫体の前半に開破の力が多く，後半に利水の力が多いからであり，二便ともに通じないものには虫体すべてを用いるとよい。

俗伝にある小便不利治療の聞薬方：明雄黄1銭，蟾酥（焙発）5分，麝香6厘を合わせて細かくすりつぶしたものを鼻で嗅ぐと，小便はすぐ

に通じる。

　西洋医学治療の説明：膀胱の収縮弛緩作用が失われると，癱証〔麻痺〕になる。小便がまったく出なくなったり，膀胱に尿が積満すると細く滴瀝してわずかしか出ない。膀胱に力がないので小便を滑らかに出せない。原因は中風・下半身麻痺・片麻痺などである。また老人は麻痺がなくても急に膀胱の機能不全を生じることがある。また脳証や熱証で尿が出ないことがある。病人が自分で尿が出にくいと言い，尿をすっかり出せず，細く滴瀝して滑らかに出す力がなければ，医者はすぐに膀胱内の尿量の多少，有無を調べるべきである。下腹部が大きく脹って，打診して水がある感じなら膀胱に尿が溜まっている。治法は引溺銀管〔銀製尿道カテーテル〕を陰茎から膀胱に挿入して導尿すると，たちどころに症状が軽減する。引溺銀管は銀製で光沢のある表面加工にすべきで，大・小，長・短，曲・直があり，大きく曲げたものや少し曲げたものがあるので各種類を備える必要がある（今は各種すべてに既製品がある）。臨床でよく用いる少し湾曲したものは鷙鳥の羽の管に似ており，曲がった端のあたりに5〜6個ある小さな孔から尿を入れて外に出せる。たまたま膀胱機能の不全だけで他に疾患がなければ，1〜2回出せばすぐに治癒する。同時に他証があれば原疾患を別に治すべきであるが，導尿法で症状を軽減させることは可能である。導尿後に斑猫酒を数薬服用し，腰に斑猫膏を貼り，たくさん着こんで身体を温めて，胡麻子水や粥のような身体を滋潤するものを食べさせる。

　さらに西洋医学の説明：溺管変窄証〔尿道狭窄〕には，初期はほぼ通じているが徐々に狭窄して塞がるもの，急に狭窄がきてすぐに尿道が閉塞するものがある。原因は炎症や白濁〔淋病〕感染である。病の根源は，飲酒房労過度や飲食不節で尿質が変化し尿道を正常に保てずに病を生じて狭窄をおこす。治療には2通りある。急に尿道が狭窄し基礎疾患がなければ，阿片膏4〜5厘を漿和して注射器に入れて尿道中に射入する。注射器がなければ阿片膏でつくった丸を肛門に押し込み，さらに深めの風呂桶に湯を一杯にはって下半身を1〜2時間つけて坐浴をし，上半身

は綿布団に包まって発表し，小便を出す。胡麻子水あるいは胡麻子粥を内服し，酒を飲まず酸味のものを食べず，少し利薬を服用して便秘しないようにする。もう1つの方法は朴硝1～2銭と樟脳1～2分を熱湯で服用する。本証の患者はすべて，身体を温かくし冷気に曝さないようにし，飲食を慎むことが最も重要である。初期はほぼ通じているが徐々に狭窄して閉塞する場合は，尿道の炎症さらには淋病感染が多く，殴られたり蹴られたり躓いたり落ちたりして傷つき，内皮が肥厚し尿道が閉塞して尿が出なくなることもある。狭窄は陰嚢と肛門の間，亀頭から1寸程の部位，亀頭の口や膀胱頸部にあり，部位は1カ所であったり2～3カ所にある場合もある。治療法は1日1～2回銀製の尿道カテーテルを少し深く膀胱に入れ，導尿後30分ほど留置してから抜去する。使用時は管を手で揉んで温め香油〔胡麻油〕を塗って滑らかにして入りやすくする。はじめは口径の細い管で尿道を徐々に開いて太いものに換えていくので，大小各種用意する必要がある。

　按：尿道カテール法は非常に素晴らしい。邑〔村〕に排尿困難を患うものがいて，はじめはたいしたことはなかったが次第に滴瀝して，何度も服薬したが効かないので，私に診治を求めてきた。「この証は薬を飲むだけでは治せない，西洋医学の導尿法を用いたほうがよい」と私が言うと，私のいうことを聞いて西洋医学の導尿カテーテルで治療し10日間で治った。

　50歳近い男は急に小便が出なくなり，あらゆる利小便薬も効かないので治療を求めてきた。升麻黄耆湯を投じたがやはり効果がなかった。自分で「小便の出口に何か小魚尿胞〔小さな風船玉〕のようなものが詰まっているようだ」と言うので，針でついて破ると小便が湧出した。

　またある婦人は急に小便が通じず滴瀝もなかった。非常に苦しがるのをみて，その夫が細い棒で尿道口を探ると小便が即座に通じた。夫は後に私に会ったおりにそのことを話し，尿が即座に出た理由を尋ねた。私は「これは西洋医学で尿道の急性狭窄といっているもので，治療は尿道カテーテルを使えばよいからである」と答えた。この症例と前症例はい

ずれも尿道カテーテルを使ったわけではないがどちらも尿道カテーテルで治癒できる証である。したがってこれから類推して，尿道カテーテルが有用であるのは明らかである。

◆ 鶏䏯湯〔䏯は鳥類の胃を意味する〕

気鬱で臓脹するものを治し，合わせて脾胃が虚しかつ鬱して飲食を運化できないものを治す。

生鶏内金（瓦石や糟粕を除き搗き砕く）4 銭　白朮3銭　生白芍4銭　柴胡2銭　陳皮2銭　生姜3銭

《素問》至真要大論に「諸湿腫満は皆脾に属す」とあるように，脾は胃と膜で相互に接し，胃に代わって津液を行らす。かつ中焦に位置し（中焦は油膜に包まれる），さらに四旁〔周囲〕に気化を布宣する。脾の機能が失調すると，津液の気化が凝滞しそれに伴って腫満を生じる。このため臓脹〔腹部が膨大する症候〕治療では理脾胃〔脾胃の機能調整〕が主になる。西洋医学によれば脾は中が空洞で内部に多くの回血管〔静脈〕がある。脾が病んでその静脈血が流れずに瘀滞して糸状になったり塊をなすと，草木の根では瘀滞を消化できない。鶏内金は鶏の脾胃であり，中に瓦石銅鉄を有し何でも消化するので，有形の瘀積を消化することがわかる。したがって，脾内に直接入って静脈の瘀滞を除く。しかも，脾胃を健補する白朮でこれを制御すれば，消化の力が益々大きくなる。柴胡は《本経》に「腸胃中の飲食積聚を主り，よく陳きを推して新しきを致す」とあることから，鶏内金を佐けて瘀を消し去ることがわかる。さらに陳皮と併用すると一昇一降（昇性の柴胡と降性の陳皮）に働いておのずと気が流通する。白芍を用いるのは，病は気臓〔鼓腸である，水臓は腹水による腹部腫大〕でも必ず水気を挟有するので，白芍で利小便して水を行らし，かつ生姜と併用して営衛を調和し全身の気化を流通させる。気臓は難治証であるが，本方を創製して以後，続けて治療した

数証にすべて効果があった。後に腹脹が非常に激しい60歳の男を鶏胵湯数剤で治療したが，効きは遅かった。黒丑〔牽牛子〕1銭を炒し細かくすりつぶし，鶏胵湯を煎じた液で服用させると2剤で非常に効いたので，黒丑を去りさらに数剤を飲ませると全治した。排尿時に熱感があり，小便が黄赤色であれば，滑石数銭を適宜加えるとよい。

　按：鶏内金は消化の力に富むが，じつは諸家の本草には小便を止めるとする説があり，水気を挟有する証にはよくない恐れがある。方中で白芍を使って利小便するのは，鶏内金の短所を補うためである。

　《霊枢》論疾診尺篇に「これを按じ窅（くぼ）みて起きざるものは，風水なり」とある。私の臨床経験から水臓はすべて指で圧すとすぐに戻らず凹んだままで，気臓は圧した手を離すとすぐにもとに戻る。水が腹中に積して，四肢には行らず，方書にいう単腹脹が疑わしい場合は，気か水かの弁別は難しいようである。水証なのかわからなければ，しばらく重按して手を離すと少し圧痕が残るが，気証ならば何も残らない。さらに気臓証では小便に異常がないが，水臓証では小便不利が多いのも水臓証の明らかな証拠になる。

◆ **鶏胵茅根湯**（けいちぼうこんとう）

　水臓〔腹水による腹部腫大症候〕・気臓〔鼓腸による腹部腫大症候〕併病を治す，同時に単腹脹および単水臓脹，単気臓脹を治す。

　生鶏内金（瓦石糟粕を除き細かく挽く）5銭　生白朮（用時適宜分量を加減する）　鮮茅根（細かく切る）2両

　まず茅根を茶碗数杯に煎じる（煎じすぎない。1〜2回沸騰後とろ火にして茅根が底に沈めば火を止める）。まずこの茶碗1杯半の湯液に生姜5片を加えて鶏内金末を煎じ，茶碗半杯になったらさらに茶碗1杯の茅根湯を加え7〜8回沸騰させた後その上澄みを服用する（茶碗1杯でも1杯より多くても構わない）。残り渣は同じように茅根湯で煎じて服用する。毎日1剤を朝夕各1回服薬する。初

回の服用で小便はすぐに多くなり，数日後には大便も多くなる。日に2～3回下すようになれば，鶏内金を1銭減らし生白朮を1銭加える。また数日して脹が消失しても，大便がなお頻回であれば，鶏内金を1銭減らし白朮を1銭加える。さらに数日して脹が大半消失し，大便がなお頻回であれば，また鶏内金を1銭減らし白朮を1銭加える。このように入念に病機に随って加減して，その補破の力を病体にうまく適合させれば自然に全快する。鮮茅根がなければ薬局にある乾茅根1両を代わりに用いてもよい。鮮茅根がなければ，生姜は用いない。茅根を煎じた湯液はその日のうちに使い切るべきである。薬煎後に余れば茶の代わりに温めて飲むとよい。

鶏内金の効能は，鶏胵湯ですでに詳しく説明した。周知のとおり茅根は最も利水に長けるが，本方に用いるのは利水のためだけではない。《易》の繫辞〔繫辞伝ではなく説卦伝〕に「震は植物にありては萑葦〔荻：葦に似た草〕なり」とある。茅根は中空で片上の周囲に10数カ所の小孔を有し，萑葦と同類である。そして早春の最も早い時期に萌芽し，一陽初生の気を裹け，上昇するものである。したがってあらゆる気鬱不暢に対し，茅根はいずれもこれを暢達する。よく利水しかつ理気するので，鶏内金を佐けて奏効する。生姜を加えるのは，鮮茅根の微寒の性質を恐れるからである。さらに生姜は味が辛でよく理気し，皮は利水に働く。ついで白朮を加え鶏内金を減らすのは，脹が消失すれば扶正して邪に勝つべきであり，開破の薬ばかりを用いて正気を破りたくないためである。はじめから少量の白朮を加えるほうがよいのではないかと疑念をもつかもしれないが，私が試した経験から早くから白朮を加えると，このように後から白朮を加えるほどの効果は得られない。

問い：茅根が清熱し利小便するのは周知のことであるが，気分の鬱を理す働きを兼ねるとはどの本草書も言及していない。あなたは茅根を単独で用いることもあるそうだが，このことの確実な証拠はあるのか？

答え：こうした効果の経験は到底書き尽くせない。かつて治療した未

婚女性は，常日頃心中に熱感を覚えたが何度服薬しても効果がなかった。後に私が診ると六脈がすべて沈細で，脈診時に数回溜め息をつくのを聞いて気分が舒暢していないと知った。尋ねると「心中脇下ににぶい痛みがあることが多い」と言う。そこで刈り取ってきた鮮茅根半斤を細かく切刻んで，数回沸騰する程度に煎じ，茶代わりに服用するようにさせた。2日後再診すると，すでに脈は浮分に戻り重按有力で，もうため息をつくことはなかった。脇下の状態を尋ねると，すでに痛みはないが心中にはまだ熱感があるというので，さらに数日飲み続けさせると心中の熱感も癒えた。またかつて肺鼠疫病〔肺ペスト〕（鼠疫には肺鼠疫，腺鼠疫，敗血鼠疫がある）にかかった少年を治療した。咽喉・唇・舌が異常に乾燥し，意識が混濁して傾眠状態で，全身の肌膚は熱くなく，脈は沈微である。心中を尋ねると，常に煩悶があるという。これは鼠疫の邪が少陰を閉塞して，腎気が上達できないからである。大便は4日間出ていないという。大剤白虎加人参湯を投じ，まず茅根数両を煎じた湯をつくらせ，これを薬煎する水の代わりにして，茶碗に3杯の薬汁を取り3回に分けて服用させた。すると脈が急に変化して顕著な洪滑になり，意識が回復し，全身が熱くなり，諸症状もすべて癒えたかのようであった。同じように原方どおりに薬を煎じ，1回飲むごとに生鶏子黄〔生鶏卵の黄身〕を1個混ぜ入れさせるとついに全治した。茅根は水辺に生え，もともと寒水の気を同時に裏け，さらに地表に萌芽するときは先鋭な錐状である。したがって，少陰に直中し腎気の上達を助け，心と相済させたので，心の跳動が有力になり脈が洪滑になった。さらに生鶏子黄を加えて少陰の液を滋し，気とともに上昇させて，上焦の燥による熱と熱による煩を解したので，症状がすべて癒えた。この2つの症例はいずれも茅根に理気の効能があることの十分な証拠である。

【前三期合編第2巻】

治黄疸方

◆《金匱要略》黄疸門の硝石礬石散方を審定す〔審査して決める〕

(《医学衷中参西録》第五期の「黄疸の治法を論ず」を参照されたい)

仲景には黄疸の治方が非常に多い。外感黄疸の治療には，《傷寒論》に発黄治療の諸方があり，内傷黄疸の治療には，《金匱要略》に黄疸門の諸方がある。そのなかの治女労疸の硝石礬石散方は女労疸治療に最適であるが，じつは内傷黄疸治療の筆頭とすべき方である。方は硝石（俗に火硝あるいは焰硝ともいう）・礬石を等分の散にして，大麦粥汁に方寸匕（重さ約1銭）を入れてかき混ぜて服用する。1日3回服用すると病は大小便から除かれるので，小便は黄色く大便は黒くなる。ただ方中の礬石はいずれの解釈も白礬とするのは議論の余地がある。《本経》を考察すると，礬石は一名「羽涅」といい，《爾雅》でも「涅石」と名付ける。許慎が《説文解字》で「涅」の字を「黒土が水中に在り」と解釈するように，黒色の染料である。礬石が涅石なら，黒色に染めるための必需品であり，まさに現在の皂礬ではないか。たしかに皂礬，白礬のいずれも古人は礬石というが，私は臨床経験から黄疸治療には白礬は皂礬ほどの効果がないことを知った。黄疸証について，中医学では脾中の湿熱蘊蓄といい，西洋医学では胆汁の血中への溢出という。皂礬の退熱燥湿の力は白礬に劣らないので，脾中の湿熱を去り，さらに青みがかった緑色なので（緑礬とも青礬ともいう），同時に胆経に入りその酸収の味によって胆汁の妄行を歛める。さらに化学者はこれを硫酸と鉄から生成することから，鉱物中に産生する皂礬も必ず大量の鉄分を含有すること

がわかる。そこで金鉄の余気を借りて肝胆木を鎮めることが可能となる。硝石は性質が寒で臓腑の実熱を解し，味は鹹で血分に入り血分の熱をも解す。性質は消に優れ，火に遇えばすぐに燃え，また酸素を多く含む。人の血液は酸素を得ると赤くなる。また硝石の消す力で血中の渣滓〔カス〕を消融し，血が胆汁で色が変わっても難なく正常に戻すことができる。そのうえ，本証では大便が出にくいものが非常に多いが，硝石で軟堅開結して，湿熱を大便から解す。硝石は薬性が鹹寒なので，水腑〔膀胱〕の熱を清す。すなわち同時に湿熱を小便から解すことができる。大麦粥で送服するのは，脾胃の土を補助して勝湿し，同時に甘平の性質で猛峻な硝石礬石を緩和するためであり，白虎湯中で粳米を用いるのと同様である。

　按：原方では礬石の下注に焼の字がある。おそらく礬石は酸味が非常に強いので，焼いて枯礬にし，やや和緩にするためである。私が試したところでは，そのまま生用するほうが即効する。臨床にあたっては，身体の強弱によって適宜斟酌するとよい。

　問い：硝石，朴硝の性質は互いに近い。仲景は他の方ですべて朴硝を用いるが，本方だけ硝石を用いたのはなぜか？　答え：朴硝は味が鹹で，硝石は鹹に辛を兼ね辛は金の味である。本方をみると，礬石が鉄分を含有するだけでなく，硝石も金味を具有し，脾中の湿熱を理すだけでなく胆汁の妄行も制し，中西医学のいずれの理も一方中に包括されており，医中の聖とするゆえんである。さらに朴硝は降下の力が勝れ，硝石は消融の力に勝れる（理由は砂淋丸のもとに詳しい）。胆汁が血中に溢すると，全身に広がって溢れるので尽く降下するのは難しく，実際のところ消融する硝石に頼らざるを得ない。また朴硝は水の精華が結聚したものなので，その鹹寒の性質は脾湿に与えるべきではないようである。硝石は火に遇えば燃え，同時に水中に真陽の気を得る。その味の鹹も朴硝ほどではなく，同時に辛味があるので，湿気の鬱結を散じて脾湿を助長することはない。

　戊午〔1918年〕の仲秋〔陰暦8月〕，私がはじめて奉天に行ったと

き，小北門裏に住む13歳の少年朱文奎は，黄疸証を得て1カ月以上になり，服薬しても効果がなく次第に飲食がすすまなくなった。脈は非常に沈細で，この硝石礬石散で治療したが，年齢を考慮して一度に6分服用するに止めたところ，10日で病は癒えたが顔と目はまだ少し黄色かった。改めて生山薬・生薏苡仁各8銭，茯苓3銭を数剤続けて服用させるとすっかり癒えた。文奎はまだ少年であったが，すでに書画に秀で，自ら「字態韶秀，倣王夢楼」と対聯〔対になっためでたい文句〕を書いて私に贈ってくれた。

問い：西洋医学では，胆汁は小腸に分泌されて食べ物を消化し，少なすぎると大便が白っぽくなって食べ物を消化できなくなり，大量に出すぎると緑色の液体を嘔吐して苦い涎が出るし，血分に溢れると黄疸になるとする。今，疸証を論じるのにその説を採用しておられるが，小腸の食物消化を助けるとする説についても信用できるのか？　答え：その説はきわめて理に適っている。小腸は心の腑であるが，胃とつながっていて同じく食物消化の器官でやはり胃の気化に従っているので，胃と同じく土として論じるべきである。五行理論で木はよく土を疏すが，胆汁も木なので小腸の気化を疏通し，これを助けて食べ物を消化する。柴胡は肝胆の薬であるが，《本経》では「腸胃中の飲食積聚を主り，よく推陳致新す」とある。すなわち小腸経絡と心は互いに表裏なので火として論じるべきであるが，木で火を助けるのも五行相生の理である。西洋医学ではまた甜肉汁〔膵液〕と胆汁は同じく小腸に入り小腸の消化を助けるとする。甜肉は膵臓であり，膵臓は脂肪を消化し小腸に入って小腸の脂肪消化を助ける。しかし食べ物は五穀を主とし，五穀はいずれも土に属す。澱粉は穀物の重要な成分で，したがって胆汁は小腸が澱粉を消化するのを助けるのである。

按：最近の西洋医学書では，黄疸を白血病とも名付け，胆汁が血中に溢出する説ばかりとは限らぬようである。また脾疳と名付けるものがあり，中医学の脾に湿熱がある説に変え改めたようである。その治法は塩酸キニーネを毎日1～2g（グラム量については清金解毒湯に詳しい）

を3回に分服させる。キニーネは鶏納霜（加味小柴胡湯の項に詳しい）で，硫酸で製造すると硫酸キニーネといい，塩酸で製造すると塩酸キニーネという。いずれも透表の力があって間歇熱を治すが，塩酸キニーネがやや優れるようである。林擒鉄丁〔リンキンティーチン〕でも治療し，リンキン精液と鉄をアルコールに浸して製造し，補血化滞・清熱解煩する。これら2薬は，外感黄疸治療にはよいが内傷黄疸治療には硝石礬石散がはるかに優れる。

治淋濁方

◆ **理血湯**（りけっとう）

血淋および溺血〔血尿〕，大便下血証で熱によるものを治す。
生山薬1両　生竜骨（細かく搗く）6銭　生牡蛎（細かく搗く）6銭　海螵蛸（細かく搗く）4銭　茜草2銭　生白芍3銭　白頭翁3銭　阿膠（炒さない）3銭
溺血には竜胆草3銭を加える。大便下血には阿膠を去り竜眼肉5銭を加える。

血淋の証は精道から出るものが多い。欲望にまかせ過ぎて調摂を失すると，腎が虚して熱を生じる。欲望が盛んであるのに我慢すると些細なことで相火が動じるが泄するところがないのでやはり熱を生じる。血室（男女いずれにもあり，男は精を化し，女は胞胎をなす）中の血熱が妄動し，腐敗した精と溷合〔汚く一緒くたになる〕して紅や白の糸状ないし塊をなした腐濁物になって排尿時に杜塞し牽引痛を生じる。したがって山薬・阿膠で腎虚を補い，白頭翁で腎熱を清し，茜草・海螵蛸で凝滞を化すと同時に滑脱を固め，竜骨・牡蛎で滑脱を固めると同時に凝滞を化し（4薬の詳解は第8巻の清帯湯にある），白芍で利小便すると同時に滋陰清熱すると，必ず効果がある。本証には，しばしば労思過度で心熱が下降し，忿怒し過ぎて肝火が下移して生じるものがあり，その場合は必ず血が塊をなすことがないが，排尿時に牽引痛がある。これは尿道から出ることがあり，必ずしも精道から出ないが，理血湯を投じるとや

はり効果がある。

　30歳ばかりの男が血淋を患った。排尿時に血塊が杜塞し，力むとようやく尿は出るが痛みが甚だしい。さらに排尿した尿の表面に油がたくさん浮かび，尿瓶の底にはねっとりしたものがこびりついており，血淋に膏淋を兼ねる。それまで35人もの医者に治療を頼み，年余にわたって服薬したが少しも効果がなく，すでにすっかり痩せ衰えていた。そこで私が診察すると脈は弦細，至数はやや数，全身の肌膚が甲錯〔乾いてザラザラしている〕し，足の骨の飛び出たところの肉皮はすべて1寸余りの螺旋状で，触るとひどく痛がった。臥床したまま起き上がれず，すでに半年が過ぎていた。細かく病気の原因を尋ねると，こうなったのは忿怒のあまり誤って水中に墜ちてからで，当時は秋の夜で寒けが甚だしくついにこの証になったという。忿怒の火が外寒に束されて下焦に鬱して散じなかったためであるが，これまでの居住環境も療養に不適切であったと知った。理血湯を創製し，脈弦なので柏子仁（炒して搗く）8銭を方中の山薬に代え，より養肝するようにした。処方がようやく決まると，患者の父親がこれまでに服用した方剤10数枚の処方箋を出し，それらとの違いを質問してきた。私は「細かく見る必要はない。これまでの方と私の方で同じなのは阿膠・白芍のみである」と言い，調べてみるとそのとおりであった。「どうしてそんなことがわかったのか？」と父親が質問するので，「私が用いる方はすべて苦心して考え抜いてあるので，他とは違う」と答えておいた。3剤を服用させると血淋はすぐに癒え，膏淋も少し軽減した。私の創製した膏淋湯（次項にある）に変えて，20数剤を連服させると膏淋も癒えたが，小便は相変らず頻数で痛みがある。詳しく痛みの様子を聞くと，「下腹部が痛んで重く感じることが多く，時に尿意を催し，尿を我慢できない」と言うので気淋を兼ねているとわかった。そこでまた私が創製した気淋湯（後にある）を投じると10剤ですっかり癒え，全身の甲錯，足の螺旋もすっかりなくなった。

　問い：《本経》に柏子仁は「五臓を安んずる」とあるが，肝を治すとあるのをみたことがない。あなただけがよく養肝するというのはなぜ

か？　答え：およそ植物はすべて陽光を好むので樹の梢はみな東南を向くが柏の樹〔ヒノキ科コノテガシワ，日本の柏ではない〕だけは西北を向く。西北は金水の方角である。その実は冬の最中でも萎まず，霜露を十分に浴び，金水の気を豊富に得る。肝臓は木に属し中に相火を包含し，性質がきわめて暴烈で《内経》では「将軍の官」と名付けられ，驕将悍卒をも必ず恩威併用〔飴と鞭で〕してこれを統率制御する。柏子仁は金水の気を裏けているので，水で肝を滋し，金で肝を鎮める。滋して鎮めれば肝木はおのずと養われる。かつて治療した少年は，もともと肝臓に傷損があって左関脈だけが微弱であったが，ある日急に脇下に痛みが始まった。柏子仁1両ばかりを単味で煎じて服用させるとすぐに癒えた。このことからも，柏子仁がよく肝を養うことがわかる。

問い：白頭翁と羌活，独活はいずれも独揺草の名があるが，これは風があっても揺れず，風もないのに揺れるからである。調べると白頭翁は羌活・独活と同じく祛風であるべきだと思うが，なぜ白頭翁だけは理血の効能なのか？　答え：白頭翁は仲春〔陰暦2月〕に地をはうように花をつけ，形状は小さな蓮のようで，花が散ると葉を生じ，数枚の葉が1つの茎につく。茎は非常に硬いが，葉が茎につく葉柄は非常に軟らかい。葉柄が軟らかいので，他の草が揺れない程度の微風が吹いただけで葉が動く。これがいわゆる無風自動である。茎は非常に硬いので強い風が吹いても動きがないが，葉は葉柄が軟らかいために，風に煽られて端に寄り反発力がないので動いていないようにみえる。これが白頭翁を独揺草という理由であり，もとは古人の誤解である。白頭翁は丘陵の日陰に多く生えており，薬性は寒涼，味は苦に渋を兼ね，涼血の中に大いに固脱の力がある。

問い：白頭翁は収渋固脱を兼ね具えるが，《金匱要略》の白頭翁湯が熱痢下重を治すのはなぜか？　答え：白頭翁はその名のように頭頂に白毛を有し，必ず金気を具有する。熱痢下重では，肝火が大腸に下迫するので，金気を借りて盛んな肝木を制すると，肝火が消退して下重〔下腹部が押し下げられるように重く痛む〕は自然に除かれる。唐容川は白頭

翁には全体に白毛があり，白頭翁と命名された意味と符合しないようだし，さらに薬局で売るものとも異なると述べる。しかし本当にこの種のものが別にあれば，具有する金気はいよいよ完璧だろうと思われる。

　阿膠は黒い驢馬の皮を阿井の水で煮つめてつくることは周知のことである。しかし冬至の後に採取した水で煮つめてはじめて方法どおりといえる。阿井は済水の伏流であるが，その水はもともと他の水よりも重く，しかも冬至後に採取したものは平素満水で100斤の容器の重さがさらに2斤増す。したがって，これで膠を煮つめると，沈重下達して肝腎を滋補し血脈を伏蔵する。ただ井中の泉は規模が小さいので，終日採取しても数石採れるに過ぎず，さらに冬至後まで採取を待てば，煮つめることのできる膠はとても世間の需要に応えられない。おまけに自分の目で煮つめるところを確かめなければ，その真贋がわからない。大抵阿井の水で煮つめておれば，時期を問わずすべて本物としてよい。阿膠なら舌で舐めると，きわめて甘淡であまり粘滞ではなく，さらに特別な臭いがなく濁水を澄ませることができる。色は煮つめてから日がたつと暗い黄色になり，日が浅ければ明るい微黄である。黒いものは煮つめたときに黒い色を混ぜたものであるが，これもめったにない。現在薬局で売られている阿膠がもし夏を越していて軟らかくなければ，これを開けて砕き，済南の済水の水で煮つめるとよい。これを用いると本物でなくても効くのは，済水と阿井がもともと一脈だからである。炒用すべきでないのは，おそらく炒すと原汁が涸れ，さらに真贋がわかりにくくなるからである。

　溺血証で無痛ならば，多くは尿道からの出血であるが，時として精道から出るものがある。大抵心から小腸に熱が移ると尿道から出血し，肝から血室に熱が移ると精道から出血する。方中に生地黄を加えると，心経の熱を瀉す。肝から血室に熱が移れば竜胆草を加えてもよい。

　按：溺血証では熱によるものが多いが，時として寒によるものがありそれに本方を用いてはならない。急に溺血になり，脈が微弱で遅，下焦に強い冷えを訴える30歳余りの男を治したことがある。中気虚弱で摂

血できず，また同時に命門相火が衰微して吸摂の力が乏しいので腎臓が封固できなくなり血が小便から出るとわかった。四君子湯加熟地黄・烏附子を投じ，20余剤連服させるとようやく癒えた。また涼でも熱でもなく，ただ脾虚で統血できずに溺血になるものがある。方書でいうところの「便溺に失する」ものは，太陰の不昇である。やはり四君子湯を用い竜骨・牡蛎を佐とすべきである。

　大便下血は大抵が腸中の静脈あるいは動脈破裂による。方中の竜骨・牡蛎は収渋の性質で破裂した部位を補い，また阿膠を除いて大腸が滑瀉するのを防ぐ。竜眼肉を加えるのは，本証は脾虚不統血によることがよくあるので竜眼肉で補脾する。虚が甚だしければ，白朮を大量に用いるべきで，あるいはさらに人参・黄耆で佐ける。虚かつ下陥もあれば，同時に柴胡・升麻を佐とすべきである。虚かつ涼があれば，同時に乾姜・附子を佐とし芍薬・白頭翁を減去すべきである。1カ月以上大便下血が続き，何度服薬しても効かない若い女性がいた。私が診察して，理血湯去阿膠，加竜眼肉5銭で治療したが，僻地であったので薬局に白頭翁がなかった。とりあえず1剤を服用させると病はやや癒えたようであったが，翌日他の薬局で処方どおりに薬を購入して服用するとすぐに癒えた。白頭翁の効果は素晴らしい。

◆ 膏淋湯（こうりんとう）

膏淋を治す。
生山薬1両　生芡実6銭　生竜骨（細かく搗く）6銭　生牡蛎（細かく搗く）6銭　生地黄（片に切る）6銭　党参3銭　生白芍3銭

　膏淋証は，小便が汚く濁りさらに稠粘になって排尿時に淋渋して痛む。本証は腎が虧損してひそかに生じた内熱による。腎が虧損すると蟄蔵不固になり精気が滑脱しやすい。内熱がひそかに生じると膀胱が薫蒸され，小便が清澄にならない。これが続くと，三焦の気化による昇降の

機序が滞り，ついに排尿時に牽引痛を生じ，尿が混濁して粘稠になる。したがって山薬・芡実でその虚を補うと同時に収摂し，竜骨・牡蛎でその脱を固めると同時に滞を化す（理由は清帯湯に詳しい）。地黄・白芍で清熱利便する。潞党参は気化を総合的に高めて幹旋する。尿に混濁があっても粘稠でなければ，これはただ尿道から出ているだけなので，この方を用いるときには竜骨・牡蛎を半減すべきである。

◆ **気淋湯**（きりんとう）

気淋を治す。

生黄耆5銭　知母4銭　生白芍3銭　柴胡2銭　生乳香1銭　生没薬1銭

気淋証は常に沈み込むような痛みが下腹部にあり，小便頻数・淋渋疼痛がある。下焦にもともと虚があって内熱が蘊しており，上焦の気化も下陥して鬱熱を生じると，虚熱と湿熱が互いに太陽の府〔膀胱〕に結して，昇降流通の機が滞って気淋証になる。したがって昇補気化の薬を主にし滋陰利便流通気化の薬で佐ける。

◆ **労淋湯**（ろうりんとう）

労淋を治す。

生山薬1両　生芡実3銭　知母3銭　真阿膠（炒を用いず）3銭　生白芍3銭

労淋証は過労から生じる。過度の肉体疲労・過度の精神疲労・過度の房労はいずれもひそかに内熱を生じ真陰が耗散する。陰が不足し熱が熾（さか）んになって，膀胱を薫蒸し，長引くと淋になり，排尿を少しも我慢できなくなり，排尿後も残尿感があって常に痛みがある。したがって滋補

真陰の薬を主にし，少し補気薬で佐け，さらに少し利小便薬を加えて嚮導する。しかし肉体疲労によるものは容易に治るが，精神疲労によるものは難治で，房労によるものは最も難治である。また，限りなく欲望にかりたてられて，相火が暗動するが泄するところがなく，長期に積して淋になるものがある。黄柏・知母で涼腎し，沢瀉・滑石で瀉腎すべきで，淋はおのずと癒える。

　問い：以上の治淋4方中の3方では君薬が山薬だが，山薬の薬性は淋証と最も相性がよいのか？　答え：陰虚の小便不利は，山薬を服せば小便が利する。気虚の小便不摂は，山薬を服せば小便を我慢できる。山薬は滋陰の良薬であり，固腎の良薬でもあるので，淋証の淋渋頻数治療には最も優れた妙品である。さらに証によって他薬を加えてこれを輔佐すれば必ず効果をあげる。

◆ 砂淋丸（さりんがん）

砂淋（石淋ともいう）を治す。
生鶏内金（鶏・鴨いずれも砂袋があるが，鶏の黄色い砂袋がよい。砂石を除く）1両　生黄耆8銭　知母8銭　生白芍6銭　硼砂6銭　朴硝5銭　硝石5銭
合わせて細かく挽いて，煉蜜で桐子大の丸にし，1日2回食前に白湯で3銭を送服する。

　石淋証は三焦気化の瘀滞が原因となり，あるいはまた過度の精神疲労・肉体疲労・房労によって膀胱にひそかに内熱を生じ，内熱と瘀滞が煎熬して，長引くと結して砂石となり尿道を杜塞して非常に痛む。結したものが小さければ薬で化すことができるが，桃や杏の核以上に大きくなれば容易に化すことができないので，西洋医学の手術法を用いなければならない。これは生命に関係するので，手術には危険が伴うが，危険でも確実な方法をとるべきである。

鶏内金は鶏の脾胃で本来砂石を消化する。硼砂は金銀銅の溶接剤に用い，薬性が五金を柔らげ，魚骨が咽に刺さったのを治すので，やはり硬いものを消去する。朴硝は《本経》で「よく七十二種石を化す」とあり，硝石は《本経》に載っていないが，《名医別録》にやはり「よく七十二種石を化す」と記載がある。この2つは性味が互いに近く，古くはもともと分けず朴硝条中に包括していたと思われる。陶隠居〔《名医別録》の撰者・陶弘景は華陽隠居と号した〕に至って始めてこれを分けたが，その石を化す力は同じである。しかし諸薬すべてが消破の品であると元気を傷る恐れがあるので，黄耆を加えて気分を補助する。気分が壮旺になれば，ますます薬力を運化する。なお熱性の黄耆が淋証によくない恐れがあるので，さらに知母・芍薬を加えて解熱滋陰するが，さらに芍薬は諸薬の力を引いて膀胱に至らせる。

西洋では硫黄9・朴硝1の割合で黄強水を生成し，また黄強水と朴硝を等分に合わせて硝強水とする。黄強水と硝強水はいずれも石質のものを化す。この理屈からすると，方中の黄耆を去って生硫黄4銭を加え朴硝と化合させ，さらに生石膏1両半を加えて硫黄の熱を解せば，効果はさらに即効的になるはずである。

酢の性質は硬いものを化し，鶏や鴨の卵殻をしばらく酢に浸せば消化する。食べ物を酢で調理することが多いのも石淋の予防方法であると考えてよい。石淋を患うものは酢を多食してもよい。化学理論から，カルシウム1分・炭素1分・酸素3分が化合すると石〔炭酸カルシウム〕になる。カルシウムは石灰であり，水中には石灰の原物質がある，沸かした湯の中の白い屑がそれである。この考えから推論すると，水が膀胱に入って身体の酸素・炭素と混合してちょうど化合する割合になれば石淋になり得る。人は少しの間も無酸素ではいられないが，炭酸ガスはなくてもいける。本証の予防には炭酸ガスを除くことが最も重要な策である。

按：酸素と炭素が混合すると，その性質は必ず熱になる。方書では本証は膀胱蓄熱によって小便が煎熬されて生じるというが，そのとおりである。

又：本証には救急法がある。石が杜塞して通じなくなったときは，仰臥位になって排尿すれば通じる。もしそれでも通じなければ，側臥位になったり，立ったり，逆立ちしたりして，手でそこを押さえて石を杜塞した部位からはずせばすぐに通じる。

　《夷堅志》〔南宋・洪邁編纂による怪奇小説集〕には「唐与正は意で病を治すことができた。呉巡検は病んで排尿ができなくなり，横臥するとわずかに通じたが，立つと1滴もでなくなり，あらゆる通薬を用いても効果がなかった。唐が尋ねると平素自分でつくった黒錫丹〔《太平恵民和剤局方》沈香・炮附子・胡蘆巴・陽起石・炒茴香・補骨脂・肉豆蔲・川棟子・木香・肉桂・黒錫・硫黄〕を常服しているという。そこで悟って「これは必ずや結砂時に硫黄が飛散し，鉛質が化さず，鉛砂が膀胱に入ったのである。横臥すると重みで側に移動するので排尿できるが，立つとちょうど尿道を塞いで通じなくなる」と言った。金液丹（硫黄でつくる）300粒を10回に分けて瞿麦湯で送下させた。鉛は硫黄を得て化し，水道はついに通じた」とある。

　按：これはまれな証であるが，尿道を杜塞する点が石淋と似ているので参考のために附記した。

◆ **寒淋湯**（かんりんとう）

寒淋を治す。
生山薬1両　小茴香（炒して搗く）2銭　当帰3銭　生白芍2銭
椒目（炒して搗く）2銭

　以上に論じた五淋の病因は同一ではないが証にいずれも熱を兼ねる。この他に，寒熱凝滞し，寒が多く熱が少ない淋がある。この証では熱いスープを飲みたがり，暖かい場所に坐りたがり，常に尿意があり，排尿後ますます痛みが誘発される。寒淋湯を用いるとおのずと癒える。

◆ 秘真丸(ひしんがん)

諸淋証の治癒後，淋が長引いたために気化不固となり遺精白濁するものを治す。

五倍子（虫糞をきれいに除く）1両　粉甘草8銭。

以上2味を合わせて細かく挽き毎回1銭ずつ，竹葉の煎湯で送下し，1日に2回服用する。

◆ 毒淋湯(どくりんとう)

花柳毒淋で疼痛が激しく，白濁した分泌物や，溺血があるものを治す。

金銀花6銭　海金沙3銭　石葦2銭　牛蒡子（炒して搗く）2銭　甘草梢2銭　生白芍3銭　三七（細かく搗く）2銭　鴨蛋子(おうたんし)（皮を去る）30粒

上の8味のうち三七末・鴨蛋子仁をまず白湯で送服し，さらに残りの薬を煎じた湯を服用する（鴨蛋子は鴉胆子(あたんし)とも呼ばれ，詳解は痢疾門の䜌理湯(しょうりとう)にある）。本証で同時に風を受けたものには，防風2〜3銭を加える。数剤服用後に痛みが軽減したが白濁が残りあるいはさらに遺精があれば，三七・鴨蛋子を去り，生竜骨・生牡蛎各5銭を加える。

今の人は毒淋治療にしばしば猛悍な西洋薬を用いて淋証の毒菌を除くが，中薬でもこれらの毒菌を除けるし，さらに方中の鴨蛋子のように西洋薬より勝れたものがあるのを知らない。鴨蛋子は味がきわめて苦く，また化瘀解毒清熱に働き，毒菌を除く力はすべて鴨蛋子にある。また解毒化腐生肌する三七でこれを佐け，通常の治淋薬中に加えるので，この種の毒淋治療には西洋薬よりも勝るのである。

> ◆ **清毒二仙丹**
> せいどくにせんたん
>
> 　花柳毒淋の初期・慢性を問わず，およそ熱があるものに服用させるとすべて効果がある。
>
> 　丈菊子（搗きつぶす）1両　鴉胆子40粒（皮を去る。仁が砕けたものは使わない。服用時は丸ごと飲み込む）
>
> 　上の2味のうち丈菊子を茶碗1杯に煎じた湯で鴉胆子仁を送服する。

　丈菊は俗に向日葵といい花は催生に働き，実は淋を治す（詳しくは大順湯の項にあり）。隣村の一少年がこの証を患い排尿時に膏淋と血液が混じって疼痛がひどかった。この方を教えると数回ですっかり癒えた。

> ◆ **鮮小薊根湯**
> せんしょうけいこんとう
>
> 　花柳毒淋に血淋を兼ねるものを治す。
>
> 　鮮小薊根（よく洗って細かく切り刻む）1両
>
> 　上の1味を水で3～4回沸騰させて煎じ，上澄みを大碗1杯に取ってこれを飲む。このようにして1日3回飲むのがよい。薬性が涼であることを恐れるなら1回に6～7銭を用いてもよい。

　本証を患って，尿には血と尿が混じり合い，血は糸状や塊状をなし時に脂膜があり，非常に強い疼痛があるうえに甚だしい腥臭をはなつ少年を治したことがある。医者の治療を何度受けても効果がなかったが，この方を授けると連服5日で全治した。

　小薊の形状は三鮮飲のところで述べた。三鮮飲では吐血に用い，ここでは毒淋中の血淋に用いていずれもきわめて効果的であるが，じつは小薊の効果はこれにとどまらない。15～16歳の子供が項の下に大きな栗の実大ほどもある数個のおできができた。皮膚の色は変わりがなかった

が発熱して痛みがあったので，陽証と判断して鮮小薊根湯を濃く煎じて頻回に服用させると数日ですっかり消えた。血中の熱毒をよく消し，また化瘀開結するので，このような効果を現す。

> ### ◆ 朱砂骨湃波丸 (しゅしゃこつはいはがん)
>
> 花柳毒淋が長期に癒えないものを治す。
>
> 骨湃波 10g　朱砂（粉末）3 銭
> 骨湃波(こつはいは)と朱砂を混ぜ，さらに煮た小麦粉と適宜混ぜ合わせて，90丸の丸剤になるようにつくる。丸ができたら，さらに大きな盆を用意して盆中に小麦粉をいっぱいに敷つめ丸薬を盆中に置いて盆を揺り動かす。表面を小麦粉で覆って骨湃波の油質が表にしみ出ないようにして晒し干ししやすくするのである。毎日9丸を3回に分服する。

　骨湃波は南アメリカ熱帯地方原産の決明科の樹中樹脂である。西洋では油脂の類をバルサムといい，これを骨湃波バルサム〔copaiba balsam〕とも呼ぶ。薬性は最もよく淋を治し，なかでも毒淋に最も効果がある。丁仲祜(ていちゅうこ)は古今の治淋薬の筆頭であるという。ただ薬性が熱に近いので，淋証初期で挟熱の時期にはよくないようである。涼性で解毒する朱砂で済(たす)けるといずれにも用いることができる。この方は私が何度も用いて常に効果を得ており，長期間癒えない毒淋治療には最も効果がある。

　按：朱砂は水銀・硫黄の化合物である。この2つの物質にはいずれも殺菌作用がある。化合して朱砂になると強力に腐敗を防ぎ炎症を除いて，解毒生肌する。さらに色が赤く心に入るので，心経の熱を解す。《内経》は「諸痛瘡痒，皆心に属す」という。心中の熱が軽減すれば，淋証の尿道痛あるいは同時に腐爛した瘡瘍があっても自然に軽減する。

　西洋医学に淋治療の常用方がある。白檀香油2g・烏羅透品1g・ザロール1gを混ぜて20粒になるように丸をつくり，毎服2粒を1日3回服用すると非常に効果がある。

按：白檀香油は前印度〔インドシナ？〕および印度諸島〔インドネシア？〕原産の白檀香木心を蒸留した揮発油で，色は黄，質は稠厚で水には溶けにくいが，高濃度の酒精には容易に溶ける。香気は特異で，浸透性があり，長期に残存する。希釈すると薔薇に似た芳香があり，味は苛烈でやや苦，治淋の重要薬物である。しかし薬性が降下でかつ消化に有害なので，慢性の淋疾に対しては効果がないようである。用いるときは，20滴に少し薄荷油を加え1日3回に分服する。烏羅透品〔発音はwu・luo・tou・pin，詳細不明〕は何にもとづく薬か不詳である。ザロールは痢疾門に附載した西洋薬中に解説した。

　丁仲祜は「ドイツでは山推〔発音はshan・tui，何を意味するか不明〕を製造しており，よく五淋白濁を治し，同時に開胃益神，固精健体し厳密な試験をして非常に効果がある。用量は毎回2粒を1日3回である。また，淋証初期には忍びがたい刺痛に続いて白濁尿があるが，英国ロンドンの大薬工場で製造している檀香五淋白濁丸を服用すればこの白濁した微生物を排出し，数日ですぐに小便が通暢するのを覚え，淋濁はおのずと止まるという。用量ははじめ1時間ごとに1粒を3日間服用し，以後は毎回1〜3粒を1日3回だけ服用する」という。

　按：西洋の治淋薬は，すべて一括して五淋を治すという。よく調べると西洋薬は毒淋治療に効くだけであり，毒淋はもともと五淋には含まれていない。そこで毒淋を治療すると効果がないこともよくある。たとえば毒淋に血淋を兼ねるものは，西洋薬だけでは効かないことが多く，鴨蛋子・三七・鮮小薊根を併用すると効果がある。淋が長引いて滑脱が甚だしいものも，必ず中薬を併用すべきである。以前に毒淋を患い，各種西洋薬を2カ月余り服用し，淋はすでに痛まなくなり白濁も大いに軽減したが，薬を2日間服用しなかったので白濁がまた再発した男を治したことがある。私が膏淋湯で秘真丹を送服させると2回で癒えた。

◆ 澄化湯（ちょうかとう）

　小便頻数・遺精白濁あるいは同時に疼渋〔痛み出渋る〕して脈が弦数無力であったり，咳嗽したり，自汗したり，陰虚で熱が出たりするものを治す。

　　生山薬1両　生竜骨（細かく搗く）6銭　牡蛎（細かく搗く）6銭　牛蒡子（炒して搗く）3銭　生白芍4銭　粉甘草1.5銭　生車前子（布で包む）3銭

◆ 清腎湯（せいじんとう）

　小便頻数疼渋し，遺精白濁し，脈が洪滑有力で確かに実熱があるものを治す。

　　知母4銭　黄柏4銭　生竜骨（細かく搗く）4銭　生牡蛎（炒して搗く）3銭　海螵蛸（細かく搗く）3銭　茜草2銭　生白芍4銭　生山薬4銭　沢瀉1.5銭

　問い：竜骨・牡蛎は収渋の品であるが，あなたは血淋治療に創製した理血湯中にこれを用い，前方〔澄化湯〕では小便頻数あるいは同時に淋渋があるものに用いているが，本方では小便頻数疼渋にもこれを用いている。収渋の性質が疼渋に有害である恐れはないのか？　答え：竜骨・牡蛎は正気を斂して邪気を斂しない。およそ心気耗散・肺気息賁・肝気浮越・腎気滑脱に用いるとすべて捷効がある。つまり証に瘀を兼ねたり，疼痛を兼ねたりあるいは外感を兼ねる場合に，思い切ってこれを用いても何ら妨げになる害はない。私が創製した補絡補管湯・理鬱昇陥湯・従竜湯・清帯湯の諸方中にこのことを詳細に論及したので参考にされたい。

　70歳余りの老人が，遺精白濁・小便頻数があり，かすかに疼渋を覚えた。診察すると六脈平和で両尺重按有力なので，高齢ではあるが腎経に確かに実熱があるとわかった。清腎湯を投じると5剤ですっかり癒えた。

30歳ばかりの男が遺精白濁し，排尿時刃物で切られるように痛み，非常に渋り頻尿があった。脈は滑有力で実熱証とわかった。年が若いので花柳毒淋を兼ねていると疑って，すぐに清腎湯に没薬（油を除かない）3銭・鴉胆子（皮を除く）30粒（薬汁で送服する）を加えて投じると，数剤で癒えた。

> ◆ 舒和湯（じょわとう）
>
> 　風寒を受けたことによる小便遺精白濁を治し，脈は弦長で左脈に最も顕著である。
> 　桂枝尖4銭　生黄耆3銭　続断3銭　桑寄生3銭　知母3銭
> 　この湯を数剤服用しても病がまだ完全に癒えなければ，桂枝を去って竜骨・牡蛎（いずれも煅かない）各6銭を加える。

　30歳余りの東海〔東シナ海〕の漁師が非常に激しい風が肝脈に入って遺精白濁になった。10日の間に非常に衰憊したためにすっかりおびえて，遠方から治療を求めてきた。脈は左右いずれも弦で，左は弦に長を兼ねる。弦長は肝木が盛んであるしるしである。木と風は同類であり，いずれの臓腑が風を受けても，その風はすべて肝木と相応じる。《内経》陰陽応象大論にある「風気は肝に通ず」はこのことである。脈がこのような象を現すのは，肝が風に助長され盛んな形状が倍加して和を失したためである。病人は自ら「房事の後に小便をして風にあたり，それから睾丸が少し腫れてついにこの証になった」と言ったが，これこそ風である明確な証拠である。房事の後は，腎の経絡が虚して閉じないので，風気が虚に乗じて襲入すると腎を鼓動して蟄蔵できなくし（《内経》に「腎は蟄蔵を主る」とある），腎のために気を行らす肝木も風と相応じて鼓動を助長するので疏泄が多大になって（《内経》に「肝は疏泄を主る」とある），病がこのように激しくなるのである。本湯を創製したのは，弦長の脈を舒和に変えるためであり，1剤服用すると軽減し数剤後

にはついに全治した。以後こうした症状で脈象が同じなら本湯を投じて効果がなかったことはない。

【前三期合編第3巻】

治痢方

> ◆ 化滯湯（かたいとう）
>
> 　赤白〔膿血〕の下痢で，腹痛・裏急後重する初期のものを治する。服薬しても病が全治しなければ，次の燮理湯方を引き続き服用する。
> 　生白芍1両　当帰5銭　山楂子6銭　萊菔子（炒して搗く）5銭　甘草2銭　生姜2銭
> 　身体壮実なら大黄・芒硝各3銭を加えて下してもよい。

> ◆ 燮理湯（しょうりとう）〔燮理：和らげ治める。調和させる〕
>
> 　化滯湯を服しても完治しない下痢を治す。下痢が数日続けば，ただちにこの湯を服してよい。また噤口痢〔下痢して飲食できない〕を治す。
> 　生山薬8銭　金銀花5銭　生白芍6銭　牛蒡子（炒して搗く）2銭　甘草2銭　黄連1.5銭　肉桂（粗皮を去り，煎薬を数十回沸騰させてから入れる）1.5銭
> 　単赤痢には生地楡2銭を加える。単白痢には生姜2銭を加える。血痢には鴨蛋子20粒（皮を去る）を加え，薬汁で服用する。

　古くは痢証を滯下と称した。いわゆる滯下では下焦に寒火が凝結しており，瘀滯すると膿血になり留滯して下さないが，寒火が交戦する勢いで膿血が逼迫されると下すことになる。したがって方中の黄連で火を，

肉桂で寒を治し，2薬を等分に併用して陰陽を迅速に調和する。白芍は陰陽を調和する妙薬で，《傷寒論》諸方中でも腹痛には必ず白芍を甘草とともに加える。痢証で噤口し食べられない場合は，必ず胆火が逆して胃口を衝き，裏急後重する場合は，必ず胆火が大腸を下迫するので，白芍で肝胆の火を瀉すと治る。肝は蔵血を主るので，肝胆の火が戢(おさ)まれば，膿血はおのずと斂(おさ)まる。山薬を用いるのは，滞下が長引くと必ず陰分が虧損するので，液成分が多い山薬で臓腑の真陰を滋し，さらに滞下が慢性化すると気化不固になるので，収渋の山薬で下焦の気化をも固めるのである。また白芍で利小便し，凝結した寒火を小便から瀉す。牛蒡子は大便を通じ凝結した寒火を大便から瀉す。金銀花と甘草を同用すると，熱毒を解し腸中の潰瘍糜爛を防止する。単白痢では病位が気分にあるので生姜を加えて気を行らす。単赤痢では病位が血分にあるので生地楡を加えて涼血する。多量の鮮血を帯びる痢は血分に最も熱があるので，鴨蛋子を加えて大いに血分の熱を清する。私が本方を創製して以来，毎年痢疾患者は数知れないが，劇症でもこれを数剤連服すれば必ず効く。

　痢証の多くは先行する積熱に起因し，その後さらに涼を感受して発症する。冷たい飲食をし過ぎたり，寒冷な場所で寝たりすると，熱が涼に逼迫されて逆に発散しなくなる。日をへて長びくと，次第に有熱無涼に至り，ちょうど傷寒病が熱病に転じたようになる。本方は黄連・肉桂を等分に併用するが，肉桂の熱は黄連の寒に匹敵するほどではない。まして大量の芍薬を黄連の佐使として用いており，燮理陰陽の剤とはいうが，じつは清火の剤である。

　問い：この湯で治療する痢は，発症後数日であったり，あるいは化滞湯を服用後であるが，この時点では痢邪がまだ盛んなので，いきなり大量の山薬で補うとただ邪を留める弊害を生じるだけにならないか？　答え：山薬は補力に富むが薬性が遅鈍で，薬性が迅速な人参や黄耆とは異なる。この方中では諸薬と同服するが，必ず諸薬の涼・熱・通・利の作用によって痢邪がほとんど消融し尽くした後に，その補性を発揮しおもむろに諸薬を培養するので邪が去れば正が回復している。したがって完

全の策であり邪を留めることにはならない。さらに山薬と芍薬を併用すると，大いに上焦の虚熱を瀉し，痢に伴う噤口には最適である。そこで私が蠻理湯を虚がある痢や高齢者の痢に用いる場合は，山薬を1両〜1両強用いることが多い。

　問い：多く方書に地楡を炒炭にして用いるのは，黒がよく紅に勝り，血の妄行を制すからである。この方では単赤痢の治療に加える地楡をなぜ生用するのか？　答え：地楡は薬性が涼かつ渋なので涼血と同時に止血に働く。炒用するとこの効果を失うので，赤痢治療には必ず生地楡を加える。かつ赤痢で激しい証には腸中の潰瘍糜爛によるものがある。林屋山人〔清代の医家・王惟徳〕は湯火傷・皮膚潰瘍糜爛の治療に，生地楡末と香油〔ごま油〕を塗布して顕著な効果をあげた。生地楡が外用治療では熱による潰瘍糜爛を治すことから，内服にも効くことはわかる。鴨蛋子は鴉胆子とも称し，苦参の種子で，血痢治療のみでなく諸々の痢証すべてに用いてよい。純粋の白痢にも効果があり，噤口痢や烟後痢〔阿片中毒の痢〕治療に劇的に効くことが多く，熱による大小便の下血も併せて治する。方法は鴨蛋子（皮を去る）を単用し，充実したもの50〜60粒を選んで白砂糖を溶かした水で日に2回服用すればよく，大いに奇効がある。涼による下血には温補薬を併用すればよい。薬性は，血熱を清するが寒涼ではなく，瘀滞を化すが開破には働かず，袪邪と同時に補正の効能を有し，まことに良薬といえる。薬局では鴨蛋子の皮を去って，益元散〔滑石6両・甘草1両・朱砂3銭を細末にする〕でこれを包んだものを二便の下血治療に神効ありとし，菩提丹と称してその神霊の効を讃えている。

　50歳余りの阿片常用者の男が，ひどい霍乱〔激しい下痢〕で急に心中が痛んで悪心嘔吐をした。下痢は膿と血が半々であり，病人の家族は霍乱の暴証に相違ないと考えて非常に恐怖した。脈を診ると少しも閉塞の象はなく，ただ弦数無力で左の関脈がやや実である。私は「これは霍乱ではない。下焦で寒火が交戦しているために腹中が痛んで下痢膿血になり，上焦に虚熱が壅迫しているために悪心嘔吐しているだけで，実際

は痢証の激しいものである」と説明した。そして白芍6銭，竹筎・清半夏各3銭，甘草・生姜各2銭を投じると，1剤で嘔吐はすぐに癒えて腹痛も軽減したが，痢だけは癒えず食欲もないので，鴨蛋子50粒を単用して1日に2回続けさせると症状は消失した。このように，鴨蛋子の効用は下焦だけではなく上焦の虚熱に用いても優れるので，噤口痢を治療しても捷効したのである。

　もともと虚弱であるうえに阿片を吸っていた48歳の男は，季秋〔陰暦9月〕に溏瀉が止まらなくなった。1昼夜8〜9回瀉し紅色を帯び，心中怔忡して飲食できず，連日温補薬を服用したが少しも効かない。請われて診ると，脈は左右とも微弱で尺脈に最も甚だしく，下焦の虚寒であるとわかった。便は紅色を帯び，さらに従前の温補薬も効かないことから，まず鴨蛋子40粒を服用させると瀉は半ば癒え，紅色もやや減じて食欲が出た。ついで温補下焦薬の煎湯で鴨蛋子30粒を送服し，その後10粒まで漸減すると10剤で全治した。本証は下焦虚寒であり便は紅色を帯びるがじつは痢証を兼ねるので，鴨蛋子のみで溏瀉が半減した。また鴨蛋子は清熱化瘀に働くが寒涼開破の弊害がないことをここでも証明しており，まことに良薬である。

　滄州出身の友人である滕玉可は壬寅〔1902年〕の歳，隣村に教えにきて中秋〔陰暦8月15日の節句〕に大量の鮮血を混じた赤痢を下し，医者が20日間治療しても癒えなかった。村を出ていた私がおりよく帰郷したところに，診察を求めて来訪した。脈は洪実で純粋な熱痢と知り，「これは簡単に治るよ。苦参子を100粒余り買ってきて，皮を除いて2回に分けて服用すればすぐによくなる」と言った。翌日，私はまた出かけて20日余り後にようやく帰郷すると，再びやってきて「近隣の薬局はそこらじゅう尋ねたがどこにも苦参子がない。その後症状がますます激しくなったので，人を敝州まで遣って取って来させ，法のように2回服用すると案の定治癒し，効き目は神効であった」と言う。私は「前回は私の不注意で説明が行き届かなかった。苦参子とは鴨蛋子のことで，どこの薬局にもあるのに知識が非常にお粗末なので苦参の結実した種子

であることを知らないのである〔苦参はマメ科，苦参子はニガキ科で原植物が異なる〕」と言った。玉可は病が癒えたことを非常に喜んで，ついには「一粒苦参一粒金，天生瑞草起痾沈，従今覚得活人薬，九転神丹何用尋」と記念の詩までつくった。後に玉可が故郷に帰ると，ちょうど奉天から重い病で帰ってきた親戚のものがいて，大便下血が1年以上続いて全身が腫れてあらゆる薬が効かなかった。玉可がこの方を伝授して法の如く服用させると，3回で全治した。

按：鴨蛋子は味が非常に苦く，服用時に噛み潰すと咽を通らない。そこで皮を除くときに傷つけた場合も服用すべきではない。服用後ゆっくり飲み込むと悪心嘔吐する恐れがある。したがって，方書では用いる場合は竜眼肉で鴉胆子を包むことが多く，1個の竜眼肉で7粒を包んで七七の数を1剤とし，大衍の用数（《易》繋辞上伝では大衍の数〔天地の働きを敷衍し演繹する数〕は五十，その用は四十九である〔筮法では筮竹50本のうち1本だけは用いないので49本である〕）を象る。しかし病が重く身体が丈夫なものは，もっと多服してもよく，通常八八の粒を1剤とするが必ずしもこれに拘泥することはない。

按：鴉胆子を皮ごと細かく搗いて酢で調えて疔毒に外用すると非常に効果的で瞬時に痛みが止まる。その仁を搗いて泥状にし，痣にちょっとつけてもよい。私の創製した毒淋湯もこれを重用し花柳毒淋の治療をする。鴉胆子の化瘀解毒の力はこのように強力なので痢治療に奇効がある。

◆ 解毒生化丹

痢が慢性化し鬱熱して毒を生じ，腸中腐爛し，常に切るように痛み，後重し，下したものの多くが爛炙に似，腐敗臭を有するものを治す。

金銀花1両　生白芍6銭　粉甘草3銭　三七（細かく搗く）2銭
鴉蛋子（皮を去り，充実したものを選ぶ）60粒

以上の薬のうちまず三七・鴨蛋子を白砂糖水で送服する。ついで

それ以外の薬を煎服する。重病の場合は1日2剤を服用しなければ効果がない。

按：この証は最重症の痢である。初期でまだ気血の虧損がなければ，私が創製した化滞湯を用いるか，これに大黄・朴硝を加えて下すとすぐに癒える。全治しない場合は，ついで燮理湯を数剤服用すれば全治させ得る。治療に失敗して遷延し長期にわたり気血いずれも虧損し，次第に腸中腐爛し，生機〔生気，生命力〕が日ごとに減じ下したものの色も臭いもすべて腐敗したようになれば，化滞湯・燮理湯では治せない。本方の重点は化腐生肌にあり，腸中の腐爛を救うので奇効を得る。

52歳の男が大いに怒ったために中焦に鬱熱をきたし，さらに冷たい部屋で寝たので内熱が外感のために収束して，いよいよ鬱して散じなくなって大便下血をきたした。調治を頼んだ医者は冷たい部屋で寒邪を得たための脾寒下陥であるといい，人参・黄耆の温補薬を投じ，さらに升麻を加えて昇提した。2剤を服薬すると症状はますます悪化し，腹中が切られるように痛み，常に後重感があり，便中には焼け爛れたようなものが多くなった。さらに他医に頼むと，また下元虚寒であるとして八味地黄丸を投じたが，湯にしてこれを服すると症状はいっそう悪化した。そこで私が診察すると，脈は数有力で両尺に顕著で，腸中に鬱した熱毒による腸中腐爛であることが確実なので，本方を与えると2剤で癒えた。

阿片常用者の50歳ばかりの婦人が，さらに悩みと怒りのあまり，はじめ血性の痢を患い幾度となく渋り腹の下痢をした。不適切な治療で，次第に腐敗した血液を混じ，時折焼け爛れたようなものを含むようになり，悪心で食欲がなく両下腹部が切るように痛んだ。脈は洪数で純粋な熱象である。同じくこの湯に知母・白頭翁各4銭を加えて治療し，その日の渣を煎じて，別に鴨蛋子60粒と三七2銭を送服した。毎日このようにして2回服薬させると2日で全治した。

◆ 天水滌腸湯
【てんすいじょうちょうとう】

慢性の下痢が癒えず，腸中が次第に腐爛して常に切られるような痛みがあり，病が長期化したために身体が羸弱するものを治する。

生山薬1両　滑石1両　生白芍6銭　潞党参3銭　白頭翁3銭
粉甘草2銭

　61歳の老婆が，中秋に赤白の下痢をし，内服薬で治ったかと思うとすぐに再発し，何回か繰り返して遷延し2カ月たった。両下腹部が切られるように痛むので自分で寒涼を疑い，焼き煉瓦で熨〔ひのし〕をした。最初に熨をするとやや軽減したように感じたので証に合っていると考え，毎日熨をすると腹中の痛みがますます激しくなった。昼夜呻吟し，噤口〔口を閉じる〕して食べず，下痢便には血水が入り混じり腐敗色であった。脈は至数がやや数で，洪実有力ではないが寒涼の象はない。舌上には厚い黄苔がある。病人が「下焦がひどく冷えるので，熱薬で温めてもらえば痛みが癒えるはずだ」と自分で言うので，「はじめの両下腹部の切られるような痛みは，腹中が腐爛寸前だったからで，今熱した煉瓦で熨をすると痛みがますます激しくなったのは，敗血淋漓の状態になり腸中が真に腐爛したからである。さらに熱薬を投じるのは，火に油を注ぐようなものである」と言うと，病人も悟ったようなので，この方をつくった。劉河間の天水散（六一散）〔金・劉完素の《黄帝素問宣明論方》にある。滑石6両，炙甘草1両を細末にして毎服3銭〕は本来熱痢の妙薬なので，この方中には滑石・甘草を重用し天水滌腸湯と名付けた。4剤を連服すると痛みが止まり，痢も癒えてきたので，滑石を4銭に減去し赤石脂4銭を加えてさらに数剤を服用させると病は十中八九癒えた。上焦の気がわずかに不順であったので，細かく千切りにした鮮藕〔新鮮なレンコン〕4両をスープにして頻繁に飲ませると数日で癒えた。

　按：この証は痢のなかでもきわめて重篤な証である。方中の人参は，慢性の下痢で身体が虚しており，下すものも腐敗したものが多いので滋

陰清火解毒薬中に特に人参を加えてその生機を助けるのである。さらに潞産の党参は薬性が平で熱でないので痢証には最もよい。

按：この証にこれを服用して効かなければ，解毒生化丹の三七・鴨蛋子・金銀花を斟酌して加えるとよいし，生地楡を加えてもよい。試みに生地楡末を香油〔胡麻油〕で調合して，熱湯や火傷に塗ると神効があるのをみると，生地楡が腸中の熱による腐爛を治すことが理解できる。

◆ 通変白頭翁湯（つうへんはくとうおうとう）

熱痢の下重腹痛，および阿片常用のものが痢を患った場合を治す。
生山薬1両　白頭翁4銭　秦皮3銭　生地楡3銭　生白芍4銭
甘草2銭　三七（細かく挽く）3銭　鴨蛋子（皮を去り充実したものを選ぶ）60粒

以上の8味のうち，まず三七・鴨蛋子の半分を白蔗糖水で送服し，さらにそれ以外の薬を煎じて服用する。間隔を1時間半あけるのがよい。残りの半分を煎じ渣を再煎し同じように服用する。

《傷寒論》には厥陰熱痢下重するものの治療に白頭翁湯があり，白頭翁を主薬とし秦皮・黄連・黄柏を佐とする。陳古愚はこれを解して「厥陰標陰病は寒下で，厥陰中見（中見は少陽）病は下痢下重であり，経でいうところの「暴注」がこれである。白頭翁は臨風偏静にして不撓不屈であり君薬にするのは，走竅の火を平定したければ，必ずまず動揺の風を平定するという考えである。秦皮は水に浸すと青藍色となり，厥陰風木の化を得ており涼性で肝火の熱を瀉すので臣薬にする。黄連・黄柏を使薬にするのは，薬性が寒なので熱を除き，味が苦なので腸を堅めるからである。まとめると，風木のもつ上行の性質を遂行させれば熱痢下重はおのずと除かれ，風火が互いに煽って燎原にならなければ熱で渇いて水を飲むこともなくなる。

唐容川は「白頭翁は一本の茎が真っ直ぐに生え，四方に細葉を有し，

茎の高さは一尺ばかりで，全体が白い細毛におおわれ，葉も裏表とも白い細毛におおわれる。花は微香があり，味は微苦である。したがって，草であるが金性を乗る。風がないのに揺動するのは木気の和を得るからであり，風があっても動じないのは金性の剛を乗るからである。したがって，平木熄風に用いる。また茎は一本で真っ直ぐに伸びるので下重を治し，風を上達させて迫注させない」と解説している。

私は本方をさらに通変〔加減〕して用いる。白頭翁湯の用薬はすべて病を却ける薬ばかりで扶正薬がないため虚を兼ねる証にはよくない。さらに黄連・黄柏を併用するので，苦寒の性質で脾胃を傷害しさらに下焦を侵す恐れもある。まして傷寒の白頭翁湯はもともと季節の流行病初期の痢を治すためにある。この通変白頭翁湯では，痢が長期に及び腸中が腐爛に至る場合でもただちに治癒できる。

唐氏は白頭翁を詳しく論じたが，まだ言い残しがある。私が創製した理血湯のところに，白頭翁について補足して説明したので唐氏の論と一緒に参考にするとよい。さらに白頭翁を薬にする際には，根を用いかつ全根を用いるべきである。根の上端の白い茸は，使用してもしなくてもよい。他の東三省〔東北の遼寧・吉林・黒龍江の3省〕で売っている白頭翁に関しては，根上端の白茸の下方までで根の上端は少ししかなく，また根がついていないものもある。「根は何に使うのか」と聞くと，「根は漏蘆であり，売る場合は漏蘆とし白頭翁とはいわない」と言う。私はこれを聞いて，啞然として失笑を禁じ得なかった。漏蘆〔薬性は苦寒で清熱解毒，消乳下乳〕と白頭翁はまったく別ものである。あろうことか白頭翁を漏蘆に使うとは。したがって東三省で診察して処方する場合に白頭翁を使いたければ漏蘆と処方した。しかし医薬に関することを軽んじてはならず，東三省で医業を行う方にはこのことを知っていただきたい。白頭翁を用いる場合は薬局に間違わせてはならない。

奉天の鉄嶺出身で40歳くらいの陸軍団長・王剣秋は，己未〔1919年〕の孟秋〔陰暦7月〕鄭州から病で帰り，はじめは瀉していたが後に痢になり，腹が痛んで重墜感を覚え，1昼夜に10回以上の赤白稠粘の便が

あった。はじめは奉天の日本人設立の病院に入ったが，日本人はこの証を非常に恐れて隔離し，医師が10日間治療したが効果がなかった。そこで退院して家に戻り診療を求めてきた。脈は弦で有力なので，長期に下し陰虚になって肝胆にも実熱を蘊有していると知った。この湯を投じると1剤で痢は癒えたが，なお1日4〜5回の瀉に変わり，「腹中がひどく冷える」と言う。この疾患は瀉から始まり，このときに痢が癒えたがまた瀉に戻り，さらに温水を入れた袋でいつも自分で腹を熨ているので，下焦に伏寒があるのではないかと疑い，温補の品を少量投じた。わずか1剤を服用すると，また痢に変わって下墜感と腹痛がもとに戻ってしまったが回数は少し減じた。この病には元来寒がないので温補を受けつけないとわかったので，通変白頭翁湯に改めると，1剤で痢はまた癒えたがやはり1日数回瀉した。続いて生山薬1両，竜眼肉・蓮子各6銭，生杭芍3銭，甘草・茯苓各2銭と酒麴〔酒こうじ〕・麦芽・白豆蔲の消食薬を少量加えて調補すると10日ほどですっかり癒えた。40歳近くの奉天省議長・李亜僑は，悩みがあって眠れない夜が続いていたが，急に腹が痛んで泄瀉し同時に下痢が始まった。痢は白より赤が多く，上焦に熱感があり飲食できなかった。脈は弦で浮，按じると実ではない。まず三宝粥を投じると，腹痛と瀉痢はいずれも軽減したがまだ飲食できない。ついで通変白頭翁湯を2剤連服させると痢が癒え飲食が進んだが腹痛と泄瀉はまだ完全に癒えなかった。その後，同じように鴨胆子を除いた三宝粥を1日2回服用すると数日で病は全快した。

◆ 三宝粥（さんぽうがゆ）

痢が長期にわたり，腥い膿血を混じ腸中は腐爛寸前で，同時に下焦が虚憊し気虚滑脱〔ダラダラと排泄して止められない〕するものを治す。

生山薬（細かく挽く）1両　三七（細かく挽く）2銭　鴨蛋子（皮を去る）50粒

以上3味を，まず茶碗4杯の水に山薬末を溶き煮て粥をつくる。煮るときは箸で攪拌しながら2回沸騰させると煮えて，およそ大碗1杯の粥を得る。そこでこの粥で三七末と鴉胆子を送服する。

　私が徳州に客居していた己巳〔1929年〕の歳，盧雅雨公の56歳の曾孫娘が，季夏〔陰暦6月〕に赤白の下痢をし，遷延して仲冬〔陰暦11月〕になっても治らなかった。10数人の医者に頼んで百剤を服用したがすべて効果がないので，やはり治せる薬はないと思われた。その弟の月潭はもともと医学に通じており，たまたま私と会った折に話がこのことに及んだ。私は「この病は難しいものではなく，いかに用薬するかである」と言った。そこで診察すると，脈は微弱で至数はやや数である。飲食は減少し，頭目は時に眩暈があり，心中にやや煩熱を覚え，排便時には下墜感があって痛むが激しくはない。平素の状態を尋ねると下焦が冷えやすいという。そこで従前の薬では少し温補を加えるとすぐに上に煩熱を生じ，少し清理すればやはり下で腹痛泄瀉を生じるのである。この方を創製し1日2回連服させると病はついに癒えた。10日余りして楼に登り身体を冷やしたため，以前の証が突然再発して日に10数回下し激しい腹痛を覚えた。脈は前のように微弱であるが至数は数ではない。そこで山薬粥で生硫黄末（第8巻に生硫黄を服す詳解がある）3分を送服させ，やはり1日2回服用させると病は半分以上癒えた。翌日また1回服用すると心中にわずかに熱感を覚えた。ついでまた前方に改めて2剤を用いると全治した。

　戊午〔1918年〕の秋日，私がはじめて奉天に行った折に，鉄嶺の28歳になる李済臣は下痢が40日以上続いており，脂膜が混じった膿血で，何度服薬しても症状は激しくなるばかりで羸弱が甚だしい。脈は数で細弱，両尺に最も顕著であり，やはり三宝粥で治療すると，服薬後2時間でひとしきり腹痛が続き膿血を若干下した。病人の家族は「これまでの腹痛はこれほどひどくはないし，下したものもこれほど大量ではない」と言い，薬が証に合わないのではないかと疑いを抱いた。私は「腹中の

瘀滞を下し尽くせばすぐに癒える」と言って，さらに皮を除いた鴉胆子50粒を砂糖水で送服させた。このときすでに晩の9時に及んでおり，一晩ぐっすり眠ると明くる朝は，大便に膿血はなかった。その後しばらく大便にはやはり少量の紫血を帯びたが，山薬粥で鴉胆子20粒を送服させると数回で全治した。

　この秋の中元節〔陰暦7月15日，なお上元節は1月15日，下元節は10月15日である〕が過ぎて，私は漢口から奉天に赴任する途中で都門に立ち寄って数日滞在した。劉発起は2カ月下痢が治らないので，友人の名刺を携え私のところに来て診治を求めた。脈は和平に近く重按無力であった。1日5～6回血液の混じった腐敗臭のある便があり，排便痛は甚だしくなく後重も強くなかった。そこでまたこの方で治療すると，1剤で病は大半癒えた。翌日出発する折に，さらに原方どおりに2剤を服用すれば治るはずであると言い渡した。その後奉天に着いてから手紙を受け取った。それによると2剤目を服用するとはじめほど効果がなく，3剤目を服用すると病は逆にいっそう悪化したようだというので，この証は下痢が2カ月続いたのに，脈は少しも数でなくなおかつ無力であるからには，下焦は寒涼であるはずであると忽然了解した。そこで山薬粥で炒熟小茴香末1銭を送服させ，数剤続けると全治した。

　問い：西洋医学では痢は腸中の炎症であるという。いわゆる炎症は発赤・発熱・腫脹・疼痛があり甚だしければ腐爛する。本症例と盧姓の病案をみるといずれも熱薬を用いて成功しているが，これでもやはり腸炎といえるのか？　腸炎でなければ，なぜ腸が腐爛しそうになるのか？

　答え：痢証には元来寒と熱がある。熱証が癒えないと，腸が腐爛するし，寒証が長期間癒えなくても腸はやはり腐爛する。たとえば瘡瘍についていえば，紅腫なら陽で熱であり，白硬なら陰で寒であるが，結局いずれも膿血に変化することがある。以前《韜園随筆録》に「かつて牙疳を患い，医者が純寒薬の三黄・犀角で治療をしたので，口中の肉すべてが糜爛し白くなって痛みを感じなくなった。その後，医者が肉桂・附子などの薬に変えると1服で痛みを自覚するようになり，10余剤を連服

して癒えた」とあるのを見た。人の口中の肌肉は，腸中の肌肉と同様である。口中の肌肉が寒で腐爛するのに，腸中の肌肉がなぜ寒で腐爛しないといえるだろうか？　かつて長期に潮湿の地に居住したために下痢が3カ月治らぬものを治療したことがある。下した便は紫血に脂膜を混じ，腹が痛んで後重があった。ある人が竜眼肉で鴉胆子を包む方法を教えてくれたので，これを服用したが下痢と腹痛はますます激しくなった。その後私が診ると脈は微弱で沈，左部はほとんど触れない。生硫黄の細粉を用い，精製した小麦粉を少し混ぜて丸剤をつくらせ，さらに大量の生山薬・熟地黄・竜眼肉を濃く煎じた湯で送服させた。10余剤連服させて，合計生硫黄1両ばかりを服用すると，痢はようやく癒えた。このことからわかるように，純粋の赤い痢でも実際は寒である場合があるが，これは2～3％に過ぎない。しかもかつて実際に経験した痢証では，寒によるものは長期に癒えなくても耐え得るようである。さらに後重・腹痛も熱に因るものに比べて軽い。《傷寒論》の桃花湯〔赤石脂・乾姜・粳米〕は少陰病の下痢で便に膿血のあるものを治療し，赤石脂と乾姜を併用するがこれは熱薬で寒痢を治療した権輿〔はじまり〕である。わかっていない注釈家は，少陰の火が陰絡を傷った結果であり，桃花湯で治療するのは元来従治の方であるという。さらに薬性を欺き，赤石脂は性涼で，大量1斤を用い，乾姜は熱といえども1両に止めるといって桃花湯は涼性であると論じる。桃花湯が果たして涼か熱かは，今その薬の10分の1を取って煎服してみるとよい。これはみなが《傷寒論》のこの節の意味を知らないので強いて注解した。

◆ 通変白虎加人参湯

　下痢で，赤色，白色あるいは赤白半々で，下焦が重く腹痛があり，全身発熱して，涼薬を服しても熱が下がらず，脈は確かに実熱であるものを治す。

　生石膏（細かく搗く）2両　生白芍8銭　生山薬6銭　人参5銭

（野党参の分量である。遼東の真野参なら半量にすべきで，高麗
　　人参は断じて用いてはならない）　甘草2銭
　以上5味を茶碗4杯の水で煎じて透明なスープ茶碗2杯を取り，
　2回に分けて温飲する。

〔張錫純は古代の人参はいまの党参であると考えている。産地によって台党参，潞党参，遼東産党参があり，野生と栽培物を区別し，以下のように述べている。「五台山〔山西省東北部〕に生える党参が台党参で，色が白く微黄で，潞州太行紫団山〔河南省北西部〕に生える党参が潞党参で色が微赤で細い。比べると，台党参は薬力がやや大であるが，潞党参は性が平で熱ではないので気虚有熱に適する。潞党参は野生種が非常に少なく，多くは栽培種である。遼東〔遼寧省東部〕に産出する党参〔形が党参のようであるから，俗に東党参という〕は，すべて野生種で，効能は山西の野生の台党参に近い」〕

　この方は《傷寒論》の白虎加人参湯の知母を芍薬に，粳米を山薬に代えている。

　痢疾で身熱がやまず，清火薬でも熱がやまなければ，方書は不治とすることが多い。治療が証に合致していれば，なぜ熱がやまない理由があろうか？　これはすなわち痢証が外感を挟雑するので，外感の熱邪が痢に随って深く内陥して長期に出路を失い，痢が熱邪を助ける結果，日ごとに甚だしくなり長期に癒えない時期である。この湯の治療は，人参で石膏を助け，深く陥した邪を徐々に上昇外散させ消解して余邪を残さぬようにする。さらに芍薬・甘草を加えて下腹の重い感じや腹痛を理し，山薬で滋陰して下焦を固める。数剤を連服すれば，必ず熱が退いて痢は癒える。　**按**：外感の熱邪がすでに陽明胃腑に入れば，苦寒薬で治療すべきで白虎湯・承気湯などがこれにあたる。甘寒で治療しても，病は徐々に癒えるが，余邪が胃中に錮留することが多く，骨蒸労熱に変わり永久に癒えない（《世補斎医書》〔清・陸懋修(りくぼうしゅう)の著〕はこれを詳論する）。石膏は苦寒ではないが薬性が寒でよく散じ（煅用すれば収斂するので

石膏は煅くべきではない），さらに汁漿がないので粘泥甘寒とはまったく異なる。白虎湯では必ず苦寒の知母を佐とするが，本湯では必ず芍薬を佐とする。芍薬もやはり味が苦《本経》微寒で，さらに通利通便する。したがって，石膏を佐けて陽明の熱を清解して余邪を残さない。

　67歳の老人が中秋に痢証にかかって20日余り，医師が治療したが効果がなかった。後に私が診察すると，痢は赤白膠滞で下す際に腸中に熱感と乾いた感じがあり，小便も熱感があって腹痛下墜感があり同時に脊椎骨の先端に迫って下墜し痛んだ。さらに時に眩暈があり，脈は洪長有力で舌は非常に厚い白苔がある。私は「これは外感の熱が痢毒の熱を下迫して種々の病状を生じているので，痢を治療すると同時に外感を治療しなければ治らない」と言った。そこでこの湯を2剤投じると諸症状はすべて癒えたが，脈に余熱があるようなのでさらに石膏で清熱しようとした。病人の家族は高齢者に石膏をしばしば服用すべきではないと疑い，私は招聘に応じて他所に出かけた。20日余りすると，痢が再発した。他医に治療を頼むと，治痢薬中に甘寒濡潤の品を混ぜたので，外感の余熱は長期に腸胃に留まったまま去らず，痢は癒えてもしばしば再発した。遷延して翌年の仲夏〔陰暦5月〕になると，激しく再発し，再び私に診察を求めてきた。脈と病証はすべて以前と同様であった。そこで「昨年石膏を数両に至るまで服用しておれば，それ以後何度も再発しなかった。今回は再び邪を留めてはならない」と言って，この湯を投じ，3剤を連服させると病は癒えて脈も安和になった。

　42歳の男が白痢を患い，常に下墜感を覚え正午を過ぎると最も激しくなり，心中に熱感を覚え時折寒熱があった。医者は治痢薬中に黄連を大量1両用いて清したが熱はそれまでと変わらず痢も癒えず，2カ月続いて徐々に起き上がれなくなった。脈は洪長有力である。またこの湯を投与し，時折寒熱があるので柴胡2銭を加えると1剤で熱は退いて痢は止まったが，やはり時折寒熱がある。再診すると脈がなお有力のようであるが和緩ではないので，痢が長期に続き津液が傷れたと知った。そこで白芍・柴胡を去って，玄参・知母各6銭を加えると1剤で寒熱も癒えた。

以前から病気がちの 60 歳の女性は，夏季に朝起きるとたまたま白痢を下し夕刻までに 10 数回下した。秉燭〔灯火をともす〕後，突然全身に高熱し，人事不省になり，循衣摸床して呼んでも反応がなかった。脈は洪無力で肌膚は焼けるように熱い。気分の熱痢にまた同時に暑を受け，病身で支えられずにこのように精神昏憒をきたしたと知り，急いで生石膏 3 両・野台参 4 銭を大碗 1 杯に煎じ徐々に温飲させ夜半までに 1 剤すべて飲み尽くすと，覚醒して痢も癒えた。翌朝，渣を再煎して飲ませると病はすっかりぬけた。

50 歳余りの男が，暑い日に痢と瀉をおこし，瀉痢ともに紅色を帯び腹に下墜感と痛みがあって，口を噤んで食べなかった。医者が 20 日間治療したが，病勢は徐々に悪化し精神昏憒して気息奄奄となった。脈は細数無力で全身の肌膚が熱い。心中を尋ねるとやはり熱感があり，舌の黄苔を見て，この証は暑温挟雑であると知った。暑気温熱が胃口に瀰漫し，さらに痢と瀉があるので，虚熱上逆し食べられない。すぐに生山薬 1.5 両・滑石 1 両・生白芍 6 銭・粉甘草 3 銭を用いると 1 剤で諸症状はいずれも癒えて食べられるようになり，さらに 1 剤を服用すると全治した。この証に滑石を用いて石膏にしないのは，痢証に瀉を兼ねるからである。石膏がないのであえて人参を用いず，そのため山薬を倍量用いて補力を増した。これは加減法のまた加減である。

痢証で，肝胆腸胃に先行する鬱熱があり，さらに暑月烈日のもとで労苦し，急に痢を下す場合は，多く鮮血を帯びて脈が洪数であるが，これは純粋の火気そのものである。急いで黄芩・黄連・知母・黄柏・竜胆草・苦参などのどれでもよいから大苦大寒の剤を使うべきである。また白虎湯で治療してもよいが，方中の生石膏は必ず 2 両まで用い，さらに生白芍 1 両を加えるべきである。脈が大で虚なら，さらに人参 3 銭を加えるとよい。脈が洪大で非常に実なら，大承気湯でこれを下し白芍・知母で佐けるとよい。

痢が長期に続いて清陽が下陥する場合は，しばしば寒熱を生じたり，胸中に短気を覚えるので，治痢薬中に生黄耆・柴胡を加えて清陽を昇る

べきである。脈の虚が顕著なら適宜人参を加える。また山薬で佐けて下焦を固めるとよいが，用薬は熱に失してはならない。痢の初期で同時に外感を受けた場合は，治痢薬中に解表の品を兼用する。外邪が痢に随って内陥しなければ痢は自然に治りやすい。そうしないと，通変白虎加人参湯が主る証になる。

　痢証の初期は下してもよいが，外感表証がないことを確かめずに下薬を投じてはならない。身体がやや弱ければ，少量の人参・黄耆で佐けるのがよい。

　痢証には滞泥薬を忌むが，これも一律に論じてはならない。90歳になる外祖母〔母方の祖母〕が仲夏〔陰暦5月〕に赤白の痢を非常に激しく下し，脈が数かつ弦であった。私が熟地黄・生白芍各1両を煎じて服させるとすぐに下さなくなり，さらに1剤を服すと脈も和平になった。その後，歳を重ねて94歳に至っている。

　痢証で時折涼のものもあるが，1％に過ぎない。そのうえ多くが純白の痢である。また必ず脈が沈遅で，冷たいものを食べたり，冷たい場所に座ると悪化するのを自覚する。乾姜・白芍・小茴香各3銭，山楂子4銭，生山薬6銭で治療すれば，1〜2剤ですぐに癒える。白芍を用いるのは，痢証に必ず下墜感と腹痛を伴うからである。すなわち涼痢では，涼が腸胃にあっても必ず伏熱が肝胆の間にあるので，熱薬で熱を生じるのを防ぐためである。およそ病人がひどく食べたがる場合は，強いて禁止すべきではない。これまで痢の患者をみてきて，なかにはむさぼるように涼水を飲んで癒えたものもいたし，スイカをたらふく食べて癒えたものもいた。人の資稟〔体質〕は千差万別で，病の状態もいろいろであり，とりわけ臨床にあたっては入念にこれらの情報を分析するのみである。かつて，昼夜ひっきりなしに痢を下し，裏急後重がある少年を治療した。清火通利の薬を数剤投じると，痢は半減したが後重は少しも変わらなかった。腸中に阻隔〔詰まっているもの〕があると疑い，大承気湯を投じると長さ数寸の燥糞を下して癒えた。この証では，腸中の阻隔を疑って燥糞を除かなければ，何をしても病は癒えないだろう。

奇恒痢というのがある，張隠庵はその証は「三陽が並んで至り三陰は相応ぜず，九竅がすべて閉塞し，陽気が傍溢して咽が乾き喉は塞って痛み，陰に並ぶと上下が一定せず，下迫して腸澼〔痢疾〕になる。脈が緩小遅渋で血温身熱する場合は死，熱が7日現れる場合は死。おそらく陽気が激しく偏り陰気が受傷して脈が小沈渋になる。この証には，急いで大承気湯で瀉陽養陰すべきで，ぐずぐずしていては救えない。奇恒に因ることを知らずに，脈気の平緩をみて平易の剤を用いると必ず事を誤る」という。

陳修園は「嘉慶戊午〔1798年〕の夏，泉郡〔福建泉州府〕の王孝廉が7日間痢を患い，寅卯の交わる頃〔明け方5時頃〕に急に声がやや嗄れて譫語し，半刻ですぐに止ったが，酉の刻〔夕方5〜7時〕には死んでしまった。7月榕城〔福建福州の別称〕葉廣の文観鳳の弟が前証と同じような痢を患って往診を依頼してきて，『伊姓の弟が痢を患っているが重いわけではなく飲食は普通である。ただ早朝に咽が乾いて少し痛み，何かに取り憑かれたような状態であったが昼には治まった』と言う。酉の刻〔午後5〜7時〕になっていたので，私は往診する必要はないと告げ，すぐに帰って病人を看てくるようにさせると，果たせるかな酉戌の交〔夜7時頃〕には死亡した。これはいずれも奇恒痢である。大承気湯を投与すればまだ挽回できたろう」と述べている。

按：じつは私はこの証を診たことがない。陳修園が遭った2つの症例は，いずれも戊午の年である。天干の戊は火運，地支の午はやはり少陰君火司天であり，火気太盛でこの証を生じる。その危の七日は，火の成数である。このことから《内経》歳運の説が元来拠り所となる。唐容川は「《内経》では痢は肝熱に属すとし，したがって『諸嘔吐酸，暴注下迫はいずれも熱に属す』という。下迫と吐酸をならべていっていることからも肝熱に属すことがわかる」と述べている。張仲景は下利後重，便膿血について，やはり厥陰篇中で詳説し，いずれも痢は肝経に属すとした。おもうに痢が秋に多発するのは，肺金不清，肝木遏鬱である。肝は疏泄を主り，疏泄が太過になれば，暴注裏急して我慢できないほどに

なる。そこで大腸が開通するとすぐに瀉下する。大腸は肺金の腑であり，金は収渋の性質があるので，秋日は金の支配下にあって瀉出させないので，滞渋して快利できずに後重をきたす。治療は肺気を開利して金性の収渋を抑制すると，大腸が通快して後重しない。枳殻・桔梗・粉葛・枇杷葉いずれも用いなければならない。また肝血を清潤して木火の鬱を防ぐと，肝木が疏泄し暴注しない。白芍・当帰・生地黄・牡丹皮・地楡いずれも用いなければならない。腸胃の熱は，いずれも肝肺から生じ，西洋医学では腸炎と称し紅く腫れるという。したがって，肝火を退ける黄連・黄芩・竜胆草・黄柏，肺火を清する石膏・知母・天門冬・麦門冬・天花粉・連翹・金銀花・白菊をいずれも選択して適宜用いる。これが肺気を清し肝血を調える方法である。噤口痢は世間の多くの医者は治法を知らない。ただ，張仲景は胃の津液を充足させてこれを救うとするが，これは腐爛寸前にある胃炎の症候である。大寒涼薬中に人参・天花粉を加えなければ救えない。したがって，噤口痢では舌上に津液〔唾液〕さえ回復すれば，食べられるようになり生を得る。大黄は，満実なら一時的に用いてよいがそれ以外の蘊醸の熱はすべて苦堅を法とすべきで猛悍薬を用いるべきではない。張仲景の痢治療の主体は白頭翁湯であるが，白頭翁は真っ直ぐに伸びた1本の茎をもち，茎は中空でふわふわした中身があり，よく木気を通達する。全体は毛で被われ風がなくても動揺し，風があっても動じず，色が純白（この形状は薬屋で売るものとは異なる）で，同時に金気を稟け，全体として金木交合のものである。私は白頭翁から，肝木を清し風気に達する法を考えついた。また下利肺痛（《金匱要略》の文〔嘔吐噦下利病脈證治第十七：下利肺痛。紫参湯主之〕）の「肺」の字から，肝の対面は肺金であることから，清金して大腸を和すことを考え，この方法でしばしば良効を得ている。

　西洋医学では痢を治療する場合に，はじめにヒマシ油あるいは甘汞〔塩化第一水銀〕でこれを降す。癒えなければ，続いて楊曹〔サリチル酸ソーダ〕・硝蒼〔次硝酸蒼鉛，次硝酸ビスマス〕・タンナルビン・ナフタリン〔駆虫剤として用いた時期がある〕などの諸薬で，清熱解毒・防

腐生肌する。同時に血清灌腸諸方を併用して補佐とする。

　日本人は西洋医学を敷衍し，赤痢の初期には腸中に毒熱・腫痛があるので収斂薬は禁忌であるが，第二期は腸中が腐爛して潰瘍になることもあり次硝酸ビスマス・阿片を使用してもよいという。初期では腸内の刺激除去につとめ糞便を排泄させ病勢が上部に進展するのを防ぐことが赤痢治療の第一義である。したがって病が上部に進展する兆しがあればそのときは下剤を投じるべきである。ただし下剤は患者を衰弱させるので慎重に使用しなければならない。灌腸と注腸は，腸内の停滞を疏通するだけではなく裏急後重を緩解するので最適である。ただ炎症期には食塩水のみで灌腸すべきである。潰瘍期には硝酸銀・タンニン酸など収斂に消除毒菌作用を兼ねるものを用いる。

　按：このような日本人の理論を痢疾治療に用いても効くこともあれば効かぬこともある。おおむね身体が強壮であれば治癒するし，弱ければやはり危険である。痢証に外感温病を挟雑する場合は特に効果がない。日本人・志賀潔が著した《赤痢新論》には，治癒しなかった2症例の記載がある。第1例の宮野某女56歳は，下腹部と左腹部に急に疼痛が出現し，ついで発熱疼痛が現れ翌日になると腹痛を伴う下痢で1時間に約3回の粘血便を下した。診察すると体格・栄養状態は良好で，体温は37.8度，脈拍は毎分70である。食欲がなく舌苔があり，時に嘔吐し頭痛があり血清を注射した。翌日になると舌苔が乾燥して亀裂を生じ体温38度，脈拍72となり20回下痢した。さらに翌日は口渇と食欲不振は変わらず，心悸亢進があり体温38.7度，脈拍110となり，意識が朦朧として言葉が不明瞭になり衰弱がいっそう激しくなった。さらに翌日になると常に吃逆嘔吐し，舌は腫大乾燥して舌苔が剥離し，下口唇は糜爛し，心音が微弱で脈拍はきわめて微弱で触れにくいので食塩水を注射した。さらに2日すると衰弱がいっそう進行し午前2時についに虚脱状態になって死亡した。第2例の田中某女20歳は腹痛下痢と高熱で発症した。粘液便で時折血液が混入していた。腸の屈曲部位と回盲部には圧痛があった。第5病日の夜，精神が高揚して狂躁状態になった。第6病日の夜も同様

であったが，その後これはなかった。しかし時に譫妄状態になり人事不省になって昏睡に陥った。3週目が過ぎると精神症状はすっかりなくなって，他の症状も軽快した。しかし間もなく体温が再び上昇して40.2度に達し，再び譫妄が始まり28日目に虚脱状態になって死亡した。

　細かくこの日本人の2症例をみると，いずれも痢に温病を挟雑している。日本人ははじめの症例に対し，痢を治療するばかりで温病治療に気づかなかったので治らなかったのである。次の症例は治法を明示していないが，大抵前症例と同様であろう。3週目に治癒したのは，温病であるから治療しなくても自然に治るものがあるのである。その後，体温が再上昇して40.2度に達し，しばしば譫妄を生じたのは明らかに温病の再発で熱邪が陽明の腑に入ったのである。温病を治療できない西洋医が温病の再発を治せるはずもなく，ましてこの再発は慢性の痢疾で衰弱した患者に発症したものである。しかし，この2症例の治療はもとより難しいものではなく以前に記載した通変白虎加人参湯を1～2剤投与すればいずれも治癒できる。次に通変白虎加人参湯のところにある治験症例とこの2症例を突き合わせて調べれば自明である。

　楊曹はサリチル酸ナトリウムあるいはサリチル酸ソーダ，水楊酸ソーダ，水楊酸ナトリウムなどとも呼ばれ，楊曹あるいは撒曹と略称される。白色無臭鱗屑状結晶あるいは結晶質粉末である。味は甘鹹でやや辛辣を帯びる。原料は楊柳皮およびアメリカ原産の植物であり，安息香酸でサリチル酸に変化させ，さらにこれを精製してサリチル酸ナトリウムを得る。大抵外用や腸洗浄にはサリチル酸を用い，内服にはサリチル酸ナトリウムを用いる。作用は退熱防腐であり，偏頭痛を治癒し，赤痢治療の要薬である。

　硝蒼は次硝酸ビスマスの略称であり，塩基性硝酸ビスマスともいう。白色の結晶性粉末で，顕微鏡下で観察するとキラキラした微細な棱柱形の結晶の金属収斂薬で，多量のビスマスに少量の硝酸を含有する。薬性は腸内異常発酵を抑制して腸胃を保護して異物刺激を受けさせないようにし，胃癌・胃潰瘍・赤痢などの治療によい。1日に3～4回服用し，

毎回0.5gないし多い場合は1gを服用できる。

　重曹は重炭酸ソーダの略称で，重炭酸ナトリウムとも称し，白色の結晶性粉末で，水で木炭汁を浸出させて加熱して炭酸ナトリウムにし，さらにこれを精製して重曹を得る。臓腑の慢性カタル，胃液分泌過多，消化不良，肝硬変初期，腹部臓器の静脈鬱積による種々の傷害を治す。嘔吐を止め，黄疸を退かせ，肺疾を利し，尿酸を解する。種々の浮腫水腫に利便薬また大便の緩下剤として用いる。毎回0.5gを服用し極量は2gである。

　タンナルビンはタンニン酸アルブミンであり，タンニン酸（タンニン酸の原料は没石子中にある）に蛋白が化合したもので褐色無味無臭の粉末であり，服用すると胃内できわめて溶解しにくく，腸に入るとはじめて蛋白とタンニン酸に分解しタンニン酸の収斂作用を発揮するので胃の消化機能に傷害を与えることのない，大小腸の収斂薬である。大小腸カタルに専ら用い，同時に腸リンパ濾胞の潰瘍機転による肺労の下利〔腸結核〕・慢性赤痢・夏季小児下利（味がないので飲みやすい）などを兼治する。タンニン酸の代わりに灌腸剤にする。用量は毎回0.5g〜1斤を1日数回服用し，少しずつ増やしてよい。

　ナフタリンは無色で光沢のある板状結晶で特異な鼻を突く臭気と焦げたような味がする。有機物（石炭）を乾溜するときに生成され，高熱で乾溜される炭化水素の一種である。各種の細菌に対し強力な殺菌作用を有し，防腐作用に富む。潰瘍糜爛に対し肉芽形成を促進する。膀胱カタル・小児蛔虫症を治す。脂油〔ラード〕に混ぜて外用すると疥癬によい。創傷潰瘍に乾燥包帯薬にすると悪臭を除き肉芽形成を促進する。部屋の中で使用すれば逐穢廟邪に働く。本箱や衣装箱に入れると害虫を予防駆除する。毎服3分の1〜0.3gとし極量は1gを超えない。

　載録した西洋医および日本人医師の解毒清血の力は鴉胆子にははるかに及ばないし，防腐生肌の力ははるかに三七に及ばない。さらに挾虚の痢に山薬・人参で輔(たす)けることを知らないし，挾熱の痢に石膏を大量に使うことを知らない。赤痢をきわめて危険な証であるとみなすのはよいが，治療しても治らない。

日本人・志賀潔は熱帯のアメーバ赤痢が時に温帯地方にもみられるという。アメーバは原虫類の病原体で人に伝染するとアメーバ赤痢になる。アメーバは球状あるいは楕円状の有核透明な外形をもち棒状をした通常の赤痢菌とは異なる。新鮮な粘血便を1滴スライドガラス上に置いて生理食塩水をたらしカバーグラスをつけて顕微鏡で見て，偽足を伸縮させて動き回っていればアメーバ赤痢の病原体である。重篤な場合は下痢便に壊疽潰瘍片を混在し，腐肉様の臭気を帯びていたり汚泥色である。症状経過は慢性赤痢とあらかた類似している。身体は大抵平熱であるので慢性化して長年月治らなくてもなお耐え得る。アメーバ赤痢の治療には毎日0.1～0.3gの甘汞を7～8日連服させるとよい。ただし中毒に注意すべきで，少しでも中毒症状が現れたらすぐに中止する。また硫黄0.5gを1日に3回服用してもよい。また鶏納霜の注腸剤を使用してもよいが，はじめから濃厚な液を用いてはならない。はじめは5,000倍水溶液を用い，ついで1,000倍液にし数日すれば500倍水溶液にしてもよい。

　私はまだ熱帯に行ったことがなく，日本人が論じているアメーバ赤痢の経験はない。しかし時に温帯にもあり，重篤な場合は云々と述べた一段については，私が上述した痢証の症例中に似たような状況がありまだ彼が述べた治法は使用したことはないが，私のやり方でやはりすべて奏効した。硫黄を内服してもよいという意見については，上述の痢証に述べた2症例がアメーバ赤痢であるか否かは断定できないが，証に応じて処方したのであってもちろんアメーバ赤痢があると知っていたわけではない。ただこの証には硫黄を投与すべきであると考え，かつ再三考え抜いておそらく他薬では効かないので思いきって使用しただけである。（痢治療については，五期第6巻「痢証治法を論ず」をさらに参照すれば遺漏がない）

　〔訳注：現代の赤痢およびアメーバ赤痢の診断治療については，国立感染症研究所の感染症情報センターのホームページなどを参考にされたい〕

治燥結方

◆ 硝菔通結湯(しょうふくつうけつとう)

　大便が燥結して慢性的に便秘し，同時に身体が羸弱するものを治す。

　　浄朴硝4両　鮮莱菔5斤

　莱菔〔大根〕を角切りにして朴硝を溶いた水で煮込む。はじめに莱菔1斤を水5斤で煮て莱菔が十分に煮えたら莱菔を取り出す。この湯にさらに莱菔1斤を入れる。このようにして1斤ずつ5回入れてできた大碗約1杯の濃汁を一度に服用する。一度に服用できなければまず半分を服用し，1時間ほどしてさらに残りの半分を温飲すると大便がすぐに通じる。脈が甚だしく虚で通下に堪えない場合は，人参数銭を加えて別にとろ火で煮込み同時に服用するとよい。

　朴硝は軟堅通結作用に優れるが，味が鹹で薬性が寒なので，燥結が強い場合は少量では効果がなく大量に用いると鹹寒大過になり肺腎を損傷する。本方はもともと労疾があったり，下元虚寒がある人には最適である。朴硝と莱菔を合わせて数回煎じると，朴硝の鹹味は尽く莱菔に吸収され，莱菔の液汁はすべて朴硝と融化する。莱菔は味甘で性微温であり，とろ火で煮込んで食べると労嗽短気を治し（方は第2巻水晶桃に記載がある）補益する性質があることを知っておくとよい。その液汁と朴硝を同時に用いると，莱菔の甘温で朴硝の鹹寒を変え，その補益で朴硝の攻破を緩める。脈が虚で通下に堪えられなければ人参の大力を借りて扶持

保護する。このように用心すれば猛悍な薬でも使用できる。

　70歳に近い女性が傷寒を患った。はじめは無汗で元来麻黄湯証であったのを誤って桂枝湯を服用したためについに白虎湯証になった。上焦煩熱が甚だしく薬の臭いを嗅いだだけですぐに嘔吐し，石膏のみを煎じた透明の上澄みを飲ませても吐いてしまった。新鮮な梨一切れに生石膏細末をつけて石膏1両半ほどを食べさせて陽明大熱はついに消退したが，大便が10日間通じず下焦の余熱にまだ出路がなかった。芒硝・大黄で降したいが相変わらず薬の臭いを嗅いだだけで嘔吐をするうえに，もともと労嗽を患い身体が痩せ衰えているので鹹寒薬は禁物である。この方をつくり大碗1杯の煎汁にしたが，まだ芒硝の味が残るのでさらに萊菔1本を千切りにし葱と合わせ油と酢を加えて薬汁を混ぜてなますをつくった。病人はこれを食べても香りがよいので薬であることがわからず，大便が出て癒えた。

　労嗽の激しい70歳の女性がいた。飲食が化して津液にならずに痰涎を生じ，大便が燥結して10日間以上なく飲食も次第に進まなくなったので，この湯をつくって投じた。すでにひどく痩せ衰えていたので人参3銭を別にとろ火で煎じて薬に混ぜて服用させると，1剤で便が通じ飲食が進むようになった。さらに生山薬を煎じた粘調な汁に柿霜餅を入れて服用させると労嗽も癒えた。

　按：朴硝を用いて煉〔加熱〈煮つめて〉して精製する〕玄明粉にする方法には元来萊菔を用いる。しかしこの方法は今の人々は長い間注意を留めていないので，薬局で売るものに至っては風化硝であり玄明粉ではない。ここで合わせてその方法を記載するので参考にしてもらいたい。本当に人を救いたいと思うなら，やはりまともな方法でつくった煉玄明粉を用意しておかねばならない。方法は，冬至を過ぎてから，清潔な朴硝10斤と角切りにした白萊菔5斤を鍋に入れ水1斗5升で煮て萊菔が十分に煮えたら鍋からつまみ出す。竹の篩1個に濾紙を2層に敷いて新しい瓶の上に渡して硝水を濾過する。庭に3日置いておくと硝が瓶の縁に凝固するので，余分な水を傾けて出してから晒し干しをする。硝を取

り出し砂鍋を用いて炉上で熬り，溶けたら銅のへらでかき混ぜ熬って固まってきたらヘラでかき出す。さらに円筒状の磁器の器に詰め替え上を1寸ほど空けて瓦片で蓋をする。釘3個を用意して土に刺し鼎の足の形にする，釘の頭の高さは2寸にし円筒状の器をその上に置く。レンガを円筒状の器の周囲に積み重ねて炉の形をつくり，風眼を多く残しておき炉のレンガは器と3寸離しておく。木炭火を炉の中に入れて器の周囲上下を炭火で囲んで覆い，硝が赤くなるまで煅く。翌日取り出し，さらに静かな部屋の床に綿紙を広げ，石臼で硝を細かく挽いて，絹の篩で紙の上に厚さ1分に篩う。風が入らないように扉や窓はすべて閉め切り，3日後に取り出すと，硝は小麦粉のように純白な非常に軽い片になる。薬性は最も降火化痰・清利臓腑をよくし，怪証はこれを服用すれば除くことができ狂躁はこれを用いればすぐに癒える。百病を探し出して除き心神を安斂する。大人は2～3銭，小児は5分～1銭を白湯あるいは葱湯に溶かして空腹時に服用する。服薬当日は薄い粥を飲むだけにして他の食べ物を食べないほうがよい。2～3回服用すると自然に精神が爽健になり臓腑が調和し津液がにわかに生じ百病は失せたようになる。ただし，慢性的な泄瀉があれば服用しないほうがよい。

◆ **赭遂攻結湯**（しゃついこうけつとう）

　宿食が腸間に結したまま下行せず，大便が何日も通じないものを治す。本証は飲食過度・恣食生冷・寒火凝結・嘔吐既久などで胃気・衝気ともに上逆して下降しないことが原因である。

　生代赭石（細かく挽く）2両　朴硝5銭　乾姜2銭　甘遂（細かく挽いて薬汁で送服）1銭半

　熱が多ければ乾姜を除く。寒が多ければ乾姜数銭を適宜入れる。嘔が多ければまず代赭石1両・乾姜0.5銭を煎服して嘔吐を止め，嘔吐が止まってから原方を煎じて甘遂末を服用する。

朴硝は軟堅に働くが，大便の燥結が甚だしくて腸中に少しの水分もないと軟堅の力をもってしてもなすすべがない。甘遂は辛竄の性質があり最も強力に行水して胃中の水を引いて燥結部位に直送するので，朴硝は流通する水気によってその軟堅の力を大いに発揮できるようになり，慢性化した燥結でも溏糞に変えて滞りなく下すことができる。ただ甘遂の力は非常に猛悍でその作用は攻決であり，下行とともに上達にも働くので制御しなければ服用後必ず吐瀉交作となる。いうまでもなく本証は嘔吐しすぎたり，気機が下行せず逆に上逆して発症し，攻決の力を発揮しないうちにすぐに吐出することが多い。したがって代赭石の鎮逆，乾姜の降逆を併せて気機を下行させ，甘遂の働きを支援する。さらに熱性の乾姜と寒性の朴硝の組み合わせでうまく寒火の凝滞を開くのである。腸間の寒火の凝滞がうまく開けば，腸間の宿物の停滞も開きやすい。私はこの方で多くの人を救った。食べ物が中脘・下脘に結したものでも必ず奏効する。

　乙卯〔1915年〕に広平に客居していると急に病人を車に載せてきて私に診察を求めた。病人は50歳過ぎの男で呻吟し続けており，「食べ物が下脘に結してひどく痛んで苦しいので，何度も医者に治療を頼んだが1剤中に大黄を1.5両用いても大便が出ません。おまけに内服薬はどれも結している部位までいくとすぐに上逆吐出してしまい，食べ物も同じです」と自分で言う。このとき上焦に非常に煩躁を覚え大便が通じなくなってすでに10日たっていた。脈は非常に微弱で至数は数ではなく重按すると根があるので，まだ攻下に堪え得ると判断した。そこで「この病は容易に治せる。ただ服用する薬物中に猛悍の品があるので服薬時には必ず私が注意深く監視しないと危ない。しかし時間がかかるわけではなく，4時間あれば結がある部位はすぐに通下する」と言った。そして赭遂攻結湯から乾姜を除き，代赭石を3両，朴硝を8銭に変更して用いた。服用後しばらくすると腹がごろごろ鳴り始め，2時間半を過ぎると大便が通下して癒えた。その後1カ月余りしてまた同じように結証を患ったが同じ方剤で癒えた。

> ## ◆ 通結用葱白熨法 (つうけつようそうはくいほう)
>
> 前証（赭遂攻結湯の証）と同じ証を治す。
> 大葱白（細く千切りにする）4斤　乾米酢（多めに用意しておく）
> 細く切った葱白を酢で炒めて十分火を通し，2包みに分けて熱いうちに臍の上に熨(ひのし)をする。冷めたら交換して間断なく続ける。冷めたものは少しばかり酢を加えてから，もう一度熱く炒める。しかし葱を炒めるときの酢の量は適量にすべきで，炒めて布で包んだときに汁が出ない程度がよい。熨を6時間続けると自然に結は開く。

　6歳の子供が肉を食べすぎて消化できず腸中に鬱結して大便が6〜7日止まり，腹が脹満して触ると石のように硬くて，あらゆる通利薬も効果がなかった。本法で熨(ひのし)をすると3時間で腹が次第に軟らかくなり，さらに3時間熨をすると羊の糞のような大便を通下して脹満もすぐになくなった。

　15〜16歳の少年が軽く外感を受けて，腹中が脹満し大便が数日なかった。しかし陽明実熱の燥結ではなかった。医者は承気湯を投じたが大便は出ずに腹は逆に脹満が増した。自分でも腹脹でほとんど息ができないほどで，ときどき心中に怔忡を覚えた。脈は非常に微細で按じると無力である。脈虚証実でほとんど打つ手がないが，葱白熨法を用いると腹脹が急に軽くなった。やはり3時間熨をすると結が開いて下焦に行くのがわかった。ついで猪胆汁導法で大便を出すと癒えた。

　按：猪胆汁導法は，《傷寒論》にある燥結を下す法である。元来猪胆汁に酢を少し混ぜて穀道〔肛門〕中に濯ぐ(そそ)〔灌腸をする〕。現在はこれを変えて猪胆〔豚の胆嚢〕の中に酢を入れて手で揉んで酢と胆汁を混ぜ合わせたものを用いる。さらに節を抜いた長い竹管の一端を猪胆に突っ込んで細い紐で縛り，もう一端を穀道に入れ，手で猪胆汁を竹管から穀道に絞り出すのである。穀道と大便がはるかに離れているようなら竹管を深く入れて燥糞のあるところを探すのがよい。結が甚だしければ，必

ず2〜3個続けて用いる。猪胆汁が涼性であるのが不都合であったり，冷たければ猪胆を白湯につけて温めるとよい。新鮮な猪胆がなければ干したものを酢に浸けて戻してから酢を猪胆中に入れて手で揉みほぐして胆汁の塊を溶かしてしまうと使用できる。灌腸注射器があればいっそう便利である。

　40歳ほどの男は，もともと寒がりであったが，私が黒豆大の生硫黄（生硫黄の服用法は第八巻にある）を毎日2粒服用させると非常に効いてすでに1年以上飲んでいた。たまたま暑い日にあくせく働いて心中が火のように熱くなり，瓜をやたらに食べたうえに肉をたらふく食べたので消化せずに腸中に結して進まず，そのうえ痛んで時に嘔吐した。医者は大黄附子細辛湯でこれを降したが効かず，また京都薛氏保赤万応散3剤を合わせて1剤にして服用させると腹痛は軽減したがやはり通じはなかった。その後私が診察すると脈は和平に近く微弦無力である。このとき数日食べておらず大便は10日間出ていない。すぐに葱白熨法（ひのし）で治療すると腹中がすっきりしてしばしば開通する音が鳴った。しかしなお悪心があり嘔吐しそうなので，ついで代赭石2両・乾姜1.5銭を煎服させて悪心を止め，補助として葱白熨法で大便を通じさせた。外から熨で内から攻薬で治療すると5時間で大便が通じて癒えた。

　按：《金匱要略》の大黄附子細辛湯〔大黄附子湯：大黄・附子・細辛〕は結を開く良方である。私はかつて腸結腹痛治療に用いて非常に効果があった。薛氏保赤万応散3剤を1剤にして服用させて大人を治療するのも結を開く良方である。私はこれまで何度も用いてすべて効果があった。しかし本証の治療でこの2方がどちらも効かなかったのは，証が嘔吐を兼ね，この2方では嘔吐が止まらないためである。病人は「これまで服用した薬はどれも下行してまだ病所に至らぬうちにすぐに上逆吐出してしまったが，今回の薬だけが沈重下達して直接結のある部位に到達したので攻下できた」と自分で語った。

　43歳になる男が房事後に生冷のものをたらふく食べて急に少腹〔下腹部〕が引っ張られるように痛み腎嚢〔睾丸〕が堅く縮んだ。大便が4

日間通じず同時に煩躁が上焦にある。医者は大黄附子細辛湯を投じたがかえって両脇が痛んで脹ってきた。脈は弦で沈，両尺の沈が最も顕著である。まず葱白熨法で治療すると腹鳴が生じて確かに開通し，睾丸の緊縮も癒えたが大便はまだ通じなかった。また代赭石2両・附子5銭・当帰1両・紫蘇子1両を煎じ，やっと飲み下すとすぐに薬力が下りていくのがわかった。さらに残渣を再煎させて飲ませるとまもなく結糞を若干下して諸症状はすべて癒えた。

　按：この証では葱白で熨をして，すぐには通じなかったが腸中の結は開いていた。内服薬に大量の代赭石を用いたのは，この証は元来熱薬で下焦を温めるべきであるが，上焦の煩躁と大便の燥結はいずれも熱薬が不適でもあり，ただ大量の代赭石で佐けてその熱力を下達すれば，上焦で災いになる心配がなくなるからである。そのうえ代赭石は重墜の性質と同時に通結の働きがあるので，上焦の浮熱がこれによって根に帰し，その結果下焦の寒凝はすべて消失する。

　古方では小便が急に出なくなったものの治療に葱白で熨す方法がある。一握りの葱白を一束にくくり両端を切りそろえ，2寸にして一端を臍の上に置き，一端を炭火で炙り，臍が熱で熱くなるのを待てば自然に小便が通じる。これは温通の性質を利用して臍から透達させてから膀胱に転入させ小便の通路を開くのである。しかしその一方の端を炙るだけでは熱力の透達は非常に難しいので，代わりに私が創製した葱白熨法にすれば，小便が寒で通じなかったり気滞で通じないものに，よりすみやかな効果がある。

　またこの熨を用いる方法は2便を通じるだけでなく，初期の疝気にこのやり方で熨をすれば必ず治癒する。しかし熨は多めに何回も行うべきで，熨で疝気が消失してもさらに2～3回熨をするのがよい。あるいはさらに小茴香・胡椒の末を加えて一緒に炒してもよい（胡椒末は5銭以上用いてはよくないが小茴香は多く用いてもよい）。

　西洋医学ではヒマシ油・硫苦（硫酸マグネシウム）・センナ葉を下剤として用いる。　**按**：ヒマシ油は蓖麻子からつくられる。薬はイギリス

から輸入され，キラキラした澄んだ稠粘な液で非常に純度の高い製品である。毎回2銭，多くても5銭まで用いると通結に非常に効果がある。ただ臭いがあまりよくないのと，蓖麻子は薬性が巴豆（元気なもので5粒以上服用させない）に近く，精製した油にも毒性があるために服用後嘔吐するものがしばしばある。硫苦は硫酸マグネシウムで瀉利塩ともいい，朴硝を精製した白色透明の細粒結晶である。その味の鹹苦さは朴硝ほどではないが軟堅降下の力も朴硝よりやや弱い。毎回2〜4銭を服用する。センナ葉はインドの熱帯地方に生育する決明科の植物である。乾燥させた葉は，形が小型の竹葉のようで少しも臭味がない。嫩〔若い〕で緑色のものが良品で，老いた黄みがかったものは効力がやや弱い。毎回1銭を碗中の白湯に浸しておいて服用すると便結を下すのに非常に効果的である。その働きは猛に近いが服用後腸胃は無症状で刺激のない自然な排便で前の2薬と比較すると優れる。

【前三期合編第3巻】

治泄瀉方

◆ 益脾餅(えきひへい)

　脾胃湿寒で，飲食が減少し長期に泄瀉し，完穀不化となるものを治す。

　白朮4両　乾姜2両　鶏内金2両　熟大棗0.5斤

　以上4味のうち，白朮・鶏内金はいずれも生を用い，それぞれの薬味を細かく挽(ひ)いて焙熟する（均等に焙(あぶ)りやすいように，まず細かく挽いてから焙る）。さらに乾姜を細かく挽いて，これらと大棗を混ぜ合わせ泥状に搗いて小さな餅をつくり，木炭の火の上で炙って干し，空腹時に菓子代わりに細かく咀嚼して食べる。

　かつて友人のために本方をつくって，薬1料を混ぜ合わせて服用させると癒えたものが何人かいた。その後たびたび本方を試したが，効果のないものはなかった。

　薬局の鶏内金は汚くて瓦石などの混入が多く，こうしたものを丸剤散剤中に入れるのはもってのほかである。そこで薬を挽く際にはまず自分の目で確かめるべきである。

　泄瀉が数カ月続いてどんな治瀉薬も効かない30歳くらいの婦人がいた。脈は涼でなく完穀不化でもなかった。そこで白朮・大棗だけで方法どおりに餅をつくって服用させると癒えた。この証に鶏内金を使わないのは，鶏内金は脾胃の食べ物の消化を助けるが，厳密には瀉に使うのはよくないからである。

> ◆ 扶中湯（ふちゅうとう）
>
> 　長期に泄瀉が止まらず，気血ともに虚し，身体が羸弱でまさに労瘵の状態にあるものを治す。
>
> 　炒白朮1両　生山薬1両　竜眼肉1両
>
> 　小便不利には椒目（炒して搗く）3銭を加える。

　はじめ心中の熱感，気分不舒があった40歳くらいの婦人に，医者が清火理気の剤を投与したところ，泄瀉が止まらなくなった。そこで他医に頼むと，温補の方剤を投与された。はじめはやや軽減したが続けるとやはり瀉が止まらず，1昼夜に4～5回の泄瀉が半年間遷延し治せる薬がなかった。その後私が診察すると，脈は濡弱であるが弦数象はないので，まだ治せると判断した。ただ長期の泄瀉で身体が弱り，流れるほどの虚汗・心中怔忡・飲食減少があるので，さんざん躊躇し補脾に補心腎を兼ねた本方を創製した。数剤で瀉は止まったが，汗が多くなった。そこで方中に竜骨・牡蛎（いずれも煅用しない）各6銭を加えると2剤で汗は止まったが，今度は全身に浮腫が出てきた。瀉が続いていたときから少量であった小便は，瀉が止まっても相変わらず少ないままである。水気は下方の出路がないために汗から蒸散していたのに，汗が止まったので全身がむくんだのである。すなわち小便から出さないと，水を下す出路がない。ただ平素から腰が非常に冷える場合は，利小便薬に決して涼剤を用いてはならない。そこで本方に椒目3銭を加え10剤を連服させると全治した。

　竜眼肉は，味甘で補脾し気香で醒脾する脾家の要薬である。さらに五行理論では心は脾の母にあたり，竜眼肉は色が赤で心に入ってこれを補益するので，母〔心〕を旺んにして子〔脾〕を庇護する。私は心虚怔忡治療には竜眼肉1斤ほどを買ってこさせて飯の甑で蒸熟したものを徐々に服用させることが多いが，いずれも非常に効果がある。これは竜眼肉が心を補う明らかな証拠である。また脾虚で統血できなくて大便下血に

なったものの多くは，竜眼肉だけを服用させても癒える。これも竜眼肉が脾を補うことの明らかな証拠である。

◆ 薯蕷粥（しょよがゆ）

　陰虚労熱で，喘や嗽や大便滑瀉・小便不利する一切の羸弱虚損の証を治す。

　生山薬（細かく挽いて篩いにかける）1斤

　上記1味7〜8銭ないし1両を服用ごとに冷水で混ぜ合わせ，鍋に入れて火にかけ箸でかき混ぜながら2〜3回沸騰させて粥をつくり服用させる。小児に服用させるときは少し砂糖を加えてもよい。この粥を多服したり長期に服用すると，しばしば発悶〔胸につかえる〕することがあるが，ペプシン1gを同時に服用すると発悶せずに飲食も進むことが多い。

按：ペプシンは授乳中の子豚や小牛の胃中の津液を採取して精製した白粉である。胃の消化を助け，毎食後2g服用すれば非常にすみやかに消化する。しかし長期に服用すると脾胃に依存性が生じるので，健補脾胃薬を併用するとその心配がない。日本人はペプシンにさらに糖を加えて精製したものを含糖ペプシンと称し，小児治療に特に便利である。

　21歳の門下生・呉書林は羸弱発熱し脈が虚数で飲食が進まなかったが，朝夕山薬粥にペプシンを加えて食べさせ，正午には玄参3銭を煎服させると，数日で食事の量が増えて発熱も癒え，その後は健壮になった。

　30歳余りの婦人は泄瀉が数カ月止まらず，危険な病勢になって母への手紙を人に頼んだ。父親が行って状態をみて私に処方を尋ねた。これまで何度も医者に治療を頼んだがどの薬も効かないというので，山薬を煮た粥を毎日3回服用させると2日ですっかり癒え，さらに数剤を服用させると身体も健康になった。

　妊婦がある日癇風〔てんかん〕発作をおこした。脈には妊娠時の滑が

なく，微かに弦に似ており数を兼ねるので，陰分虧損・血液不足と判断した。やはり山薬を煮た粥を服用させるとすぐに癒え，さらに数回服用させると以後再発がなかった。

　奉天・大東関の関氏の若夫人はもともと労疾があったが，産後急激に虚して喘嗽の大発作を生じた。この粥を1日2回服用させて治療すると，4〜5日で喘・嗽とも癒え，さらに数日服用させると癆疾は完治した。

　奉天・大東関に住む学校教員・鄭子緯の5歳になる娘が，秋に風寒に束されて心中に熱感があった。医者は辛涼表散薬を用いる知識がなく苦寒薬だけを投与したので10数剤連服すると脾胃が傷れて大便滑瀉が1カ月余り止らず，上焦の熱がますます熾盛になった。どの医者からも不治といわれ，やっと私に治療を求めてきた。身体は羸弱がすでに甚だしく，脈は細でわずかに浮数，表裏とも熱があり，悪心が頻繁にあるので飲食が進まず昼夜なお19数回泄瀉がある。この粥で治療し，排便するたびに日に4〜5回1回にチリレンゲ1匙を越えない程度飲ませると10日で全治した。

　農村の子供は夏から秋にかけて滑瀉証が多い。農家ではこの時季に涼水を飲むことが多く子供はとくに飲みたがり，瓜果を食べることも多く子供はとくに食べたがる。生ものや冷たいものはどちらも脾胃を傷り，脾胃が傷れると滑瀉するのは自然の理で，滑瀉証は小児では最も難治である。小児は少陽の体で，陰分がまだ足りないので，滑瀉が止まらないと特に陰分を傷りやすい。往々にして本証を患うと数日で全身に発熱し，津液が不足して燥渇し，小便が不利し，乾嘔して食欲がなくなり冷たいものばかり欲しがる。この場合は，滋陰すれば脾胃がいよいよ泥滞し，健脾すると真陰をいよいよ消耗し，涼潤温補のいずれも証に合わない。さらに小児は服薬を嫌がり病家も甘やかしがちで子供のいうままにするので，結局数カ月も遷延して不治になるものが多い。ただ山薬は脾腎双補し，上を清して下を固め，小便を利して大便を止める真の良薬である。さらに通常の食べ物なので，粥にして少し砂糖を加えると子供は必ず喜んで食べる。1日に2回煮て服用すれば必ず数日で癒える。乳

幼児で粥を食べられなかったり食べても多く食べられない場合は，生山薬を煮た濃汁を飲ませるだけでもよい。私がこの方で救った子供は多い。人を救う志があるなら，普通の食べ物だからといってゆるがせにしてはならない。

　山薬の効能は一味薯蕷飲（第1巻にある）に詳しく述べた。泄瀉治療に必ず飲ではなく粥にするのは，山薬汁は稠粘であるが粥にするとそれがいよいよ増して腸胃に留恋する働きが顕著になるからである。20年前であったと思うが，津門の歳試〔科挙試験で生員が郷試に応じる資格取得のために定期的に受けた試験〕の際にたまたま泄瀉を患った。飲食が咽を下りると胃の具合が悪くなり，まもなく腸がゴロゴロ鳴ってすぐに瀉した。甘草を濃煎した湯に赤石脂細末を混ぜて服用したが効かない。そこで白粳米をとろ火でよく煮て粥をつくり，すっかり食べてしまうと急に脾胃がすっきりして腹鳴がなくなり，泄瀉も癒えた。そこでどんなものでも粥にすれば腸胃に留恋することを知った。しかも山薬は本来収渋に働くので，粥にして食べるとさらに効果が迅速である。大便溏瀉は小便不利によることが多いが，山薬は腎経を滋補して腎陰を充足させるので，小便が自利し大便溏瀉の患いはなくなる。

　按：生芡実を細かく挽いて粥にすると，収渋の力は山薬に勝るが，多服久服すると満悶を生じやすいので，毎日服用できる山薬粥が勝れる。

◆ **薯蕷鶏子黄粥**（しょよけいしおうがゆ）

慢性的な泄瀉で腸滑不固を生じたものを治す。
前記の薯蕷粥に熟鶏子黄〔ゆでたまごの黄味〕3個を加える。

50歳近い男は泄瀉が半年間治癒せず，羸弱が甚だしかった。人を遣って方を尋ねにきて，「何度も医者に頼んで薬を服用したが，どれもまったく効かない」と言うので，薯蕷粥を教えた。数日するとまたやってきて「服用すると効果はあるが，瀉はやはり止まらない」と言うので，鶏

卵数個をよく茹で，取り出した黄身をつぶして粥に混ぜて服用させると2回で癒えた。鶏子黄は大腸を固渋し，さらに鶏子白に比べて消化しやすい。以後この方を数回以上使ったがいずれも奏効した。

◆ **薯蕷芣苢粥**（しょよふいがゆ）

〔芣苢は車前草（オオバコ）の古名である〕

陰虚腎燥で小便不利・大便滑瀉するものを治し，同時に虚労で痰のある嗽を治す。

生山薬（細かく挽く）1両　生車前子4銭

上記2味を一緒に煮て粥をつくり，1日3回服用すれば，小便が自利し大便は固くなる。

山薬は大便を固めるが，陰虚の小便不利に服用させると利小便にも働く。車前子は利小便に働き，滋陰の性質もあるので補腎薬の佐使薬として用い（五子衍宗丸（ごしえんそうがん）〔朱丹渓：枸杞子・菟絲子・五味子・覆盆子・車前子〕中に用いる），さらに山薬を助けて大便を止める。2薬はいずれも稠粘な汁漿を有し，合わせた粥を服用すると腸胃に留恋するので効果がある。虚労痰嗽治療には，車前子を半分にするのがよい。車前子は，利水・利痰に滋陰を兼ねるので陰虚有痰にはとくによい。しかしあえて多用しないのは，水道を通利しすぎて陰分を傷る恐れもあるからである。

按：車前子は利小便に働くが，そのまま使用しても効果がはっきりしない。ただ車前子を炒熟（車前子は生を購入して自分で炒すべきで，火が通る程度でよく炒が過ぎると効力がなくなる）して少量嚼服し，しばらくしてまた服用し，6時間くらいで1両を服用し尽くすと小便が急に出始め，ひっきりなしに出て止まらない。これは私が実際に試して得た方法である。

また車前子1両半を煮て粥をつくり，頓服すると大便滑瀉治療にも非常に効果がある。隣村の黄姓の老女は大便が滑瀉してどんな薬も効かな

かったが，この方を教えると1剤で治癒した。しかし必ず生車前子を煮なければ粥にならない。炒熟車前子では粥はできない。

◆ 加味天水散(かみてんすいさん)

　湯剤にして服用する。暑い時期に泄瀉が止まらず，肌膚焼熱・心中燥渇・小便不利し，あるいは喘促を兼ねるものを治す。小児は本証がとくに多く，この方はさらによい。

　生山薬1両　滑石6銭　粉甘草3銭

　これは長期に下して亡陰し，さらに暑熱証を兼ねるものである。したがって方中の天水散で溽暑〔ジメジメした暑さ〕の熱を清する。しかし甘草の分量は原方の3倍（原方は滑石6甘草1で，そのため六一散ともいう）としており，甘草のきわめて濃い味で滑石のきわめて淡味を済け陰虚の熱を清する。また大量の山薬で大滋真陰・大固元気する。真陰が足りると小便が自利し，元気が固まると泄瀉は自然に止まる。さらに山薬は汁漿が稠粘で，甘緩の甘草と併用すると滑石を逗留させてすみやかに淡滲に至らず，滑石の清涼の性が胃から脾に輸し，脾から肺に達するので，水精が四布して膀胱に下通し，全身の熱と上焦の燥渇・喘促が瞬時に除かれる。

　小児は少陽の体であり，最も熱に弱く暑熱に傷れやすい。しかも日常の飲食起居でしばしば寒涼を貪るので泄瀉しやすい。泄瀉が長引くと亡陰して熱を生じ，ますます暑気の熱と病熱が相互に影響して悪循環に陥り，治療はきわめて難しい。本方では薬味を3味に止めるが周到に考えられており，遺漏なく内傷外感を兼治する。1〜2剤後に暑熱が徐々に退いたら，滑石を徐々に減量し，随時斟酌して用いると必ず奏効する。小児では暑い時期に泄瀉が長引くと，虚熱が上逆し暑熱の気と並んで胃口を填塞(てんそく)し，悪心嘔吐して飲食を受けつけなくなることが多い。本方はただ清暑滋陰・和中止瀉するだけでなく，重墜の性質で鎮胃安衝して上

逆の熱と暑気の熱を徐々に下行させ小便から出すので，悪心嘔吐は自ずと止まる。はじめて本方を創製したときに，門人の高如璧に伝授するとこれを書き留めていた。翌日，如璧は帰郷したが，そこで1カ月余り泄瀉して身熱燥渇して涼水を飲みたがり，無理に食べさせようとすると悪心嘔吐して多くの方で調治しても治癒しない子供に出会った。如璧が加味天水散を投与すると1剤で燥渇と泄瀉は半分が癒え，さらに1剤を服用させると食欲が出て諸症状はすべて癒えた。

> ◆ 加味四神丸（かみししんがん）
>
> 黎明に腹痛泄瀉するものを治す。
> 補骨脂（酒炒）6両　呉茱萸（塩炒）3両　五味子（炒）4両
> 肉豆蔲（小麦粉で包んで焼く）4両　花椒（わずかに焙じる）1両
> 生硫黄6銭　大棗81個　生姜（切片）6両
> まず生姜を煮て10数沸させ，大棗を入れて煮込む。十分に煮えたら取り出して生姜を除き，他の薬を細末にして，大棗で桐子大の丸薬にする。

人は天地の気を稟けて生きており，人体も一つの小天地である。天地の一陽は子の刻〔午前0時前後の2時間〕に生じるので，人は夜半の時刻になると腎系命門の部位に息々と気が萌動してくるが，これが人身の陽気である。黎明寅の刻〔午前4時前後の2時間〕になると三陽の候であり，人身の陽気も時刻に応じて上昇し下焦から中焦に達する。元陽の根底がもともと虚していると，臍の部位に寒が凝滞して遮蔽することがあり互いにぶつかり合い下腹部に痛みを生じる。慢性化すると陽気が凝寒に勝てず，上昇が転じて下降し大便も溏便になって下る。これが黎明に泄瀉する理由である。下焦の陽気は少火，すなわち相火である。相火は命門より生じて肝胆に寄寓する。したがって四神丸では，補骨脂で命門を補い，呉茱萸で肝胆を補って，相火の基を培う。しかし，瀉は下

焦に関係するが，じつは中焦にも関係するので，辛温の肉豆蔻で脾胃を暖補すると同時にその辛渋の味で酸収の五味子と協同して大腸を固澀し，下焦の気化を固摂する。生姜・大棗を同煎し，大棗で丸剤にするのは，辛甘が化合すると下焦の陽を引いて中焦に達せしめるからである。しかし軽症ならこの薬で治癒するが，重症になると服用しても時に治癒しないことがある。これは補火の力がまだ微力であるため，さらに花椒と元陽を大補する硫黄を加えて助けなければ薬力が病に勝てない（硫黄を生用する理由は第8巻硫黄を服す法に詳しい）。

【前三期合編第3巻】

治痰飲方

◆ **理飲湯**（りいんとう）

　心肺陽虚により，脾湿で昇精できず胃鬱で降濁できなくなり，飲食しても精微を運化できずに飲邪になり，これが胃口に停まって満悶したり，膈上に溢して短気したり，肺竅に漬満して喘促したり，咽喉に滞膩して粘涎を咳吐するものを治す。甚だしいと陰霾（いんばい）が上焦に満布し心肺の陽が暢舒できなくなって鬱熱したり，陰気が陽気に逼迫し外出させて身熱したり，陽気を上浮させて耳聾になる。必ず脈を診て弦遅細弱を確認してから本方を投与する。

　　白朮4銭　乾姜5銭　桂枝尖2銭　炙甘草2銭　茯苓片2銭　生白芍2銭　橘紅1.5銭　厚朴1.5銭

　数剤を服用後，飲邪を開通しても気分に不足があれば，生黄耆数銭を適宜加える。

　40歳くらいの婦人は，よく胸中に満悶と熱感があり，10日間～浹辰（しょうしん）〔12日間，子から亥までの一巡りの意〕に必ず1～2日はひどい喘がおきた。医者は清火・理気の薬を用いたが，はじめの一服はやや効いたものの長期に服薬するとかえって増悪した。その後，私が診察すると脈が沈細でほとんど触れない。病人の家族が原因を尋ねるので，私は「これは心肺陽虚が原因で，脾胃が宣通できずに多量の痰飲を生じている。人の脾胃は土に属し，大地のようなものだ。心肺はその上に位置し，ちょうど太陽の位置にあたる（膈上が太陽に属すことは《傷寒論》太陽篇に

明らかである)。陽気が宣通するのは，中天にかかる太陽の暖光が下を照らすようなものだ。胃は水穀を納れるところで，じつは宣通した陽気の力を借りて，精微を運化して気血を生じ，渣滓を伝送して大小便にする。清が昇り濁が降れば痰飲が生じるはずはない。ただ心肺陽虚になると，天空の離〔☲，火，太陽〕が翳るようなもので，その宣通の力を借りている脾胃はすぐに運化と伝送ができなくなって飲食が胃口に停滞する。大雨の後，陰霧が10日余り続けば，至る所汚泥になって乾かないように，痰飲が生じる。痰飲がいったん生じると，次第に積滞して上焦に鬱満すると悶を生じ，肺竅に漬満すると喘を生じ，心肺の陽気を阻遏すると四布できずに熱を生じる。医者が病原を知らずに涼薬でこれを清すれば，そのうちにますます激しくなるのは怪しむに足りない」。そこでこの方剤をつくり，方中の桂枝・乾姜で心肺の陽を助けてこれを宣通し，白朮・茯苓・甘草で脾胃の湿を理してこれを淡滲した（茯苓・甘草を同時に用いると湿満を最も瀉す）。厚朴を用いるのは，葉天士が「厚朴は多く用いれば則ち破気，少なく用いれば則ち通陽」と述べたように，その温通の性を借りて胃中の陽を通じて気を降し，水穀をすみやかに運んで下行させる。橘紅を用いるのは白朮・茯苓・甘草を助けて痰飲を利すため。白芍については，その苦平の性で（平は降を主る）熱薬の上僭を防ぎ，酸斂の性で，虚火の浮游を制する（《本経》では芍薬は苦平であるが，後世芍薬は酸斂といい，実際の味は苦でわずかに酸味がある）ためである。さらに薬が熱性であると脾胃にはよいが，肝胆にはよくない恐れがある。またその涼潤の性質で，肝胆の陰を滋して，肝胆の熱を予防する。さらに芍薬はよく小便を利し，小便が利せば痰飲はおのずと減少する。これを1剤服用させると，心中の熱は去ったが数剤服用後にかえって涼感が甚だしくなった。そこで白芍を去って，20余剤続けると，胸中がすっきりして喘は再発しなかった。

　30歳くらいの婦人は，もともと肥満気味で胸中に痰が鬱結し，飲食しづらく上焦に時に煩熱を覚えた。たまたま礞石滾痰丸を服用すると効いたので毎日これを服用した。はじめのうちは食も進んだが続けるうち

に食がだんだん細り，後には1日でも服用しないと飲食できなくなった。さらに服用し続けるとしまいには少しも効かなくなり，1日1食になり，わずかしか食べないのに消化もできなかった。さらにときどき熱気が上騰する感じがあり，耳鳴りで聾になりそうで，ようやく薬が合わないのではないかと疑いをもった。治療を乞われて私が診ると，脈は浮大で按じると非常に軟である。私は「この証は心肺陽虚・脾胃気弱であり，苦寒攻瀉の薬を服しすぎて病証・脈象がこうなったのです」と告げて，理飲湯で治療しようとすると，病人の家族は「これまで医者が少量の桂枝・附子を用いても受けつけなかったので，おそらく再び熱薬を用いても難しい」と言う。私が「桂枝・附子は本来心肺脾胃の正治の薬ではなく，まして少量用いたのでは，病重薬軽であるから受けつけないのはうなずける。私が創製した理飲湯が証とぴったり合えば，服用しても絶対に何の害もない。この薬が怖くて服用したくないなら試しに乾姜5銭だけをまず服用してもいい」と説明した。家族が私の言葉どおり乾姜を煎じて服用させると，すぐに耳鳴りが止まり，間もなく胸中が開通する感じがした。続いて理飲湯を数剤服用させると，やはり心中に甚だしい涼感を覚えたので，乾姜を1両に改めさらに20数剤服用させるとついに病は根治した。

　40歳くらいの婦人は，上焦に満悶煩躁があり，冷たいものが欲しくなり，たまたま食べたところ満悶が甚だしくなったうえに明け方には泄瀉した。治らずに慢性化し，満悶はますます増悪して臌脹になりそうであった。何度も医者を頼み服薬したが，半補半破の剤が多く，清涼を佐としたり収渋を佐としたがいずれもほとんど効かない。後に私が診ると脈は弦細で遅であり，寒飲結胸で気化を阻塞していると知った。理飲湯を投じようとすると，家人はこれを聞いて服用することを躊躇するので，まず乾姜数銭を煎じて服用させると胸中の煩躁が急になくなった。明け方に泄瀉するので，理飲湯去厚朴・白芍加生鶏内金1.5銭，補骨脂3銭を10余剤連服させると症状は消失した。

　50歳近い女性が短気〔息切れ〕し飲食が減少した。しばしば医者に頼み服薬し，宣通したり昇散したり健補脾胃に理気の薬を合わせたりし

たが，どれもまったく効かなかった。次第に飲食が日ごとに減少し，やせ衰えて起きられなくなり，気息奄奄の状態になり家人も治らないと考えた。その後，隣村の私がしばしば重態の患者を救ったことを伝え聞いて，治療を依頼してきた。脈は消え入りそうな弦細で，しきりに希薄な涎を吐いている。心中を尋ねると，「何かが胃口に杜塞して気が上達できないように感じる」と言うので，寒飲の凝結であるとわかった。そこで理飲湯の乾姜を 7 銭にして，3 剤連服させると胃口が開通した。また呼吸無力を覚えるので，方中に黄耆を 3 銭加えて 10 余剤続けさせると症状はすっかりなくなった。方書では「飲は水が結したもので，痰は火が凝したものである」とするが，これは涼飲，痰熱のことである。考えてみれば飲証も涼と熱に分かれ，熱飲は憂思過度によることが多く，甚だしければ癲狂〔精神錯乱〕に至ることもあり，飲とはいえ通常吐く以外ない。涼飲は心肺陽虚により，本方のはじめに述べたような種々の病状状況がある。かつ本証では，時として稀薄な涎を吐き短気〔息切れ〕することが多く，飲食が進まないのが明確な証拠である（後世，痰の稀薄なものを飲，粘稠なものを痰とするが，これは《金匱要略》に所載の四飲〔痰飲・懸飲・溢飲・支飲をいう〕とは意味が異なる）。

　先祖代々の医家である邑(むら)の韓惠圃は，44 歳でたまたま奇病にかかり，横になるとしょっちゅう発搐〔ひきつけ〕を起こし，急に始まっては急に止まり，寒戦〔身震い〕発作のようで 1 呼吸の間に治った。ひきつけていないときに，人がたまたま手で撫でると，手で撫でられるたびにひきつけた。自分で治療したが効かないので，広く他医に頼み治療したがいずれも効果はなかった。半年ほど長引いて病勢が次第に増悪してきた。後に私が診察すると，脈は非常に弦細で，飲食を尋ねると非常に少なく，心肺脾胃の陽分が虚弊し，精微を運化できないので気血を生じないのだと知った。血虚で筋を栄養できず，気虚で体を充養できないのでひきつける。横臥すると必ずひきつけを起こすのは，横臥すれば気が順でないからである。人が撫でるとそのたびにひきつけるのは気が虚すと人に触られるのを恐れるからである。理飲湯を投与すると，数剤で飲食が増し

てひきつけも癒え，20数剤後は再発しなかった。

◆ 理痰湯(りたんとう)

痰が胸膈に鬱塞し満悶短気するものを治す。肺中に溜まると喘促咳逆になり，心下に停まると驚悸して眠れず，胃口に滞れば脹満して吐き気・げっぷになり，経絡に溢れると肢体麻木〔知覚麻痺〕や偏枯〔片麻痺〕になり，関節に留まり筋骨に着すと俯仰〔起居動作〕しづらく引っ張ると痛み，逆気に随って肝火が上昇すると眩暈で座ることも立つこともできない。

生芡実1両　清半夏4銭　黒脂麻（炒して搗く）3銭　柏子仁（炒して搗く）2銭　生白芍2銭　陳皮2銭　茯苓2銭

世俗の医師は治痰には習慣的に宋代の《和剤局方》にある二陳湯を用い，治痰の総剤であるという。二陳湯は，痰の標治であって本治ではないのがなぜわからないのか？　痰の標は胃にあり，痰の本はもともと腎にある。腎は閉蔵を主り膀胱を腑とする。閉蔵の力が強固でないときには，必ずその気が膀胱に注ぎ，膀胱は膨張したままで広い空き場所がなくなるので，胃中の水飲を吸収しすみやかに下行させて小便にできない。これが痰の原因になる。また腎の上には血海，奇経の衝脈がある。衝脈は上で陽明に隷属し，下で少陰につらなるので，腎の気化が固摂しなければ衝気は上干しやすい。衝脈は上で陽明に隷属するので，衝気が上干すると胃気も上逆することが多く，胃気が息息と下行できないので水飲を運化しない。これも痰の原因になる。この方剤は君薬の半夏で衝気・胃気の逆を降す。大量の芡実で衝気を収斂し，さらに腎気を収斂してその閉蔵の力を厚くする。腎の気化が治まれば，膀胱と衝脈の気化は自然に治まるので，痰の根本はもとから清される。黒脂麻・柏子仁は，半夏の燥を潤し同時に芡実を助けて補腎する。芍薬・茯苓は，1つは滋陰して利小便し，1つは淡滲して利小便する。陳皮は，化痰ではなくじつは

行気が目的で，半夏を佐として逆気を降すと同時に芡実・黒脂麻・柏子仁の滞膩を行らす。はじめて本方を創製した当時，私はまだ壮年〔30〜40歳位〕に達しておらず，私の医術は無名であったが，邑の古参医師・李竜章先生は，これを見て大いに称賛し必ず将来名医になるといった。その後，その言葉どおりたびたび本方で奇効を奏した。危篤に陥った痰証でも，本方で挽回して救命した。友人の毛仙閣が治した40歳余りの婦人は，上盛下虚で痰が壅滞して，食べられなくなり動くと喘を生じた。他医は二陳湯加減で3年間治療したが症状は逆に増悪した。後に仙閣が呼ばれて診察し理痰湯を投じると数剤で大半の症状は癒えた。さらに芡実を4銭に減去し，生山薬5銭を加えて20余剤続けると痰がすべて消えて症状はなくなった。現在数年たつが未だに再発していない。毛仙閣は癇風〔癲癇〕の若い女性を治したこともある。はじめは2〜3カ月に1度であった発作が，次第に2〜3日に1度になった。脈は滑で，身体が肥満しているので，痰が本疾患と関係すると判断した。そこで理痰湯に代赭石3銭を加えて治療すると，数剤ですっかり根治した。後に会った折にこのことを話してくれたので，「本湯を創製した当時は癲癇を治療できるとは知らなかった。貴君が代赭石1味を加えて優れた効果をあげたので，大いに本方は生彩を放ったね」と私は喜んだ。

 按：本方で癲癇治療をする場合は，朱砂を加えても生鉄落を加えてもよく，磨刀水〔鉄錆の入った水〕で煎じてもよい。

◆ **竜蠣理痰湯**（りゅうもうりたんとう）

 思慮して痰を生じ，痰によって熱を生じ神志不寧になるものを治す。

 清半夏4銭　生竜骨（細かく搗く）6銭　生牡蛎（細かく搗く）6銭　生代赭石（細かく挽く）3銭　朴硝2銭　黒脂麻（炒して搗く）3銭　生白芍3銭　陳皮2銭　茯苓2銭

本方は理痰湯の芡実を竜骨・牡蛎に代え，さらに代赭石・朴硝を加えた。加減した理由は，本方が主る痰は，虚に実を兼ねる痰であるからである。実痰は開くべきで礞石滾痰丸の芒硝・大黄がこれである。虚痰は補すべきで，腎虚氾で生じた痰には腎気丸で駆逐するのがこれである。虚に実を兼ねた痰では，1薬で開痰しかつ補虚もするものが証に適合し，本方の竜骨・牡蛎がこれである。心腎は相互に補助し合っている。腎が虚して，水精を上輸し心を鎮められずに容易に心熱を生じるのが，腎から病が心に及ぶ場合である。心が過度に思慮し熱が生じると必ず腎の真陰をひそかに吸収して自分を救おうとするので腎は容易に虧耗するのが，心から病が腎に及ぶ場合である。そこで心腎が相互に病めば，思慮がますます多くなって熱熾液凝して痰が壅滞する。竜骨・牡蛎は寧心固腎・安神清熱し，2薬を併用すれば治痰の神品と陳修園が称したのもまことに見識のある言である。したがって方中では芡実に代えて竜骨・牡蛎を用いた。しかし痰が過盛なら，これでは完全に除去できない恐れがあるので，さらに代赭石・朴硝を加えて痰を引いて下行する。

　30歳余りの男性は胆怯〔臆病〕を覚えることが多く，時に心口や少腹〔下腹部〕が瞤動〔ぴくぴく動く〕すると間もなく下焦から生じた気が胸中に上衝して鬱して伸展せず，続けざまに吃逆し首筋が熱くなり，すぐに気が狂って大声で叫んだ。咽を挟んで両側に瘰癧のように突起したものがあったが，瘰癧ほど硬くなかった。さらに精気が固摂せず，不眠であるが漏らし〔遺精する〕，上焦には熱感があり下焦には冷感があった。脈は左が平和でわずかに無力の嫌いがあり，右は直上直下（李士材は《脈訣》で「直上直下であれば明らかに衝脈である」と記している）で有力のようであるが重按すると真の有力ではなかった。これまで何度も医者の治療を受けたがどれも効かなかった。これは腎虚で衝気が痰を挟んで上衝し心の神明を擾乱しているのである。本方の朴硝を半分にして，山茱萸5銭を加えて数剤を与えると症状はすべて癒えて短気を覚えるだけになった。これは胸中大気下陥（詳しい説明は昇陥湯にある）であると判断して私が創製した昇陥湯の升麻・柴胡を除いて桂枝

尖2銭を加えると2剤で癒えた。本証では以前から逆気上干があるので，升麻・柴胡では大気を昇げるが同時に逆気も昇げる恐れがある。桂枝は大気を昇げると同時に逆気を降すので升麻・柴胡の代わりに用いた。

　62歳の老女は生来贏弱であったが，たまたま外感にかかった後から，急に意味不明のことを言い幻視が始まり，異常に驚きおびえて手足をばたつかせ，腹がすいて咽が乾いても飲食しようとせず，下腹部が落ち窪んで，胸膈は突出してきた。脈は平時の2倍以上の大であるが重按無力なので，肝腎大虚し衝気が上逆して痰火が同時に上昇し心神を擾乱したと判断した。本方の朴硝を去り代赭石を倍量にして生山薬・山茱萸・生地黄各6銭を加えて磨取鉄銹水〔鉄の錆をこそぎ落とした水〕で煎じる（詳しい説明は一味鉄氧湯にある）と1剤で癒え，さらに1剤を服用させて病後の養生にした。

◆ **健脾化痰丸**（けんびけたんがん）

　脾胃虚弱で飲食を運化しないために痰を生じるものを治す。
　生白朮2両　生鶏内金（瓦石糟粕を除く）2両
　以上の2味をそれぞれ細かく挽いて篩にかけ，別個にとろ火で焙り（焙りすぎない），煉り蜜で梧桐子大〔直径7mm程度〕の丸薬にして，毎回3銭を白湯で服用する。

　白朮は，純粋に土徳を稟ける健補脾胃の主薬であるが，土性は壅滞するので多服久服するとやはり壅滞する欠点がある。瘀積を除去する鶏内金で佐けるのは，補益と宣通の併用である。中焦の気化を壮旺に流通させ，精液を四布し，昇清降濁すれば痰は根底から除かれる。さらに本方はただ治痰に著効があるだけでなく，内服しやすいので服用すれば必ず飲食が増加する。そのうえ，長期に服用すれば，あらゆる腹中の積聚を除去する。

　本方の創製当初は水で溶いた丸であったが，長期服用すると時に咽の

乾燥や大便燥結を生じた。後に蜜丸に変えてからはこうした欠点はなくなった。

◆ 期頤餅（きいへい）

〔期頤：百歳の人。《礼記》曲礼上「人，生まれて～百年を期と曰ふ。頤（やしな）はる」〕

老人の気虚で行痰できずに痰気が鬱結して胸中が満悶し，脇下が痛むもの治す。気虚で痰盛ならばだれが服用しても効果があり，同時に疝気を治す。

芡実6両　生鶏内金3両　白面〔小麦粉〕0.5斤　白砂糖（多少に拘わらず）

まず芡実を水で洗って表面の皮を除き，晒し干ししてから細かく挽いて篩にかける。さらに鶏内金（中の瓦石糟粕は除いてから分量を調整する）を細かく挽いて篩にかけてから，鉢に入れ熱湯を注いで半日ほど浸しておく。さらに芡実・白砂糖・白面をその浸した水で溶いて非常に薄い餅をつくり，黄色く焦げる程度に焼いて随意に食べる。しかし芡実・鶏内金は製法どおりであることを自分で確かめるべきで，周囲のものに任せきりにしてはならない。

鶏内金は鶏の脾胃である。中には瓦石銅鉄を含むことがあるが，どれも消化を受けた痕跡があることから脾胃が堅壮であることがわかる。したがって脾胃を補助し，大いに飲食を運化し，瘀積をすり減らす。食べ物が消化されて，瘀積が消えると，痰は自然になくなる。さらに痰が壅滞しやすい老人の多くは，下焦が虚憊して気化の固摂ができないので，痰が衝気にしたがって上汜する。芡実は衝気を収斂固摂し，下焦の気化を統摂する働きに優れる。さらに小麦粉を併用すると，小麦粉は補心に，芡実は補腎に働き，心腎相済させて水火が調和するので痰気はおのずと平定する。

問い：老人の痰は，気虚のために行らないのに，なぜ気分を補助する薬を使用しないのか。　**答え**：補気薬はどれも長期に服用すると逆に弊害を生じる。本方中の薬物は，穀物性のもの2種と肉類1種を，さらに砂糖で調味したもので，普通の食餌にできるもので他の薬餌とは異なる。そのうえ，これを食べると食欲が増すので気虚は自然に実になる。

本方から芡実を除けば，小児の疳積痞脹，大人の癥瘕積聚を治す。

西洋医学では老人の痰にしばしばアンモニアを使用する。その方法はアンモニア散7〜10厘を白砂糖水に溶かして1日に2〜3回服用させるもので，老人の痰の多い咳によく効く。またアンモニア散1銭，黄耆膏0.5銭で20粒をつくり，毎回1〜2粒を1日2回服用させると精神を補う働きが強く，虚熱の咳嗽に服用させると非常によい。

按：西洋ではアンモニアの製法に3通りあり，第一は駱駝の糞，第二は獣骨，第三は火山周辺に産出する鉱石で，塩基が強固に水に結合している。西洋では引き離す方法を考えて抽出し，散剤や水剤にして薬に取り入れている。散は白色で刺激臭があり，補火・補精神の効能がある。朦朧とする場合にこれを嗅がせるとすぐに覚醒する。身体が虚軟弱のために頭痛がある場合も嗅がせるとよい。ただし病人が覚醒しなくても長く嗅がせないのは，鼻粘膜の糜爛を防ぐためである。外用する場合は，豚脂と混ぜて，皮膚が紅く熱くなるまで塗擦すると炎症を外出する。これは斑蝥膏を貼る場合と同じ働きである。あるいはアンモニア酒3〜4銭，樟脳1銭，熱油1〜2両を溶かし合わせて皮膚に塗擦すると非常によく効く。風湿で季節の変わり目になると肢体が痛むものや喉病（項に塗擦するとよい）にも塗擦するとよい。保存はガラス瓶を用い，瓶口はしっかり封をして密閉する。

西洋医学では鹿茸が峻補薬であるのはアンモニアを含有するためで，峻補作用は鹿茸ではなく，アンモニアにあるという。アンモニアは熱を加えると気化するので，鹿茸の服用方法は切片にして浸服する。この理屈を知らずに火炙したり湯煮したりすれば，アンモニアが熱で気化するので服用しても効果がない。さらに鹿茸は高価で，本物は手に入れにく

い。他のものからアンモニアを抽出して代用すれば，効力は同等でありながら値段は非常に廉価であるから貧しいものでも服用できる。

　按：鹿角が生える部位は，じつは督脈が走行している。鹿の督脈は最強であるから，その角は最も大きくて長くまた非常にすみやかに生える。鹿茸は角の胚胎であるから，督脈を補い，督脈は脳を貫いているので脳も補う。人の脳髄は陰に属し，脳神は陽に属す。鹿茸中のアンモニアは脳中の陽を補う。鹿茸の赤血（生えはじめの鹿茸は督脈の血が灌注するので赤い）と膠（角に膠があるのだから鹿茸にも膠がある）は脳中の陰を補う。鹿茸を炙したり煮たりしてアンモニアが気化してなくなっても，含有する滋養物質が脳中の陰分を補い，陰分が充足すれば陽も生じる。いわゆる「一陰一陽は互いを根となす」である。西洋医学の用薬は，目前の効き目にとらわれることが多く，根本となる深謀遠慮がないのでこのような鹿茸とは斯く斯くであるという論になる。西洋医学でいうように，炙したり煮ることは鹿茸が忌むところでもあり，生で細かく挽いて服用してもよい。他のものから抽出したアンモニアを鹿茸の代用にできるという点については，鹿茸の補陽作用の代用に限られる。生えはじめの鹿茸は，はじめは血胞で以後次第に鹿茸になり，鹿茸になってもやはり血液を含有していることから同時に陰分を滋養することがわかる。陳修園は「朱紫坊の22歳になる黄姓の女性は，はじめは無月経のために行経薬を服用したが効かなかった。その後，泄瀉が止まらず，食欲が減少し枯木のように痩せ細り四神丸・八味丸の類を服用したところ泄瀉はますます甚だしく，五更〔午前4〜6時〕から天明〔夜明け〕までに数回瀉して便には血液が混じっていた。私は《金匱要略》の黄土湯〔甘草・乾地黄・白朮・附子・阿膠・黄芩・竈中黄土〕の附子を乾姜に代え，毎服生鹿茸5銭を加えた。方意はまず紅色の泄瀉便を止めてから月経を調えようとしたのである。8剤を連服させると泄瀉は変わらなかったが月経が始まった。さらに5剤を服用すると泄瀉も月経血も止まった。その後，六君子湯加乾姜を服用して効果があった。鹿茸は衝脈・任脈・督脈の3脈に入り，大いに補血し，無情の草木薬とは比較にならない〔動

物生薬は血肉有情の品と称する〕。陳修園のこの医案をみると，鹿茸の効用はまことに西洋医学では理解しがたい。

西洋薬にはさらにアンモニア茴香精があり，アンモニアと茴香精液を化合した黄色い液である。これを1〜10滴を蒸留水で200倍に希釈して服用すればよく利痰し，さらに肺痿，胃痛および小児の疹癮〔ジンマシン〕，吐瀉などの症状の治療に効果がある。

◆ **治痰点天突穴法　附：捏結喉法，明礬湯，麝香香油灌法**

天突穴をついて痰厥を治す方法は，鍼灸をやるものなら大抵知っている。私の臨床経験から，点法の妙をとくに詳細に述べる。穴は喉頭隆起〔のどぼとけ〕の下方の彎曲した部位の中央にある。つくときは手の母指を曲げ（爪が長い場合は切っておく），爪を喉にぴったりつけて指の先端を天突穴につけ，真下に力を加えると（体内に向けて斜めに力を加えてはならない）すぐに気が通じる。指先を離したりついたりして痰を移動させ，同時に頻繁に指の先端で軽くかくようにすると，喉が痒くなって咳き込み痰がすぐに出る。

20歳ほどの婦人は数日前に胸中に閉塞感を覚えたが，ある日突然昏睡状態に陥って半日覚醒しなかった。たまたま他所から帰る途中にその村に通りかかると，家人は私をみて大喜びをして至急診察を依頼した。脈は沈遅で閉塞の象を兼ね，唇を細かく震わせていた。唇を動かすのは，痰がある証拠であり，脈から寒痰の壅滞は上焦に過度である。そこで人に支えさせて座らせ，母指で天突穴をついて，喉に痒みをおこして咳をさせた。約半時間ほどついて，咳嗽を10数回させると，涼痰を茶碗に1杯吐いてようやく喋れるようになり，さらに乾姜6銭を煎じて飲ませると癒えた。

甲寅〔1914年〕，高名な金灘鎮に客居していた。たまたま巡防兵〔警備兵〕が，南楽から戍武邑に移る途中で金灘を通った。当時孟春〔陰暦

1月〕で，天気が非常に寒くて雨かつ雪で兵士の衣服はぐっしょり濡れた。1人の兵士は鎮まで約5里以上のところで凍えて歩行できなくなり，仲間にかつがれて金灘鎮についた。昏睡して呼びかけにも反応がなく，火で暖めて温かい場所に運んだが，一晩たっても覚醒しなかった。私が鎮にいて，以前天突穴法で1人治癒させたのを聞いて治療を求めてきた。見ると硬直不動で横臥し，まったく呼吸がない。脈を診ると，拍動しているようで，手で口鼻を覆うと毎回呼吸するころに微かに熱を感じたので，まだ救えると知った。そこで支え起こし座らせて天突穴をつく方法で治療し，同時にのどぼとけをつまんだ。約2時間で20数回咳をして，同時に涼痰を茶碗1杯半吐くと呻吟し始め，さらに乾姜を煎じて飲ませると治癒した。

　滄州の友人・張献延が教えてくれたのどぼとけをつまむやり方は，喉に瘙痒感を起こして咳を惹起する力が非常に迅速である。その方法を知りたければ，まず自分でのどぼとけをつまんでみて，いかにつまむとすぐに咳が出るかを試せば，方法を会得できる。気が塞がって通じないときは，手で天突穴をつけばすぐに気が通じる。のどぼとけをつまめば，必ず痒くて咳をし痰を吐き出すと気が通じる。したがってこの2種類の方法は相互に補完して併用するのがよい。

　按：西洋医学では，凍死者に火を近づければ寒気が内迫して救い難いという。寒冷な部屋の中，もしくは風のない樹の陰で衣服を脱がせて雪の固まりか冷水で全身を摩擦するか，冷水中に全身をつけて摩擦し四肢が次第に柔軟になってくれば，人工呼吸を行う。このときの摩擦ではさらに手を休めてはならない。患者に自発呼吸が出れば，まず薄い衣服をつけ，ついでやや厚い衣服で覆って次第に暖かい部屋に移す。

　按：この方法は必ず全身の血肉が凍って氷結し呼吸がまったくない場合にかぎって用いるべきである。凍っていてもこれほどひどい状態でなければ，この方法を用いるにしても適宜変える。結局この方法はよいが，寒痰杜塞があれば必ず天突穴をついて，のどぼとけをつまむ方法を同時に用いなければ，救命できない。人工呼吸法は，呼吸がまったくな

い患者に呼吸を回復させる方法である。方法はまず患者を仰向きに寝かせ頭と胸をやや高くし，口を開けさせて舌の周囲を細い布で縛ってきつく結び，舌が退縮したり，口を閉じないようにする。救護者は，頭部の傍らに跪き両手で患者の両肘を握って，頭部の後方まで挙上して空気を肺中に流入させて吸気を補助し，両肘を放して胸脇をきつく圧迫して呼気を補助する（呼気を補助時に両手心で胸と心窩を圧迫する人がいるとさらによい）。このように交互に行い，患者に自発呼吸が現れたら止める。これは救急の良方であり，呼吸が急に停止した場合は，いずれもこの方法で救える。

　生白礬は頑痰・熱痰治療に優れ，急証には非常に即効する。ただし凝滞した涼痰には絶対に使用してはならない。20歳余りの婦人は，嘆き悲しみすぎて痰涎が胃口に杜塞し，蓄積した胃気がついに上逆して乾嘔し続けた。状態は吃逆にも似て，気が咽頭までくると上達できなかった。激しいときには全身を震わせて髪をかきむしり，今にも危険な状態であった。医者が生姜の自然汁を注ぎ入れると，ますます受けつけなかった。私が診ると左脈は沈濡で，右は三部いずれも触れない。しかし，生姜を受けつけないことから，やはり熱痰の杜塞と考えるべきで，このような脈を呈するものでは，痰が脈を瘀滞していることが多い。さらに顔面の赤みも熱証である。そこで生白礬2銭を水に溶かして飲ませるとすぐに癒えた。この方は，寒痰の杜塞ではないことを確かめたうえで数回用いたが，すべて必ず奏効した。瀕死の痰厥でも救治できる。

　厳用和〔宋代の医学者・《済生方》を著す〕は，「中風で覚醒しなければ，麝香清油〔菜種油ないし椿油などの植物油〕を灌ぐ」と述べている。かつて治療した20歳余りの男は，夫婦喧嘩が原因で身体を急にのけぞらせて牙関緊急し，口から泡をふいた。私が診察したときはすでに3時間ほどたっており，脈がほとんど閉塞していた。まず痧薬を鼻に吹き込んでくしゃみをさせると気がついて，いきなり非常に喉が渇くと言うので，聞き返すとやはりもとのように昏睡してしまった。しかし上下歯の間に微かに隙間があり，薬を入れ得る。記憶では厳用和の麝香清油灌法

は中風で覚醒しない場合の治療であるが，痰厥で覚醒しない場合にも効くはずである。まして本証は必ずしも内風が動じたのではない。そこで香油〔ごま油〕2両を湯煎して麝香1分を混ぜて注ぎ入れるとすぐに覚醒した。さらに白礬に比べて穏和である硼砂4銭を水に溶いて白礬の代わりにして痰厥を治療した。寒痰の杜塞治療には，胡椒3銭を搗き砕いて煎じて注ぎ込むが，生姜自然汁と乾姜湯で代用してもよい。

【前三期合編第3巻】

治癲狂方

◆ 蕩痰湯（とうたんとう）

癲狂失心し，脈は滑実のものを治す。
生代赭石（細かく挽く）2両　大黄1両　朴硝6銭　清半夏3銭
鬱金3銭

◆ 蕩痰加甘遂湯（とうたんかかんすいとう）

蕩痰湯の証で，頑痰凝結が甚だしいものを治す。その証が非常に実でなければ軽々しく投与してはならない。この方は蕩痰湯に甘遂末2銭を加え，他薬を煎じた湯に甘遂末を溶いて服用する。

　甘遂は，末にして水で送服するか，末を薬湯中に溶いて服用するのがよい。湯剤に入れて煎服すると必ず吐く。また方剤中に甘遂がある場合は，毎日続けて服用してはならない。必ず2～3日の間を空けて服用しないと吐くことが多い。また甘遂の性質は甘草と相反するので，使用にあたって注意が必要である。

　按：甘遂は薬性が猛烈走竄（そうざん）で，後世の本草ではこれを「攻決を以て用となす」と称し，下水の聖薬である。痰もやはり水であるので，行痰の力はやはり他薬よりもけたはずれに強力である。かつて治療した癲狂の少年は，医者が大黄6両を投与し2剤を連服させても大便が出なかった。その後私が診察して本方を処方したが，甘遂は3銭に改めた。病人の家

族は，「これまで大量に大黄を服用しても効かなかったのに，この方中には大黄を 1 両ほどしか用いていないが，これで効くのでしょうか？」と言う。私は「心配せずに飲ませてみなさい」と答えた。服用後，立て続けに 7 ～ 8 回泄瀉し，若干の痰が降下すると，癲狂はすぐに治癒した。これを不可思議であると思うものは，甘遂 3 銭の力が大黄 6 両の力よりはるかに勝ることを知らないのである。

痰の脈は滑が多いが，頑痰はそうではない。私はこの証を非常に多く治療したが，癲狂の激しいものでは，脈が瘀塞される場合が多く，甚だしければ六脈すべてがはっきりせず，開痰薬で通じてはじめて脈が出てくることから，頑痰は脈を閉塞することがわかる。

神明の機能は心と脳が相互に補完することにより成立する。私は資生湯・定心湯のなかで，これを明らかにした。癲狂証は，痰火が上犯して心と脳を連絡する竅絡を瘀塞し，心と脳が通じなくなるために神明が乱れて生じる。したがって，方中には大量の代赭石を用い，その重墜の力により痰火を摂引して下行させ，閉塞した竅絡をすべて通じさせると，心と脳が相互に補完し，神明はおのずと回復する。そこで私は本証の激しい場合には，代赭石を常に 4 両まで用いるが，そうすれば同時に甘遂を鎮め専ら下行に働くので，嘔吐を起こさない。

癲は，性情が顛倒して物事の是非がわからなくなることである。狂は，何らはばかることなく妄りに妄言をはき，甚だしければ見聞すべてでたらめになることである。大抵本証の初期には，まずわずかに癲の症状が現れついで狂を発し，狂が慢性化するとまた次第に癲になり，甚だしければ感覚・情動がまったくなくなる。本証は，憂思過度のために心気が凝結して発散できず，痰涎もこれに随って凝結し，さらに思慮が過ぎて心血が消耗すると次第に内熱を生じ，痰が熱に焼爍されて膠粘がますます甚だしくなり，熱が痰に閉じ込められて消解できなくなる。痰火が充溢して，心と脳を通じる竅絡をすべて瘀塞するために，神明が混乱する。初期にわずかに癲の症状が現れるのは，痰火がまだ激しくないからである。痰火が積滞してますます盛んになると発狂する。そこで，狂の甚だ

しい場合に用薬によって痰を下すと常に紅色であるが，痰が紅色ならばそこに熱があることがわかる。病が慢性化すると，瘀塞した痰はすべて頑痰に変化する。その神明の混乱が極に達すると，次第に感覚・情感がなくなって癲証に変化する。さらに感覚・情感がなくなると，それまでの憂思は必ず減じるので，内熱もやはり次第に消失して狂を助長する火がなくなる。これも癲に変化する理由である。病初の癲から狂の治療は容易であるが，その後の狂から癲は難治である。したがって本証が遷延して3～4年たつと，治癒するものは非常に少ない。

西洋医学では，癲狂証は専ら脳気筋〔脳神経と脊髄神経〕に原因があると考え，脳中の神明が長期に病むと脳気筋に波及して正常な機能が失われるので，その性情・動作すべてが顚倒・狂乱するとしている。そこで西洋医学の外治の方法では，まず病人の髪を剃り，豚の膀胱に氷を詰めて頭の上に置き脳中の炎熱を冷ませば脳気筋の病を治せるという。

按：脳気筋はまた脳髄神経とも名付けられ，脊髄から出るものを脊髄神経といって43対あり1対ごとに知覚と運動を主って全身内外に散布し，全身の知覚と運動を主る基本である。その源は脳にあるので脳気筋と総称し脳髄神経とも総称する。

人の神明は，もともと心と脳の両方にある。金正希は「人がものを見るとその影が必ず脳中に刻まれる。小児が忘れっぽいのは脳髄がまだ充満していないからで，老人の健忘は脳髄が次第に空虚になるからである」といい，汪訒庵(おうじんあん)〔汪昂(おうこう)，清代の医学者。《素問霊枢類纂約注》《医方集解》《本草備要》を著す〕はこれを解釈して「人が過去の出来事を追憶するときに，必ず目を閉じて上をにらみ脳の神を凝視するのは影が脳に刻まれている明らかな証拠である」と述べる。このことから，脳は元来往時の追憶を主ることがわかる。思慕が遂げられずあれこれ想像したり，過去におかした間違いをひどく懊悩すると，脳中の神を損傷する。研究・理解・工夫が過度になったり，将来の難題をあらかじめ予防しようと思いわずらったり，躊躇しすぎたり，苦心して思索すると，心中の神を傷つけることが多い。つまり，心と脳はもともと上と下にわかれて

はいるが，ともに神明の府であり，どちらの神明が傷れても両方の神が傷れる。脳中の神明が傷れると脳気筋に累及することがあり，心中の神明が傷れてもやはり脳気筋に累及することがある。さらに，脳気筋が傷れると神明を顛倒狂乱させることがあり，心が傷れてもやはり神明を顛倒狂乱させることがある。かつて治療した癲狂の若い女性は，何とか薬を飲ませようとしたがどうしても咽を通らないので，食事のたびに朴硝を塩の代わりに食させたところ，病人はこのことを知らずに1カ月余りで治癒した。朴硝は鹹寒で水に属し，心臓の対宮の薬であり，水は火に勝り寒は熱に勝るので，心中の火熱を余すことなく消解し，心中の神明がおのずと栄養を得たもので，朴硝を開痰だけで用いたのではない。

◆ 調気養神湯

　思慮が過度で神明が傷れたものを治す。あるいは，思慮が過度で次第に内熱が生じ，心肝の血が日ごとに消耗して，心火・肝気が頭部に上衝し，神経を擾乱して神経機能が失調し感覚・情感が錯乱し，是非がわからなくなってはいるが，甚だしい瘋狂〔気違い〕には至っていないものを治す。

　竜眼肉8銭　柏子仁5銭　生竜骨（搗き砕く）5銭　生牡蛎（搗き砕く）5銭　遠志（炙さず）2銭　生地黄6銭　天門冬4銭　甘松2銭　生麦芽3銭　菖蒲2銭　甘草1.5銭　鏡面朱砂（微細粉）3分（初回に煎じた薬液で2回服用する）

　磨取鉄銹濃水〔鉄錆を磨き取った濃水〕で薬を煎じる。

これは神明を養い，心血を滋し，肝気を理し，虚熱を清する方剤である。竜眼肉は，色が赤く心に入り，かつ津液を多く含むので最もよく血分を滋補し，同時に心気の耗散をよく保持して和調するので主薬にする。柏樹の杪は西北に向き金水の精気を稟け，実〔柏子仁〕は仲冬〔陰暦11月〕に採取するので霜露を十分に受けかつ多量の油分を含み，肝を

養い兼ねて鎮肝する（水は木を養い，金は木を鎮める）。また肝火・肝気を収斂する竜骨・牡蛎と一緒に用いると，肝火・肝気が心火を挟んで上昇し神経を擾乱することがなくなる。生地黄は，上焦の虚熱を瀉すとともに，さらに竜眼肉を助けて血を生じる。天門冬は，涼潤の性質により清心寧神して燥痰を開く。遠志・菖蒲は，心竅を開き痰涎を利し，かつ神明を通じる。朱砂・鉄銹水は神経を鎮安し定心平肝に働く。生麦芽を用いるのは，肝は将軍の官で中に相火を寄(やど)すので，単に収斂・鎮定しようとすると反発する力を激発する恐れがあり，生麦芽を加えてその性質に順(したが)うのである。麦芽は炒用すると消食し，生用すると肝気を舒緩にする。甘松は西洋薬中の纈草〔セイヨウカノコソウ〕で，中医は清熱・開瘀・逐痺として用い，西洋医は神経を安養する妙薬であると同時に霍乱転筋を治すと推奨する。神経の機能が失調しなければ，転筋〔こむら返り〕は起きないので，やはり神経を安養する効能と考えられる。ここでは西洋医学の説を採用して，まだ十分でない中医の説を補った。ただし，甘松は中薬ではあるが中医はめったに用いない。もし古くて虫が食って効力がない恐れがあれば，西洋薬の薬局で纈草を買って用いればよい。

【前三期合編第3巻】

治大気下陥方

◆ **昇陥湯**（しょうかんとう）

　胸中の大気が下陥し，息切れしたり，喘ぐように努力呼吸したり，呼吸が止まりそうになり今にも危険な状態に陥りそうな病態に用いる。兼証には，寒熱往来・咽が渇いて水を飲みたがる・胸部の満悶や怔忡（せいちゅう）〔動悸心悸〕・神昏（しんこん）〔意識混濁〕・健忘などさまざまなものがあり書き尽くせない。脈は沈遅微弱で，関前〔関部のすぐ前〕に最も顕著である。重篤なものでは，六脈すべてが微弱あるいは参伍不調〔脈の形状が一定しない〕を呈す。

　生黄耆6銭　知母3銭　柴胡1.5銭　桔梗1.5銭　升麻1銭

　気分の虚が極まって下陥した場合は，適宜に人参数銭あるいはさらに山茱萸（種を除く）数銭を加え，気分の耗散を収斂して，昇提した大気を再び下陥させないようにする。大気下陥が過度になり，少腹の下墜感や痛みを伴うときは升麻を1.5〜2銭とする。

　大気は，胸中に充満し肺の呼吸を司る気である。人体は飛門〔鼻腔〕から魄門〔肛門〕まで1つの気が主り，この気には発生の処・培養の処・積貯の処がある。天一水を生じて，腎がまず生成され，腎がつながる命門〔腎を包む膜油は脊椎の下から七節目につらなる〕の中には息息と萌動する気が存在し，これが乾元資始の気〔元気〕すなわち《内経》にいう「少火は気を生ず」である。この気は少火から発生して徐々に上達し，後天水穀の気の培養をうけて充旺し，胸部空曠（くうこう）〔がらんとして物

がない〕の府に貯積してここを根城とする。大気は，元気を根本として水穀の気で養われ，胸中に居を定めたものである。同じ気であるにもかかわらず胸中の気だけを大気と呼ぶのは，全身を支持する，諸気の綱領であるからで，肺を包み込んで支えあげ，呼吸の枢機を司るので，鄭重に大気と名付ける。大気は内気で，呼吸の気は外気である。呼吸した外気と内気が接続しない感じがする場合は，大気が虚して下陥しかけており，肺を外からしっかりと包み込んで支えあげられない状態である。病因を知らない医者は，気鬱不舒と誤認して開通する。重篤な場合は，止まりそうな呼吸を何とか努力呼吸している状態なのに，気逆による喘と誤認してこれを降気するために，下陥している大気がますます下陥してたちどころに生命が危うくなる。時に寒熱を生じるのは，胸中の大気すなわち上焦の陽気は下陥するときにすべてが下陥するのではなく，またいったん下陥すれば上昇しないわけでもないからである。下陥したばかりのときは陽気が鬱して不暢になるので寒が現れるが，下陥の後は鬱した陽気が蓄積して宣通しようとして熱を生じ，陽気の蓄積が極まって宣通すると，また少しずつ上昇布達し，微汗して解熱する。咽が乾燥するのは，津液が気に従って上潮できないからである。胸部の満悶は，呼吸が不利になるために満悶として自覚する。怔忡は，心は膈上にあって大気の中にぶら下がった状態であるが，大気が下陥すると心は支えを失うために生じる。神昏・健忘は，大気が下陥して脳に上達できず脳髄神経が拠り所を失うからである。本証の病因は，能力以上に荷重がかかる・空腹時に重労働をする・病後まだ回復しないうちに労働をする・慢性の下痢・破気薬の飲みすぎ・気分の虚が極まって下陥するなどさまざまである。脈象の微細遅弱と胸中の短気〔息切れ〕は寒飲結胸に似ており，寒涼の脈のようで，寒涼を嫌い短気を自覚するなら，寒飲結胸である。ただし，寒涼の脈のようでも，寒涼を嫌わず短気を自覚するだけなら，大気下陥である。短気についても，大気下陥の短気と，寒飲結胸の短気には違いがある。寒飲結胸の短気はものに圧迫されるような感じがあり，大気下陥の短気は常に上の気〔外気〕と下の気〔内気〕がつなが

らないように感じる。臨床では詳細に弁別すべきである（寒飲結胸は理飲湯に詳しい）。

　昇陥湯に黄耆を主薬とするのは，黄耆は補気と同時に昇気するからである。また，材質が軽鬆(けいしょう)で中に酸素を含み，胸中の大気とは同気相求の妙用がある。ただし，薬性がやや熱に偏するので，涼潤の知母で熱性を相殺する。柴胡は少陽の薬で，下陥した大気を左から引き上げ，升麻は陽明の薬で下陥した大気を右から引き上げる。桔梗は薬物中の舟楫〔舟と舵〕で，諸薬の力を載せて胸中に上達させるもので，嚮導(きょうどう)〔道案内〕として用いる。気分の虚が甚だしければ，気の本を培うために適宜人参を加える，あるいはさらに山茱萸を加えて気の散失を防ぐ。少腹の下墜感や腹痛を伴うときは，九淵〔奈落の底〕にまで大気が下陥しているので，必ず大力の升麻で昇提する必要があり，升麻を1.5銭あるいは倍量の2銭とする。方意は以上のようであるが，臨機応変に加減するのがよい。

　肺が呼吸を司るのは周知のことであるが，肺が呼吸を行ううえでじつは胸中の大気に頼っていることについては，医者でも知るものが少なく，方書でもめったに述べていない。私が駆け出しの医者であったころも，この気のことを知らなかった。臨床で丹念に体験を積んだ後に，呼吸する肺気の他に胸中に貯積する気が存在し，この気が肺の呼吸を司っていることを確信した。そして，この気は全身を支持し，精神を奮い立たせ，思考や知能から器官や骨格の動きに至るまで，すべてがこの気に頼っているのである。この気がひとたび虚すと，すぐに呼吸しづらくなり，体がだるくなり，精神が昏憒し，思考や知能が急激に減弱する。もしもこの気が虚して下陥したり，下陥が過度になると，呼吸が急に止まって意識がなくなる。私は臨床経験を通じて，胸中にこの積気があって全身と密接な関係があることを認識したが，この気が何という名であるのかを知らず，方書をあさっても考証のしようがなかった。《金匱要略》の水気病脈証併治・桂枝加黄耆湯に「大気一転，その気すなわち散ず」とあり，後に喩嘉言(ゆかげん)〔清代初期の医学者，喩昌〕の《医門法律》に「五臓六腑，大経小絡，昼夜循環して息まざるは，必ず胸中の大気，その間を斡(や)

旋するに頼る」とあるのを読んで，はじめて胸中に貯積する気が大気であることを知った。《素問》熱論に「大気皆去れば，病日に已ゆ」の語があり，王冰〔唐代の医学者〕はその大気を大邪の気と注釈しているのを読んだことがある。それでは，張仲景と喩嘉言は何にもとづいて胸中の気を大気と名付けたのであろうか。また，この2書には下陥については言及していない。そこで《内経》を詳細に読み直したところ，《内経》でいう大気には外感の気と胸中の気の2つの意味があり，《内経》でいう宗気が胸中の大気であることを知った。さらに，下陥についても《内経》にはすでに記されていたのである。《内経》の記述は太陽や星のように明らかであるにかかわらず，数千年も著述家たちがなぜこの事実を明らかにできなかったのだろうか。

　以下に《内経》の文を解釈する。《霊枢》五味篇に「穀は始め胃に入り，その精微は，まず胃より出で両焦に至り，以て五臓に溉ぎ，別れ出で営衛の道を両行す。その大気の摶まりて行らざるは，胸中に積し，命して気海と曰う。肺より出で，喉咽を循る，故に呼すれば則ち出で，吸すれば則ち入る。天地の精気，その大数は常に三出で一入るなり。故に穀入らざれば半日にて則ち気衰え，一日にて則ち気少なし」と述べる。肺は胸中に吊り下がった状態で，下に通り抜ける竅はない。胸中の大気は，肺を外から包み込んで支えあげ，上は喉にも咽にも通じていないのに，「肺より出で，喉咽を循る，故に呼すれば則ち出で，吸すれば則ち入る」とあるのは，大気が肺を鼓動して呼吸させ，肺中の気はこれによって出入することを意味する。「天地の精気，その大数は常に三出で一入るなり」とは，吸入した気は胸中の大気と通じてはいないが，じつは肺の膜を隔ててその4分の1が透過して胸中の大気を養い，余りの4分の3が臓腑中の混濁の気と入れ換って呼出されることをいい，これは気化の妙用である。しかし，五味篇では五味が人体を栄養することについて述べており，飲食物が胸中の大気を養うというだけで，大気の本源を明確にしてはいない。出産前はすべて臍呼吸で，胸中に大気はなく，大気を必要ともしていない。胎気が日を追って盛んになり臍下に元気

が次第に充足してくると，少しずつ胸中に上達して大気になり，大気が徐々に満ちて肺膜を鼓動し呼吸させることができるようになると，すぐに母体から離脱して肺呼吸によって天地の気と通じる（西洋医学では肺の呼吸中枢は延髄であるが，胸中の大気がじつは延髄の原動力である）。

　大気すなわち宗気であることも，《内経》を深く考察してわかった。《素問》平人気象論に「胃の大絡は，名付けて虚里と曰う。鬲を貫き肺に絡し左乳下に出で，その動は衣に応じ，宗気に脈なるなり」とある。虚里の絡とは，胃が水穀の気を胸中に輸して大気を栄養する道路であり，鬲を貫き肺に絡した余りが左の乳下に出て動脈となるのである。このように，動脈は大気の余波である。宗気はすなわち大気であり，大気は生命の宗主であるために宗気と尊称される。その絡するところを虚里というのは，大気が鬲を貫き肺に絡し，胸中の空虚なところを游行することによる。

　また《霊枢》邪客篇に「五穀は胃に入り，その糟粕・津液・宗気は，分かれて三隧をなす。故に宗気は胸中に積し，喉嚨に出で，以て心脈を貫きて，呼吸を行らす」とあり，この経文をみれば，宗気が大気であることは間違いない。《霊枢》五味篇と同じく伯高の言葉であり，別人の言ではないが，やや異同もある。なお「以て心脈を貫きて，呼吸を行らす」の文意を子細に考察すると，大気は諸気の綱領であるだけでなく全身の血脈の綱領ともみなし得る。大気下陥の説は，《内経》に明文化されているわけではないが，考え方は《内経》の中に存在する。《霊枢》五色篇で雷公が「人に病無く卒かに死するは，何を以てこれを知るや」と質問し，黄帝が「大気の臟腑に入るものは，病まずして卒かに死す」と答えている。鬲上にあるのは心肺でいずれも臟であり，腑は存在しない。ここで臟腑とあるからには，鬲下の臟腑を指していることがわかる。鬲上の大気が鬲下の臟腑に入るのは，下陥でなくてなんであろうか。大気が下陥すれば，外から肺を包み込んで支えあげ開閉を鼓動する気がなくなるので，呼吸が急に停止し，「病まずしてにわかに死す」となる。このように，大気と全身との関係は非常に重大であるとわかる。

以下に私の経験を述べ，さらに明らかにしてみたい。友人の趙厚庵は，父の死にあって落胆が甚だしく，突然呼吸の気が胸中の喉の近くで縄を切断するように断ち切られた感じを覚えた。切れた上半は口鼻から出て囟門〔泉門〕の上に吊り下がったような感じがし，その下半は次第に下に縮んで心口に至り，胸中がからっぽになった感じに変り，さらに心を過ぎて下るとすぐに意識がなくなった。そのときは地面に倒れて呼吸はまったくなかったが，そばにいた人が支えてあぐらに座らせると，すぐに縮まって下焦に至った気がまた徐々に上昇し，心口まで昇ると意識が戻った。さらに昇って胸に至ると，囟門に吊り下がっていた気も口鼻から喉に入り，上昇してきた気とつながった。気が切れたときとつながったときには，小さな爆竹のような音がし，それとともに呼吸が戻った。後に彼は私にそのことを話し，その理由を質問した。そこで，《内経》の大気を論じた箇所をつぶさにあげて説明すると，厚庵はにわかに悟り，「10年間疑問に思っていたが，あなたのお蔭で晴れました。私が経験したのはまさに大気下陥です」と言った。いったん下陥した大気が再び昇ってきたのは，下元が充実し平生からよく養生しており，かつ壮年で生機〔生命力〕が非常に旺盛だったからである。このことと《内経》を参考にすれば，胸中の大気の効用は明らかである。以下に平生の大気下陥の治験例のなかから，重要なもの10数例を参考に供したい。

　兄は60歳近く，弟は50歳余りの2人の兄弟がいた。冬になると寒さを嫌がり，一緒に小さな部屋の中にいて盛んに石炭を焚き，さらに戸や窓をぴったりと閉ざした。初春のころになると，2人とも胸中満悶・呼吸短気を自覚するようになった。戸や窓から外気を入れなかったので，部屋の酸素を石炭の火で使い尽くしてしまい，胸中の大気は酸素の助けが不足しただけでなく，炭酸ガスによる傷害を受け，長期に及んで必然的に虚して下陥し，呼吸短気になったのである。満悶を自覚したために，医者は病因もわからずに開破の薬を投じた。開破したところますます満悶が顕著になったので，逆に薬力がまだ至らないせいだと考えて，開破を増強した。数剤服用の後，兄は誤治のために死亡した。弟は服薬によ

り悪化したが，もちこたえることができ，結局私に診察を依頼してきた。脈は微弱かつ遅で右に顕著で，心中に涼感があり，少腹に下墜感があって痛み，呼吸するのに非常に努力が要るという。胸中の大気下陥がすでに激しいとわかったので，すぐに昇陥湯を用い，升麻を2銭にし，知母を去り乾姜3銭を加えた。2剤で少腹の下墜感はなくなり，呼吸も楽になった。方中の升麻・柴胡・桔梗をいずれも1銭に変えて，数剤を連服すると癒えた。その土地の塾の教員・黄鑫生は，滄州〔河北省にある〕の博学高尚な士であったが，私の大気下陥の理論を聞き，初耳であるとして，用いた処方を10数枚に記して詳しく注釈を加え，その地方の医者たちに郵送した。ある人が「室内にある炉は，冬季の衛生上の問題でもあり，この症例を参考にすると，炉の火は燃えさからせてはならないのか？」と問うた。答えて「そうではない。化学理論からいえば，炉の火が盛んなときは，二酸化炭素を排出するので人には害はないが，盛んでなければ一酸化炭素を排出し人を害する。室内の炉の熱は本来上げすぎてはならないが，不完全燃焼させるのもよくない。火は酸素がなければ燃えず，人の呼吸も同じで少しの間も酸素なしではすまない。戸と窓から外気が通じ，室内に炉の火と人の呼吸に十二分な酸素が供給されてはじめて，人は無病でそこに生活できる。これだけではなく，西洋人は衛生を重視して病人を転地させ，最も空気のよいところに移す。さらにその場所の空気を仔細に研究して，病気それぞれ適したところを決めるので，そこに病人が住めばおのずと治りやすい。わが中華は衛生を重視しておらず，いったん疾病にかかると身体が弱り風に耐えられないと恐れて，必ずまず戸と窓に用心する。少し冷えてくるとさらに炉に火をくべて，ねんごろに幕を降ろす。たまたま緊急重篤になると，一族郎党・親戚友人がさらに大勢つき添って看護する。部屋の中は炭酸ガスが充満して病気でないものでも病気になるのに，病人がどうして治癒するでしょうか。そこで私は平生の臨床で病人の部屋の状態が悪ければ，必ず懇切にこのことを忠告する。病気の有無にかかわらず，睡眠中に頭まで夜具を被るのは，最もよくない。ちなみに，炭酸ガス中毒の病人は常に

意識がなく気息がかすかであり，急いで風通しのよいところに移して新鮮な空気を呼吸させてやれば，次第に蘇生する。衛生の役割を認識すべきである」と述べた。

　20歳余りの男が，農作業の過労から胸中大気下陥になり，四肢がだるく，飲食が減退し，胸中が満悶すると訴えた。実際には満悶ではなく短気であったが，武骨な患者はうまく病状を話すことができないので，往々にしてこのようなことになる。医者は病因を判断することができず開胸理気の剤を投じたので，服用後増悪した。また半補半破の剤に改めたが，2剤服用後にやはり悪化した。そこで他の医者にかかり，桔梗・当帰・木香各数銭を投与されてあらかた癒えたが，すべて桔梗の昇提気分の力によるものである。医者は病が癒えた理由を理解せず，再服にあたり，あろうことか桔梗を昇降が正反対の蘇梗に代えたので，病変が急に再発した。そこで病人は服薬をやめて20日以上そのままにしていたところ，病勢は険悪になり，喘〔呼吸促迫〕して横臥できなくなり昼夜壁に寄りかかって座り，少しでもまどろむと呼吸がすぐに停まって心下が突然脹り，急いで呼び醒ますと，続けざまに数回喘ぎ呼吸をし，はじめて呼吸がやや続くような感じになり，どうにもならないほど疲れて少しの間でも横になると，腹中に重石でも入ったようで，転側もできず，あえて仰臥する勇気もなかった。私に診察を依頼してきたが，あるようでないような脈であり，寸関尺の三部の1カ所だけに現れたり，2カ所に現れたり，またどの部位も1～2回拍動しては止まり，すでにきわめて危険な状態である。大気下陥と確信し，すぐに思いきって生黄耆1両，柴胡・升麻・山茱萸（種を除く）各2銭を投じた。煎服して間もなく，腹中が大きく鳴り，意識がないようであったのが息を吹き返し，しばらくすると急に意識がはっきりとして，呼吸が回復し横臥して楽に転側できるようになった。六脈がすべて現れたが，まだ雀啄(じゃくたく)の象があった。症状はすべてなくなったが，胸中の煩熱だけが残っているという。方中の升麻・柴胡を1銭半に改め，知母・玄参各6銭を加えると，服用後すぐに脈は回復したが，左関脈が参伍不調〔種々入りまじって調わない〕で，

気分の根底はまだ充実していないと判断した。そこで野台参1両，玄参・天門冬・麦門冬（帯心）各3銭を用いると，2剤ですべて癒えた。

問い：喘は，すべて気が上逆して下達できない。この証は胸中の大気が下陥するのに，どうして喘になるのか？　**答え**：胸中の大気が実際には肺臓の呼吸を司っている。この証では大気下陥の程度が甚だしくて呼吸の気機が停止しかけており，肺を叱咤鼓舞し努力呼吸をして自らを救おうとしており，呼吸が迫促するところは喘に似るが，じつは気逆の喘とは天地の違いがある。本証では仮眠すると肺が努力呼吸できなくなるために呼吸がすぐに停止しており，ここから病状を推し量ることができる。もし気逆作喘の治方で本証を治療したり，本証の喘の治方で気逆作喘を治療すれば，いずれもたちどころに危険な状態になる。臨床では細心の注意を払わねばならない。

■按：大気下陥の程度が甚だしければ，異常に迫促した努力呼吸の状態を呈し，喘の激しいものとほとんど区別できない。しかし，喘証では内傷外感を問わず激しくなると必ず肩で息をするが（《内経》では，喘して肩を動かすものを肩息という），大気下陥では呼吸する際に音が出るようになっても肩で息をすることはない。肩で息をするのは喘が吸気困難であるためで，肩で息をしないのは大気下陥が呼気困難であるためである。この証を弁別したければ，呼気困難と吸気困難の状態をつくって自分で体験すれば，臨床で間違うことはない。また，喘の脈は数が多く，浮滑の象があったり，尺弱寸強を呈する。大気下陥の脈はいずれもこれとは正反対であることが，最も明確な証拠になる。

48歳の男。もともと喘病があり，外感を受けるとすぐに発症し，毎年2～3回繰り返していたが，医者が小青竜加石膏湯を投じるとそのつど効いていた。ある日，非常に激しく再発し，強い喘が昼夜止まらなくなり，医者が小青竜加石膏湯を2剤投じたが少しも効かないので，私に診察を頼んできた。脈は6至に至り，同時に沈濡の象がみられる。陰虚で納気できないために，気が上逆して喘を呈しているのではないかと疑ったが，脈が沈濡を兼ねているのであえて降気の薬物は用いなかった。

真陰を大滋する熟地黄・生山薬・枸杞子・玄参の大剤を湯に煎じ，人参小塊2銭（人参を塊で用いる理由は十全育真湯に詳しい）を送服した。3剤を連服したところ，喘は軽減するものの止まらない。再診時，人に背中をたたかせており「背中がよく凝り，たたくとやや軽くなり呼吸もやや楽になる」と言う。このとき，脈はすでに数ではないが，依然として沈濡である。今回再発した原因を仔細に尋ねると，「がんばって重量物を運搬したときにすぐに気分が悪くなり，2〜3日遅れて喘が発症した」と言う。それを聞いて，この証は陰虚で納気できないために吸気しにくくなり，重労働で大気が下陥したために呼気しにくくなったのであると知った。呼気・吸気ともに努力を要するので，呼吸迫促が倍加しているのである。納気法だけを用いて治療しても病因の半分を治すにとどまるので，喘も半分しか癒えない。そこで，昇陥湯中の升麻・柴胡・桔梗をあえて用いず，これに代えて桂枝尖3銭を使用し，知母を倍にし玄参4銭を加え，数剤連服するとすっかり癒えた。

■按：本証は大気下陥ではあるが，初期にはじつは不納気を兼ねていた。升麻・柴胡・桔梗は昇気に働くが，じつは不納気の証には有害で，これらを用いると不納気が反復する恐れがある。ただ桂枝だけはもともと条達の性質をもち，臓腑の真気を引いて上行すると同時に逆気を降すこともできる。張仲景が苓桂朮甘湯に桂枝を用いて短気を治すのは，真気を上昇させる働きを利用しており，桂枝加桂湯に桂枝を用いて奔豚を治すのは，逆気を降す働きをとる。さらに《本経》にも「咳逆上気吐吸（喘を指す）を治す」と明文化されている。昇陥するとともに降逆する桂枝は，本証に用いるにはまたとない良薬である。

問い：桂枝だけで，なぜ昇陥して降逆もできるのか？　答え：昇陥に働くのは，桂枝は樹の枝でもともと上にあり，桂の枝はまっすぐ上に伸びて下垂することがなく，さらに色が赤くて火に属し，薬性も温であるからである。降逆に働くのは，味が辛かつ秋に花をつけ，金気を得てよく肝木を抑えるので，肝に関係して逆気し上昇するものは（上昇する逆気の多くは肝に原因がある），桂枝がすべてこれを鎮めるのである。

大抵最良の薬物は，測りがたい妙用をもっているものである。私が創製した参赭鎮気湯の後に，桂枝を単独で用いて治した奇病の一症例があり，さらに薬性の妙用を詳しく論じているので，参考にするとよい。

20歳余りの男が，動くと喘が生じ時には咳嗽を伴った。数年間治療を受けたが，病変はかえって悪化し，だれからも労疾〔肺結核様の病態〕なので治らないといわれた。脈は微細ではないが，指に拍動が触れないように感じる。このことから，大気下陥のために脈を鼓動外出して起伏させる勢いがないと知った。昇陥湯に人参・天門冬各3銭を加え，数剤を連服すると癒えた。父親は「私の一族のものは以前この証を患い4年で亡くなりました。今回はこの子がすでに3年間病んでおりましたが，先生のおかげで治りました。いったいどこでこのような神方を手に入れて人命を挽回できるようになられたのでしょう？」と喜んだ。病変が長期にわたっていたので，原方中の升麻を減去したものを末にして蜜で煉って丸薬をつくり，1カ月余り徐々に服用させて病後の養生をはかった。

24歳の男が，胸中満悶して，昼夜咳嗽し，咳嗽すると脇下が激しく痛んだ。脈は和平で，重按すると微弦無力である。脇が痛み胸満もあるので，気分不舒を疑って少量の理気薬を用い，脈がやや弱いので黄耆を佐薬とした。しかし，咳嗽と満悶はますます悪化し，そのうえ話す声が震えるようになった。そこで仔細に病因を尋ねると，もともと農業に従事しており，風邪をひいて食欲がなくなり腹が空いたまま労働してこうなったとわかった。原因がこのようであり，理気薬の服用で悪化したところから，大気下陥であることに疑いはない。すぐに昇陥湯を投与すると，4剤ですっかり治った。

■按：この証の状態は非常に判断しにくいようにみえる。最初に仔細に問診しなかったために，用薬を少し間違えたが，幸いにしてそれほど迷い込まないうちに気がつき，病もすぐに癒えた。このことからわかるように，臨床にあたっては自分の洞察にうぬぼれて詳細な問診を怠ってはならない。

40歳ほどの男は声が出なくなって半年たち，次第に咽喉が締まるように感じ，しょっちゅう潰瘍糜爛ができて，畏風〔風を嫌う〕悪寒があるために冬の間着ていた衣服を孟夏〔陰暦4月〕になっても着替えなかった。飲食が減少し次第に虚労になり，さまざまな治療を受けたが病変はますます悪化した。脈は両寸が微弱で少しも持ち上がる感じがないので，胸中大気下陥と知った。昇陥湯加玄参4銭を投じると，2剤で咽喉のきつく締まる感じがなくなった。そこで升麻を減去して10余剤を連服させるとすべて治癒した。

40歳ほどの男が，毎年2〜3回吐血し，ここ4年間は年を追うごとに悪化するようであった。平生しょっちゅう咳嗽があって，痰がからみ，動くと喘になり，さらに短気を覚えた。脈は沈遅微弱で右に顕著である。病変の根源は大気下陥であると判断し，昇陥湯に竜骨・牡蛎（いずれも煅を用いない）と生地黄各6銭を加え，方中の知母を5銭に変更し，3剤を連服させると諸症状はすっかり癒えた。そこで升麻を減去し，また数剤を服用させて病後の養生をはかった。

問い：吐血の証は，逆気が上干し血が気に随って昇ることによるものが多い。この証は大気がすでに下陥しているので，便血・溺血〔血尿〕を呈するはずなのに，なぜ吐血するのか？　答え：この証は大気が下陥して肺が養われないために労嗽が止まらなくなり，甚だしい嗽が原因で吐血しているのである。胸中の大気と上逆している気はまったく異なるものである。大気は諸気の綱領であり，大気が下陥すると諸気は統摂を失ったりさらに容易に上干することもある。そのうえ，逆気上干が過大になって胸中の大気を押しのけて下陥させることすらある（症例は参赭鎮気湯に詳しい）。便血・溺血証には実際に大気下陥によるものがあり，女性ではさらに大気下陥による血崩〔大量の性器出血〕がある（症例は固衝湯に詳しい）。また，大気下陥によって逆に経血が倒行して吐血・衄血を呈する場合もある（症例は加味麦門冬湯に詳しい）。このように，大気が下陥すると，諸経の気は統摂を失って，上や下に錯乱妄行するので，一律に論じることはできないことがわかる。

問い：竜骨・牡蛎は収渋の品であり，大気が下陥すれば昇提すべきで，収渋すべきではない。方中ではこの2薬をいずれも大量に6銭も用いるが，収渋の性質が大気を昇提する妨げにならないのか？　答え：竜骨・牡蛎は強力に血の本源を統摂する。本証に対して大気を昇提するだけなら，血が昇気の薬によって再び妄動する恐れがあるので，血に顧慮して昇陥湯方中にこの2薬を加えたのである。また，大気下陥後の気の耗散を考慮し，収斂の竜骨・牡蛎を加えれば，昇陥湯の及ばないところを補い得る。竜骨はよく瘀血を化し（《本経》に癥瘕〔腹腔内の腫塊〕を主るとある），牡蛎はよく堅結を消すので，2薬を併用すれば，経を離れていない血を保持し，経を離れてしまった血の瘀滞を除くことができる。昇陥湯中に加えて気陥に吐血を兼ねる病変を治すのに，これほど穏やかで優れた妙薬はない。

■按：吐血証には最も升麻を忌む。本証は吐血を兼ねるのに，昇陥湯から升麻を減去していないが，竜骨・牡蛎を加えて血を統摂しているので，服薬しても吐血が再発しなかった。升麻が血証に有害ではないかと恐れるなら，升麻を減去して柴胡を1銭多く加えるとよい。

40歳過ぎの男が，小便不利で全身がむくみ，腰以下の浮腫が顕著であった。上焦では痰がつまり，ひどくなると息ができないほどであった。咳嗽があって痰中に血が混じり，小便も血のような色を呈していた。病変は半年間に及び，たびたび医者にかかって服薬したが，逆にますます悪化した。脈は滑有力で，湿熱壅滞を疑って尋ねると，やはり心中発熱を自覚していた。そこで，大量の滑石・白芍で滲湿清熱し，柴胡・乳香・没薬を佐薬にして宣通気化した。経過が長いと疏通に耐えられないので，毎剤生山薬1両ほどを加えて固気滋陰するとともに，薬汁で三七末2銭を送服して血分を清した。数剤で熱が退き出血が減少し痰も少なくなったが，小便不利は相変わらずである。たまたま脈診しているときに，横臥から起き上がるのに苦労したのをきっかけに，続けざまに10数回喘息した後にやっと呼吸が普通になるのをみた。さらに，それまでは脈が滑実で偏沈，この時点では火が退いたために滑実は減じており，

さらに濡象〔一般的にいう浮細無力ではなく，単に無力を指す〕があったので，この証は大気下陥であると気づいた。そこで，昇陥湯の知母を6銭に改め，さらに玄参5銭・木通2銭を加えると，1剤で小便がすぐに通じた。さらに数剤を服用させるとすべて癒えた。

47歳の男が，咳嗽短気し，洗うような大汗が昼夜止まらず，心中怔忡し，病勢は危急であった。人を遣って処方を尋ねてきたので，まず汗を止めるために山茱萸（種を除く）2両を煎服させた。翌日診察に応じたが，脈は微弱でほとんど触れず，呼吸は促迫に似ている。本人は「大汗は止まったが，まだ汗が出ることがあり，怔忡は軽くなったが，まだ短気がある」と言う。大気下陥であると確信し，すぐに昇陥湯を用い，汗があるので竜骨・牡蛎（いずれも煅を用いない）各5銭を加えると，3剤で癒えた。

20歳の男が，2カ月間病臥して癒えず，意識がぼんやりとして身体がだるいが，どこが悪いのかははっきりしなかった。何度も医者に診察してもらったが，病状を分析することもせず，用薬も効果はなかった。ある日突然に喘息が出て，口を開いて呼気を出せなくなった。気が上達せず，その気が胸いっぱいに蓄積すると肛門が突出し，大体20呼吸ぐらいの時間の後に，やっと呼吸できた。こうしたことが1昼夜に8～9回起こった。脈は関前が微弱で持ち上がってこないところから，大気が下陥して肺が呼吸の枢機を司ることができないと知った。すぐに，人参1両・柴胡3銭・知母2銭を用いると，1剤で呼吸が楽になった。ついで柴胡を2銭に，知母を4銭に改めて，数剤を再服させると宿病も癒えた。

■按：この証は数カ月間病臥して気分の虧損が顕著で，黄耆の代わりに人参を用いた。このときは，はじめての大気下陥証の治療であったので，昇陥湯方はまだ創製していなかった。本証は初期の段階で，大気下陥はあるが下陥がまだ激しくないので，呼吸時に自覚がない。人参・黄耆はどちらも補気かつ昇気するが，人参は黄耆よりも補気に勝れ，黄耆は人参よりも昇気に勝れる。したがって，大気が下陥しても気分の根底がまだ傷れていなければ黄耆を用い，大気が下陥し気分の根底も傷損

していれば人参を使用すべきである。このことから，気分の虚が極まって下陥した場合は，昇陥湯に適宜人参数銭を加えるように方後の注釈で明言している。

　20歳余りの女性が，動くと自汗が生じ，胸脇満悶と心中怔忡を伴った。脈は沈遅微弱で，右に顕著である。脈遅から心肺陽虚を疑うが，問診すると寒涼の自覚はないというので，大気下陥であると知った。その家にはたまたま黄耆の買い置きが1包あり，自汗には升麻・柴胡を用いるべきではないので，生黄耆1両を単味で湯に煎じ，服用させると諸症状がすべて癒えた。座にいた見習い医者の董捷亭が，訝しく思って「《本経》には黄耆は大風を主るとあり，透表の力があって，生用すれば透表の力がより強くなるので，自汗証に与えるべきではありません。また，薬性は昇でよく補い，膨張の力があるので満悶証に与えるべきではありません。いま生黄耆1両を単用して，自汗と満悶だけでなく怔忡も癒えたのは，どういう理由でしょうか？」と質問した。答えて「黄耆には実際に透表の力があるので，気虚で逐邪外出できないものに対し，発表薬中に配合するとすぐに汗が出る。陽強陰虚のものに誤用すれば，すぐに雨のように大汗が出て止められなくなる。ただし，胸中の大気が下陥したために外衛の気が統摂を失って自汗を呈する場合には，黄耆を投じれば神効を現す。満悶を兼ねるのに黄耆を用いたのは，大気下陥による呼吸不利で悶が現れており，気鬱で悶を呈したのではないと確信があるからである。心と肺はともに胸中に吊り下がった状態で，大気が包み込んで支えあげているので，大気が昇れば心は支えを得て，怔忡がおのずと止まるのです」と言った。董君はこれを聞き「先生は正真正銘のわが師です」と大いに喜んだ。ついで桔梗2銭・知母3銭を加え，2剤を服用させて病後の養生をはかった。

　一婦人が，出産時に力みすぎ，産後数日して脇下が痛み，10数日するとさらに寒熱を発した。舅は医学の心得があり，生化湯〔《傅青主女科》の処方：当帰・川芎・桃仁・黒姜・炙甘草・黄酒・童便〕を2剤を投じるとおおかた癒えたようにみえたが，数日すると寒熱が再発した。

そこで他医に治療を頼んだところ，産後の瘀血があるところに寒を受けたとして，活血化瘀薬中に大量に乾姜を加えた。数剤服用の後，寒熱はますます甚だしくなり，ひっきりなしに水を飲んでも口渇が止まらなくなった。時はまさに仲夏〔陰暦5月〕で，身体は炙られたように熱いのに，またさらに厚着をしてきっちりと包まり，少しでも衣服を緩めるとすぐに冷気が肌に侵入するのを感じた。後に私が診察すると，左脈は沈細でほとんど触れず，右脈は沈緊で，左右ともに数象があるので，大気下陥があって熱薬に損傷されたと判断した。その前に生化湯を服用して軽減したように思えたのは，すべて川芎の昇提の力である。昇陥湯中の知母を8銭に改め玄参6銭を加えると，1剤で寒熱が止み口渇がなくなった。それまで2日間食べられなかったが，このときから飲食できるようになった。脇下の微痛のみが残っていたが，続けて私が創製した理鬱昇陥湯を服用すると，2剤ですべて癒えた。

■按：産後には実熱があっても，傷寒・温病による外感の邪熱でなければ，知母は禁忌であるが，玄参は用いてよいのは，玄参はもともと産乳を治す薬だからで，《本経》にはっきり記載がある。この証は産後に発病してすでに1カ月経っているので，あえて大胆に大量の知母を用いた。

問い：緊は受寒の脈であるから，《傷寒論》麻黄湯証の脈は必ず緊である。この証は熱薬に損傷されているのに，どうして右脈が沈緊なのか？　答え：脈沈緊は沈で有力である。有力であれば洪象を呈すべきであるが，この証では大気が下陥しているために，内に実熱があっても脈を鼓舞して起伏させる勢いがないので，洪にならずに緊になり，しかも沈なのである。右だけに沈緊が現れたのは，乾姜の熱によってまず胃が損傷されたからである。

■按：脈に起伏がないと弦になり，弦で有力がすなわち緊脈である。ただ弦であれば寒である。仲景の平脈篇には「双弦は寒，偏弦は飲」とあるが，要するに飲は稀涎であり多くは寒のために生じるからである。

30歳余りの婦人が，下痿証になった。両下肢が痿廃して屈伸できず，上半身にはよく自汗があり，胸中短気・少腹下墜・小便不利があり，床

についても眠れない。医者を頼んで数カ月間治療したが，病勢は逆に悪化した。脈は糸のように細く，右に顕著である。胸中大気下陥と判断して処方しようとしたが，病人の家族はこれを疑い，「大気下陥の説はこれまでどの医者も言及したことがない。また病の本源が大気下陥ならどうしてさまざまな症状が出るのか？」と質問してきた。答えて「人の大気は胸中にあるが，じつは全身を統摂する。この人は大気が下陥して全身を統摂できないので，肢体が動かず挙上できなくなったので，これが両下肢が痿廃した理由です。自汗があるのは，大気が下陥すると外衛の気も虚すためです。眠れないのは，大気が下陥すれば神魂のよりすがるすべがなくなるからです。小便不利は，三焦の気化が昇らなければ降りず，『上焦は霧の如し』にならず，『下焦は瀆(とく)の如し』にならないからである。胸中短気・少腹下墜は，やはり大気下陥の明確な証拠である」と言った。そこで昇陥湯を用い，自汗があるため竜骨・牡蛎各5銭（いずれも煅を用いない）を加えると2剤で汗が止まり下肢はほぼ屈伸でき，諸症状も癒えたようにみえた。ついで私が創製した理鬱昇陥湯を数剤服用させると，両下肢に次第に力がついた。しかし，痿廃はすでに長期に及んで，病変は筋脈にあり，すぐに治るものではない。舒筋通脈の薬物で丸薬をつくり，長期に服用させるとすっかり癒えた。

　ある婦人が，産後4〜5日して大汗淋漓(りんり)の状態になって数日止まらず，病状は危急で気息奄々とし，脈は微弱で触れにくかった。「短気があるか？　心中に怔忡や熱感があるか？」と問いかけると，病人はものを言うことができず頷いた。大気が下陥して衛気を吸摂できず，また産後に陰分が急に虚したために陽分をつなぎ止めることができなくなり，このような脱汗を生じたのである。すぐに生黄耆6銭・玄参1両・山茱萸（種を除く）5銭・生白芍5銭・桔梗2銭を用いると，1剤で汗が減り，さらに2剤服用させると癒えた。6〜7日間出ていなかった大便も通じた。

　30歳ばかりの女性。胸中満悶し飲食できなかったが，医者が開破の薬剤を用いると，急に寒熱が現れ脈が遅に変わった。医者は脈遅に寒熱を兼ねるのをみて，方中に黄耆・桂枝・乾姜各数銭を加えたが，なおも

破気の薬を多用した。私は隣家から往診の依頼を受けてたまたまその村に来ており，その薬を購入して服用する前に，病人の家族に診察を求められた。脈は遅かつ弱であり，「呼吸に短気を感じるか」と聞くと，「今回数剤を服用してから短気が現れた」と答えたので，破気薬の服用により胸中大気が下陥したことを知った。そのときは医者も座にいたので，別の処方を出しにくかった。そこで医者に「あなたが今回の処方に加えた薬は証にぴったり合っているが，現在は胸中の大気が下陥しているので，破気薬はほんの少しでも入れてはならない」と言った。そして，加えた黄耆・桂枝・乾姜だけを煎服させると，寒熱はすぐになくなり，呼吸も楽になった。その後医者が処方を少し加減し，また数剤服用させると全快した。

　20歳余りの婦人。もともと体質が羸弱(るいじゃく)であったが，屋敷内で火事を出して極度に驚き恐れた後，呼吸短気・心中怔忡を自覚し，食後はさらに気が上達しない感じがあり，よくため息をついた。脈はほぼ和平だが，右はやや沈である。胸中の大気が驚恐によって下陥するのは，《内経》にいう「恐るれば則ち気陥す」〔《素問》挙痛論に「恐るれば則ち気下る」とある〕である。そこで昇陥湯を用い，心中怔忡に対して竜眼肉5銭を加え，連服4剤で癒えた。

　20歳余りの婦人。怫鬱〔気がふさぐ〕の多い境遇でよく悩み怒り，ついに呼吸短気・咽の乾き・口渇が生じ，激しいときには呼吸が止まりそうになり，努力してようやく呼吸できた。脈は左が正常，右は来緩去急で按じてもまったく指を持ち上げる勢いがなかった。《内経》に「宗気は心脈を貫く」〔《霊枢》邪客篇に「宗気は胸中に積し，喉嚨に出で，以て心脈を貫き，而して呼吸を行らす」とある〕とあり，宗気はすなわち大気である。この証はしょっちゅう悩み怒ることにより大気が下陥し，脈を鼓して波瀾〔脈の起伏〕を起こせない。そこで昇陥湯を用い，口渇があるので知母を6銭に改め，3剤を連服させると，症状は大半が癒え右脈も前より有力になった。そこで升麻を去り，さらに数剤を服用させると完全に癒えた。

問い：《内経》には「恐るれば則ち気陥す」とあり，このことはこの症例中ですでに明らかである。しかし，《内経》にはまた「怒れば則ち気逆す」〔《素問》挙痛論に「怒れば則ち気上り，喜べば則ち気緩み，悲しめば則ち気消え，恐るれば則ち気下る」〕ともあり，どうしてこの症例中の理屈と矛盾するのか？　答え：《内経》にいう「怒れば則ち気逆す」は肝胆の気を指し，胸中の大気ではない。しかし，肝胆の気が上逆すると，上衝して大気も上逆する。したがって，急に激しく怒るとよく頭目眩暈し，気を呼出して吸入できず，しばらくしてようやく呼吸できるのは，大気の上逆による。ただし，肝胆の気が上逆し大気を押しのけて下陥させることがあるのは，私が創製した参赭鎮気湯の治験例を考察するとよい。大気はもともと穀気に養われ，よく悩み怒る人は必ず食が少なくなるので，大気は気づかないうちに傷れて下陥しやすくなるのである。

門人の高如壁がかつて 30 歳余りの男を治療した。空腹のまま働きすぎて大気下陥になり，寒熱往来があってしょっちゅう短気し，大汗淋漓・頭痛・咽の乾き・涼を恐れる・嗜睡があり，何日も寝たきりとなった。医者は肝気鬱結と誤認して，鼈甲・枳実・麦芽などを投じたので，ますます悪化した。脈は左の寸関尺すべて触れず，右は触れるが微弱であるかないかの状態である。大気下陥と知り，昇陥湯に人参 3 銭を加えて投じると，1 剤で左脈が現れ，知母を 5 銭に改めて数剤を連服させるとすっかり癒えた。

如壁が 30 歳ばかりの婦人を治した。胸中短気し，しょっちゅう汗が出て，悪化すると気が上達しない感じがしてすぐに意識を失い，しばらく意識が戻らず，睡眠中は必ず驚いて目が覚めた。脈は異常に微弱で，非常に重い胸中大気下陥だと知った。すぐに昇陥湯の知母を 5 銭に改め，人参・山茱萸（種を除く）各 3 銭を加え，数剤を連服させるとすっかり癒えた。

大気下陥証は，必ずしもすべてが内傷ではなく，外感証にもある。40歳ばかりの男が，季春〔陰暦 3 月〕に温証を得て，医者にかかって治療したが癒えず，20 日たって病変はますます重くなった。その後私が診

察すると，両目は清白で火象はないのに，ついに昏慣して人事不省となり，舌が乾燥し磨いたようで舌苔がない。質問しても話しができず，全身が冷たく，5〜6回呼吸すると必ず1回長い息をはいた。脈は左右ともに微弱で至数はやや遅で，これもやはり大気下陥である。大気が脳中に達しないために神昏し，大気が舌本に上潮しないので舌が乾き，神昏しかつ舌が乾くので質問してもものを言えない。全身が冷たいのは，大気が下陥して営衛を宣布できないからで，5〜6回呼吸すると必ず長く息をはくのは，大気が下陥すると胸中に必ず短気を覚えるので太息〔ため息〕をついてその気を舒暢しようとするのである。そこで，野台参1両・柴胡2銭を煎じた湯を口に入れてやると，1剤で軽くなり2剤ですっかり癒えた。

■按：この証では従前は大熱があり，しばしば医者が治療したために，大熱は退いたが精神がいよいよ困憊したのである。医者が不治の病としたので，病人の家族も気息奄々とするのをみて死を待つだけだった。10数日しても病状が変わらないので，はじめて助かるかもしれないと考え私に診察を依頼した。幸いに投薬に間違いはなく，すぐに効果が現れた。薬が証に合っていれば，本当に人を助ける働きがあることがわかる。

又按：この証が大気下陥であるとわからずに，このような乾いた舌をみて，ただ熟地黄・阿膠・枸杞子の類を用いて津液を滋すことしか知らなければ，その滞泥する薬性のために胸を填塞し，すでに下陥している大気は上達するすべがなくなる。私がぜひ医師のみなさんにお願いしたいのは，気分不舒の証に遭遇した場合には，まず大気下陥を思い浮かべ，仔細に考察し，もしこのような病証に出合っても，即座に人命を挽回していただきたい。

30歳余りの男。初夏に温病を得て，医者が涼薬を用いて清解し，同時に枳実・青皮などの破気の薬物を用いたところ，7〜8剤連服した後に人事不省になって譫語し，循衣摸床〔じゅんいもしょう〕〔意識障害でベッドのへりや衣服をまさぐること〕して全身が震えていた。さらに他医に頼んだが，内風已動であるとして治療を拒まれた。その後私が診ると，脈は5至で浮分

は微弱であるが重按すると有力のようであり，舌苔は微黄で，全身の皮膚に熱はないので，温熱の邪が破気の薬によって深く下陥して外出できない病態であると知った。生石膏2両と知母・野台参各1両を煎じ，茶碗2杯の湯にして2回に分けて温服させた。昼から暮れにかけて続けて2剤，合計4回服用させると，翌日は精神爽快となり飲食が進み，半日で5回食事をしてもなお腹を空かして食事を求めた。看病しているものがあえて与えないでいると，全身が震えて譫語し始めたので，病が再発したと疑って，再び私に診察を依頼してきた。脈象はほとんど和平になっていたが，浮分はまだ微弱である。破気の薬物を服用したために下陥した胸中大気は，人参を数回用いたとはいえまだ完全には回復していないので，早々に水穀の気の助けを求めても，胃中の気が大気下陥のために統摂を受けずすみやかに下行してしまうので，飲食もそのためにすみやかに下行してしまうと気づいた。そこで，野台参1両ばかりに麦門冬（帯心）3銭・柴胡2銭を佐とし，湯に煎じて服用させたところすぐに癒えた。

問い：貴方が治療した大気下陥証には，2日間食べなかったもの，飲食が減少したものがあるが，この証も大気下陥であるのに，どうして逆に多食になるのか？　**答え**：物事には通常と異変があるように，病変にも通常と異変がある。王清任〔清代末期の医学者〕は《医林改錯》に胸中瘀血を治した2症例を記載しており，1例は胸に物を着けることができず，1例は物で胸を圧迫していないと不安である症例で，いずれも血府逐瘀湯〔生地黄・桃仁・当帰・紅花・川芎・赤芍・牛膝・柴胡・枳殻・桔梗・甘草〕で治癒させている。同じく胸中瘀血でも，病状はこのようにまったく逆である。したがって同じ大気下陥証でも，大気下陥によって脾胃の運化の力が減弱すると必然的に少食になり，大気下陥で脾胃の気も下陥する傾向にあれば逆に多食になることがある。以前に，突然やたらに飲食が進み，少しの間でも空腹のままで食べないと，すぐに心中怔忡する若い女性を治したことがある。医者は中消証であるとしてしばしば治療したが効果がなく，私に方を尋ねてきた。胸中大気下陥を

疑い，昇陥湯方に竜骨・牡蛎（いずれも煅を用いない）各5銭を加えると，数剤で癒えた。病因は同じでも，病状は常に患者の体質の違いによって異なる。臨床にあたっては細心に注意を払わなければならない。

■按：本証と前証はいずれも大気下陥であるが，実際には寒温〔外感熱病〕の影響が残っているので，方中には黄耆を用いず人参を使用した。寒温の邪熱は最も津液を爍耗（しゃくもう）する。人参は補気すると同時に津液を生じるので，《傷寒論》の方中では気虚があればすべて人参を用い，黄耆を使用しない。

以上は，すべて大気下陥の治験例である。しかし，大気下陥証は医者が誤治したために不治になることが非常に多いので，いくつかの例を記載して戒めとしたい。

庚戌〔1910年〕の秋，滄州で治療にあたっていたところ，薬局を開いている趙姓の男が急に来訪し，「疑問に思うことがあるので諸先生方に質問したい」と言う。「どんな疑問なのだ？」と問いかけると，「私の妹が半月前里帰りし，数日の間に病気もないのに亡くなってしまい，どうしてなのか未だにわからない」と言う。「それは必ず病気があったはずで，あなたがわかっていなかっただけである」と答えると，「その前日に咽喉がつまって苦しい感じがすると言い，脈を診ると沈細であったので，胸に鬱気があると疑って開気の薬を1剤用いました。翌日には効いたのかどうかよくわからなかったが，ただ自分で薬はもう飲まないと言い，その日の夕方に寝台の上に静坐したまま逝ってしまった。咽喉がつまって苦しいのは少しも重症ではなかったので，無病といいました」と言う。私は「これは胸中大気下陥です」と言い，ちょうど行嚢〔かばん〕の中に大気下陥の幾つかの治験例を持っていたので，取り出して示したうえ理由を説明した。彼はこれを聞いて「これはまったく私が薬を誤ったせいだ」とボロボロと涙を流して言った。

30歳余りの男が，呼吸短気し胸中が満悶した。医者が理気の薬物を投じるとやや軽減したような感じがしたので，医者は薬と病がうまく合っていると考え，第2剤で思い切って気分を開破した。夕方服薬して，

夜になって便所に行き，排便後ついに立ち上がれなくなった。看護していたものが抱え上げ寝台の上に寝かせると，昏々と眠っているようで呼びかけても反応がない。しばらく口を開けてから呼気を吐き出す様子は，欠伸をしているようであった。このようにして1日余りで亡くなった。後にその兄が私にこの話をし，どういう病気なのかを質問した。そこで，つぶさに大気下陥の理由をあげてこれを告げた。兄は何度も大きくため息をついて，不用意に医者を選んだことを自ら後悔するとともに，医者が誤治したことを痛恨し，以後は安易に医者に頼んで服薬をすることはなかった。

　50歳余りの農家の女性。麦秋〔陰暦4～5月，麦の収穫の季節〕の農家は非常に忙しく，家事一切を引き受けていたために次第に呼吸不利〔呼吸困難〕を自覚し，呼吸が迫促してきた。医者は気逆による喘と誤認し，しばしば納気・降気の薬物を投じたために，ついに呼吸が甚だしい促迫状態になり，努力呼吸の声が戸外にまで聞こえるほどであった。私に診察を依頼してきたが，脈は左右いずれも触れず，処方を書いたが，薬が届かないうちに亡くなってしまった。これもやはり大気下陥である。呼吸の迫促は，肺の呼吸がまさに停まろうとするので，努力呼吸をして自らを救おうとしたものである。医者がさらに薬でその気を降下させるとは，韓昌黎〔中唐の詩人韓愈〕がいうところの「人が落とし穴に落ちたのを，手を伸べて救おうともせずに，逆に突き落とす」のとどこが違うのか？　私は触目傷心〔目に触れるものみな心を痛ましめる〕するので，つい言葉が過激になるが，人を救う志のあるものは私の意見を深く考慮して欲しい。

　ある56歳の儒学者は学校教員をしていた。毎回講義の後すぐに短気を覚えるので，私に処方を尋ねた。私は，「胸中の大気が虚して下陥しようとしており，甚だ重篤な証であるから昇補気分の薬を多服すべきである」と言った。彼は焼酒〔高粱を材料にしたアルコール度の高い酒〕を用いて薬を長時間煮込み，朝夕服用するのが非常に便利だといった。私は「そのようにしてもよいが，必ず薬を濃く煮出して，大量かつ常時

服用することだ」と言い，すぐに処方した。生黄耆4両・野台参2両と柴胡・桔梗各8銭を用い，まず黄酒〔老酒〕1斤ほどで薬を10数回沸騰させ，さらに焼酒2斤と一緒にして瓶中に貯えさせ，これを甑の中に置いて湯煎し，毎食前に飲むと10日で癒えた。病が癒えると，その後はほったらかしにして飲もうとしなかった。1年後，ある日2里ほど歩行して学校から家に帰ると呼吸促迫のような状態になり，ものがいえなくなって，あっという間に亡くなった。おそらく以前から肥満して歩行が難儀であったうえに，もともと胸中大気が下陥しかけており，負担のかかる行動をして，ついに下陥したためで，《内経》〔《霊枢》五色篇〕にいうところの「大気臓腑に入れば，病まずして卒に死す」である。方書にある気厥・中気などは大抵が大気下陥の証であるが，いまだに《内経》の主旨を窺い知ることなく，やみくもに議論するだけである。《内経》にはもともと気厥の2字があるが，気の厥逆上行をいい，後世のいわゆる気厥ではない。

　問い：症例中に記載のある大気下陥証の病因と病状はすべてきわめて明瞭である。しかし，脈については，左にみられたり，右にみられたり，あるいは左右両方にみられる現象が証拠になる。さらには多くは遅脈であるが，また時には数のこともある。同じ大気下陥でありながら，なぜ脈がこのように異なるのか？　**答え**：胸中の大気は外から肺を包み込んで支えあげており，元来肺と密接な関係がある。肺脈は右で診るので，大気下陥では右脈が微弱になることが多い。しかし，人の元気は腎から肝に達し，肝から胸中に達して，大気の根本をなす。肝腎にもともと虚があったり，破肝気の薬物を服用しすぎると，左脈がすぐに一段と微弱になることがある。症例中に示した左脈の寸関尺すべてが触れない・左脈が沈細で絶えそうになる・左関脈の参伍不調〔種々入りまじって調わない〕がこれである。脈は遅いことが多いが，時に数脈もみられるのは，陰分の虚損によるか，外感の熱を兼ねるか，熱薬に傷られて，兼証の脈が現れるためで，大気下陥の本脈ではない。

　問い：人の胸中は上で咽喉に通じておらず，下で膈膜が受けていて膈

下の臓腑とも相通じていないのに、胸中に積した大気がどうして全身の気を主持できるのか？　答え：この理由はわかりやすい。甕の中に針を浮かべ、甕を隔てて磁石で引けば針はすぐに磁石によって動くが、これはほかでもなく気化が透達したからである。胸中の大気は全身と直接的には通じていないが、じつは全身に息息と相通じており、その気化の透達はちょうど甕を隔てた磁石と針のようなものである。全身を主持できるのは、他所と直接相通じていないことによる。人身の経絡はあらゆるところに貫徹しており、経絡という隧道で他所に通じていれば、大気は胸中に搏結〔聚って一塊になる〕できなくなり、全身を主持することはできない。

　問い：大気が下陥するとよく胸中に発悶を覚えるが、あなたはこれを真の発悶ではなくじつは呼吸不利で、発悶に似ているだけだという。しかし私が大気下陥証の患者をみると、胸中が常に異常に満悶しているのは、どういう理由なのか？　答え：大気が胸中にあるのは、空気が瓶の中にあるようなものである。もし機器を用いて中の空気を吸い出して真空にすると、瓶が薄脆であれば必ず外気の圧力を受けて破壊されるのは、内部に空気がなく外気に抵抗できないからである。胸中大気下陥では、胸中が空虚であるため外気が必ず圧力を与えるので、その圧力に耐えられず胸中がせばめられて満悶する感じがするのであって、真の満悶ではない。真の満悶であれば、胸に気が大量に鬱するので開破の薬を受けつけるはずで、開破薬を間違って服用してすぐに危険な状態になることはない。また、呼吸不利になるともともと発悶を自覚しやすい。

　問い：人の胸中には元来積血が多い。したがって、王清任は《医林改錯》で胸中は血府であるといい、血府逐瘀湯を創製して上焦瘀血の諸証を治した。貴方は胸中においては専ら大気を重要視するが、胸中の血は身体と緊密な関係をもたないのか？　答え：「膻中は気海たり」と《内経》〔《霊枢》海論篇〕に明確に記されており、膻中とは胸中である（膻とは膈であり、《内経》にいう膻中は胸中を指すとも、心包を指すともいわれるが、いずれも膈上にあるからである）ことは、万古不易の聖訓

である。王清任の《医林改錯》は，すべて目で実際に確かめて得たものであるが，胸中有形の積血をみただけで，胸中無形の積気をみずに，あえて軽率にも《内経》の気海の名を血府と変えてしまった。血は気の配であり，胸中に血がなければ大気は留恋するところがない。血の関与するところは重要ではあるが，全身を斡旋し人体との関与が最も重要である大気には及ばない。王清任は大気を知らないので，書中でこのことに言及しておらず，まことに王氏の遺漏である。私がこの篇を著したのは，もともと先人が明らかにしていないところを明らかにし，中医学が漸次進歩することを期待するからで，常に先人の遺漏を補綴することを喜びとし，胸中の大気について再三説明している。胸中の血についてさらに論及しないのは，王氏の書が世間に行きわたっており，医師なら大抵その説を熟知しているので，さらに説明を繰り返す必要はないからである。

問い：李東垣〔李杲，金元四大家の一人〕の補中益気湯証には，身熱悪寒，心煩し，ものを言うのがおっくう，あるいは喘，あるいは渇，あるいは陽虚自汗などがあり，あなたが治療した大気下陥の症例には同じような症状がみられる。また，内傷と外感の区別でも，内傷では短気して十分に息をできないことが，大気下陥の最も明確な証拠と述べている。さらに，補中益気湯に用いる薬も，あなたの昇陥湯とよく似ている。どうしてその方を補中益気と名付け，中気の虚陥を治すのみで大気を昇補するといわないのか？　**答え**：大気の名称は《内経》にあるが，《素問》でいう「大気」は外感の邪気を指し，胸中の大気ではない。《霊枢》でいうのは，胸中大気であるが，従来《内経》を読むものは，《霊枢》を鍼経〔鍼灸のための書〕と決め込んであまり注意を払っていない。王冰は《内経》を注釈したが，《素問》だけで，《霊枢》は注釈していない。後人は容易に解釈を求め得ないので，さらにうち捨てて読んでいない。張仲景の《傷寒論》《金匱要略》の両書にいたっては，《金匱要略》水気門に「大気一転し，その気すなわち散ず」の語があるだけである。他の《難経》《千金方》《外台秘要方》などの諸書も，大気には言及していない。そこで，李東垣は大気下陥証の多くを中気下陥と誤認し，方中に白

朮を用いて健補脾胃しており，後世に脾胃を調補するものはいずれも李東垣を規範にしている。中気が下陥した場合は，大気下陥と違ってそれほど危険な状態ではない。時に中気下陥で泄瀉が長期間続くことによって大気下陥になるものもあるが，補中益気湯の方意に倣（なら）えばよく，私が創製した昇陥湯から知母を去って白朮数銭を加えるとよい。大気下陥のみで中気が下陥していなければ，白朮も用いないほうがよい。気分に鬱結があるかもしれず，黄耆・白朮を併用すると脹満を生じやすいからである。

■按：補中益気湯で治る喘証は，大気下陥の努力呼吸である。気逆の真喘であれば，桔梗さえ用いるべきではないのに，まして升麻はよくないのではないか？ 若いころ，李東垣の書を読んで，私はこの点が心に引っかかっていた。その後，大気下陥の機序が明らかになり，はじめて李東垣の立言が妥当を欠くきらいがあると知った。もしも医者が補中益気湯で喘を治せると考えて，気機上逆の真喘にもこれを用いると，とんでもないことになってしまうだろう。これは人命にかかわるので，詳しく弁別すべきである。

問い：大気と元気はどちらが重要か？　答え：元気は先天を稟受（りんじゅ）し，胚胎の根源であるので，道教の書ではこれを尊んで「祖気」という。大気は先天に始まり，後天の培養を受けて身体の根幹になるので，《内経》はこれを尊んで「宗気」という。樹上の果実にたとえると，元気は樹の根，大気は樹の身〔本体〕であり，根と果実の関係は最も重要であるが，樹身との関係も軽くはない。

問い：あなたが治療した大気下陥の症例をみると，大気の損傷を補助することは難しくない。元気が損傷しても，補法はあるのだろうか？
答え：大気の損傷を補助できるのは，後天の気だからで，薬物・飲食および呼吸する空気がすべて大気を補助培養する材料になる。しかし，元気については空中の真気が凝結したもの（友人の蘇明陽は，「道家は真空というが，私が空真というのは，空中に真があるからである」という。この道を修めたものの言は，人身の元気の真詮〔真理を悟ること〕を指

すと考えられる）で，純粋に先天に属し，太極の朕兆〔上に浮き出した兆し〕で，すべてが形跡をもつ後天のもの（空気もやはり形跡をもつ）で補助することはできない。ただ内典〔仏教の学説〕に精通したもののみに，この無念の正覚が存在する（心に在らざるを心に在るがごとく覚し，見れば即ち念あり）。天道の光明が下済する（《易》に天道下済して光明という）ように，意識することなく，長期にわたって空中から真を得ることができる。これが元気を補助する正法である。私は道を修めているわけではないので，あえて妄言扱いはしない。

◆ **回陽昇陥湯**

　心肺陽虚で，大気も下陥するものを治す。心中冷え，背中が緊張して悪寒があり，よく短気を覚える。

　生黄耆8銭　乾姜6銭　当帰身4銭　桂枝尖3銭　甘草1銭

　全身の熱力は心肺の陽によって宣通されており，心肺の陽はとりわけ胸中の大気によって保護されている。大気がいったん下陥すると，もともと心肺の陽分に虚がある場合は，ますます虚衰する。心肺の陽を助けようとしても，下陥した大気を昇提しなければ，毎日熱薬を服用しても効果がない。

　13～14歳の男の子が，心身ともに寒涼を覚え，飲食を消化できず，よく短気があり，どんな熱薬を服用しても少しも温かくならなかった。脈は微弱で遅，右は沈もあった。心肺の陽分虚損で大気も下陥していると知り，回陽昇陥湯5剤を服用させると短気が消失し，心身も以前のような寒涼ではなくなった。そこで桂枝を半分に減じ，また数剤を服用させるとすっかり癒えた。薬を中止して，毎日生硫黄1分ほどを服用させて病後の養生をはかった〔生硫黄を服用する方法は第8巻にある〕。

　50歳余りの男が，大怒した後に下痢が1月余り続いてやっと治癒したが，そのころから胸中がよく満悶し飲食を消化できなくなった。数回

医者に頼んで服薬したが，気分を通利する薬物ばかりで，時に温補脾胃のものもあったが必ず破気薬を混ぜており，服用すればするほど悪化した。その後，私が診察すると脈は沈細微弱で至数は非常に遅で，心中を尋ねると「よく冷たく感じるときがある」と言うので，胸中大気下陥に上焦陽分虚損を兼ねると知った。そこで回陽昇陥湯を投じると，10剤ですっかり癒えた。その後怒りによって再発したので，医者が私の処方に厚朴2銭を加えて与えたが，服用後少腹が下墜して痛み，一晩中眠れなかった。再び私の診察を求めてきたので，同じく原方を投与すると癒えた。

　40歳余りの婦人が，急に昏倒して話せなくなり，呼吸するとひどく痰がつまったような音がしてほとんど息ができず，脈は微弱で遅である。ふだんのことを尋ねると，身体が羸弱し非常に寒がるというので，心肺陽虚・寒痰結胸で大気も下陥していると知った。しかし，このときの状態は痰厥を起こしそうになっていて，薬を揃える間がなかったので，急いで胡椒2銭を搗き砕いて煎じ2～3回沸騰させ，上澄みを取って口に注ぎ込むと，間もなく胸中に音がして呼吸が急に普通に戻った。ついで，乾姜8銭を茶碗1杯に煎じると，そのときにはすでに自分で飲めるようになっており，間もなく呼吸がますます楽になり精神もほぼ清爽になったが，まだものを言うことができず，ときどきあくびが出て，10数回呼吸すると必ず大きくため息をついた。痰飲は開いたが大気下陥はまだ回復していないと知り，すぐに回陽昇陥湯を投じると，数剤であくびとため息はなくなり，ようやく話ができるようになった。

　■按：喩嘉言（ゆかげん）は《医門法律》で心肺の陽に最も重点を置き，心肺の陽が旺んであれば陰分の火は自然に潜伏すると述べている。陳修園（ちんしゅうえん）はその説を推し広め，心肺の陽が下済して大いに脾胃を温めて痰飲を消化するとしている。いずれも確論〔正しい考え〕である。

> ## ◆ 理鬱昇陥湯（りうつしょうかんとう）
>
> 　胸中大気下陥し，気分の鬱結と経絡の湮淤〔瘀滞〕を兼ねるものを治す。
>
> 　生黄耆 6 銭　知母 3 銭　当帰身 3 銭　桂枝尖 1.5 銭　柴胡 1.5 銭　乳香（油を去らない）3 銭　没薬（油を去らない）3 銭
>
> 　脇下がつっぱって脹ったり，痛むときは竜骨・牡蛎（いずれも煅を用いない）各 5 銭を加え，少腹が下墜するときは，升麻 1 銭を加える。

　30 歳ばかりの婦人が，胸中満悶して時に痛み，鼻息に熱をもち，よく口渇があった。自分では「産後数日して働きすぎてこうなった」と言う。脈は遅無力で，再三考えたが病気の原因がつかめず，とりあえず生山薬 1 両で津液を滋し，鶏内金 2 銭・陳皮 1 銭で疼悶を理したところ，服用後すぐに寒熱を発した。脈を再診すると無力がさらに甚だしく，気分鬱結があるうえに，下陥もあると知った。すぐに理鬱昇陥湯をつくると，1 剤で諸症状がすべて軽減し，さらに 4 剤の服用ですっかり癒えた。

　15 歳の少女が，臍の左下に癥瘕〔腹部腫瘤〕ができ，下墜感があって痛み，上は腰の端につながり，やはり下墜感としびれ痛があり，時に呻吟した。激しいときはよく小便が通じないような感じがあるが，通じないわけではない。脈は細小で沈である。病気になった原因を尋ねると，「小便が出にくく，排尿時に力みすぎ，はじめは腰のあたりに下墜感があって痛んだが，その後ついに癥瘕ができた。できた当初は触るとまだ軟らかかったが，現在すでに 5 カ月経ち，次第に硬い結塊になった。毎日午後 4 時になると痛みが悪化し，午前 4 時になると次第に軽減する」と言う。この病因を聞いて脈象を参考にすると，排尿時に力みすぎて，上焦の気が下陥し下焦で鬱結したと知った。そこで理鬱昇陥湯の乳香・没薬をいずれも 4 銭に改め，丹参 3 銭・升麻 1.5 銭を加えると，2 剤で下墜感と疼痛が消失した。ついで升麻を去り，薬汁で血竭末 1 銭ほどを

送服し，数剤を連服させると癥瘕も消退した。

　問い：竜骨・牡蛎は収渋の薬物である。脇下に脹痛を兼ねる場合に，どうしてこの2薬を加えるのか？　答え：脇は肝の部位であり，脇下が脹痛するのは肝気の横恣〔ほしいままに逆する〕であるから，本来は瀉肝薬を用いるべきであるが，大気下陥のものに与えるのはよくない。竜骨・牡蛎で肝火を収斂すれば，肝気は横恣しなくなる。このように収斂によって瀉す方法は，古人の治肝の巧妙な手段である。さらに，黄耆には膨脹の力があるので脹痛には用いるべきではないが，竜骨・牡蛎のもつ収斂が膨脹の力を縮小するので，大胆に用いても害がないことは，体験からわかったことである。以前に診た若い女性は，月経が2カ月なく，寒熱往来し脇下が痛み，脈が非常に微弱で6至の数であった。尋ねると「しょっちゅう短気する」と言うので，理鬱昇陥湯に竜骨・牡蛎各5銭を加え，脈が数なので玄参・生地黄・白芍各数銭を加えた。4剤を連服させると，脇下が開通するのを覚え，紫黒色の瘀血が排出し，これ以後は月経が順調になり諸症状が消失した。このように竜骨・牡蛎の薬性は収渋であるが，じつは開通の力をもち，《本経》では「竜骨は癥瘕を消す」とあり，また鹹で軟堅する牡蛎が輔けるために，効果が迅速である。

◆ **醒脾昇陥湯**（せいひしょうかんとう）

脾気の虚が極まって下陥し，小便不禁になるものを治す。

生黄耆4銭　白朮4銭　桑寄生3銭　続断3銭　山茱萸（種を去る）4銭　竜骨（煅いて搗く）4銭　牡蛎（煅いて搗く）4銭　萆薢2銭　甘草（蜜炒）2銭

　《内経》〔《素問》経脈別論〕に「飲は胃に入り，精気を游溢し，脾により上輸し，脾気は精を散じ，上り肺に帰り，水道を通調し，膀胱に下輸す」とあるのは，脾は中焦に位置し，水飲の上達下輸の枢機であることを指す。脾の枢機が旺んでないと，上達を待たずにすぐに下輸する

ことになり，これが小便不禁になる理由である。しかし，水飲が降下する路は1つではないので，《内経》には「肝の熱病は，小便先ず黄ばむ」〔《素問》刺熱〕，「肝壅がれば両肢（脇）満し，臥すれば則ち驚悸し，小便を得ず」〔《素問》大奇論〕ともあり，かつ芍薬は理肝の主薬で小便を利すことからすると，水飲は胃から肝にも入って膀胱に下達する。この他，胃中に残った水飲は小腸に至り膀胱へと滲出するのは，だれもが知るところである。したがって，方中に黄耆・白朮・甘草を用いて脾気を昇補し，黄耆と桑寄生・続断で肝気を昇補し，さらに竜骨・牡蛎・山茱萸・萆薢で小腸を固渋する。また，胸中大気が旺んなら，自然に全身の気化を吸摂して下陥させない。また，黄耆と桑寄生の併用は，塡補大気の要薬である。

　問い：西欧医学では水は胃に入り，胃内の毛細血管に吸収されて，静脈中に入り，肝を経由して心に入り，全身に布達するという。肺から出れば気になり，皮膚から出れば汗となり，余りは膀胱に入って尿となる。西洋医学で論じる尿と，あなたが論じる尿がすべて異なるのはなぜか？　答え：水飲が下行する経路はもともと多岐にわたり，私が論じたのはその概略である。西洋医学では水飲は胃中の毛細血管から吸収されて静脈に入り，静脈経由で肝から心に達するという。静脈から心に達すれば必ず静脈から肺に達し，気化した後に，必ず肺から降下したものと，脾から肺に達して降下したものは，同じく三焦脂膜をめぐって下行する。さらに西洋医学では腎の中に静脈があり，その管の先は尿管とつながり，静脈の水飲となり，腎を通過して膀胱に達するという。静脈中の水飲が，もしすべて肝から心に入って，静脈の循行がまだ心から下行して腎に達していなければ，その中の水飲はどうしてまた静脈から腎に入るだろうか？　このことから静脈から腎に入る水飲は，必ず肝からすべてが静脈経由で心に行くわけではないので，肝経から下行する静脈が腎に達するとわかる。したがって，私と西洋医学の論は，一致しないわけではない。〔訳注：張錫純が西洋医学で説明した箇所はほとんど参考にはならない〕

　問い：西洋医学では小腸内皮には無数の吸収管があり，食べ物からの

精液を小腸に吸引して心に転輸して血にするというが，水飲を滲出して小便にするとはいっていない。水飲が小腸から滲出する説には根拠がないのではないでしょうか？　**答え**：西洋医学の吸収説には形態学的な根拠があるが，水飲が小腸から滲出することにも根拠はある。動物を解剖してみれば，小腸には食べ物と水飲がいずれもあるが，大腸に入ると水飲はまったくない。もし，小腸から滲出するのでなければ，なぜ大腸に入っていなのか。小腸は食べ物を化して精液とするが，必ず水分の力を借りて醸成して，津液とした後に吸収管から吸収され，同時に精液総管に入り心に転輸される。小腸の残りの水はやはり小腸の微細血管から吸収されて，小腸につながる脂膜に達し，膀胱に及ぶのが自然の摂理である。臓腑の精緻な仕組みは，理論ですべてを推測することはできないが，形態学的な実験ですべてを解決することもできない。中華医学の進歩には，中西医学を合わせて詳細に研究することが大切である。

　問い：黄耆は肺脾を補う薬であるのに，肝気を補うとはどういうことか？　**答え**：「同声相応じ，同気相求む」とは，孔子の言葉である。肝は木に属し春令に応じ，その気は温で性は条達を喜む。黄耆は薬性が温で昇であるから肝を補い，もともと同気相求む妙用がある。私が臨床に携わって以来，肝気が虚弱で条達できず，一切の補肝の薬が効かないものには，大量の黄耆を主薬にし，少し理気の薬物を佐として服用させると，2杯目を飲むころには効果が現れた。以前に若い女性の治験がある。心中寒涼・飲食減少があり，座ると左半身が下墜するように感じ，寝ても左側を向くことができず，1年余り温補兼理気の薬を服用したが効果はなかった。その後私が診察すると，左脈が微弱でもち上がらず，肝気虚であると知った。生黄耆8銭に柴胡・川芎各1銭と乾姜3銭を加え湯に煎じて飲ませると，間もなく左側臥位を楽にとれるようになり，また数剤服用するとすべて癒えた。このことから，「肝虚に補法はない」というのは道理を知るものの言葉ではないとわかる。

　問い：《本経》には桑寄生は「腰痛を主り……歯を堅め，鬚眉を長じる」とあり，桑寄生は補肝腎の薬とすべきであるのに，胸中の大気を補

うというのはなぜか？　**答え**：桑寄生の根は土に着いておらず，樹上に寄生して最もよく空中の気を吸収して自ら滋生するので，そこに含まれる気化はじつは胸中の大気と同類である。かつて補肝腎の効能があるとして大量に長期間服用すると，胸中に満悶を覚えるのを多く経験したが，ほかでもなく胸中大気に虚がなければ桑寄生の補を受けつけないせいである。さらに，《本経》には「癰腫を主る」ともあるが，癰腫の初期では服用しても必ず効果はなく，癰腫が潰れた後に生肌がすみやかでない場合に用いると非常に効果がある。このことは，黄耆が癰疽敗証を主る効能と似通っており，薬性は黄耆に近いのがいっそうわかる。

　問い：世間の医者は萆薢を治淋に多く用いるが，淋には通利が主体なので，萆薢を利小便として使う。醒脾昇陥湯では萆薢を固小便として用いるが，萆薢の性質は固小便なのか利小便なのか？　**答え**：萆薢は固渋下焦の要薬で，「失溺〔尿失禁〕を治す」ことは《名医別録》にはっきり記載がある。《名医別録》は，陶弘景が南北朝以前の名医が用いた薬を集めて《本経》の後に附載し，墨で書写して，朱書きの《本経》と区別したので，《名医別録》という。《本経》ではないが，その書はまことに信用できる。当今の医者は古方に萆薢分清飲〔《丹渓心法》：萆薢・益智仁・菖蒲・烏薬〕があるので，萆薢を利小便の要薬であると誤解し，小便不利・淋渋諸証に多用している。かつて，利小便の目的で用いて逆に癃閉〔尿閉〕になったり，淋証に使用してついに小便がポタポタとしか出なくなった例をみたが，過失で人に損害を与えることが道理に適うといえるのだろうか。萆薢分清飲の君薬は萆薢であり，もともと小便が頻数で出るとすぐに油のように白くなる病変，すなわち下焦虚寒・気化不固の証を治すもので，佐薬である縮小便の益智仁と温下焦の烏薬をみれば，その用薬の意味を知ることができる。ただし，命名した当時にやや周到さを欠いたために，凡庸な俗医たちに間違って理解され，甚大な害を残すことになったのであり，用心しなければならない。

【前三期合編第4巻】

治気血鬱滞肢体疼痛方

◆ 昇降湯（しょうこうとう）

肝鬱脾弱で胸脇脹満し飲食できないものを治す。《医学衷中参西録》第五期の「肝病治法を論ず」を参照するとよい。

野台参2銭　生黄耆2銭　白朮2銭　陳皮2銭　厚朴2銭　生鶏内金（細かく搗く）2銭　知母3銭　生白芍3銭　桂枝尖1銭　川芎1銭　生姜2銭

　世間の俗医者は，しばしば平肝をいうので，肝鬱証に開破肝気薬を多用する。木盛侮土で飲食できないと，なおのこと伐肝すれば扶脾できるという。元気は腎に根源があり肝から萌芽することを理解していない。ものが萌芽するときは，すべて嫩（わか）く脆弱で損傷を受けやすい。肝は元気が萌芽する臓であり，これを開破すれば元気の萌芽を損傷することを恐れないだけだろうか？

　《内経》には「厥陰（肝経）治せざれば，これを陽明（胃経）に求む」，《金匱要略》には「肝の病をみれば，まず脾を実すべし」とあり，先聖後聖ともその道理は同じである。したがって本方ではただ少量の桂枝・川芎で肝気を舒暢するのみで，他薬はすべて昇脾降胃して中土を培養し，中宮の気化を着実にし，肝気が自然に調うのを待つ。《内経》の「これを陽明に求む」と《金匱要略》の「当にまず脾を実すべし」の奥旨をじつは拝借しただけである。

　按：従来の解釈では「肝の病をみれば，まず脾を実すべし」は，肝病

は当然脾に伝ずるので，脾を実するのは相伝を防ぐためとする。このような解釈はもとより正しいが，じつは脾を実すれば肝が調うことを理解していない。この2つの意義を理解しなければ，この言葉の妙をつかんだとはいえない。

　もともと体が弱い60歳近い女性が，家庭内のいざこざで心労があり，ついに心中怔忡・肝気鬱結し，胸腹脹満して飲食できなくなった。舌に黒苔を生じ，大便は燥結して10数日に一度しか出ない。あちこち医者を頼んで半年治療したが効果がなく，ガリガリにやせ衰えて病勢は逆に悪化した。後に私が診察すると，脈は糸のような細で，微かに弦があるが幸いに至数は正常なので，治癒し得ると知った。そこで昇降湯を投じ，舌が黒く便の秘結があるので鮮地骨皮1両を加えた。数剤で舌黒と便結は徐々に癒えたので鮮地骨皮も漸減した。10剤で病は大半が癒え，合計100剤で病は癒えて健康になった。

　按：人の臓腑のうちで脾胃は土に属し，金・木・水・火の諸臓を包括し得る。したがって肝気は昇るのがよいが，脾土の気が上行しなければ肝気は昇らない。胆火は降るのがよいが，胃土の気が下行しなければ胆火は降らない（黄坤載〔清代の医学者〕のこの論は真実である）。《内経》の厥陰の治法を論じたなかに「その中気を調え，これをして和平せしむ」の語句があるが，その「中気」とは「脾胃」を指し，「これをして和平せしむ」とは「厥陰肝経」を指す。このような厥陰の治法は，少陽の治法でも同様である。張仲景は《内経》に倣い，その遺産を受け継いでさらに発展させ《傷寒論》の一書をなし，少陽の寒熱往来治療の小柴胡湯方中では人参・甘草・大棗・半夏で脾胃を調えるが，これがいわゆる「その中気を調え，これをして和平せしむ」である。厥陰病の「乾嘔，吐涎沫」を治す呉茱萸湯〔呉茱萸1升・人参3両・生姜6両・大棗12枚〕でも方中の人参・大棗で脾胃を調えるが，これもいわゆる「その中気を調え，これをして和平せしむ」である。さらに小柴胡湯は柴胡を君薬とし，少陽の薬ではあるが《本経》には柴胡は「心腹を主り，腸胃中結気，飲食積聚，寒熱邪気を去り，推陳致新する」とある。《本経》

の文を詳細に演繹すると、柴胡はじつは陽明の薬でもあり少陽を兼治する。《本経》《内経》と《傷寒論》《金匱要略》の書をみれば私が創製した昇降湯に対する疑問はおのずとなくなる。

> ◆ 培脾舒肝湯（ばいひじょかんとう）
>
> 　　肝気不舒で木鬱克土して、脾胃の気が昇降できず胸中満悶して常に短気するものを治す。
> 　　白朮3銭　生黄耆3銭　陳皮2銭　厚朴2銭　桂枝尖1.5銭　柴胡1.5銭　生麦芽2銭　生白芍4銭　生姜2銭

　脾は昇清を主り、津液を運び上達する。胃は降濁を主り、糟粕を運び下行する。白朮・黄耆は補脾胃の正薬であり、桂枝・柴胡と同用すると脾気の昇を助け、陳皮・厚朴と同用すると胃気の降を助ける。昇清降濁すれば満悶はおのずと去り、肝気を調えなくてもおのずと肝気は調う。そのうえ桂枝、柴胡と麦芽はいずれも舒肝の妙品である。白芍を用いるのは、肝気が上昇し胆火もこれに随って上昇することを恐れるのと、黄耆・桂枝の熱を解すためである。生姜は辛散温通に働いて肝脾の気化を渾然と融和して隔たりをなくす。従来の方書では、麦芽はすべて炒熟して用いるが、陳修園だけは麦芽を生用すると肝気を昇発すると述べたのは、特段の見識である。なぜなら人の元気は、腎に根ざし、肝に萌芽し、脾で培養されて、胸中に蓄積されて大気となって全身を斡旋する。麦芽は穀の萌芽であるから肝とは同気相求し、肝経に入って肝気を条達する。これは自然の理であり実験するまでもなく、その必然性を信じ得る。しかし必ず生麦芽の煮汁を飲むことによって、気が昇発して条達の作用を遂行できるのである。

　又按：麦芽は昇発の性を具えるがじつは消化の力も兼ねる。化学者が麦芽を大理石（すなわち石膏）の上で育てると、麦芽が根をはったところの石がみな凹むことから、麦芽の根は最もよく消化することがわかる。

したがって麦芽で肝気を生発する場合は，必ず人参・黄耆を併用しておけば有益無害である。

又按：土爰稼穡〔土は稼穡〈種付けと取り入れ〉をたすける〕であり，稼穡は甘をつくる。百穀の味は甘であり土に属し，よく補益する。百穀の芽もすべて木に属すので，よく疏通するが気分に入るものと血分に入るものとある。甲生(きのえ)は陽である。芽が甲の形のようにほぐれて出るのは，稲・梁（俗に穀子という〔粟〕）・麦・黍(きび)・稷(きび)（また蘆稷ともいう，俗に高粱）であり，これらは陽に属して気分を疏通する。乙生(きのと)は陰である。その芽が曲がった乙の形のように出るのは種々の豆の芽であり，これらは陰に属して血分を疏通する。《金匱要略》の薯蕷丸〔薯蕷・当帰・桂枝・麹・乾地黄・大豆黄巻・甘草・人参・川芎・芍薬・白朮・麦門冬・杏仁・柴胡・桔梗・茯苓・阿膠・乾姜・白斂・防風・大棗〕はこれを用い，血痺虚労を治す（薯蕷丸中には大豆黄巻がある）

◆ 金鈴瀉肝湯(きんれいしゃかんとう)

脇下のつき上げるような痛みを治す。
川棟子（搗く）5銭　生乳香4銭　生没薬4銭　三稜3銭　莪朮3銭　甘草1銭

劉河間〔金代・劉完素〕の金鈴子散は，棟子の種と延胡索を等分に用いて末にして服用し，心腹脇下の痛みを治し，病因が熱邪であるものに非常に効果がある。実際，金鈴子〔川棟子〕はよく心包の火と肝胆に寄(やど)る相火を引いて下行し，また延胡索を佐とし気血を開通するので痛みは自然に止まる。しかし，私が金鈴子散を用いてみると確かに効くものは多いがときどき効かないものもあった。後に本方を創製してからは，使えば必ず奏効した。金鈴子は延胡索を佐として気分の鬱を開くが，じつは気を化すことができない。いわゆる気を化すとは，開破することではなく，鬱した気を無形のものに融化することであり，方中の乳香・没薬

がこれである。延胡索を去って三稜・莪朮を加えたのは，延胡索は薬性が猛烈すぎ，かつ開破の力が多く下焦に趣(はし)るので，薬性が比較的和平で理肝に働く三稜・莪朮がより優れるからである。甘草を用いるのは，金鈴子が有する小毒を防ぐためである。本方は単に脇痛治療に卓効があるだけでなく，寒涼によるものでなければあらゆる心腹痛に非常に効果がある。

◆ **活絡効霊丹**（かつらくこうれいたん）

気血が凝滞し，痃癖・癥瘕・心腹疼痛・下肢痛・上肢痛・内外瘡瘍・一切の臓腑積聚・経絡の湮淤〔閉塞〕を治す。

当帰5銭　丹参5銭　生乳香5銭　生没薬5銭

以上4薬の煎湯を服用する。散で用いる場合は1剤を4回に分け温酒で送服する。

下肢痛には牛膝を，上肢痛には連翹を加える。女性の瘀血による腹痛には生桃仁（皮尖ごと散にし炒用して服す）・生五霊脂を加える。赤く腫れた瘡は陽に属し金銀花・知母・連翹を加える。白く硬い瘡は陰に属し肉桂・鹿角膠（贋物である恐れがあれば鹿角霜に代えてもよい）。瘡が破れてからの患部の治癒が遅ければ生黄耆・知母（黄耆だけでは熱に偏する恐れがある）・甘草を加える。臓腑内の癰には三七（粉末を冲服する）・牛蒡子を加える。

30歳くらいの男は，急に臍にできた癥瘕が下からだんだん長く上にのび，はじめのうちは長くやや軟らかかったのが，数日後には石のように硬くなり，10日たつと心口まで長くのびた。私に方剤を尋ね，「凌晨〔夜明け頃〕に寒さを冒して出かけ，道中でときどき心中に驚恐憂慮を覚えたが，ついにその気が結して散じなくなった」と言う。この病因は珍奇に思えるが，気血凝滞にほかならない。この方剤をつくり，気血を流行させるとともに，気血を融化する力を十分に具えさせると，連服

10剤で癥痕はまったく消失した。その後本方を内外の瘡瘍，心腹四肢の疼痛に用いると，およそ気血凝滞による病には常に奇効があった。

　隣村の50歳近い高魯軒は，もともと痩せて身体が弱いのに，ある日隣村の友人を訪ねて，酒を飲んで談笑し，明け方まで一睡もしなかった。季節はまさに季冬（陰暦12月）であったが，さらに明け方の寒さを冒して徒歩で自分の村に帰った。途中両下肢が痺れて感覚がなくなり，さらに汗が出て歩けなくなって冷たい地面に座って休憩した。家に着くとすぐに下肢が痛み始めたので，熱いレンガで火熨をしたところ痛みはますます激しくなった。その男には医学の心得があったので，すぐに自分で発汗薬を数剤服用すると症状がいっそう激しくなった。服薬が熱性に過ぎたために数口吐血し，大便が燥結して私に診治を依頼してきた。見ると，患者は仰臥し膝を曲げて，2人のものにそれぞれ両下肢を手でさえさせて，急に大声を上げたり急に慟哭したり，痛み苦しむ様は甚だしく，脈は弦細で至数は微かに数であった。この証は熱いレンガで熨をしてからますます疼みが出たことから考えて，寒を逼迫内陥させたのである。発汗薬でますます疼いたのは，服用した薬が肌肉の寒を散じたが筋骨の寒を散ずることができず，さらに汗を出し過ぎて必然的に気血を傷り，気血が傷れたためにいよいよ病に勝てなくなったのである。そこで活絡効霊丹に鹿角膠（別に湯煎し混ぜ合わせて服す）4銭・天麻2銭を加えて，煎じて飲ませた。左下肢を支えていたものは手の指のすきまから涼気が吹き出るのを感じ左下肢はすぐに癒えた。しかし右の下肢は同じように疼いた。そこで人の身体は左が陽で右が陰であり，鹿は斑竜とも称し純陽であるから鹿角膠は左に入り右には入らないことをはたと思いつき，再び原方の鹿角膠を虎骨膠に代えて用いると右下肢も左のように涼気を出して癒えた。《礼記》に「左青竜，右白虎」とあるが，これにもとづいて用薬するとすぐに奇効があった。古人はだますことがない。医理の妙を悟ろうとするなら，六経〔《易経》《詩経》《書経》《春秋》《礼記》《楽記》，あるいは《楽記》を除き《周礼》を加えた経書をいう〕はすべてわが注釈である。

友人の李景南は，左下肢が痛んでやはり自分で鹿角膠を服用して治した。数年後に右下肢がまた痛むので再び鹿角膠を服用したが少しも効果がない。たまたま北京から来たものが同仁堂薬局の虎骨酒を贈ってくれたのでこれを飲んだところ治った。治癒後も理由がわからずにいたが，後に私が高魯軒を治療した医案をみて，思わず手をたたいて快哉を叫んだ。

　ある若い女性の右脇に約5寸ほどの長さの瘡〔ここでは腫瘤〕が生じた。上半分は乳に下半分は肋にあり，皮膚色に変りはないが触れると非常に硬く微かに熱をもっていた。医者を頼み2カ月治療したが効果はなく，次第に増大してきた。そこで私が診察し，服用した処方を調べると林屋山人〔清代の医家・王惟德，《外科証治全生集》を著す〕の白疽〔瘡面が深い悪性なもの〕を治す方を遵守するものや，乳癰〔乳腺炎〕治療にもとづくものがあった。私は病家を諭して，「この証では，硬くて白いのが陰証で，触ると少し熱いのは陰中に陽があるからである。服用した諸方剤をみると純陰や純陽治療の方剤はあるが半陰半陽を治す方剤がないので，これまで薬がどれも効かなかったのは怪しむに足りない」と言い，活絡効霊丹を煎服させると数剤で軽減し，30剤服用後には跡形なく消えた。

　50歳ばかりの女性の後頭部に1カ所対口瘡〔脳後瘡ともいい後頭部の下方に生じるできもの〕ができた。私に方剤を尋ねてきたので，そのときにはじめて活絡効霊丹を創製し処方を書いて与えたところ，10剤連服してすっかり治った。

　50歳過ぎの女性は，項部の筋肉が引きつって疼き，頭を後ろに反らして仰向いたまま平視できず，腰と背中は硬直して，膝の後ろから足の踵までつっぱって大筋はすべて疼き，同時に全身に連動してそこらじゅうが痛んだ。多くの医者に診治を頼んだが，用薬は散風・和血・潤筋・通絡の品ばかりで，2年たっても効果がなく病勢は激しくなるばかりで，臥せば起き上がれず，起きれば座れず飲食はあまり進まなかった。そこで私が診察すると，脈は数有力でわずかに弦があり，宗筋が病を受けていると知った。活絡効霊丹加生薏苡仁8銭・知母・玄参・白芍各3銭で

治療し，30剤を連服させると治った。筋は肝に属すが，宗筋だけは胃に属する。本証はもともと胃腑に燥熱があり，津液が不足し宗筋を栄養できなくなったのである。宗筋は筋の主であるから，宗筋が拘攣すると全身が連動して痛む。薏苡仁は性味が穏やかで，よく脾胃を清補するので宗筋を栄養する。また知母・玄参を加えて生津滋液し，活絡効霊丹で活血舒筋する。脈のわずかな弦はおそらく木盛侮土によるので，白芍を加えて和肝し脾胃を扶ける。

　薏苡仁が筋急拘攣を主ることは，《本経》に明らかである。活絡効霊丹に薏苡仁を加えると必ず効果をあげ，他の追随を許さない《本経》の精確さと適切さにいっそう驚嘆させられる。

　活絡効霊丹は心腹疼痛を治し，原因の涼・熱，気鬱・血鬱を問わずすべて効く。同郷の少年が，臍下に非常に激しい疼痛を訴えた。医者が温薬を投与するといっそう悪化して，昼も夜も号泣し続けた。他の医者に頼むと薬で下しやや軽くなったが，依然として昼夜呻吟するので，さらに数剤を服薬し続けたが効果はなかった。たまたま私は津門〔天津の別称〕から帰省しており，脈を診ると両尺が洪実である。その病を得た理由を尋ねると，「夜晩く寝る直前になって腹がすいたので冷えた餅を一かけら食べたところ，眠ってから起きるとすぐに痛みがあった」と言う。そこで「これは涼物を食べたのが原因であるが，痛みは涼痛ではない。つまり，もともと下焦にあった蘊熱が涼物に迫され，熱がいよいよ結して散じなくなったのだ」と説明し，活絡効霊丹加竜胆草・川楝子各4銭を投じると1剤で癒えた。

　問い：本証は医者が一度薬で下しているが，なぜ下焦の鬱熱はこれで下せなかったのか？　答え：熱邪が大腸にあれば降薬で熱を下せるが，これには必然的に下薬として鹹寒薬を用い，承気湯がこれである。今の症例では熱がもともと奇経の衝任中に鬱しており，大腸とは関係がない。衝任は血を主るが，活絡効霊丹中の諸薬はいずれも血分に入り経絡を通じる。したがって竜胆草・川楝子で引いて，衝任に直中させその鬱熱を消解する。そのうえ以前用いた下剤は鹹寒薬ではないために効かないが，

この方剤ならば必ず奏効するのである。

　また隣村の30歳くらいの女性は，心腹の異常な疼痛が服薬しても効かず，病勢が危険になってきた。家人が夜間5〜6里の道をやって来て，わが家の門を叩いて処方を求めた。ちょうど私は外出中で，長男の蔭潮が活絡効霊丹の処方を書いてこれを授けたところ1剤で癒えた。私がこの方を考案してから数年になるが心腹疼痛が治癒したものは数えきれない。

◆ **活絡祛寒湯**（かつらくきょかんとう）

経絡が寒を受け，四肢がひきつるものを治す。本証は婦女に多い。

生黄耆5銭　当帰4銭　丹参4銭　桂枝尖2銭　生白芍3銭　乳香4銭　没薬4銭　生姜3銭

甚だしい寒には乾姜3銭を加える。

　本証では寒が経絡にあり臓腑にない。経絡は肌肉の間を多く行るので，肌肉を温補する黄耆で形体を壮旺にさせればおのずと寒邪に勝てる。また経絡を温め経絡を通じる諸薬を佐とし，ただ祛寒するだけでなく同時に散風する。これがいわゆる「血活きれば風おのずと去る」である。風寒が去って血脈が活発になれば，痙攣が止まないはずはない。

◆ **健運湯**（けんうんとう）

気虚が原因の下肢痛や上肢痛を治し，腰痛も治す。

生黄耆6銭　野台参3銭　当帰3銭　麦門冬（帯心）3銭　知母3銭　生乳香3銭　生没薬3銭　莪朮1銭　三稜1銭

　本方の麦門冬・知母を3分の1に減らして，数剤を合わせて1剤とし細かく挽いて蜂蜜と煉って丸にしたものを『健運丸』といい，適応は健運湯と同じである。

従来，下肢痛・上肢痛の治療する場合は，原因の多くは風寒湿痺・血瘀・気滞・痰涎凝滞であるとするが，人身の気化が壮旺で流行しているなら，全身の痺であれ，瘀であれ，滞であれ，治療しなくても自然に癒えるし，たまたま癒えなくても治療すれば容易に効くことを知らない。私は臨床経験から，元気がもともと盛んな人には本証がきわめて少ないことを知っている。したがって，下肢痛・上肢痛を長期に治療しても治らない場合は，元気を補って流通させると数年にわたる宿痾でも即座に奏効するのである。

◆ 振中湯（しんちゅうとう）

下肢痛・腰痛で飲食が減少しているものを治す。
炒白朮6銭　当帰身2銭　陳皮2銭　厚朴1.5銭　生乳香1.5銭
生没薬1.5銭

　土は中央にあって，四季を分主する。人の脾胃は土に属すので，やはり四肢を旁主する。ある未婚女性は，下肢が痛んでほとんど歩けなかったので，私が創製した健運湯で治療すると癒えたが，翌年症状が再発して腰も痛くなり再び前方を服用したが効かない。脈は右関脈が非常に濡弱で，飲食が減少しているので，この湯をつくると数剤で飲食は増加し，20数剤服用すると腰痛・下肢痛ともに癒えた。本方は大量の白朮で健補脾胃しており，脾胃が健壮になれば気化はおのずと四旁に達する。さらに白朮が「風寒湿痺」を主ることは《本経》に明文化されている。また気血を通活する薬で助けるので，単に風寒湿痺を開通するだけでなく気血が痺して痛むものも自然に解する。

　70歳近い女性が，急に下肢が痛んで動けず夜間は痛みで眠れなかった。家人が私に治療を頼みにきて，「脈象が有力なので火鬱の痛みだと思う」と言う。そこで脈を診ると大かつ弦であり，心中を尋ねるとやはり「熱くはない」と言う。私は「この脈は有火の象ではない。脈が大な

のは，脾胃の虚が過度で真気が外泄しているためである。脈が弦なのは，肝胆失和・木盛侮土である」と説明し，振中湯加人参・白芍・山茱萸（種をきれいに除く）各数銭で治療し，脾胃の虚を補って肝胆の盛を抑えると数剤で癒えた。

◆ 曲直湯（きょくちょくとう）

肝虚の下肢痛で，左脈が微弱なものを治す。
山茱萸（種をきれいに除く）1両　知母6銭　生乳香3銭　生没薬3銭　当帰3銭　丹参3銭
数剤を服薬しても左脈に改善がなければ，続断3銭を加えるか，さらに生黄耆3銭を加えて気分を助けてもよい。涼を覚える場合は知母を減じる。

脾虚では下肢痛を生じ得ることは振中湯方で理由を詳述したように，医学に造詣の深いものなら大抵みなよく知っている。しかし肝虚で下肢痛を生じるということは，方書にもほとんど書かれていないので，医学に造詣の深いものでも大抵知らない。かつて治療した30歳くらいの男は，激怒してから次第に下肢が痛くなり，日一日と悪化して2カ月後には床に臥したまま寝返りもできなくなった。医者はこれを悩怒のすえに得たのであるからと，みな舒肝理気薬を用いたが，病はかえって激しくなった。その後私が診ると左脈が非常に微弱で，患者は「痛みが激しいところはみな熱をもつ」と言う。そこではたと《内経》に「怒り過ぎれば則ち肝を傷る」とあるのを思い出した。いわゆる傷肝とは，肝経の気血が傷れることで，必ずしも肝経の気血が鬱することではない。気血が傷れると，虚弱になるので脈がこのように微弱になる。下肢が痛み同時に熱をもつのは，肝は疏泄を主り中に相火を蔵す（相火は命門に生じ肝胆に寄居する）ので，肝が虚して疏泄できなれば相火は全身を逍遥して流行できずに経絡の間に鬱し，気血の凝滞とあいまって熱を生じて痛み，

熱が激しい部位では痛みも激しくなる。曲直湯を作成し，山茱萸で補肝し，知母で熱を瀉し，さらに当帰・乳香などの気血流通の薬でこれを佐けると，連服10剤で熱が癒えて痛みがなくなり普通に歩けるようになった。

　安東の50歳ほどの友人・劉仲友は，左の上肢に熱感を覚えることが多く，重だるくて力が入らなかった。医者が数回にわたり涼剤を投じたが熱感は以前と変わらず，逆に脾胃の消化の力が低下したように思えた。後に私が診ると，右脈は通常のように和平であるが，左脈は微弱で右脈と比べると倍ほどの差がある。尋ねると心中には涼熱の感じはないというので，肝木の気が虚弱で条暢敷栄できず，中に寄る相火が左上肢の経絡に鬱して熱を生じていると知った。そこで治療は曲直湯に生黄耆8銭を加え山茱萸を佐けて肝気を壮旺にし（黄耆が肝気を補う理由は醒脾昇陥湯に詳しい），赤芍3銭を加え当帰・丹参を佐けて経絡を流通させると，2剤で左脈が回復し，10剤服用させると全治した。

　問い：西洋医学では脾は左，肝は右に位置するとし，この事実は現在の解剖学者の詳細な研究で確かめられている。あなたが相変わらず旧説に拘泥して肝は左を主るとするのはなぜか？　答え：「脾が左，肝は右の説」は西洋人が言い始めたのではない，《淮南子》〔漢・劉安が諸家の思想・学説を総合的に記した書〕には早くもこのことが記されており，古籍はやはり考察すべきである。しかし，脾は左に位置しても気化はまず右を行るので脾脈は右関で診る。肝は右にあっても，気化はまず左を行るので肝脈は左関で診る。これは陰陽互根，剛柔錯綜の妙である。《内経》は臓腑を論じる際に，気化を明確にするとともに性情を研究して宗旨としたが，その形状については大まかで簡略にしか述べていない。西洋医学では形状を論じるだけで気化を述べておらず，さらに臓腑の効用を述べても臓腑の性情に言及していない。彼らによれば臓腑にはまったく性情は存在せず性情が発するのはすべて脳と関係すると言い切っているが，こんな理論を果たして信じ得るだろうか？　《内経》〔《素問》霊蘭秘典論〕には「肝は将軍の官，謀慮出ず，胆は中正の官，決断出

ず」とある。なぜなら肝は厥陰（厥は逆であり，尽である）で，陰が尽きれば陽が生じる。胆は肝中蘊蓄の陽（胆汁中には少陽の気を函れる）であり，よく肝気を暢達して謀慮を決断する。したがって肝胆が壮実な人は必然的に勇敢果断であり，肝胆虚弱な人は必然的に懼怯〔おどおどする〕游移〔躊躇して決心がつかない〕である。近隣の寶杏村に住む60歳の太夫人〔官吏の母に対する敬称〕は，ときどき急に奇疾におかされ，異常に驚惧して大勢に警護させても怖がってガタガタと震え出し，口から次々に緑の沫を吐いて非常に苦しがり数日すると治まった。多くの医者は首をひねり，みな胆が破れたのだろうといった。胆が中正の官として失調したのでなければ，このように驚惧するだろうか？　この事実からみてもわれわれの旧説を軽々に疑うべきではなく，西洋医学説をすべて信じるべきではない。

　問い：あなたの論で《内経》の臓腑を論じた部分は本当に信じてよいのでしょうか。肝の気化はまず左から行るという説については，実際にこれを示す確証があるのですか？　答え：人は天地の霊秀〔優れること〕を稟けて生き，人身もまた小天地である。人身の気化を明らかにしたければ，まず天地の気化を観るべきである。天地では1年の気化は春始まり，1日の気化は朝始まる。春の気化は東から来て（律管の灰が飛ぶのを観察するのは明解な仕掛けである。〔律管は古代の調律のための笛で長短12本の細い竹製の管である。これに微細な灰を詰めて密閉した部屋に置き，季節に応じた管の灰が飛ぶことで季節の到来を知った〕），朝の気化は東から太陽が上昇するのに随う。春は1年の木令〔木の時期〕であり，朝は1日の木令である。肝臓は木に属し，生発の気を具有し1年では春にあたり，1日では朝にあたる。肝の気化がまず左を行る理由は，春が東から来たり太陽が東から昇るのと比べるとわかるように，天の東が人身の左に相当する。さらにこの医案について述べると，このように微弱な左脈が補肝の剤を投じるとすぐに回復したことからも，肝と人身の左は非常に密接に関係するといえる。

　問い：肝の気化がまず左を行るなら，なぜ位置は右にあるのですか？

答え：人の膈上は天に属し，膈下は地に属する。地道は右側で気化は西から東であり，天道は左側で気化は東から西である。地中にある日を観れば西から東に動き，地上にある日は東から西に動くことが明確な証拠である。肝は膈下に位置し，木の根が地中に埋蔵するように下から水気を受けており，当然地道は右の原則にしたがって右に位置するのである。その気化は膈を透し絡を貫き，木の条達滋長〔枝を伸ばしてはびこる〕のように酸素を上昇させる（化学者によれば木は炭素を吸って酸素を出す）ので天道は左の原則にしたがって，その気化はまず左を行る。試みに植物を観ると，藤蔓の類はものに付着して生活しているが，必ず右から左に巻いて上る（ただし金銀藤〔スイカズラ〕は左から右に巻いており特異な植物である）。これも肝が右に位置し，その気化はまず左を行る理由である（《医学衷中参西録》五期の「報駁左肝右脾解者書」を参考にされたい）。

　奉天の本渓湖煤鉄公司科員の王雲生は40歳余りのとき，両脇から下肢にかけて痛み，激しいときには錐で刺すようであった。尿道は尿が出渋り滴瀝して滑らかに出ないので，排尿のたびに半時間以上かかった。脈もまた右が正常で左は微弱である。やはり曲直湯に生黄耆8銭・続断3銭を加えて投じると，1剤で痛みが半減し小便も順調に出るようになった。再診すると，左脈が前より有力であった。さらに原方に少し加減して20余剤を連服させると，脇と下肢の痛みはいずれも癒えて小便も正常に通利した。両脇は肝の部位であり，肝気が壮旺になって上達すれば，おのずと下で鬱して痛みを生じることがなくなる。小便も通利したのは，腎が二便の関であるからである。肝気が旺んになれば，おのずと腎のために気を行らすことができる（古い方書に「肝は腎の気を行らす」の語句がある）。

　按：山茱萸は木気を最も濃厚に得ており，酸収の中に開通の力を大いに具えるのは，木性が条達を喜ぶからである。《神農本経》には「寒湿痺を主る」とあり，諸家の本草には「山茱萸はよく九竅を通利する」と記されることが多いが，その薬性は単に補肝のみならず気血を通利する

ことを知るべきで，ただ収渋の品とみなすだけなら，山茱萸に対する認識が浅薄である。ただし，その種と肉の性質は相反するので，用いる場合は慎重に調べて，必ず種をきれいに除くべきである。門人の張甲昇にも大量の山茱萸で下肢の痛みを治癒させた病案があり，加味補血湯の後に附載したので参照にされたい。さらにこれと合わせて私が創製した既済湯，来復湯の後にも大量の山茱萸を使用した治験を記載している。山茱萸の効用は人の考えも及ばないようなことが少なくない。

　乳香・没薬は単に経絡の気血流通だけではなく，あらゆる諸臓腑中の気血凝滞をこの2薬で流通できる。医者はこれらが経絡に入ること知るのみだから，これで瘡瘍を除去し，あるいは瘡瘍に外用するが，これが臓腑の気血を調えることを知らない。これでは乳香・没薬を理解したとはいえない。

◆ 熱性関節腫疼にアスピリンを用いる法

　西洋医学では急性（熱である）関節リウマチ（腫疼である）に習慣的にアスピリンを使用する。私もこの証にはアスピリンを多用するがさらに中薬で補完すると効果が顕著である。奉天の陸軍参謀長・趙海珊の6歳になる甥は，後頭部に瘡ができて腫痛したが，そのうち頭部顔面ともに腫脹して赤游丹毒のようで，さらに痙攣し，日ごとに悪化して次第に全身が僵直〔こわばって伸ばしたままである〕し目が閉じず瞬きもできなくなり，呼吸も不規則になって呻吟もしなくなった。家人も治せる薬がないので，ただ死を待つだけであった。2昼夜経っても様子が変わらず，匙で水を口に注ぐと飲み込むようなのでまだ治るかもしれないという気になったが，近くの医者にはみな以前に診察を頼み何度服薬しても効かなかった。その祖父は以前下半身と両下肢が腫れたときに私が治したので私を信頼しており，その父親も重篤な温病になってかつぎ込まれてきたのを治してもらったので，病人を担いで来院し診察を求めた。脈は洪数実で，皮膚が熱い。温病を挟雑し，すでに陽明腑実証になりすでに危険な病勢であるが，まだ挽回できると判断した。そこで，生石膏細末4

両を蒸留水で茶碗4杯に煎じ，徐々に温かい湯液を注ぎ入れた。12時間で1剤を飲み終えると，脈が和緩になり微かに声を出せた。さらにアスピリン1.5gを蒸留水で煎じた石膏の湯で5回に分けて服用させ，1昼夜のうちに飲み終えるようにすると，最後の2回を服薬するころに全身が汗ばんで意識がややはっきりし，身体を少し動かせた。それまで7～8日間食べず大便も出ていなかったが，このときになると少し食べられるようになり大便も通じた。ついで，生山薬細末2～3銭を煮て茶湯〔粉末を煮てスープ状にしたもの〕をつくり白砂糖で味をつけてアスピリン1/3gを1日に2回服用させ，熱があればときどき蒸留水で煮た石膏の湯を飲ませた。さらに，蜂蜜に黄連末を混ぜメントール少量を加えたものを頭部・顔面の腫れたところにつけて，開いた瘡口に生肌散〔前三期合編第8巻化腐生肌散：煅炉甘石6銭・乳香3銭・没薬3銭・雄黄2銭・硼砂3銭・礞砂2分・冰片3分〕をつけた。これを数日続けると病勢が軽減して話せるようになった。左側の手足がまだ動かせないので，少し屈伸させようとしたが痛くて我慢できない。仔細に調べると，すべての関節が少し腫れて圧痛もあるので，関節に炎症を生じているとわかった。そこで鮮茅根（鮮茅根が薬局になければ乾燥品でもよい）の濃い煎湯に白砂糖を混ぜアスピリン0.5gを1日に2回服用させた。服用後には全身に微似汗があり，時に汗が出ないこともあったが，関節の炎熱は徐々に発表薬とともに透出した。また健補脾胃の薬で佐けて飲食を増進させた。このようにして10日余りすると左の手足を動かせるようになり，関節すべてを屈伸できるようになった。以後飲食が回復したので薬を止めて半月ほど静養するとこれまでのように動けるようになった。

　この証では合計生石膏3斤とアスピリン30gを使用して，ようやく完治した。私はアスピリンを急性関節炎の腫脹・疼痛に何度も用いたが，この症例が最も重症なので詳述した。

　茅根は性質が涼で中空であり，初春生発の気を稟けるので，内熱を外達・透表して出し，またよく利小便し内熱を引いて水道から出す。さらに味が甘で液が多いので陰分を滋養する。二鮮飲および白茅根湯（いず

れも第2巻にある）に詳しく論じた。

丁仲祐の《西薬実験談》には，日本人が急性関節リウマチ治療にやはり大量のアスピリンを使用しているとし，併せて矢島国太郎の医案を引用してこのことを証明しているので，参考のために以下に併載する。

光緒年間の壬寅〔1902年〕，日本医学報：矢島国太郎：アスピリンの効果は，すでに諸家の報告から各医家の注目するところで，さらに述べる必要はない。ただし使用状況に応じた従来のリウマチ薬剤および各種解熱剤との優劣の比較はなお詳細な研究を待たねば実用にならない。私はアスピリンがリウマチに特効するとの報告に接し，今までに本証患者合計23名に使用し，急性患者19名にはいずれも効果があったが，残りの慢性患者には無効であった。急性患者19名のうち以下の4例をここに報告する。

第1例：根橋某次女，年齢29歳。2年前に右膝関節リウマチに罹患し2カ月で治癒した。20日前に再び感冒に罹患して右膝関節の腫脹疼痛と悪寒発熱があり股関節および足関節にも波及して動作が不自由になった。医者の治療は効果がなく痛みが次第に激しくなって，これを診てもらいに某医を訪ねた。右下肢の諸関節はすべて赤く腫脹していたが膝関節が顕著で少しも動かせず，少し触るだけで堪え難い痛みを生じた。体温39.6度，脈拍120/分で細弱，心臓の聴診で呼気のような雑音，舌に厚い白苔，食事量の激減から，急性関節リウマチの診断であった。旧時の治療法は毎回1gのサリチル酸ソーダを1日3回内服するか，ヨード剤とアンチピリンを内服し，ヨードチンキを染ました布で患部を縛っておくことであった。方法どおりに施治しても軽減しなかった。私はこれに対しアスピリン2gに乳糖を混ぜて3包に分けて1日のうちに分服させ，膝関節部位は石炭酸水で冷湿布包帯をしておくように言いつけた。翌日往診すると，患者は服薬後に発汗して痛みも半減し夜も睡眠できていた。そこで再びアスピリン2gを毎日3回に分けて服用させると，2日後に発赤腫脹が跡形もなくなって少しなら動かせるようになり，以後2週間連服させると患部は全治した。

第2例：野沢某女，年齢41歳。右肩甲関節部に腫脹疼痛があり，手指が麻痺して自由に動かせなくなり，按摩をすると腫脹疼痛はかえって悪化し，さらに動かしにくくなったので私の診治を依頼してきた。往診すると患者はたまたま入浴から出たばかりで，「人がこの証には雑草を煎じた湯を入れて沐浴すれば軽減するはずだといわれたが，入浴後はやや動きが楽に感じる」と言った。診察すると肩甲関節部分と上膊に腫脹圧痛があり，全身すべて動かすのがきわめて困難で外見的には脱臼したようであった。体温は39.2度，脈拍は毎分108で心身に倦怠がある。おそらく入浴後の一時的な体温上昇と考え，しばらく待って再診したがやはり39.2度ある。そこで急性関節リウマチと診断し，発熱時の長湯を禁止し治療は温臥法にしてサリチル酸ソーダを1gずつ1日3回服用させた。2日で痛みはやや軽減したが，著明な変化はなくかえって充血性の頭痛・耳鳴りが現れた。私はそこでアスピリン1gに乳糖を混ぜ2包に分けて毎日2回分服させると，翌日には患部の腫脹発赤がすべて顕著に減少し，頭痛も癒えて患側の上肢を徐々に頭まで上げられるようになった。そこでさらにアスピリンを2gにして3包に分けて与えると翌日患者は大喜びで来院して「今朝は自分で帯を結べました」と言うので，その後さらに2剤服用させると完治した。

　第3例：矢島某男，年齢49歳。水車を生業にする。発病前の数日は，他に疾病はなかった。ある日，水車の修繕で1日中水につかって作業をしたところ，翌日になって左の腕関節に腫脹疼痛が始まり，右手で左手を支えながら来院した。診察すると脹れて疼痛が顕著でほとんど触ることもできなかった。作業後の発症なので外傷性関節炎と診断して局部を消炎湿布して安静にするように命じたが，翌日になると悪寒発熱し疼痛が増悪し外出できなくなった。熱は39度，脈拍は毎分120で，夜間安眠できないのでリウマチと考え，サリチル酸ソーダ3g・苦丁2gを水100gに混ぜて1日量とし3回に分けて服用させ，患部には冷罨法を継続して用いた。翌日も変化がなく体温は依然として39.8度で，発汗後に悪寒が強くなった。そこでアスピリン2gを3回に分けて服用するよ

うに変えると，翌日は非常に鎮静し動けば痛んだが疼痛も大いに軽減し，腫脹もきれいに退いた。アスピリンを連服させると5日後には全治したので，診断を腕関節リウマチに改めた。

　第4例：上田某女，年齢25歳。5年前の第1子出産後から足に疼痛があり，後に心臓病にも罹患した。しかし10日前に他に思い付く誘因もないのに左肩甲部位に疼痛を覚えるようになり，部屋でできるだけ動かしたところ次第に痛みが悪化して腫れてきてついに動かしにくくなった。診察すると腫脹は肩甲関節から肩甲背部に広がり上膊部に及んでいたが，疼痛は関節部位にとどまり安静時には劇痛はなかった。体温38度，脈拍毎分100で心臓に雑音があり，頸部・肘部にリンパ節腫脹があるので肩甲関節リウマチの診断をした。アスピリン1gを3包に分けたものを1日分にし，ヨードチンキを外用した。1週間してもまったく変化がなく腫脹疼痛も変わらなかった。そこで薬物の効果に疑問をもち，既往歴の梅毒に腫脹の手がかりがあると考え，方剤を沃化カリウムとサリチル酸ソーダ1gに変えて1日に2回頓服させた。1週間してもやはり治癒せず，消化器官にも副作用が多くなったので，また診断をリウマチに改め，毎日アスピリン2gを3包に分けて服用させ，消化管傷害のため健胃治療を用いると疼痛がやや軽減した。さらに薬量を徐々に増量して2gとして3週間服用させると，前薬から4週間続けたところで治癒した。そこで以前は用量が不適当で患者が慢性化し，おまけに第2子を授乳中で昼間は人に抱かせていたが，夜間はやはり抱いて痛みに堪えながら育児をせねばならなかったので，治療がいよいよ長引いたと知った。

　丁仲祐は「アスピリンの応用は，解熱と関節痛治療の2方面に過ぎない」と述べている。読むものは流し読みしがちであるが，解熱というのは流行性感冒・気管支カタル（軽度の炎症性腫痛）および一切の熱性病にすべて使用でき，関節痛治療とは淋毒性関節リウマチおよび一切の神経痛・頸部の冷え・乳癌疼痛・子宮癌疼痛・脊髄癆のすべてに使用できることを知らない。アスピリンの原材料の性味形状は参麦湯の項に詳細に記載した。流行性感冒を治すのは，三焦（臓腑を包みつなぐ油膜で，

第5巻小柴胡湯の解に詳しい）に入って腠理に外達して発汗するからで，結核を治すのは肺中の毒熱を引いて皮毛（肺は皮毛を主る）に外透して消散するからで，関節腫痛を治すのは涼散の性質で関節の鬱熱をことごとく融化するからである。私の経験からアスピリンはうまく使えば即効的に奏効する。しかし作用が猛峻で患者に虚があれば0.5ｇの少量ですぐに発汗するので，体質に虚がある症例には必ず健胃薬で助けてやらないと効果がない。

【前三期合編第4巻】

治内外中風方

◆ **捜風湯**（そうふうとう）

中風を治す。

防風6銭　真遼人参（別に長時間煮つめて同服。貧者は野台参7銭に代えてもよいが，高麗人参は用いてはならない）4銭　清半夏3銭　生石膏8銭　白僵蚕2銭　柿霜餅（沖服）5銭　麝香（薬汁で送服）1分

中風の証は，多くは五内大虚〔正気不足。《素問》玉機真臓論「脈細，皮寒，気少，泄利前後，飲食不入，此謂五虚」とある〕・先天的に虚弱・肉体的精神的な過労などにより，風邪が経絡から襲入し膜原を直透して臓腑に達し，臓腑の機能を失調させることによる。急に昏倒したり，言葉が出しにくくなったり，大小便が出にくくなったり失禁したり，同時に肢体が痿廃偏枯（いはいへんこ）〔運動麻痺・半身不随〕したりするが，これはきわめて危険な証である。軽症なら慢性化することがあるが，重症では治療を誤ると即刻危急な状態に陥る。したがって，大量の防風を用い麝香で引いて臓腑に深入させて捜風する。元気が虚弱で，薬力を運化できないために逐風外出できない恐れがあるので，人参で元気を大補し扶正して邪を除く。石膏を用いるのは，風邪が臓腑に蘊（こも）ると内熱を生じることが多く，また人参で補気し陽分を助けても熱が生じるからである。石膏は質重気軽で薬性も微寒で，質重で臓腑に深入し，気軽で皮毛に外達し，性寒で臓腑の熱を除き人参の熱を解する。白僵蚕を用いるのは，徐霊胎（じょれいたい）

〔清代の医家，徐大椿〕が「邪が人に中(あた)ると，有気無形であるために，経を穿ち絡に入って，長期にわたるほど深く入る。気類と相反する薬物を用いると拒絶して入れないので，必ずこれと同類のものを諸薬に混ぜ入れて嚮導(きょうどう)〔道案内〕させると薬が病巣に至り，邪が薬に従うので薬性が次第に発揮され，邪は毛孔や大小便から出て留まれない。これが従治の法である」と述べるように，白僵蚕は風によって僵(たお)れたもので，風と同類なので，祛風の薬物を引いて病巣に至らせ効果をあげる。半夏・柿霜を用いるのは，本証では痰が壅滞するので，半夏で降し，柿霜で潤して，痰を消失させるためである。

本証で表証が解せずに次第に内熱が生じる場合は，急いで発汗薬で解表すると同時に内熱を清すべきである。また内風煽動を伴うときは，後の内中風の治法を参考にして，外感の治療薬に平熄内風薬を配合する必要がある。

中風証には，寒に偏するもの，熱に偏するもの，寒熱を自覚しないものがある。私が創製した捜風湯方は，明らかな寒熱を呈さない中風を治す。熱に偏するものには，《金匱要略》の風引湯〔大黄・乾姜・竜骨各4両，桂枝3両，甘草・牡蛎各2両，寒水石・滑石・赤石脂・白石脂・紫石英・石膏各6両〕の加減（乾姜・桂枝を半減すべきである）を用いるのがよい。寒に偏するものには私に別の経験的治法がある。かつて治した50歳ばかりの女性は，仲冬〔陰暦11月〕に急に中風になり昏倒して呼びかけても反応がなく，胸中に痰が壅滞しているようで呼吸がひどく苦しげであった。脈は微細で消え入りそうで，かつ遅緩である。もともと寒飲があるところに急に風寒が襲入し寒飲と凝結して発症したと考え，急いで胡椒3銭を搗き砕き煎じて2〜3回沸騰させ，茶碗半杯以上の濃汁を取って注ぎ込むと，呼吸が急に楽になった。ついで乾姜6銭，桂枝尖・当帰各3銭を3剤連服させると，呻吟でき肢体を次第に動かせるようになったが，左手足はなお動かせない。さらに乾姜を半分にし生黄耆5銭，乳香・没薬各3銭を加えて10余剤を連服させると，言語動作も正常に回復した。

元気が虚しておらず，たまたま邪風に中(あた)った場合は，人参を去って，蜈蚣1匹・全蝎1銭を加えるとよい。顕著な実証で閉塞がきわめて強く，大小便が通じなかったり，脈が鬱渋を呈するときは，生大黄数銭を加えて内消外散すべきで，防風通聖散の方意に倣(なら)うとよい。徐霊胎が治療したある男は，平素痰が多く手足にしびれがあったが，急に昏厥(こんけつ)〔意識障害〕して遺尿〔尿失禁〕し，口を閉じて手を握りしめ，鋸をひくような痰声を発した。医者が人参・附子・熟地黄などの薬を処方し，煎じていたがまだ服用していなかった。脈は洪大有力で，顔が赤く粗い息遣いである。これは痰火が充実し諸竅すべて閉じているので，人参・附子を服用すればたちどころに危険な状態になると判断し，小続命湯〔《千金方》麻黄・防已・人参・黄芩・肉桂・甘草・白芍・川芎・杏仁・附子・防風・生姜〕から肉桂・附子を去り，傍にいるものが疑い驚く恐れがあるので，生大黄1銭を末にして他の薬であると偽って加えた。3剤で声が出るようになり，5剤でものが言えるようになり，その後養血消痰薬で調えると，1カ月後にはもとのように歩けるようになった。この症例と私が治療した症例を比較すると，涼熱の違いがはっきりしている。また遺尿は虚に属すものが多いが，この症例の遺尿は実であり，これからも証を見極める場合には1つのことに拘泥すべきでないことがわかる。しかし真中風証はきわめて少なく，類中風証がほとんどで，中風証100人のうち真中風証は1～2人にすぎない。証の判断が不確実であるとすぐにも危険な状態になるので，やはり忽せにしてはならない。

◆ 熄風湯(そくふうとう)

類中風を治す。

人参5銭　代赭石（煅し粉末にする）5銭　熟地黄1両　山茱萸（種を除く）6銭　生白芍4銭　烏附子1銭　竜骨（煅せずに搗く）5銭　牡蛎（煅せずに搗く）5銭

類中風の証は，重症では突然昏倒して人事不省になり，いわゆる尸厥の証である。秦越人〔扁鵲〕は虢の国の皇太子の尸厥を論じて，「上に陽の絡絶ゆる有り，下に陰の紐破るる有り」といっているが，これは卓越した言である。人の身体は本来陰陽が互いにつながっており，陽性は上浮して陰気が下からこれを吸い込み，陰性は下降して陽気が上からこれをひっぱりあげ，陰陽が互根をなして渾然と環をなしてつながれば，寿命は百年つつがないはずである。保養が適切でなく，下焦の陰分が虧損して上焦の陽分をつなげなければ，陽気が脱して上奔し，また同時に腎水が肝木を濡潤できなければ肝風が煽動し，痰が上壅して突然昏倒し屍のように僵直〔硬直〕する。したがって，代赭石に人参を佐として用い，陽の絡が絶えるのを挽回し，さらに竜骨・牡蛎で収斂すれば陽が下済する。また，山茱萸に熟地黄を佐として用い，破れた陰の紐を塡補し，さらに附子で温煦すると陰は上達する。白芍を用いるのは，附子と併用すると浮越した元気を収斂して陰に帰蔵させるからである。さらに，この証では肝風が虚によって動じ陽気に迫ってますます上浮させるが，内生の風であって外来の風ではないので，濡潤収斂の品で熄風するのがよい。白芍と竜骨・牡蛎・山茱萸は寧熄内風の妙品でもある。肝風が動じても陰陽が離絶にいたらず，怔忡不寧・目眩頭暈・時に四肢のしびれなどを呈する場合は，単に方中の竜骨・牡蛎・山茱萸を各7～8銭にし，さらに柏子仁1両を加えて肝木を滋潤すれば，風はおのずと熄む。肝は将軍の官で竜雷の火を内包するので，最も服従させにくいが，養って鎮め恩威併用すれば，尊大な将軍でも統御するのは難しいことではない。

　問い：中風証について，劉河間〔金元四大家の一人，劉完素〕は火に，李東垣〔金元四大家の一人，李杲〕は気に，朱丹渓〔金元四大家の一人，朱震亨〕は湿に原因があるとするが，論じたのは真中風ではなく類中風であるにせよ，陳修園がおおむねとるに足らないとしたのはなぜか？

　答え：3人の考えのなかに真中風が存在していないのに，自製の方ですべての中風証を治そうとしたからである。たとえば劉河間は，地黄飲子〔《宣明論》：生地黄・巴戟天・山茱萸・石斛・肉蓯蓉・五味子・肉桂・

茯苓・麦門冬・炮附子・石菖蒲・遠志・生姜・大棗・薄荷〕を「少陰の気が厥していたらず，舌が回らずものが言えず，足が廃し歩けない」という病態に用い，病がこのとおりなら十分に効果をあげることができるが，その証に外感を兼ねる場合は，これを服用するとかえって風邪を固閉して邪を外出できなくするので，重大な過ちをおかすことになる。一方，《金匱要略》の侯氏黒散〔菊花・白朮・細辛・茯苓・牡蠣・桔梗・防風・人参・礬石・黄芩・当帰・乾姜・川芎・桂枝〕や風引湯〔大黄・乾姜・竜骨・桂枝・甘草・牡蠣・寒水石・滑石・赤石脂・白石脂・紫石英・石膏〕は，外感だけでなく内傷も治し，用薬が相互に妨げあわないだけでなく相互に助け合い，玄妙極まりない。これに比べると，3氏の方は狭小である。経方はこのようにずば抜けて優れ，私がここで熄風湯と前出の捜風湯を創製したのは，前哲と競い合ったのではない。救急の手段であり，侯氏黒散とは用いる意味が異なる。

■按：類中風証は必ずしもすべてが虚によるものではない。王孟英〔清代の医学家，王士雄。《温熱経緯》を著す〕は「平素から天性陽盛んで美食しすぎると，積熱が毒を醸し隧絡を壅塞して類中風を患うことが多い。化痰清熱し気機を流利にすべきで，終始補剤を投薬して滞らせてはならない。徐霊胎の《洄渓医案》中の中風治療の医案が最も優れる」という。

◆ 逐風湯 (ちくふうとう)

中風の抽掣〔引きつけ〕および破傷風の抽掣を治す。
生黄耆6銭　当帰4銭　羌活2銭　独活2銭　全蝎2銭　全蜈蚣（大きなもの）2匹

蜈蚣は最もよく捜風し，あらゆる経絡・臓腑を貫通し，また神経を調安するという特長を具え（節節に脳があるために神経に効果がある），性質が非常に和平で，服用して瞑眩〔いやな副反応〕を引き起こすこ

とがない。以前治療した60歳になる女性は，下肢を犬に嚙まれて風を受け，全身に引きつけを生じたので，老医に治療を頼み10数日間服薬したが，ますます引きつけがひどくなった。用いた薬は毎剤すべて全蝎数銭に祛風・活血・助気の薬を佐としており，この湯に用いていないのは蜈蚣だけである。そこで逐風湯を創製して1剤を服用させると，すぐに引きつけが止まり，さらに1剤を服用させると，その後再発しなかった。また，突然口眼歪斜し発病した当時は瞬目もできなかった30歳あまりの男に，蜈蚣2匹を末にして防風5銭の煎湯で服用させると，3回ですっかり癒えた。このことからみると，蜈蚣の逐風の力は他薬とは格段の違いがあるうえに，効能は治風のみにとどまらない。私は瘡瘍初期で程度の強い場合は，蜈蚣を托薬中に加えることが多く必ず効果を得る。本草書には「堕胎の弊害がある」とあるが，中風の引きつけで他薬を服用して効果がないときは用いても差し支えない。《内経》〔《素問》六元正紀大論〕にいう「故あれば殞〔おちる，損なう〕するなく，また殞すことなし〔妊娠中に当然の理由があって峻利薬を用いた場合，薬効は病変部に働き母胎も胎児も害を受けない〕」である。ましてこの湯は黄耆・当帰で気血を保摂しているので，用いて少しも損傷を与えない。

◆ **加味黄耆五物湯**（かみおうぎごもつとう）

歴節風証で，全身の関節が痛んだり，四肢だけが痛んで歩けずものを持てないものを治す。

生黄耆1両　白朮5銭　当帰5銭　桂枝尖3銭　秦艽3銭　陳皮3銭　生白芍5銭　生姜5片

熱には知母を加え，涼には附子を加え，脈が滑の有痰には半夏を加える。

《金匱要略》の桂枝芍薬知母湯〔桂枝・芍薬・甘草・麻黄・生姜・白朮・知母・防風・附子〕は歴節風に対する優れた方剤である。しかし気

虚体虚のものに用いても効かないのは，麻黄・防風の発散に堪えられないからである。そこで《金匱要略》の風痹〔風邪による痹〕に対する黄耆五物湯〔黄耆桂枝五物湯：黄耆・芍薬・桂枝・生姜・大棗〕を選び，白朮を加えて健脾補気することにより逐痹する〔《本経》には「寒湿痹を逐う」とある〕。当帰で生血すると，血が活きて風を散じ得る（方書には「血活きれば風自ら散ず」とある）。秦艽は散風の潤薬で，薬性は非常に和平で，祛風して血を傷らない。陳皮は黄耆の佐使で，内側は白く肌肉に似，外側は紅く皮膚に似，筋と膜は脈絡に，棕眼は毛孔に似ており，やはり肌肉・経絡の風を引き皮膚に到達させて毛孔から出す。広〔広州産〕橘紅の大きなものはすべて柚であって，橘ではない。しかし，《本経》ではもともと橘柚と併称しており，薬中に用いる場合も橘と柚を分ける必要はないようである（他の産地の柚皮は薬として用いるべきではない）。さらに橘紅と名付けられているが，実際は白い部分を除去しておらず，除去すべきではない。

◆ **加味玉屏風散**（かみぎょくへいふうさん）

外傷後の中風を予防し，中風による瘛瘲〔痙攣。瘛は筋脈の拘急，瘲は筋脈の弛緩〕あるいは外傷後の房事不節による中風を治す。

生黄耆1両　白朮8銭　当帰6銭　桂枝尖1.5銭　防風1.5銭
黄蝋3銭　生白礬1銭
湯にして服用する。

この方はもともと中風予防薬である。黄耆で皮毛を固め，白朮で肌肉を実し，黄蝋〔黄色い蜜蝋〕・白礬で膜原を護る。外傷時には微かに感冒を受ける恐れがあるので，当帰・防風・桂枝で活血散風する。ただし，防風・桂枝の分量が特に少ないのは，本方は中風予防のために設けており，発汗薬を大量に用いて腠理を開きたくないからである。私が本方を創製して以来，外傷後中風の恐れがある場合に常に1剤を服用させて

きたが，数10年これを用いて思いがけない変化はまったくない。表侄〔母方の兄弟の子〕の高淑言一族のものが，賊の銃弾で手掌を撃ち抜かれ，中風で引きつけ牙関緊急した。歯の隙間から薬を注ぎ込んだが効果がなく，病勢はすでに危険な状態であった。以前，村で外傷による中風予防に本方を服用させたことがあり，淑言はそれをみて書き留めていたので，患者にこの方を投与したところ1剤で癒えた。またある男が，外傷後に房事を慎まなかったので中風になって引きつけ，服薬しても効かなかったが，友人の毛仙閣がこの湯を投与するとやはり治癒した。私がこの湯を創製したのは，ただ中風を予防するためであったが，意外にもこのように広く効果を認めたのは，私が予期していなかったことである。《本経》には黄耆は「大風を主る」とあり，方中では黄耆を1両と大量に用いさらに他薬を佐使としており，風証がすべて治るのは当然である。すでに中風で引きつけを生じておれば，全蜈蚣2匹を加えるべきである。さらに房事を慎まずに中風で引きつけたものには，真鹿角膠3銭（別に煎じて混ぜて服用する）・独活1.5銭を加えるとよい。脈象に熱があれば，本方に知母・天門冬を適宜加える。

◆ 鎮肝熄風湯

　内中風証（類中風とも称し，西洋医学の脳充血症）で，脈が弦長有力（西洋医学の高血圧症）あるいは上盛下虚を呈し，頭目が常に眩暈したり，頭が常に熱く痛んだり，目がはれぼったく耳鳴りがしたり，心中煩熱があったり，よく噯気したり，手足が次第に不自由になったり，次第に顔面神経麻痺が現れたり，顔色が酔ったように赤く，甚だしければ眩暈し顛倒して意識がなくなり，しばらくすると覚醒し，場合によっては覚醒後に回復せず，精気の衰えや肢体痿廃〔四肢麻痺〕あるいは偏枯〔半身不随〕を呈するものを治す。

　牛膝1両　生代赭石（細かく挽く）1両　生竜骨（搗き砕く）5銭　生牡蛎（搗き砕く）5銭　生亀板（搗き砕く）5銭　生白芍

5銭　玄参5銭　天門冬5銭　川楝子（搗き砕く）2銭　生麦芽2銭　茵蔯2銭　甘草1.5銭

　心中の熱感が顕著なら，生石膏1両を加える。痰が多ければ，胆南星2銭を加える。尺脈が重按して虚なら，熟地黄8銭・山茱萸5銭を加える。大便が緩ければ，亀板・代赭石を去り，赤石脂（喩嘉言は赤石脂が代赭石に代わり得るという）1両を加える。

　内中風は，内生する風で，外来の風ではない。《内経》に「諸風掉眩は皆肝に属す」とある。肝は木臓で，卦は巽〔☴〕で，巽は風を主り，さらに中に相火を寄す。事実が証明するように，木火が熾盛になるとおのずと風が生じ，このために肝木が調和を失うと風が肝から起こる。また肺気不降・腎気不摂が加わると衝気・胃気も上逆する。このようにして，臓腑の気化がすべて上昇太過になると，脳に上注する血も太過になり脳血管が充満して神経に障害を及ぼし，甚だしければ神経が失調し，昏厥して人事不省になる。西洋医学では実際の解剖所見から脳充血症と名付けた。そこで，方中には牛膝を大量に用いて引血下行し，治標の主薬にした。さらに病の本源を深く探究し，竜骨・牡蛎・亀板・白芍で鎮熄肝風し，代赭石で降胃・降衝し，玄参・天門冬で肺気を清して肺中静粛の気を下行させ，自然に肝木を鎮制する。脈が両尺で虚なら，腎の真陰虚損で真陽と互いにつながらず，真陽が脱して上奔し気血を挟んで脳に上衝するので，熟地黄・山茱萸を加えて補腎斂腎する。当初創製した方では以上数種の薬物だけを用いていた。その後，この方で大抵効いてはいたが，時に最初の服薬で逆に気血が上攻して病状が悪化する例を経験したので，生麦芽・茵蔯・川楝子を加えるとその弊害がなくなった。これは，肝は将軍の官で性質が剛果〔剛直果断〕であり，薬で強制しようとすると逆にその反動の力を激発するからである。茵蔯は青蒿の若草で，初春の少陽生発の気を得て肝木とは同気相求の関係にあるために，肝木の性質に逆らうことなく肝熱を瀉すと同時に肝鬱を舒ばす。麦芽は穀物の萌芽で，生用すると肝木の性質に逆らわずに抑鬱を解く。川

棟子は，肝気を引いて下達させるとともに反動の力を折る。方中にこの3味を加えてからは，おのずと心配はなくなった。心中の熱感が甚だしければ外感で伏気が化熱しているので，石膏を加える。痰があれば，痰が気化の昇降を阻む恐れがあるので，胆南星を加える。

■按：内中風の証は《内経》にもみられるが，《内経》では内中風とも脳充血とも名付けず，じつは煎厥・大厥・薄厥と名付けている。ここで《内経》の文を解釈して明らかにしてみよう。《内経》〔《素問》〕脈解篇には「肝気まさに治むべくして未だ得ず，故に善く怒り，善く怒るものは名付けて煎厥と曰う」とある。肝は将軍の官で，治まらなければ怒りやすく，怒りによって熱を生じて肝血を煎耗し，ついに肝中に寄る相火が急激に暴発し気血を挟んで脳に上衝し，昏厥を生じる。これは肝風内動によってついに内中風証になる説明ではないか？

また，《内経》〔《素問》〕調経論には「血の気と，并び上に走るは，これ大厥たり，厥すれば則ち暴かに死す。気反れば則ち生き，気反らざれば則ち死す」とある。血は自ら昇ることはなく必ず気によって上昇し，上昇が極まると必ず脳中が充血する。「気反れば則ち生き，気反らざれば則ち死す」とは，気が反り下行すれば血はこれによって下行するのでその人は生きるが，気が上行して反らなければ血は必ずこれに随うのでますます充血し，血管が破裂するまで止まらず，再び蘇生する望みはないことを述べる。この節の経文から内中風と脳充血の理は明らかである。

また，《内経》〔《素問》〕生気通天論には「陽気は大いに怒れば則ち形絶え，血は上に宛（鬱の字である）し，人をして薄厥せしむ」とある。この節の経文を読めば，注解を待つまでもなく，肝風内動により脳充血に至ったものであるとわかる。薄厥とは，脳中に鬱した血が脳を激薄したために昏厥に至ったものである。3カ所の経文を細考すると，内中風であることがわかるだけでなく，西洋医学でいう脳充血であることに気づく。さらにこの証の治法は経文中から得られるので，証に合った必ず効く方を自製するのは容易である。

とくにこの証を内中風と名付けたのは，外受の風とは別物であるから

である。唐宋以来，風の外受か内生かを区別せずに混同して中風という。外受の風が真中風で，内生の風が類中風であり，病因がまったく違うので治法も当然同じであってはならない。弁証を明確にせずに，内中風であるのに祛風薬で発表すると，臓腑の血は必ず発表薬によってますます上昇し，脳中の充血がいよいよ甚だしくなって血管が破裂し，薬で救えなくなることもある。この関係を十分に把握しなかったのは，まことに唐宋医学家の大きな落ち度である。宋末に劉河間が出て，風はすべてが外中ではないと悟り，ようやく五志過極のため火が動じてにわかに中(あた)るという論を創立した。これは《内経》〔《素問》至真要大論篇〕の「諸風掉眩(とうげん)は皆肝に属す」の字句から考えついたものである。肝は木に属して中に相火を蔵し，木盛火熾になると風を生じる。原則は，白虎湯・三黄湯で瀉すのは実火を治すためで，逍遙散で疏すのは鬱火を治すためで（逍遙散中の柴胡は血を引き上行させるので最も禁忌であり，鎮肝熄風湯中では茵蔯・麦芽で疏肝するに止(とど)める），通聖散（方中の防風は用いるべきではない）・涼膈散〔《和剤局方》：連翹・山梔子・薄荷葉・黄芩・甘草・朴硝〕で双解するのは表裏の邪火を治すためで，六味湯で滋すのは「水の主を壮(さか)んにし，以て陽光を制す」のであり，八味丸で引くのはいわゆる従治の法で引火帰源である（引火帰源であっても桂枝・附子は用いるべきではない）。子細に劉河間が用いた方を検討すると完璧とはいえないが，単に中風として内外を区別もせずに治療するよりもはるかに優れている。また，実熱に対しては白虎湯で治すべきであるというのは，きわめて正しい考えである。私はこの証を何度も治療したが，昏倒した後に自然に覚醒するものが多く，覚醒しないものは少ない。覚醒した後の3〜4日間で白虎湯証を現すものは6〜7割である。そこで本証は，先に中風の基礎があって内に伏蔵しており，その後に外感によって激発されることに気づいた。このために，これまでの医家は一括して中風と名付けていたのである。内風が動くのは，外感の激発によるが，外感の風が激発するのではなく，じつは外感の風によって熱が生じ，内外の熱が合わさってついに内風の暴動をまねくのである。このときは外

感の熱だけを治すべきで，外感の風を散じてはならない。そこで劉河間は白虎湯だけで外感の実熱を瀉し，麻黄・桂枝などを一切用いていない。発表薬はいずれも血を助けて上行させるから使用しないのであり，まことに劉河間の特段の見識である。わが友人の張山雷（江蘇嘉定の人）君は現代の名医であり，《中風斠詮》を著して内中風の証をきわめて詳細に明らかにしている。書中でやはり単独に劉河間を取り上げているので，拙論とともに参考にするとよい。

　後に元の時代になって，李東垣・朱丹溪が現れ，内中風証に対して劉河間の他に主気，主湿の説を唱えた。李東垣は，元気が不足すると邪がこれに湊まるので，卒倒僵仆〔倒れ伏す〕して風状を呈するとした。人身の血は気によって流れ，気の上昇が過多になると脳が充血し，中枢神経を圧迫して昏厥に至らせることは，前に引用した《内経》の３つの節の文中にすでに詳しく述べた。気の上昇が過少であっても，脳が貧血になって中枢神経が養われず昏厥に至ることがある。《内経》〔《霊枢》口問篇〕には「上気不足すれば，脳はこれがために満たず，耳はこれがために苦鳴し，頭はこれがために傾き，目はこれがために眩む」とあり，こうした《内経》の記述のように，激しい場合はやはり昏厥に至る。「脳はこれがために満たず」とは，じつは脳貧血を指す。これからすると，李東垣の論じた内中風は気虚によって邪が湊る場合で，脳充血の中風とは無関係で，実際には脳貧血の中風に対する治法を提示したのである。したがって劉河間の主火は脳充血で，李東垣の主気は脳貧血であり，虚実がまったく異なる。朱丹溪にいたっては，東南地方では温暖多湿で風を病むものがあるというが，これは非風であり，湿が痰を痰が熱を熱が風を生じたのである。彼の方書で論じた中風がいわゆる朱丹溪の主湿の説であるが，その証は本来痰厥であり，脳充血や脳貧血とは関係がない。脳充血と脳貧血の両証で昏厥する場合に挟痰するものがあるが，それは両証の兼証であって本病ではない。

　■按：朱丹溪の因熱生風の見解は，劉河間の主火の意と同じようであるが，じつはまったく異なる。劉河間が論じる火は燥から生じ用薬は潤

燥滋陰に重きを置くが，朱丹渓が論じる熱は湿から生じ用薬は祛湿利痰に重きがある。湿は熱を生じないわけではないが，湿により熱が生じて肝風を動じることは非常に少ない（肝風が動じるのは燥熱のためであることが多い）。この2人の説では，やはり劉河間のほうが優れる。

また，《史記》の扁鵲伝に記された虢太子の尸厥証を治す箇所を読むと，やはり内中風ではあるがじつは内中風の上盛下虚である。これまで会ったこともない太子を一瞥して，「その耳は必ず鳴り，その鼻は必ず張る」という。耳鳴・鼻張の理由は，じつは脳中の気血が充盛し圧迫したためで，上盛そのものである。さらに太子をみるに及んで，「上に絶陽の絡有り，下に破陰の紐有り」と述べた。「上に絶陽の絡有り」とは，脳中の血管が気血過盛のために圧迫され破裂しそうなことをいう。「下に破陰の紐有り」とは，下焦の陰分が虧損して陽分を吸摂できないことで，そのために真陽は気血を挟んで上脱し脳に充満する。扁鵲の言動から，太子の尸厥は上盛下虚の内中風であることは疑いもなく確かである。当時扁鵲は太子を救うために針砭法〔かなばり・いしばりによる鍼治療〕を用いたが，その後の用薬については言及がない。今代わってその方を推論すると，鎮肝熄風湯中に斂肝補腎の品を加えたものにすべきである。方後の注釈に述べるように山茱萸・熟地黄を加えるのが，この証を治すために適切である。

■按：この証で手足が次第に不遂となり口眼が次第に歪斜する場合は，すでに中枢神経が充血で障害されているが，まだ血管破裂に至ってはいない。急に昏倒してしばらく後に覚醒する場合は，血管に裂け目があり漏れてはいるが出血が多くなく，まだひどい破裂に至っていない。血管破裂の程度が重ければ，昏仆して再び覚醒することはない。そこでこの証は予防すべきであり，初期に眩暈・頭痛を自覚したり，眩暈・頭痛がなくても脈象が大かつ硬あるいは弦長有力であれば，すぐに鎮肝熄風湯を服用すべきである。数剤を服用すると脈が必ず次第に和緩になるので，そのまま服用し続けるべきである。必ず脈が正常の脈と変わらなくなるまで服用しなければ，中風の根蒂〔根〕は除けない。それまでの

治療に失敗し，突然昏倒してしばらく後に覚醒したものでは，四肢に必ず麻痺が残る。出血して左側の運動中枢に粘滞すれば右の手足が麻痺し，右側の運動中枢に粘滞すれば左の手足が麻痺する（左側運動中枢は右半身を，右側運動中枢は左半身を支配する）。運動中枢が左右ともに損傷を受けると，必ず全身麻痺になる。この治療にも鎮肝熄風湯を用いるべきであり，服用して脈象が平常になれば，次第に身体が動くようになる。しかし数剤を服用後，さらに方中に桃仁・紅花・三七などを加えて脳中の瘀血を化さなければ奏効しない。

■按：この証は唐宋以来，混同して中風と名付けられてきた。治療するものも内中風か外中風かを区別せずにすべて風薬で発散しており，まことにこの証の治療を誤っている。清代中期の王勛臣〔王清任，《医林改錯》の著者〕は，この証に対して専ら気虚の観点から立論した。人の元気はもともと十分あるが，時に五分を失って五分しか余りがないことがあり，身体を充たすことはできないがなお全身を支えることはできる。しかし，気虚では経絡が必ず虚しており，時に気が経絡の虚した部位から透過して一斉に片側に行くと，気のない側は偏枯になる。そこで補陽還五湯〔《医林改錯》：当帰尾・川芎・黄耆・桃仁・地竜・赤芍・紅花〕を立て，方中に黄耆を大量に4両用いて気分を峻補した。これは李東垣の主気の説であるが，王氏は書中で脈象に言及していない。脈が虚で無力なら，この方で当然効果があるが，脈が実で有力なら脳中に充血があることが多いので，さらに温性で昇補の黄耆を用いると血の上行を助けることになり，きわめて危険な状態になるのを必ず知っておかねばならない。このことについては次の例がある。村の孝廉〔明，清の時代に科挙の郷試に合格したもの〕である某が，右手が麻痺して動かなくなったが，下肢は動いた。その孫が門から出たところで，帰郷したばかりの天津で医師をしている男にたまたま会い，「この証は最も治しやすい」というので診治を頼んだ。カルテによれば，脈は洪実で痰証であったことは疑いないが，処方は王氏の補陽還五湯に倣い黄耆8銭を用いていた。患者は服薬後間もなく昏厥して死亡してしまった。この病は生命の心配

はなかったのに，誤って黄耆 8 銭を服用させたためにこのような結果をまねいたもので，迂闊なことである。《医学衷中参西録》第五期 3 巻の「脳充血の原因および治法の論」に症例を数例提示し，そこで論じているのはじつはすべて内中風証である。上に論じた内容とともに総合して参考にするとよい。

劉鉄珊将軍は丁卯〔1927 年〕に天津に来て以来，脳中によく熱感があって時に眩暈が生じ心中が煩躁し，脈は左右ともに弦長有力なので，脳充血証と判断した。憤激が胸にあり苦慮して焦ることが長く続いて，この証になったのである。脳中の熱感に対し緑豆を袋につめた枕で外治の法とするとともに，鎮肝熄風湯に地黄 1 両を加えて数剤を連服させると，脳中の熱感がなくなった。そこで川楝子を去り生地黄を 6 銭に改め，服薬して 10 日を過ぎると脈が和平になり，心中にも煩燥がなくなったので，服用をやめた。天津の鈴鐺閣街の于氏が娶った新婦が，嫁いで 10 日余りで急に頭痛を訴えた。医者は風邪をひいたと疑って発表の剤を投与したところ，痛みがにわかに激しくなり泣き叫びつづけた。中国銀行の債務係である父親は，同沈君が《医学衷中参西録》第五期を読んでおり，そこに脳充血疼痛の諸症例が記載されているのを読み，すぐに私に診察を依頼してきた。脈は弦硬かつ長で左に顕著なので，肝胆の火の上衝がきわめて甚だしいと知った。そこで鎮肝熄風湯に竜胆草 3 銭を加えて肝胆の火を瀉した。1 剤で症状の大半は消失し，さらに 2 剤の服用で頭痛もなくなったが，脈はなお有力である。そこで竜胆草を去り生地黄 6 銭を加え，数剤を服用させると脈が平常になったので，服用をやめた。

【附録】湖北天門の崔蘭亭君からの書簡：

張港〔現在の湖北省天門市にある〕の糧行〔旧時の穀物問屋〕主任・楊新茂が脳充血証を患い，急に倒れて上気喘急〔呼吸促迫〕し身体を弓なりにして両目が動かなくなりました。家中で恐れ慌てましたが，なみいる医者は手をこまねくばかりで，死に装束を調えてから診察を頼みにきました。先生の第五期の建瓴湯原方〔生山薬 1 両・牛膝 1 両・生代赭

石8銭・生竜骨6銭・生牡蛎6銭・生地黄6銭・生白芍4銭・柏子仁4銭，磨取鉄銹濃水で煎じる〕を遵守して治療すると，1剤で病は大半が癒え，その後少し加減して数剤を服用させるとすっかり癒えました。

■按：鎮肝熄風湯はじつは第五期中にある建瓴湯加減からできているので，この書簡をここに附録とした。医界の同人にこの2つの方を知ってもらえば，いずれの方を用いても脳充血証を治せる。

問い：中風では内外を問わず多くは四肢が痿廃〔四肢麻痺〕し，つまり多くは経絡が必ず閉塞するのに，方中に大量の竜骨・牡蛎を用いるが，収渋の性質でますます経絡を閉塞させる恐れはないのか？　答え：妙薬といわれるものにはいずれもはかりがたいところがある。竜骨・牡蛎を収渋とみなすだけでは，竜骨・牡蛎を深く理解したとはいえない。《神農本経》には竜骨は「癥瘕を消す」とあり，血脈を通じ経絡の流通を助けることがわかる。後世の本草書で牡蛎は「関節老痰を開く」とあるところから，四肢の運動を利すことが理解できる。このことから，熱癱瘓を治す《金匱要略》の風引湯には竜骨・牡蛎が併用される。かつて治療した60歳近い老人は突然痿廃証になり，脈は両方とも弦硬で，心中に騒擾不安があり夜間眠れなかった。方中に大量の竜骨・牡蛎を用い，さらに降胃の薬を加えると，脈がはじめて柔和になり諸症状が軽減し，20剤で次第に歩けるようになった。これからみると，竜骨・牡蛎の効能ははかりがたい。また以前に治療した70歳過ぎの老女は突然左半身が痿廃し，左脈が弦硬かつ大であり，外越欲散の勢いがあった（西洋医学的には左半身が痿廃すれば右脈が有力のはずであるが，脈の有力と痿廃が同側にくることがある）ので，鎮肝熄風湯に山茱萸1両を加えて投与すると1剤で癒えた。年齢が70歳を過ぎると痿廃が癒えることは少ないものである。山茱萸は，味酸・性温で木気を最も厚く稟けており，木は疎通を主り，《神農本経》には「寒湿痺を逐う」とあり，後世の本草書では「九竅を通利する」としている。この方中では，山茱萸の酸収の薬性が竜骨・牡蛎と協同して肝火・肝気を斂収し脳へ上衝させないので，神経が障害を受けず運動中枢機能が自然に回復して痿廃が癒えやすい。

さらにこの証は発症した当日に治療したため，最も容易に回復させることができた。この2症例を合わせてみると，方中に竜骨・牡蛎を用いることへの疑いはなくなるはずである。

◆ **加味補血湯（かみほけつとう）**

外見が軟弱で四肢が次第に不自由になり，頭重目眩したり，神昏健忘したり，頭が締めつけられるように痛み，甚だしいときは昏倒して覚醒したのち半身不随や全身痿廃になり，脈の遅弱なものを治す。内中風証のうちの虚寒に偏する場合（肝が過盛であれば風を生じ，肝虚が極まってもやはり風を生じる）で，西洋医学でいう脳貧血病であり，この湯を長期に服用すれば癒える。

生黄耆1両　当帰5銭　竜眼肉5銭　真鹿角膠（別に湯煎して同服する）3銭　丹参3銭　乳香3銭　没薬3銭　甘松2銭

服用して熱感を覚えれば，天花粉・天門冬各数銭を適宜加える。苦悶を覚えれば，生鶏内金1.5～2銭を加える。数剤を服用して効果が顕著でなければ，煎湯で麝香2厘（香りにより通竅する），あるいは真冰片0.5分を服用する。服用後なお顕著な効果を認めなければ，煎湯で製馬銭子2分（馬銭子を製する方法は振頽丸の項に詳しい）を服用するとよい。

脳充血は，脳中の血が過多で中枢神経を損傷する。脳貧血は，脳中の血が過少で中枢神経を栄養できない。このように，極端になればいずれも神経の機能を失調させる。古方には補血湯〔当帰補血湯〕があり，黄耆と当帰を併用して黄耆の分量は当帰の4倍である。陰陽は互根であり，気が壮旺であれば血分はおのずと充長する。人の中枢神経は血が栄養するが，最も重要なのは胸中の大気が上昇して血を斡旋することである。そこで《内経》〔《霊枢》口問篇〕には「上気不足すれば，脳はこれがために満たず，耳はこれがために苦鳴し，頭はこれがために傾き，目はこ

れがために眩（くら）む」とあり，上気とは脳に上昇した胸中の大気をいう。上気が不足すれば，気に随って脳に注ぐ血が必ず少なくなり，脳が満たされずに脳貧血となることがわかる。また，上気が不足すると神経を斡旋することができず，脳に注ぐ血が少なくて神経を栄養できないので，耳鳴り・頭傾〔頭が重く倒れそうになる〕・目眩が生じ突然昏倒することもある。したがって，脳貧血による内中風証に対しては，胸中の大気を峻補して大気を充足させれば，血を助けて上昇させるとともに脳を斡旋するので，耳鳴り・頭傾・目眩に至らせない。そこでこの方では当帰を主薬にせずに，黄耆を主薬にする。竜眼肉を用いるのは，味が甘く色が赤く津液を多く含むので，当帰を助けて血を生じるのに最も適するからである。鹿角膠を用いるのは，鹿の角は頭頂にあり脳髄の来源である督脈上に生えるので，よく脳髄を補うからである。脳中の血が虚せば脳髄も必ず虚しており，鹿角膠で脳髄を補えば補血の薬と相互に助け合う。丹参・乳香・没薬を配合するのは，気血が虚した場合は経絡の瘀滞が多く，これが偏枯・痿廃とも大いに関連するので，これら通気活血の品を加えて経絡の瘀滞を化せば，偏枯・痿廃はおのずと癒えやすいからである。甘松を使用するのは，強心作用によって大量の血を脳に輸送し，さらに神経を調養する重要な品であるからで，諸薬を引いて脳に至らせ神経を調養する。麝香・梅片〔竜脳〕を配合するのは，その芳香を利用し通竅して閉を開くためである。製馬銭子を用いるのは，中枢神経を刺激して活発にするからである。

　■按：甘松は西洋薬の纈草で，これは日本名である。西洋ではRadix Valerianae〔吉草根〕と名付け，気香・味微酸である。《本経》には「暴熱，火瘡，赤気，疥瘙，疽痔，馬鞍熱気〔長時間の乗馬で股が蒸れて生じた湿疹〕を治す」とあり〔甘松は《本経》にはなく，唐代・陳蔵器の《本草拾遺》にはじめて収載された。《本経》には「敗醬：味苦平。主暴熱，火瘡赤気，疥瘙疽痔，馬鞍熱気。一名鹿腸」とあり，この甘松の記載とほぼ同じである〕，《別録》には「癰腫，浮腫，結熱，風痺，不足，産後痛を治す」〔この《別録》記載も次の《日華》も敗醬である〕

とある。甄権
けんけん
〔隋・唐の医家〕は「毒風瘑痹
くんひ
〔頑痹〕を治し，多年の凝血を破り，よく膿を化して水となし，産後の諸病，腹痛，余疹，煩渇を止む」と述べる。《大明》〔唐・日華子撰の本草書，《日華子本草》ともいう〕には「血気心腹痛を除き，癥結を破り，催生，落胞，血暈，鼻血，吐血，赤白帯下，眼障膜，丹毒，排膿，補痿」とある。西洋医学では，興奮作用を有し心臓麻痺・霍乱転筋をよく治すとする。日本人は神経を鎮静する特効薬であるとし，癲狂・癲癇痙攣の諸病に用いる。気味が芳香であるので，心臓興奮作用があって麻痺に至らせず，馨香透竅の力で開痹通瘀する。味が酸で，神経を安定させて妄行させず，酸化軟堅の力があるので多年の癥結を化して消融する。補痿し霍乱転筋を治すのは，心臓を麻痺させず，神経を妄行させない効能の外的な現れである。したがって，中西医の理論が相通じていないとはいえない。〔甘松については治肢体痿廃方も参照されたい〕

隣村竜潭庄の60歳過ぎの高姓の老人は，次第に両下肢の力がなくなり，時に眩暈がして倒れそうで頭がぼんやりし健忘になり，痿廃を恐れて診治を求めてきた。脈は微弱無力で，加味補血湯を10剤連服させると両下肢に力が出てきて健忘もなくなったが，まだ時に眩暈があった。脈に力が出てきたようであったが，やはり重按すると無力なので，方中に野台参・天門冬各5銭と威霊仙1銭を加え，20余剤を連服させるとやっと治癒した。威霊仙を用いたのは，人参・黄耆の補力を運化して活発にするためである。

門人の張甲昇がかつて治療した30歳余りの男は，季冬〔陰暦12月〕に重い商売道具を負って，1日に100余里〔50km余り〕歩き，休憩するときにもしばしば冷たい地面に座った。その後，下肢が痛くなって歩けなくなり，次第に臥床して寝返りもできず，全身の筋肉はすべて痿廃に似て，諸薬を服用したが無効であった。甲昇は加味補血湯を用い，方中の乳香・没薬を6銭に改め，さらに山茱萸1両を加えた。数剤の後に下肢は痛まなくなり，さらに10余剤を服用するとすっかり癒えた。

■按：加味補血湯は本来，内中風の気血両虚を治すものであるが，加

減して下肢痛にこのように効果をあげたのは，成方をうまく用いたといえる。

【前三期合編第7巻】

治小児風証方

◆ 定風丹
<small>ていふうたん</small>

　新生児の綿風，すなわち毎日引きつけて綿々と止まない状態で，あまり重症ではないものを治す。

　生乳香3銭　生没薬3銭　朱砂1銭　全蜈蚣（大きなもの）1匹
　全蝎1銭

　合わせて細末にし，小児が哺乳するごとに薬を1分ほど口中に入れて乳汁で飲ませ，1日に5回程度服薬させる。

　ある新生児が生後数日ですぐに綿風を発症し，1日数回引きつけ2カ月間続いたので，本方を処方し数日服薬させると治癒した。余った薬で，さらに3人の子供を治した。

　■**按**：本方は小児の綿風あるいは驚風に大抵効く。証によって適宜工夫し，さらに湯剤でこの丹を服用すれば最も効果がある。宗弟〔同族の同輩であるが自分より年下のもの〕の相臣は青県〔河北省滄州市の県〕の名医で，しばしばこの定風丹で小児の驚風を治したが，証の涼熱虚実にもとづき湯剤をつくってこの丹を服用させた。彼が用いた湯薬方は十分に記録しておく価値があるので，治験の原案2症例を以下に記載する。

【付録】原案1：己巳の年〔1929年〕，端午の節句の前に友人・黄文卿の生後6カ月の幼児は，全身の胎毒が続いて癒えなかった。体質が非常に弱く，すぐに肝風内動して引きつけが綿々と続いた。囟門〔大泉門〕<small>しんもん</small>

がわずかに膨隆して触れると非常に軟らかく，わずかに赤みがある。指紋〔3歳以下の小児の診察に用い，第2指橈側の浅表静脈の浮沈・色・形などを観察する〕は紫色で爪形である。目睛〔いわゆる黒目と白目〕は反応がなく無神で歪斜し，脈は浮小無根である。これは虚によって気化不固になり，肝陽が脳に上衝して神経を擾乱している。文卿は「西洋医はこの証はもう治らないと決めつけているが，助けられないだろうか？」と言う。私は「この証はまだ望みがある。私の用薬のとおりにするなら，できるだけのことをして治してみよう」と答え，まず定風丹3分を水で溶いて注ぎ入れた。ついで生竜骨・生牡蛎・生石決明で潜陽し，釣藤鈎・薄荷葉・羚羊角（やすりで細末3分をとる）で熄風し，生黄耆・生山薬・山茱萸・西洋参で補虚し，清半夏・胆南星・粉甘草で開痰降逆和中した。合わせて茶碗0.5杯強に煎じた湯に定風丹3分を混ぜ，頻回に口に注ぎ入れた。2剤で肝風が止まり，さらにその方に加減すると4剤ですっかり癒えた。

　■按：黄耆は「小児百病」を治すと《本経》にはっきりと記載があるが，この方に用いると，やや昇陽するきらいがある。しかし《本経》には「大風」を主るともあるので，肝風が虚によって内動する場合は熄風に働くことがわかる。さらに種々の鎮肝斂肝薬を併用し，黄耆の分量を2～3銭にとどめるなら，害もなく有益である。

　原案2：天津飯店の生後7カ月になる聶姓の幼児が，夜間急に肝風を患って，引きつけて喘ぎ，泣きもしなかった。ちょうど仲夏〔陰暦5月〕にあたり，天気は大旱魃のため燥熱であった。指紋は風関・気関〔第2指の第1節を風関・第2節を気関・末節を命関といい，脈絡が末節に向かって伸びるほど症状が重い〕が紅色で爪形であり，脈数で身熱があるので，肝風内動であるとわかった。急いで乳母に幼児をベッドの上に置かせ，体温が上がるから抱きかかえないようにいいつけ，さらに部屋の換気をするために窓を開けさせた。まず急救回生丹〔朱砂・冰片・薄荷冰・粉甘草〕を鼻の中に吹き込んで脳を鎮涼し，定風丹3分を注ぎ入れた。また，処方して薄荷葉・黄菊花・釣藤鈎・山梔子・羚羊角

で散風清熱し，生竜骨・生牡蛎・生石決明で潜陽鎮逆し，天竺黄・牛蒡子・川貝母で利痰定喘した。薬をよく煎じ定風丹3分を混ぜて数回で注ぎ入れ，眠りを乱さないようにいいつけた。その後に届いた手紙によれば，1剤で風は熄み病は癒えた。

■按：この2証はいずれも肝風内動の引きつけであるが，病因の虚実がまったく違う。相臣はいずれも定風丹で治療しているが，送服に用いた煎薬は証によってそれぞれ違う。このように成方を用いるものは，妙手霊心〔優れた手腕で俊敏な決断〕であるべきである。

【附方】

鮑雲韶〔清代の医学者の鮑相璈〕の《験方新編》に小児の臍風を予防する散の方剤がある。枯礬・硼砂各2銭半，朱砂2分，冰片・麝香各5厘を合せて末にして用いる。新生児に対し，出産後に沐浴させてこの末を臍に塗布し，おしめを換えるたびにやはりこの末を塗布し，臍帯が脱落後も塗布し，1剤を塗布し尽くせば永久に臍風証になることはない〔臍帯断端からの感染予防である〕。

■按：この方は非常に優れており，私は何回も用いてすべて効果があり，真に育児の霊丹といえる。

◆ **鎮風湯**

小児の急驚風を治す。急驚風は，突然発症して四肢が引きつり，身体が弓なりになって頸がこわばり，意識がなくなり顔が熱く，黒目が上転したり，痰がつまったり，牙関緊急し，熱い汗を流したりする。

釣藤鈎3銭　羚羊角1銭（別に煮込んで兌服する）竜胆草2銭　青黛2銭　清半夏2銭　生代赭石（細かく挽く）2銭　茯神2銭　白僵蚕2銭　薄荷葉1銭　朱砂（細粉にして送服する）2分

磨濃生鉄銹水で煎服する。

小児の急驚風は，必ずしも驚恐によるのではない。外感の熱が陽明に伝入したことによる場合は，方中に生石膏を加える。熱癇（ねつぎゃく）による場合は，方中に生石膏・柴胡を加える。

急驚の他に，いわゆる慢驚がある。慢驚証はすべて寒に原因し，熱による急驚とは天地の違いがある。方書では同じ処方を急驚風と慢驚風に用いていることが多いが，大きな間違いである。慢驚の証は庄在田（しょうざいでん）〔清代の医家・庄一夔（しょういっき）〕が《福幼編》で非常に詳しく述べており，用いた処方も最も優れている。以下のように慢驚風を合せて14条論じている。

1. 慢驚の吐瀉は，脾胃虚寒。
2. 慢驚の身冷は，陽気が抑遏されて体表に出ない。
3. 慢驚の鼻風煽動〔鼻翼呼吸〕は，真陰不足で守りを失い，虚火が焼肺している。
4. 慢驚で顔色が青黄および白いのは，気血両虚。
5. 慢驚で口鼻からの呼気が冷たいのは，中寒。
6. 慢驚で大小便が稀薄なのは，腎と大腸の無火。
7. 慢驚で目を開いたまま昏睡するのは，神気不足。
8. 慢驚で手足を引きつけるのは，血が四肢を行（め）っていない。
9. 慢驚の角弓反張〔後弓反張〕は，血虚筋急。
10. 慢驚で寒くなったり熱くなったりするのは，陰血虚少・陰陽錯乱。
11. 慢驚で流れるように汗が出るのは，陽虚による表不固。
12. 慢驚で手足に瘈瘲（けいしょう）〔引きつり痙攣する〕があるのは，血不足で養筋できない。
13. 慢驚で囟門が下陥〔大泉門の陥凹〕するのは，極虚。
14. 慢驚で身体に発熱があり，口唇が乾燥皸裂して出血するにもかかわらず，冷たい飲料を飲みたがらず，冷たいものを入れるとますます危険な状態になり，吐いた乳や下したものがほとんど不消化なのは，脾胃無火。口唇が焦げたように黒いのは，真陰不足の明らかな証拠である。

この証は吐瀉後に発症することが多く，久瘧，久痢，あるいは水痘

〔ここでは天然痘を指す〕の後，あるいは風寒飲食積滞に対し攻伐の薬を使いすぎて脾を傷ったり，先天的に虚弱であったり，涼薬を間違って服用したり，急驚の用薬で攻降しすぎたり，調養を間違えることにより，この証を引き起こす。治法はまず逐寒蕩驚湯を用い大辛大熱の剤で胸中の寒痰を衝開し，服薬しても吐かなければ，加味理中地黄湯を服用させると諸証はおのずと癒える。

【附方】逐寒蕩驚湯（ちくかんとうきょうとう）

　胡椒・炮姜・肉桂各1銭と丁香10粒を搗いて細かい粉末にする。竈心土（そうしんど）〔灶心土，伏竜肝（そうしんど）〕3両を煮た湯の上澄みで薬を茶碗0.5杯以上に煎じ（薬はすべて搗き砕き，長く煎じてはならない。肉桂も長く煎じてはならず，3〜4回沸騰すればよい），頻回に注ぎ入れる。続けて加味理中地黄湯を服用すると，必ず奇効を得る。

　■按：この湯は胡椒を君薬にすべきで，寒痰結胸が甚だしければ2銭用いるべきであるが，やや古いものは使用に堪えない。同族の甥である蔭桼が6歳のときに，この証を患い，飲食物が咽を下ると胸膈で詰まり，間もなく吐出した。数日たつと，昏睡状態になって眼球が露わとなり，次第に発熱した。逐寒蕩驚湯の原方を投与すると，1剤を飲み尽しても吐出しなかった。ついで加味理中地黄湯を服用させると，また吐出した。そのとき，この薬は田舎の小さな薬局から購入したので，きっと胡椒が古く，おまけに1銭しか用いていないので薬力が劣ると気づいた。そこで食品店で胡椒2銭を買い，炮姜・肉桂・丁香は原方どおりとし，1剤を煎服させると寒痰が開豁（かいかつ）して食を受けつけた。ついで加味理中地黄湯を服用させると1剤で癒えた。

　また，方中に用いる竈心土は変更する必要がある。草木は塩基物質を多く含有するので，草木を燃すとその塩基成分がすべて竈心土中に残る。その土を取って煎じると，塩基の味が濃厚で，服用しがたいだけでなく脾胃によくない。代わりに竈（かまど）内周囲の火で紅く焦げた壁の土を用いると塩基味がせず竈心土よりもはるかに効果が勝れる。

【附方】加味理中地黄湯（かみりちゅうじおうとう）

熟地黄5銭，焦白朮3銭，当帰・党参・炙黄耆・破故紙（炒して搗く）・酸棗仁（炒して搗く）・枸杞子各2銭，炮姜・山茱萸（種を除く）・炙甘草・肉桂各1銭，生姜3個，紅棗（開く）3個，胡桃（仁を用いる。打ち砕いて中身を出す）2個。

竈心土（竈壁土に代える）2両の煎湯で薬を煎じる。濃汁を茶碗1杯取り，附子5分の煎汁を入れて混ぜ合わせ，小児の身体の大きさに応じて数回に分けて注ぎ入れる。咳嗽が止まらなければ，米殻〔罌粟殻〕・金鈴子各1銭を加える。高熱が退かなければ，生白芍1銭を加える。泄瀉が止まらなければ，当帰を去って丁香7粒を加える。2～3日すれば，附子の用量を2～3分まで減量する。附子は大熱であるから効果があればすぐに除くべきである。附子が多すぎると大小便が閉塞して出なくなり，附子を用いなければ臓腑の沈寒が固結して開かない。小児でも虚寒が極に至れば附子1～2銭を用いて差し支えない。神効を得られるかどうかは使うもの次第なので，見極めが大切である。小児で瀉が止まらないだけであったり，わずかに引きつけを起こし，薬を受けつけ哺乳ができ便が出ている場合は，必ずしも逐寒蕩驚湯を服用しなくてもよく，この湯を1剤服用すれば風がおさまり意識もはっきりする。小児でまだ慢驚にはなっておらず，昏睡発熱して時に熱が退いたり，昼間は安定し夜間に発熱する場合は，いずれも本方を服用するとよい。発病初期で体力のある小児で目が赤く口渇があるのは，実火の証なので，しばらくは清解すべきである。ただし，実火であれば必ず大便が閉結し，元気で声が大きく，冷たい水をたくさん飲みたがる。吐いたり下痢するのは実火ではない。この方は陰陽の造化不足を補い，起死回生の効果がある。大虚の後で1剤を服用して効果がなくても，大剤を頻回に服用すれば必ず効果を現す。方書に天吊風・慢脾風とあるのは，いずれもこの証である。

■按：この原方の加減で，瀉が止まらないときに，丁香を加えるだけで当帰を除かない場合が考えられるが，当帰は最も滑腸するので瀉が止まらない状況ではじつは用いるべきではない。しかし，当帰を減去すれ

ば滋陰薬が少なくなる恐れがあるので，熟地黄を1～2銭多めに加えるとよい（服薬して瀉がまだ止まらなければ，高麗人参2銭を搗いて末にし，数回に分けて薬湯で服用すれば瀉は必ず止まる）。

■按：慢驚風は病状だけでなく，脈からも判断できる。親族の甥の蔭棠が7～8歳のときに，瘧疾が癒えた後に急に吐き下し〔逆疾（ぎゃくしつ）〕をした。当時霍乱（かくらん）が流行しており，家人はみな霍乱証であると思った。脈は弦細で遅で，六脈すべてに閉塞はなかった。「これは霍乱ではない。吐いたものや下したものに粘液が混じっていますか？」と私が尋ねると，「たまに混じることがある」と家人が答えた。私は「これは寒痰結胸で飲食を格拒（かくきょ）している状態で，慢驚風になる前兆である」と言って，逐寒蕩驚湯・加味理中地黄湯各1剤を投与すると治癒した。

また，この両湯は慢驚風に非常に効果があるが，この証に対してはあらかじめ防衛策を講じて万全を期すべきである。5～6歳になる子供が，夏から秋への季節の変わり目に飯代わりに瓜や果物を好きなだけ食べた。秋の終わりになると，行動がひどくのろくなり歩いているときに元気なく地面に座り込んだりした。私はたまたまこれを見たので，すぐにその家人に「これは慢驚風の前兆である。小児の慢驚風証は最も危険であるが，今なら治療も容易であり，2～3剤服用すれば治る」と懇切に忠告したが，家人は納得しなかった。冬に入って慢驚の症状が現れ，嘔吐して食べられなくなったが，すぐに治療しなかった。半月ほどたち病勢が危険になり，ようやく治療を求めてきたが，服薬させても結局効果がなかった。

また，病状は急驚風に類するが，病因がじつは慢驚に近いものがある。咽喉が爛れた11～12歳の子供に，医者が吹喉薬を用いると数日で癒えたが，突然身体を突っ張らせて四肢に痙攣を起こし，意識がなくなり，しばらくすると覚醒する発作を，1日に数回起こすようになった。脈は非常に遅で濡であり，心中を尋ねると冷えは感じないというが，実際は冷たいものを食べるのを嫌がり，呼吸は短気〔息切れ〕のようである。当時は仲夏〔陰暦5月〕であったのに，子供で冷たいものを嫌がる

こと，さらに脈と病状から，寒痰が凝結して経絡を瘀塞していることに疑いはない。《傷寒論》白通湯〔葱白・乾姜・附子〕を投与すると，1剤ですっかり癒えた。

【前三期合編第 7 巻】

治癇風方

◆ 加味磁朱丸〔薬剤として朱砂は許可されていない〕
   （かみじしゅがん）

癇風を治す。

磁石2両（鉄を吸着するものを微細粉末にして水飛する，決して火煅しない）　代赭石2両　清半夏2両　朱砂1両

以上3薬をそれぞれ粉末にする。さらに酒麴半斤を細かく挽いて篩にかけて得た細麴を炒熟したもの2両と生2両を粉末にした薬とを混和して桐子大の丸薬にし，鉄錆水の煎湯で2銭を1日2回服用する。

　磁石は鉄と酸素の2種の元素が化合して磁気を帯びたものである。その気は異極を引き合い，同極を反発し，電気に非常に似たところがあり，鉄を吸着する。これを煅くと磁気を失って鉄を吸着しなくなるので，用いても効力がない。しかし，磁石は非常に硬いので，生で丸散中に用いるには，必ずきわめて微細な末にしてさらに水飛し，水飛して得られたものを用いるのがよい。あるいは水を混ぜてこれを研磨し，私が創製した磨翳散（第8巻にある）の炉甘石を研飛する方法でやればさらによい。

　また朱砂は無毒であるが煅くと有毒になる。化学的には朱砂は硫黄と水銀の2種の元素からなる。したがって古方書ではすべて朱砂は真汞を含むと書かれているが，汞は水銀である。これを煅くとやはり硫黄と水銀の2つの元素に分れるので有毒でなる。またもともと原方では神麴を用いるが酒麴に改めたのは，薬局では正規の方法を用いずに穴蔵に神麴

を貯蔵して発酵させるので酸味を帯びたものが多く，一方酒麹は専門の業者が行うので麹が非常によく発酵しており，使用すると実際神麹より優れているからである。

磁朱丸方は，《千金方》中にあり目光昏耗・神水寬大を治す聖方である。李瀕湖の解釈によると「磁石は腎に入り，真陰を鎮養し，腎水を外移させない。朱砂は心に入り，心血を鎮養し，邪火を上侵させない。神麹を佐として滞気を消化し，脾胃生発の気を温養する。すなわち道家の媒合嬰児姹女の理である」とする。

按：道家では腎が嬰児〔男子〕，心が姹女〔少女〕，脾が黄婆〔媒人となる女〕とし，呼気を吐き出すたびに，腎気は呼気に随って上昇して嬰児が姹女を望む。この際に脾土が鎮静の力によって，心気を引いて下降させ腎気に引き合わせる。これが心腎相交であり，道家が黄婆媒合嬰児姹女の理とするものである。しかしこれまで磁朱丸は眼疾を治すことだけで，癇風を治すことは知られていない。柯韻伯はこの方を「癇風を治すこと神の如し」と称した。私が試すとやはり効いたが，代赭石・半夏を加えればよりいっそう効果がある。

この方が癇風を治す理由は，癇風の根が腎に伏蔵するからである。腎中の相火が暴動するときには癇風がすぐにこれに随って発症し，痰涎が上涌すると意識がなくなる。相火は陰中の火であり，雨中の電〔稲妻〕気と同類である。電気は鉄に沿って伝わる性質があるが，磁石は鉄を含有しさらに鉄を吸着する性質があるので電気を伏蔵し得る。つまり電気と同類である相火を伏蔵し得る。また相火の発動は，通常君火の潜通に起因するので，心火を寧静にする朱砂があれば相火はいよいよ妄動することがない。また電気は土に入ると音を発しないので，喩嘉言は「陰分の火を伏し制するには，脾土を培養することが重要である」と述べている。土はよく電を制す。すなわち水中の火を制すので，神麹で脾胃を温補すれば相火はいよいよ深く潜蔵する。原方はこの3味のみであるが，代赭石・半夏を加えたのは，癇風証では必ず気機上逆して痰涎上涌するので，2薬を併用し理痰かつ鎮気・降気するためである。鉄銹湯で送服

するのは，相火は命門から生じて肝胆に寄寓するので，相火の暴動はじつは肝胆と関係するからである。肝胆は木臓すなわち風臓であり，内風の煽動はすべて肝胆に端を発する。鉄錆は金の余気なので，「金よく木を制す」の理によって，肝胆を鎮めて内風を熄し，さらに「鉄よく引電する」の理と鉄の重墜の性質を利用して相火を引いて下行する。

友人である祁伯卿の弟が癇風を患い，あらゆる薬も効かなかったが，その後ある方を得た。黄豆大〔大豆大〕（重量にして1.5分）大の熊胆を用い，少量の涼水に浸して溶かし（冬季は温水に浸して溶かして温服する）服用すると，数回で癒えたのである。伯卿が以前にこのことを私に話したので試すとやはり効いた。

◆ **通変黒錫丹**〔鉛製剤であり，許可されない〕

癇風を治す。
鉛灰（微粉末）2両　硫化鉛（微粉末）1両　麦麹（炒熟）1.5両
以上の3味を水で混ぜて桐子大の丸にする。毎服5〜6丸，極量10丸を浄芒硝4〜5分を溶かした水で送服する。服薬後，大便が出なければ（鉛灰，硫化鉛はいずれも大便を渋らせる），芒硝を多めに用いるとよい。

古方の黒錫丹は硫黄を鉛と化合させて用い，上熱下涼・上盛下虚証を治す良方である。しかし完璧といえないのは，草木の諸熱薬が混じるので薬性が昇浮しやすく，下達に徹しないことである。以前この方に変更を加え，硫化鉛と熟麦麹だけで丸をつくり，数日に1度発作が起きる癇風を治療して非常に効果があったが，1カ月以上服薬させると熱を自覚するようになり服用を止めると10日余りで再発してしまった。そこでまたその方を変更し，大量の鉛灰と少量の硫化鉛を用いると長期服用しても熱を生じなかった。そのうえ幾月も服用すると癇風はおのずと根治した。さらに健脾・理痰・通絡・清火の湯剤を佐とすると治法は完璧に

なる。

　鉛灰を取る方法：黒鉛数斤を加熱して融かすと表面に必ず灰が浮かぶ。数回融かせば，数回これを取り除くことができる。

　硫化鉛を製する方法：黒鉛4両を鉄鍋に入れて融かす。さらに硫黄細末4両を融かした鉛の上に撒く。硫黄がすべて付着したら，急いで鉄製のしゃもじ状のものでかき混ぜる。硫黄が焼け尽きて鉛が砂粒状の塊になれば取り出して冷ます。石臼で挽いて餅のようになるものは（まだ化合していない鉛である）除いて，それ以外のものをさらに乳鉢で微粉末にする。

　　〔訳者注：黒鉛は石墨（グラファイト）である。規則正しい結晶構造を
　　とる炭素からできている。融点が高く，鉛を含まないので毒性はない。
　　硫化鉛PbSは鉛化合物であり，鉛毒性を考えると薬物として用いるの
　　は現在では許容できない〕

◆ 一味鉄氧湯（いちみてつようとう）

　癲風および肝胆の火が暴動し脇痛・頭痛目眩・気逆喘吐・上焦煩熱を呈するものを治し，あらゆる上盛下虚証のいずれにもよい。この湯で薬を煎じると，血分の補養を兼ねることにもなる。
　方は長期に錆（さび）を生じた鉄に水をかけて錆を磨き取り，水が赤くなるまで磨き取ってから煎じた湯を服用する。

　化学的には鉄錆は酸化鉄であり，鉄と氧気〔酸素〕が化合すると錆になる。鉄錆が肝胆を鎮めるのは，金の余気であることで「金は木を制す」のを利用する。上盛下虚証を治すのは，薬性が重墜なので逆上した相火を引いて下行する。相火は陰中の火で，電気と同類なので，「鉄はよく引電する」の理である。血分を補養するのは，血中にはもともと酸化鉄があることと，鉄錆の臭いを嗅ぐとやはり血腥（なまぐさ）い臭いがすることによる。これは「質を以て質を補い，気を以て気を補う」の理である。さ

らに人血は酸素を得ると赤くなるが，鉄錆はもともと鉄と酸素の化合物なので血分を補養できる。西洋医学の補血薬に鉄酒がある理由である。

　6歳の少女は，はじめ数カ月に1度の癇風発作があったが，その後1日に数回発作がおき意識が朦朧として傾眠状態になり，さらに両眼が開いて瞳が露わになり，慢驚を兼ねるようであった。そこでまず《福幼編》〔清代の医家，荘在田の撰〕の慢驚の治方を用いると，目が閉じた。ついで癇風を治そうとし，たまたま方書に三家磨刀水で瘡を洗う方法があるのを思い出した。三は木数で肝に入り，鉄錆も鎮肝するので，その水で薬を煎じれば必ず肝胆上衝の火を制して内風を熄すと考えた。磨き取った水を薬缶に貯めておいたところ，薬を煎じるものが，煎じる薬もその中に入っているものと誤解し，その水だけを煎じて服用したところ，意外なことに病が癒えてしまった。その後，薬をまだ服用していないことを知って，薬を煎服したいと言ったが，私は「磨刀水が証に合ったのだから薬は服用しなくてもよい」と言い，その日から磨刀水を煎じて1日2回を数日続けさせると，癇風はその後再発しなかった。

　30歳ばかりの男は，癇風が10数年癒えず，必ず夜間に発作をおこした。はじめ加味磁朱丸を授け，これを服用して癒えたが，1年余りで再発した。しかし以前ほど激しくはなく，鉄錆を磨き取ったものを濃く煎じて服用させると病はすっかり癒えた。

　60歳になる親戚の兄嫁が，夜間に突然嘔吐頭痛し，心中忪忡がきわめて激しく，上半身に自汗があり，家人は霍乱証と考えた。脈を診ると関前が浮洪で揺揺と動いた。急いで磨き取った濃い鉄錆水を煎じて服用させるとすぐに癒えた。

　友人の韓鰲廷が以前治療した男は，悩怒すると身体が突然そっくり返り呼吸がすぐに止まる発作が1日に数回おきた。鰲廷が脈を診ると左関が虚浮である。そこで山茱萸（きれいに種を除く），竜骨・牡蛎（いずれも煅かず），白芍などを投じ，三家磨刀水で煎じ，1日で2剤を連服させると症状はなくなった。

　西洋医学の癇風治療薬は，いずれも中枢神経麻酔薬であり強制的に中

枢に発作を起きないようにさせるが，めったに根治することはない。しかし癲風が激しくかつ頻回にあり，身体が羸弱で支えられない場合は，この薬を1日2回服用してまず発作が反復せぬようにして，徐々に健脾・利痰・通絡・清火薬で治療するとよい。身体が強壮になれば，西洋薬を中止して，健脾・利痰・通絡・清火薬だけで治療すればよい。さらに鎮驚（朱砂・磁石の類），祛風（蜈蚣・全蝎の類），透達臓腑（麝香・牛黄の類）の薬を佐薬にして，因証制宜〔証に応じて適宜処理する〕すればおのずと余すところなく病根を祓い除くことができる。ここで用いることができる西洋薬を，以下に列挙する。

臭剝〔臭化カリウム〕はブロムとカリウムの化合物で，ブロムカリともいい，光沢のある白色立方体の結晶である。無臭で味は辛鹹。麻酔鎮痙薬であり，神経系に鎮静作用があるので，神経諸病および癲癇の特効薬である。神経に起因する不眠，妊婦嘔吐，男子夢精などの証すべてに効果がある。毎服1gから徐々に3gまで増量してもよい。長期に服用すると，脾胃を傷り，意識レベルが低下するので，この薬と臭化アンモニウム，臭化ナトリウムを与えるとよい（3つの薬を等量ずつ合わせて2g服用すればよい）この3種の薬はすべて同じ塩基をもつ薬であるが，臭化ナトリウムは意識レベルを損なうことがなく，比較的脾胃の傷害が強い。臭化アンモニウムは脾胃を傷ることはないが薬力がやや劣る。

抱水クロラールは無色透明な方解石型の結晶である。特異な香気を有し味は微苦に苛辣を兼ねる。アセトンとアルデヒドのトリクロロ化合物〔化学名：トリクロロアセトアルデヒド〕である。催眠鎮痙作用が強く，臭化カリウムと似るが，薬力は臭化カリウムよりも強力でかつ優れる。これは大量に用いる場合でも1回に0.5g以上用いてはならない。私は常に臭化カリウムと臭化アンモニウム各2g，抱水クロラール1gに炒熟麦面〔炒った精製麦粉〕10gを混ぜて桐子大の丸薬にしたものを抱水三物丸と名付け，毎服15〜16丸を服用させ癲癇・不眠・夢遺を治療し非常に効果がある。

【前三期合編第7巻】

治肢体痿廃方

◆ 補偏湯(ほへんとう)

偏枯〔片麻痺〕を治す。
生黄耆1両5銭　当帰5銭　天花粉4銭　天門冬4銭　甘松3銭
生乳香3銭　生没薬3銭

　偏枯の証は，胸中の大気が虚損して全身を充足できず，充足していない箇所から外感の邪が経絡に襲入して血脈を閉塞するために発症する。左の麻痺には鹿茸（湯に浸して服用する）・鹿角（やすりで削り炙して服用する）あるいは鹿角膠（別に湯煎して同服する）を引薬にし，右の麻痺には虎骨（やすりで削り炙して服用する）あるいは虎骨膠（別に湯煎して同服する）を引薬にするとよい（引薬にする理由は活絡効霊丹〔当帰・丹参・乳香・没薬各5銭〕に詳しい）。はじめてこの湯を服用するときは，羌活2銭・全蜈蚣1匹（弱い火でこんがり焙り磨り砕いて服用する）を加えて祛風通絡し，3～4剤後にこれらを除く。脈が大で弦硬なら，山茱萸（種を去る）・生竜骨・生牡蛎各数銭を加え，脈が和して軟になればこれを除く。服用して悶を覚えれば，丹参・生鶏内金（細かく搗く）・陳皮・白芥子などの疏通の品を佐薬にし，破気の薬を用いてはならない。熱を覚えるときは，天花粉・天門冬を増量し，熱が甚だしければ生石膏を数銭～1両程度加える。たとえば，《金匱要略》の熱癱癇に対する風引湯〔大黄・乾姜・竜骨・桂枝・甘草・牡蛎・寒水石・滑石・赤石脂・白石脂・紫石英・石膏〕では石膏と寒水石を併用してお

り，六経中風の一般的な剤である《千金方〔備急千金要方〕》の小続命湯〔麻黄・防已・人参・黄芩・桂心・甘草・芍薬・川芎・杏仁・附子・防風・生姜〕から附子を去って石膏・知母を加えたものを白虎続命湯と名付けるが，こうした古来の方法を考えるとよい。涼を覚えるときは，天花粉・天門冬を去り，涼が甚だしければ附子・肉桂（細かく搗いて冲服）を加える。

甘松は西洋薬の纈草で，これは日本名である。西洋では Radix Valerianae〔吉草根〕と名付け，気香・味微酸である。《本経》には「暴熱，火瘡，赤気，疥瘙，疽を治す」〔甘松は《本経》にはなく，唐代・陳蔵器の《本草拾遺》にはじめて収載がある。《本経》には「敗醬：味苦平。主暴熱，火瘡赤気，疥瘙，疽痔，馬鞍熱気。一名鹿腸」とあり，この甘松の記載とほぼ同じである〕，《名医別録》には「浮腫，結熱，風痺，不足を除く」〔この《別録》の記載も次の《日華》も敗醬である〕，甄権〔隋・唐の医家〕は「毒風瘰痺を治し，多年の凝血を破り，産後諸病を治す」，《日華》〔唐・日華子撰の本草書〕には「血気心腹痛，癥結，血動鼻衄，吐血，赤白帯下，赤眼障膜，丹毒を治し，排膿補瘻する」とある。西洋医学では興奮薬として霍乱転筋に用い，日本では神経を鎮静するとして癲狂・癲癇痙攣に使用する〔鎮静鎮痙剤としてカノコソウ（Valeriana officinalis L.）の根茎と根の乾燥品を用いた〕。甘松は気が香でよく通じるので心臓の興奮を助け，味が酸で収斂するので中枢神経の妄行を抑制し，湮瘀〔塞がり鬱滞する〕を化し血脈を活発にするので疼痛を止め癥を除き，あらゆる血証および風痺瘰痺痿廢を治す〔瘰痺：王冰によれば瘰は音，義は頑に同じとする〕。さらに心臓を助け中枢神経を調えるので，痿痺の治療には最も重要な薬物である。〔甘松については治内外中風方（前三期合編第 7 巻）加味補血湯にも記載がある〕

問い：王勛臣〔清代の医家・王清任，《医林改錯》を著す〕は「偏枯は本来中風ではない。元気は全身に十分あり，半分を失って残りが半分しかなくても，全身を充たせなくても支持することはできる。しかし，気虚になると必ず経絡が虚し，気が経絡の虚したところから透過して，

片側に移った場合に，気がなくなった側では偏枯を生じる。したがって本証を患うものに，寒熱・頭痛などの諸証を兼ねるものはない」という。王氏の意見を採るなら，《霊枢》の「虚邪半身に偏客し，その深く入るものは営衛に内居し，営衛衰えれば則ち真気去り，邪風独り留まり，発して偏枯をなす」，および《素問》の「風五臓六腑の兪に中れば，中る所は則ち偏枯をなす」は，いずれもいうに足らないものなのか？

答え：王氏が「偏枯は気虚による」と述べたのはまことに卓見であるが，「偏枯は中風が原因ではない」と断定したのは経験が浅いからである。数年前，一族の73歳になる姉が偏枯証になって3～4日後，脈が洪実で，身熱・燥渇・喘息迫促があり，舌が強直してものをいえなかった。私は「これは癱瘓〔半身不随〕の基礎が内に伏在しており，外感が引き金になって発症したのである。しかし外感の熱がすでに燎原のごとく熾んなので，まず急いで外感を治療した後に他の証を検討すべきである」と言い，白虎加人参湯の方意に倣い，生石膏を合計10両用いると大熱はようやく退いた（詳しい症例は仙露湯にある）。このように，偏枯の根源は必ずしも中風によるのではないが，発症は大抵すべて中風が原因しており，中風に軽重があるので，軽い場合は外感を自覚しないだけである。

問い：王氏の論は事実と合わないのに，なぜ補陽還五湯を試すと効くことが多いのか？　**答え**：王氏の補陽還五湯は補気が主体なので，黄耆を大量4両用いて君薬とする。《神農本経》に黄耆は「大風を主る」とあり，許胤宗〔《唐書方技伝》中に現れる医師〕は中風で意識がなく薬を服用できないものに対し，黄耆・防風数斤の煎湯を熱いうちに病人の鼻の下に置いて薫蒸することにより覚醒させており，黄耆が風を治すことがわかる。したがって，王氏の論は事実と合わないが，王氏の方はじつは非常に妥当である。また，偏枯には気分を補うべきとするのも，王氏の創論ではない。《金匱要略》には風痺の身体麻木〔知覚麻痺〕に対する黄耆五物湯〔黄耆桂枝五物湯：黄耆・白芍・桂枝・生姜・大棗〕があって黄耆が君薬であり，じつはこれが王氏の補陽還五湯の権輿〔もの

のはじめ〕である。

　問い：偏枯の証は外感が経絡に襲入して血脈を閉塞しているのに，あなたの方中ではさらに収渋薬の竜骨・牡蛎・山茱萸を加えることがあるが，その意図はどこにあるのか？　答え：「竜骨は正気を斂めて邪気を斂めない」と，徐霊胎〔清・徐大椿，《神農本草百種録》を著す〕が《本経》を注釈しており，まことに古今卓越した論である。私は竜骨と牡蛎を併用すれば，邪気を斂めないだけでなく，逆に邪気を駆逐して外出すると考えている。陳修園は「竜は陽に属し海〔海，大きな池，湖〕に潜むので，その骨は逆上の火と氾濫の水を引いて，その宅に下帰させる。竜骨は牡蛎と併用すれば，治痰の神品となる」と述べている。私は竜骨と牡蛎を併用すれば最もよく関節の痰を理すと考える。中風では関節間にすべて頑痰が凝滞するために，熱癱瘓に対する《金匱要略》の風引湯〔大黄・乾姜・竜骨・桂枝・甘草・牡蛎・寒水石・滑石・赤石脂・白石脂・紫石英・石膏〕では竜骨・牡蛎を併用する。この他本証を診た経験では，左の偏枯では左脈が必ず弦硬で，右の偏枯では右脈が必ず弦硬である。脈の弦硬は肝木生風の象で内風に動を兼ねており，竜骨・牡蛎は大いに内風を寧静にして弦硬の脈を柔和にする。60歳近い老人が突然痿廃証になり，両手の脈はいずれも弦硬で，心中に騒擾不安があり夜眠れなかった。方中に大量の竜骨・牡蛎を用いさらに降胃の薬を加えると，脈がはじめて柔和になって諸症状は軽減し，20剤で次第に歩行もできるようになった。このことから，竜骨・牡蛎の効能をおしはかることができる。山茱萸は補肝の主薬で，酸温の性質により諸薬を引いて肝に入れ熄風する。70歳過ぎの老女が急に左半身が痿廃し，左脈が弦硬かつ大で外越し散脱の恐れがあったので，補偏湯に山茱萸1両を加えて投与すると1剤で癒えた。70歳を過ぎた年齢で癱瘓が珍しく治癒したのは，山茱萸が木気を最も厚く裹け，木が疏通を主るからで，《神農本経》には「寒湿痺を逐う」とあり，後世の本草書にも「よく九竅を通利する」とある。李士材〔明末清初の医学者・李中梓，《内経知要》《医宗必読》を著す〕は肝虚の脇痛に当帰と併用しており，その方は非常に

有効である。私はかつて肝虚の筋病で両下肢に激烈な牽引痛があるものに，山茱萸を1両ぐらい大量に用い，活気血薬を佐薬にして顕著な効果を得たことがある（詳しい症例は曲直湯の項にある）。山茱萸は補正するとともに逐邪し，酸収のなかにじつは大いに条暢の性質があるので，偏枯証で脈が弦硬かつ大の場合は，特に即効する。

■按：酸味が過ぎると筋を傷るので，筋病では酸を食してはならない。山茱萸は非常に酸であるのに逆に養筋するのは，薬性が特異であるからである。

問い：西洋医学では人体の知覚と運動はいずれも脳気筋〔中枢神経〕が主るという。したがって，偏枯痿廃の諸証はいずれも脳気筋の疾患とするが，あなたの論法では胸中の大気が重要な原因だという。それなら西洋医学の脳気筋の説はとるに足りないのか？　答え：胸中の大気は，全身を斡旋して運動を司り，神明を保合〔支持し保護する〕して知覚を司る。西洋医学は胸中の大気についての知識がないので，ついに全身の知覚運動は専ら脳気筋に属すと考えるのみで，全身の知覚・運動は脳気筋が関係するが，脳気筋が病むか病まないかは胸中の大気が関係することを理解していない。《内経》には「上気足らざれば，脳これがために満たず，耳これがために苦鳴し，頭これがために傾き，目これがために眩む」とあり，これから考えて脳気筋は上気が統攝するところで，すなわち大気が統攝〔統轄〕しており，深く大気の斡旋する力に依存している。さらに私の多年にわたる臨床経験から，大気が突然下陥して外気と接続しなくなると，呼吸が急に止まって意識がなくなり，脳気筋のもつ知覚と運動を司る能力も急に失われる。大気が徐々に上昇し，心に達すると神明は頼るものを得て知覚できるようになり，肺に達すると呼吸も回復し運動できるようになる。私が創製した昇陥湯の後に，友人の趙厚庵が自ら述べた言葉がこの証拠である。このように，脳気筋は大気の斡旋の力を借りているにすぎず，人体の知覚・運動へのかかわりは，それを駆使する権限を運用しているだけであり，大気とは比べようもない。さらに前哲の言葉でこれを証明してみると，唐容川は「西洋医学では脳

髄の作用を理解しているが，脳髄の来歴を理解していない。脳気筋についても，ただ出路をいうのみで髄に入路があることを知らないので，西洋医学には脳髄を治す薬がない。背面の脊椎にある一条の脳髄〔脊髄〕がすなわち髄が脳へ入る入路である。《内経》は，腎は精を蔵し，精は髄を生じると明言している。子細にその道筋を考察すると，腎系が脊を貫いて生じ，脊髄が上に循って脳に入り，そこで脳髄になるが，脳は髄を生じるところではなく，髄が聚まるところであるから，髄海という。ここに聚まり，また臓腑肢体に散走して使われ，臓腑肢体が脳髄を使うのであり，脳髄が臓腑肢体を用いるのではない」，さらに「腎系は脊を貫いて脊髄に通じる。腎精が足りていれば脊に入って髄に化し，脳に上循して脳髄になる。つまり脳は精気の会するところで，髄が足りていれば精気が五臓六腑に供されて駆使されるので，知覚・運動に異常はない」とも述べている。この論法からみると，大気が充盛し，腎は充実していれば，脳気筋も決しておのずから病むことはない。

◆ **振頽湯**（しんたいとう）

痿廃を治す。

生黄耆6銭　知母4銭　野台参3銭　白朮3銭　当帰3銭　生乳香3銭　生没薬3銭　威霊仙1.5銭　乾姜2銭　牛膝4銭

熱があれば，生石膏数銭あるいは1両ばかりを加える。寒があれば，知母を除き烏附子数銭を加える。筋骨に風を受ければ，天麻数銭を加える。脈が弦硬かつ大なら，竜骨・牡蛎各数銭を加え，あるいはさらに山茱萸を加えるのもよい。骨痿廃には，鹿角膠・虎骨膠各2銭を加える（別に湯煎して同服する）。しかし鹿角膠・虎骨膠には偽物が非常に多いので，偽物の恐れがあれば続断・菟絲子各3銭でこれに代えてもよい。手足ともに痿えるものは，桂枝尖2銭を加える。

痿証の大要は，3種類に分けるべきである。
- （1） 肌肉が痺木し，搔いても痛くも痒くもない場合：風寒が経絡に襲入したり，痰涎が経絡を鬱塞したり，風寒と痰が互いに経絡の間で凝結して，血脈を閉塞するが，原因はじつは胸中の大気虚損による。大気が旺盛ならば，全体が充実して気化が流通し，風寒痰涎いずれも病を起こすことはない。大気が虚すと，腠理不固になって風寒を容易に受け，脈管が瘀塞されて痰が鬱しやすい。
- （2） 全身の筋が拘攣し伸ばせない場合：人体の筋は宗筋が主であり，宗筋を栄養するのは陽明である。脾胃がもともと弱ければ，穀を化して液を生じ宗筋を栄養できず，さらに同時に内に熱が蘊って宗筋を鑠耗（しゃくもう）したり，あるいはさらに風寒が侵襲し，自由に伸縮する宗筋が縮んだまま伸びなくなり，次第に拘攣する。
- （3） 筋に拘攣がなく肌肉に痺木がなくて，ただ骨に力が入らず歩けない場合：骨髄が枯涸し腎が虚して作強できない。

以上の観点にもとづき，方中には黄耆で大気を補い，白朮で脾胃を健やかにし，当帰・乳香・没薬で血脈を流通し，威霊仙で祛風消痰し，薬性が走泄に偏る恐れがあるので，人参で佐けて気血を双補する。乾姜で気血の痺を開き，知母で乾姜・人参の熱を解すので，薬性が和平になり長く服用しても弊害がない。陽明に実熱がある場合に石膏を加えて陽明の熱を清するのは，《金匱要略》の風引湯の方意に倣った。営衛経絡に寒凝がある場合に附子を加えて営衛経絡の寒を解すのは，《金匱要略》の近効方朮附湯〔白朮・炙甘草・附子・生姜・大棗〕の方意に倣った。脈が弦硬かつ大は，内風煽動・真気不固の象なので，竜骨・牡蛎を加えて内風を熄（け）して真気を収斂する。骨痿には，鹿角膠・虎骨膠を加えて骨で骨を補う。筋骨に風を受けたときに，天麻を加えるのは，筋骨の風を捜剔（そうてき）〔捜しだして取り去る〕し，また筋骨を補益するからである。痿が専ら下肢にあれば，ただ牛膝で引いて下行させればよい。上下肢ともに痿があれば，さらに桂枝を加え兼ねて引いて上行させるとよい。木に枝があるのは，人に指や腕があるようなものであるから，桂枝は逆気を降

すとともに薬力を引いて指腕に到達させる。

　問い：この方で，熱による痿に対して生石膏を1両ばかり加えるので，その証が実熱とわかるが，方中になお乾姜を用いるのはなぜか？　**答え**：《金匱要略》の風引湯は熱癲癇に対する適方であるが，石膏・寒水石と乾姜を併用している。石膏・寒水石の薬性は寒ではあるが味は淡である。寒は乾姜の熱に勝るが，淡は乾姜の辣に勝ることはない。したがって熱による痿証では，乾姜の強力な辣味を借りて気血の痺を開くのである。

◆ **振頽丸**（しんたいがん）

　振頽湯証で激しい場合は，この丸を同時に服用しても，この丸だけを服用してもよい。

　偏枯・痺木諸証を併治する。

　人参2両　白朮（炒す）2両　当帰1両　馬銭子（法のごとく製する）1両　乳香1両　没薬1両　全蠍（炙らない）大きいもの5匹　穿山甲（蛤粉と炒す）1両

　すべて合わせて細かく挽いて篩にかけ，練った蜜で桐子大〔桐子は油桐オオアブラギリの種子〕の丸にする。毎服2銭を無灰温酒〔温めた濁酒〕で1日に2回服用する。

　馬銭子は番木鼈であり，毒性が非常に強く，毛と皮に最も毒があるが，これを治療に用いる場合には，無毒にする方法がある。また，経絡を開通し関節を透達する力ははるかに他薬に勝る。馬銭子を製する方法を以下に詳しく記載する。今後本方を用いる場合は，方法どおりに製し，誤って人を殺（あや）めることがないことを願う。

　■**法**：まず馬銭子の毛をきれいに除き，水で煮て2〜3回沸騰したらすぐにすくいあげる。刃物で外皮をすべて削ぎ，熱湯に浸して朝夕1回湯を換え，まるまる3昼夜浸してから取り出す。さらに香油〔ごま油〕で真黒になるまで炒める。切り開いて中心がやや黄色くなっていれば火

加減はよいので，馬銭子をすくいあげ，温水で数回洗って油をきれいに洗い落とす。さらに細かい砂と一緒に鍋に入れて炒め，砂が油っぽくなれば砂を換えてさらに炒め，油分がすっかりなくなるまで炒める。

◆ 姜膠膏（きょうきょうこう）

　　肢体が冷えて痛んだり，寒冷による血脈の阻遏（そあつ）で麻木不仁になったときに，貼付して用いる。
　　鮮姜自然汁1斤　水膠〔獣皮から製した膠，ゼラチン〕4両
　　上記の2味を一緒に煮つめて稀薄な膏にし，布に塗布して患部に貼り，10日に1回交換する。寒による手足の痛みや，寒による肌肉の麻木不仁にこれを貼れば治癒する。風を受けて生じる筋骨の疼痛や，肌肉の麻木も，これを貼れば治癒する。ただし，熱をもって腫れ痛む場合には，絶対に用いてはならない。

　ある男が冷たい中国式オンドルの上に寝たために，右の下肢外側に常に冷感があって時に疼痛を伴い，多くの方で治療したが効果がなかった。この方を教え，20日間貼付すると全治した。

　また，日頃寒水中で魚を捕っていた男が，寒水の侵襲を受け，水に浸けていた膝下すべてが麻木して掻いても痛痒を感じず，次第に動作に力が入らなくなった。この方を教え，長い帯状の布に薬膏を塗り広げて下腿に巻きつけて，足甲・足裏にもこの膏を貼付させると，数回の交換で治癒した。これらの証では体内に病変がないので，もともと外治がよい。新鮮な生姜の辛辣で開通し，熱で散じるので，肌肉を温め筋骨に深透して凝寒痼冷（これい）を除き，さらりと氷解させる。水膠を用いるのは，粘滞の力があり煮つめると膏になるからである。風を受けたためにこの証になった場合は，細辛の細末を膏薬の中に混ぜ入れたり，他の祛風猛悍の薬を混ぜ入れると，さらに即効する。

【前三期合編第7巻】

治女科方

◆ 玉燭湯(ぎょくしょくとう)

　女性の寒熱往来，あるいは先寒後熱し汗が出て熱が解すもの，月経不順や月経期間が短く量が少ないものを治す。
　生黄耆5銭　生地黄6銭　玄参4銭　知母4銭　当帰3銭　香附子（醋炒）3銭　柴胡1.5銭　甘草1.5銭
　汗が多ければ柴胡を茵蔯に代え，さらに山茱萸数銭を加える。熱が多ければ生白芍数銭を加える。寒が多ければ生姜数銭を加える。

　女性は寒熱往来証が多いが，方書の説明はさまざまである。陽分が虚すと午前に寒があり，陰分が虚すと午後に熱があるという説がある。そもそも午前は陽が盛んとなり，午後は陽が衰えて次第に陰が盛んになる。しかし盛んなときには，その虚は次第に実するはずである。その時刻に現れる病状が，その時刻の陰陽の消長と反比例するのはなぜか？病が少陽にあると寒熱往来する。たとえば少陽外感の邪が太陽に並べば寒，陽明に並べば熱になるようなものとする説がある。しかし内傷の病にはもともと外邪がない。いったい何が太陽や陽明と並べば，寒熱をなすのか？　肝が虚すと熱になったり寒になるとする説がある。このことは私もこれまでに経験がある。《本経》の山茱萸は「寒熱」を主るの主旨に遵って山茱萸（種を除く）のみを大量2両煎服させるとたちどころに癒えた（来復湯に症例がある）。これは肝木の虚が極まり，内風が動じる寸前の症候で，通り一遍の尋常の寒熱ではない。人間の気化は，元

来時序（四季の移り変わり）の気化と息息と相通じている。1日の午前は，1年にたとえれば春夏である。身体の陽気はこれを感じて発動し全身に敷布する。女性は思い悩むことが多いので，臓腑経絡に鬱結閉塞のある部位が多いため陽気が阻まれて外達できず，時には逆に動作を起こして内陥したり，あるいは動作を起こせずに経絡を圧迫してますます閉塞させる。そこで全身に寒を生じる。陽気の蓄積が極に達するとついに憤発するが，憤発の機と抑遏の力が臓腑経絡間で互いに激しくぶつかり，熱もここから生じる。これが午前には現れた寒が午後には熱に変化する理由である。黄耆は気分の主薬で補気かつ昇気する。軒挙〔高く挙げる〕の柴胡と宣通の香附子で助けると陽気の抑遏は，すべてのびやかに発する。血は気とともに行くので，気が鬱すれば血は必ず瘀滞する。したがって寒熱往来では月経不調が多く，経血の虚損が多いので，これを当帰で調え，地黄で補い，知母・玄参・甘草で甘苦化陰して助けて，経血を養う。涼薬の地黄・知母と温熱薬の黄耆は互いに相殺して陰陽を爕理〔やわらげおさめる〕し寒熱を調和する優れた配合である。方書にある日晡発熱の日晡は申の刻〔午後3時～5時〕で，足少陰腎経が主令となる時刻である。腎経陰虚では，この時刻になると腎経の火が時に乗じて動じて発熱するので本方で治療するとよい。黄耆を半分に減じ，地黄を1両に改める。月経が止まり癥瘕を生じ，気化を阻塞して寒熱を生じる場合は，後述の理衝湯（生黄耆3銭・党参2銭・白朮2銭・生山薬5銭・天花粉4銭・知母4銭・三稜3銭・莪朮3銭・生鶏内金5銭）を用いるとよい。胸中の大気が下陥して寒熱を生じる場合は，呼吸短気を自覚することが多く，私が創製した昇陥湯がよい。方後の症例を参考にされたい。

【附方】

◆ 西人鉄銹鶏納丸（せいじんてつしゅうけいのうがん）

婦女の経血不調，身体羸弱咳喘あるいは時に寒熱するものに非常に効果がある。

> 鉄銹1銭　没薬（火を忌む）1銭　金鶏納霜5分　花椒5分
> 合わせて細末にし，煉蜜で丸60粒をつくり，毎回3〜5粒服用する。

　鉄銹(てつきび)は鉄と酸素の化合物である。血は酸素を得ると赤くなる。鉄銹中には酸素を含み，色は血のように赤く，さらに臭いも血腥(なまぐさ)いので，血分を栄養し血脈を流通する。しかも人血は鉄を含有するので鉄銹で補血するのは鉄で鉄を補う優れた方法である。金鶏納霜〔キニーネ〕は加味小柴胡湯の項でその原物質および治瘧の効用を詳しく記載した。本方中に金鶏納霜を用いたのは，貧血を治すと同時に手足の少陽経に入り寒熱を調和するからである。また辛熱の花椒〔山椒，蜀椒〕を佐として薬性が寒涼に偏する金鶏納霜を和平にする。

　日本の中将湯は婦女の経脈を調えるのにしばしば効果があるが，方の内容は秘して伝えられていない。日本に留学したものが化学分析し，門人の高如璧が処方内容を郵送してくれたが薬物の分量の記載がなかった。私が分量を考えて用いると非常に効果があり，効きは日本のものと同等であった。以下にその方を記載し，使用時の参考に供する。

◆ 張錫純による中将湯(ちゅうじょうとう)

> 延胡索（醋炒）3銭　当帰6銭　肉桂2銭　甘草2銭　丁香2銭
> 山楂子（醋炒）3銭　鬱金（醋炒）2銭　沙参〔本邦の浜防風〕4銭
> 続断（酒炒）3銭　肉豆蔲（赤石脂で炒し赤石脂は除去して用いず）3銭　苦参3銭　牛膝3銭
> 以上12味を挽いた粗末を3剤に分け，毎回1剤を碗中に入れ白湯を注いで約半時間浸してからその湯を服用する。このように振り出しで2回服用し，3回目は煎服する。毎日1剤を用いると数剤で経脈がおのずと調う。方中には涼・熱，補・破，渋・滑の薬物がすべてある。私が分量を斟酌し力の配分を適切にしたので，

婦女の経脈不調証はすべて対応できるが、なかでも白帯証に最も効果がある。

◆ 理衝湯（りしょうとう）

　女性の無月経あるいは産後の悪露が続いて癥瘕を生じ、陰虚による熱、陽虚による冷え、食欲不振、労嗽などさまざまな虚証を呈するものを治す。理衝湯を10数剤服用すると虚証が自然に消退し、30剤服用後には瘀血がすべて除かれる。また未婚女性の血虚無月経も治し、男性の労瘵あらゆる臓腑癥瘕、積聚、気鬱、脾弱、満悶、痞脹で食餌が摂取できないものを治す。

　生黄耆3銭　党参2銭　白朮2銭　生山薬5銭　天花粉4銭　知母4銭　三稜3銭　莪朮3銭　生鶏内金（黄色いもの）3銭

　茶碗3杯の水で煎じ、煎じ終えたら酢を少々加え数沸たぎらせて服用するとよい。

　服用して満悶感を覚えたら白朮を除き、気弱を感じたら三稜・莪朮を1銭に減らす。瀉があれば知母を白芍に代え、白朮を4銭にする。熱感には生地黄・天門冬各数銭を加える。冷感には知母・天花粉をそれぞれ半減するか除く。冷感が顕著なら肉桂（細かく搗いて沖服）・烏附子各2銭を加える。非常に堅い瘀血には生水蛭（炙は用いない）2銭を加える。他に症状のない丈夫な患者で、癥瘕積聚を除くだけなら山薬を除く。処女や未経産婦に本方を使用する場合は、三稜・莪朮を少量にとどめ、知母を半減し、生地黄を数銭加えて乾枯した血分を濡潤するとよい。血分に瘀があっても、まだ癥瘕がなく、無月経もなければ、経産婦の場合でも三稜・莪朮は少量にする。身体羸弱で脈が虚数なら、三稜・莪朮を除き、瘀血を化して気分を傷らない鶏内金を増量して4銭にする。気血が漸次壮んになっても瘀血がまだ全て消失していなければ、それから三稜・莪朮を用いても遅くはない。男子の労瘵にも三稜・莪朮は少量にすべきで、

鶏内金で代用してもよい。

　本方を創製した当初は，専ら産後の瘀血から生じた癥瘕の治療のためであったが，その後未婚女性の血虚無月経に効果があり，時に男子労瘵治療にも効果を認め，開胃進食・扶羸起衰の効能が顕著であった。《内経》〔《素問》腹中論〕には四烏賊骨一蘆茹丸があり，本来男女併治の調血補虚の良方である。本方はこの《内経》の方意に倣った。

　従来から医者が調気行血に習慣的に香附子を用いて三稜・莪朮を用いないのは，その癥瘕を破る働きから薬性が猛烈すぎると恐れるためで，癥瘕を破るのは三稜・莪朮の良能であり，これら2薬の薬性は香附子より苛烈なわけではないことを知らないからである。私は長年にわたって詳細に治験し，習慣的に使用する薬物はすべてその性質効能を熟知している。気血を耗散することでは香附子は三稜・莪朮よりも甚だしく，癥瘕を除く作用については香附子を10倍量用いても三稜・莪朮に及ばない。本方では三稜・莪朮で衝脈中の瘀血を除去し，人参・黄耆で気血を保護するので瘀血を除去しても気血を傷損しない。さらに人参・黄耆で補気し，三稜・莪朮で流通するため，補気して瘀滞しないので元気はいよいよ旺んになる。元気が旺んになれば，ますます三稜・莪朮の力を鼓舞して癥瘕を除く。これが本方の効く理由である。

　30歳余りの婦人の下腹部に癥瘕を生じ次第に上方に増大した。増大した当初はやや軟らかかったが，年がたつと石のように硬くなった。7年の間に心口まで達して両脇を閉塞して食欲が低下し，時に昏憒して甚だしいと1昼夜昏睡に陥って飲食しなかった。たびたび服薬したがまったく効果がなかった。後に私が診察すると脈は虚弱であるが，至数が数ではない。「治りますよ」と約束して本方を授けたが，病人は絶対に治るはずはないと思い込んでおり，それを置いたままで服薬しなかった。翌年症状はますます進行し，4日間昏睡から覚めなかった。私が薬で覚醒させて，「昨年私の薬を服用しておれば，病気はとうに治癒してこのような危ない目に遭うこともなかったのだ。しかしまだ病気は治るのだ

から，また長引かせたら絶対に駄目だよ」と懇切に告げて同じように前方を処方した。病人は喜び，私の言葉を信じて30数剤を連服すると大きな腫塊はすべて消失した。ただ，発病当初のクルミ大ほどの病根部はまだあったので，さらに生水蛭（炙してはならない）1銭を加えて数剤服用させると全治した。

20歳余りの女性は，上脘〔上腹部正中の穴名〕に非常に硬い橘〔直径5cm以下程度のミカン〕大の癥瘕ができ，しばしば突き上げるように痛んで飲食を妨げた。どの医者も治らないといったが，私が診察して理衝湯を40数剤連服させると跡形もなく消失した。

60歳の老女が，気弱になってふさぎこみ，心腹が満悶して飲食ができず，1日に食べる穀物は1両〔50g〕ほどに過ぎない状態がすでに1カ月以上続いていた。診察すると脈が非常に微細であるが幸いに至数は正常なので治ると判断した。そこで理衝湯の三稜・莪朮を各1銭減らし数剤連服させるとすぐに食欲が進み，さらに数剤服用させると症状はすっかり消失した。

奉天省議員・孫益三の40歳くらいの夫人は，子供のころに下脘〔下腹部正中の穴名〕に癥瘕ができてすでに20年以上たっていた。癥瘕は次第に増大しついには腹部全体に拡大し，常に痛んで心中怔忡し飲食できなくなって受診してきた。本証は慢性病にもかかわらず症状が激しいため軽剤では治せないが，幸いに脈に根底があるのでまだ治療すれば治ると判断した。すぐに理衝湯に水蛭3銭を加え，過度の開破を恐れて人参・黄耆各1銭を加え，さらに天門冬3銭で人参・黄耆の熱を抑えた。数剤服用させると食べられるようになり，40数剤服用すると若干の瘀積を下して癥瘕は大半縮小した。しかし柳河出身の益三は，用事ができて夫人とともに帰郷したままついに薬を中止した。1年たつと腹中の腫塊がまた元に戻ってしまい，再び来院した。同じように前方に照らして加減し，補破・涼熱を患者に合わせて調整した。同様にして40数剤服用させると腫塊は幾つもの塊になって下り，さらに30数剤服用させると大量の瘀積を下した。その中には片や塊を含み，さらには胞状の非常

に厚い膜もあった。このとき身体に衰弱を覚えたが，腹部は非常にすっきりした。まだ完全に瘀積を除去していない恐れがあるので，さらに補正活血薬で調えて病後の養生をした。

　数カ月すると，益三の紹介で同じ邑の友人・王尊三の夫人が癥瘕の治療に来院し，「瘀積ができて19年になり，腹全体が硬い塊になりました」と訴えた。やはり理衝湯で治療したが，平素から気虚があるので方中の人参・黄耆を増やし三稜・莪朮を半減した。数剤服用させると食欲が出てきたので三稜・莪朮を原方どおりの量まで漸増した。さらに数剤を服用すると気力が壮んになったので水蛭2銭・樗鶏（俗に紅娘という）10個を加えた。さらに20余剤を服用させると，月経期がくると月経血に随って若干の紫黒色の血塊を下し，病は半分癒えた。さらに30剤続けると月経とともについに大量の瘀血を下して腹部全体の積塊はすっかり消失した。そこで生新化瘀の薬を服用させて病後の養生にした。

　ある少年は吐血治療のための服薬が不適切であったので下腹部に錦瓜大の痃癖を生じた（女性に生じれば癥瘕，男性に生じれば痃癖という）。触診すると非常に硬くて瓜の蔓のようなものが1本上にのびて斜めに心口にむかっており，飲食が減少して身体が痩せ衰えていた。脈は微細でやや数であった。理衝湯を10数剤服用させると痃癖は全治した。

　人の臟腑は一気貫通しており，砦が連絡を取り合い一致協力して敵を牽制するようなもので，1カ所が攻撃を受けると他の部位が救援に応じる。したがって，薬物治療で病を攻める場合は，綿密に病根の結聚部位を調べて証に合った1～2味の薬で専らその部位を攻めるとよい。その部位の気血にたまたま傷損があっても，砦間で相互に連絡し合って救援に応じるように，他の臟腑が気血をその部位に集中してつぎ込む。さらに補薬を佐使として加えると，邪が去っても正気を傷損することはない。世俗の医者はこの理屈を理解していないので，いったん攻病の方であるとみなすとたとえば私が創製した理衝湯を，はじめから方中の意図はどうで，君臣佐使がどうであるかを調べもせずに，ただ方中に三稜・莪朮があるのを見ただけで恐れをなしあえて使おうとしない。世間の慣わし

からみれば慎重のようであるが，その臨床の方剤の組み方をみると，病根がどこにあるかも知らず，いいかげんにただ開と破をごちゃごちゃ混ぜ，必ず香附子・木香・陳皮・縮砂・枳殻・厚朴・延胡索・五霊脂などを集めて，10数味あるいは数10味で一方とする。これを服用すると臓腑の気すべてが乱れるので，本来治るはずの病気がこの薬を数10剤服用したため治らなくなるものが多い。さらに浮火虚熱に対し黄芩・山梔子・栝楼実を加え開破と寒涼を併用するので，いかに脾胃が堅壮でも絶対に長期服用することはできず，これは最も顕著な傷害を残す。私はこうした処方を目の当たりにしているので断固誤りを指摘せざるを得ない。これを逆に私が医者仲間の悪口を言っていると聞くものは，やむにやまれぬ私の憤懣と嘆きをわからないのだろうか。

◆ 理衝丸（りしょうがん）

治は理衝湯の証と同じ。

水蛭（炙を用いず）1両　生黄耆1.5両　生三稜5銭　生莪朮5銭　当帰6銭　知母6銭　生桃仁（皮尖をつけたまま）6銭

以上7味を合わせて細末にし煉蜜で桐の実大の丸にして朝晩各1回2銭ずつ白湯で服用する。

張仲景の抵当湯・大黄䗪虫丸や百労丸にはいずれも水蛭が入るので，後世の人はその猛峻な性質を恐れて用いるものが少ないが，これは水蛭の性質を知らないためである。《本経》には「水蛭：気味鹹平無毒，主逐悪血，瘀血，月閉，破癥瘕，積聚，無子，利水道」とあり，徐霊胎はこれを注釈して「人身の瘀血が阻滞したばかりでまだ生気があれば容易に治るが，長期に阻滞して生気がまったく消失すれば難治である。離経の血になってまったく正気がなくなると，軽薬を投じても拒んで納れず，峻薬に過ぎると逆にまだ敗れていない血を傷るのできわめて治しにくい。水蛭は最も人血を好み，遅緩でよく入りこむ性質もある。遅緩であるか

ら生血を傷らず，入り込むから堅積を容易に破るので，これで長期の滞を消除すれば有益無害である」という。《本経》の文と徐氏の注釈によると，水蛭の効用の妙とはいかなるものであろうか。とくに徐氏がいう「遅緩にしてよく入りこむ」は，多くのものがその理を理解していない。水蛭は水中で行動するので，元来非常に遅緩である。生血の中では水中にいるようなものなので，生血を傷ることはない。人の肌肉に触れるとすぐにぴったり貼り付いて入り込む。堅積部位に遭遇するとあたかも肌肉に触れたときのようにすぐに貼り付いて入り込むので，堅積は容易に消失する。

　水蛭は瘀血を破って，新血を傷らずとする徐氏の論は確かである。これだけでなく破血薬は気分を傷ることが多いが，水蛭は味が鹹で専ら血分に入り，少しも気分を損傷することがない。さらに服用後に腹痛がなく，開破を自覚することもなく瘀血がいつのまにか消失する真の良薬である。私は無月経女性の癥瘕証治療に，脈が虚弱でなければ，水蛭を細かく挽いて毎回1銭を1日に2回白湯で服用させるだけのことが多い。これで数年堅結した瘀血が1カ月で尽く消失する。

　水蛭・虻虫はいずれも破瘀血の薬物である。しかし私がかつて単味を用いて実験すると，虻虫は無効で，水蛭は有効であった。常識的に考えると，吸血生物はすべて破血する。しかし，虻虫は口部のみで吸血し，水蛭は身で吸血する。水蛭は他の動物に緊密に身を貼り付けて，相手の血液をよく吸い取る。したがって破瘀血の効能が抜きんでて優れる。瘀血を破るが新血を傷らないことについては，徐氏の注解が詳しいがそれ以外にも理由がある。水蛭は鹹味腐気があり，瘀血の気味と似ていて同気相求の妙がある。新血には鹹味があるが腐気がなく，さらに性質は水に似て流通する。水蛭の力は新血中では水に漂って揺れ動くように少しも吸着する場がないので，新血を傷れない。

　《本経》水蛭文中〔原文　水蛭：味鹹，平。主逐悪血，瘀血，月閉，破血瘀積聚，無子，利水道〕の，「無子」の2字は前の「主」の字に続いており，ひと息で読めば女性の不妊を主治することである。不妊病の

原因の多くは衝脈中の瘀血で，水蛭は衝脈中の瘀血を除去して不妊を治す。《本経》をよく読まないものは，誤解することが多い。友人の韓厘延は若い婦人の無月経治療に水蛭を使用したことがある。その後ある医者から，「水蛭を服用しすぎた女性は，一生妊娠できない」といわれ，病人の家族は非常に悔やんだ。これを聞いた厘延が私にこのことを話したので，私は「水蛭は婦人の無子を主治すると《本経》に明文がある。なんたる無知な医者か」と述べた。その後数カ月で女性は妊娠し，満期にまるまるした健康な男児を出産した。

近世の方書では，「水蛭は必ず使用前に充分に炙すべきで，そうしないと腹中で水蛭が増殖するので有害である」と記載してあることが多いが，まったくのでたらめである。以前治療した婦人は，経血は調和していたが不妊であった。仔細に問診すると，下腹部に癥瘕が1個あったので，水蛭1両を単独で香油〔ごま油〕で充分に炙してから末にし1日2回5分ずつ服用させたが，すべて服用しても効果がなかった。その後，生水蛭を同じようにして服用させたところまだ1両も服用し終えぬうちに癥瘕がすべて消失し，年を越すと男の子を産んだ。この後しばしば生用させて多くの患者を治癒させたがいまだかつて治癒後に薬害が残ったことはない。

問い：同じ水蛭なのに炙用と生用でなぜこれほど効果が違うのか？〔生用とは熱処理していないということであり，新鮮なものという意味ではない〕　**答え**：水蛭は水中に棲息し黒色（水の色）・鹹味（水の味）・腐気（水の気）があり，本来水の生気を得て生きている。炙すと水の精気を傷るので効果がなくなる。同じ水族である竜骨・牡蛎・亀板などは大抵同じである。したがって王洪緒〔清代の医家，王惟徳〕は《証治全生集》で竜骨を使用する場合は井戸に1晩吊るしてから用いると記している。これからも火を忌むことがわかるが，水蛭の場合はとりわけ甚だしい。ただし水蛭を炙さずに末にするのは非常に難しく，そのまま挽いて細かくならなければ晒し干ししてさらに挽くか紙に包んで炉台の上に置いて乾燥させてもよい。薬局に任せると挽いて細かくならないと必

ず火で焙ろうとするので，この作業は自ら点検すべきである。西洋では，火傷による腫脹疼痛の治療に生きた水蛭を数匹患部に置いてガラスコップで覆って吸血させるが，これもよい方法である。

　方中では桃仁の皮尖を除かないのは，皮は赤く血分に入り，尖には生発の機があって気分を通じるからで，楊玉衡の《寒温条弁》にこの説がある。私は皮尖には毒があるのではないかと疑い，にわかに信用しなかったが，皮付きの生桃仁1銭を嚼服してみると心中がすっきりするのを感じたので，その後はあえて皮尖付きで用いている。炙用せずに生用するのは，果実中の仁〔種〕はすべて生発の機を含んでおり，本来これを利用すると敗血を動かせるからである。徐氏〔清代の医家，徐大椿〕は《神農本草経百種録》で「桃は三月春和の気を得て生じ，花色は鮮明で血に似るので，およそ血鬱血結の疾で調和暢達できないものは，その中に入り和して散じる働きがある。しかし生血の効能が少なく，祛瘀の効能が多いのはなぜか？　桃核はもともと血類〔動物性生薬〕ではないので補益に働かないためである。瘀血がすべてすでに敗血なら，生気がなければ流通しない。桃の生気はすべて仁にあるが，味が苦で開洩にも働くので旧〔血〕を駆逐するが新〔血〕を傷らない」と記載している。気血を流通させるために生気を利用するのなら，炒用すべきではないことは理解できる。丸剤に入れる場合には十分に蒸して用いてもよい。しかし使用する場合は仔細に点検するか，病人の家族に説明して点検を依頼する必要がある。なぜなら薬局では偽って皮付きの生杏仁を充てる恐れがあり，これは有毒であるから服用してはならない。

　【附方】秘伝治女子乾病方：紅虫同螺（楡の中にいる蚕大の紅虫）2匹，樗樹〔ニワウルシ〕（この樹は椿に似るが臭いので俗に臭椿という）の莢2個，人の指甲1個分，壮年男子の毛髪3本。樗樹の莢で虫同螺を挟み，毛髪を爪に巻きつけ，小麦粉を発酵させて饅頭をつくり，ひとつ孔を開けて中身を刳りだし薬が入るようにする。その中に薬を入れてから，開いた口を外皮で蓋をして，木炭のうずみ火で焼いて薬性を残して細末にし，黄酒半斤を加えて沸騰水で湯煎し，茶碗半杯の童便を混ぜて服用

する。腥冷・驚恐・悩怒を避ける。この方を数回用いたが，すべて効果があった。瘀血が開くときには，必ず吐衄し同時に下血があることもあるが，必ずしも恐れる必要はなくまもなく自然におさまる。月経が一度も来たことがない場合には最も効果的な治療方である。

◆ **安衝湯**（あんしょうとう）

月経の量が多くて期間が長く，月経期間を過ぎても出血が止まらなかったり，月経時でないのに漏下するものを治す。
白朮（炒す）6銭　生黄耆6銭　生竜骨（細かく搗く）6銭　生牡蛎（細かく搗く）6銭　生地黄6銭　生白芍3銭　海螵蛸（細かく搗く）4銭　茜草3銭　川続断4銭

友人・劉幹臣の長男の嫁は，月経の量が多く期間が長くてダラダラと続き8〜9日目にようやく止まったかと思うと数日後にはまた同じように始まった。1カ月余り治療してもはじめはやや軽減したがその後はやはり治癒しない。診察を頼まれて，服用した処方をみると安衝湯去茜草・海螵蛸であった。そこで同じように安衝湯を投与して茜草・海螵蛸を加えると1剤ですぐに癒え，さらに1剤を服用させるとその後再発しなかった。幹臣は疑問に思い，「茜草，海螵蛸で本証を治療するとこれほど効果があるのに，なぜ前医はこれを除いたのだろう？」と質問した。私は「彼は茜草・海螵蛸が経血を通じることを知るのみで，《内経》に茜草・海螵蛸・雀卵で丸剤をつくり鮑魚湯で服用させると，傷肝病〔ストレスの病〕でしばしば前後血〔月経前後の出血〕するものを治すことを知らない。したがって，月経過多の証にはあえて使用しなかった。これら2薬は強力に下焦を固渋し，治崩の主薬であることを知らないのである。海螵蛸は烏賊魚骨〔イカの甲〕であり，イカは口から墨を吐き，水はそのために黒くなる。したがって腎経を補い腎の閉蔵作用を助けるのである。かつて友人・孫蔭軒の夫人が重症の本証を患ったときに，蔭

軒が微火で海螵蛸を半黒半黄程度に煨いて末にし，水に溶いた鹿角膠とともに服用させると1回で治癒した。このことからもその収渋の性質が理解できる。茜草は一名地血ともいわれ，深紅の染料になり，《内経》に茹藘と記される茹藘根である。蒲留仙の《聊斎志異》〔清・蒲松齢の怪奇小説集〕の記載によれば，鬚を黒くしたがるものに戯れに茜草細末を授けたところ，驚いたことに紫髯に染まり洗っても取れなかったという。茜草の収渋の性質はこのことからも知ることができる」と答えると，幹臣はさらに「海螵蛸・茜草はそれほど収渋であるのに，なぜ経絡をも通じるのか」と質問してきたので，「海螵蛸はものを磨くことができるので，瘀を消去できる。茜草は色が血のように赤いので活血できる。さらにたとえば桂枝が元気を昇げて逆気を降し，山茱萸が固脱するとともに九竅を通利するように，天下に妙薬といわれるものは大抵人知では測りにくい。こうした妙薬は，すべて天性の独特のものであり，気味形色で推求できない。以前東海の浜を散策していて，海岸に茜草が繁茂しているのをみた。その土地にたまたま膈上に瘀血があるものがいたので，茜草の新鮮な根を刈り取らせ，その煮汁を毎日飲ませると半月で癒えた」と答えた。

　30歳余りの婦人は，夫婦喧嘩で悩怒のあまり月経が止まらなくなって量も非常に多かった。医者は十灰散加減を4剤連服させたが効かず，その後私が診察すると右脈は弱かつ濡であった。飲食の多寡を聞くと「まったく多食しようとは思わないし，多めに食べるとすぐに泄瀉する」と言うので，安衝湯の黄耆を去り白朮を1両にして投じた。1剤で出血が止まり，瀉も癒えたので，さらに1剤を服用させて病後の養生にした。

　20歳余りの婦人は，流産し数日で悪露は出尽くしたが7〜8日後に急に性器出血が始まり，医者に頼んで20日余り服薬したが止まらなかった。脈は洪滑有力で心中に熱感があり渇きもあった。外感病の挟雑を疑い尋ねると身体に熱感がないので，やはり血熱妄行を疑い，安衝湯の生地黄を1両にし知母1両を加えたが，服用後出血は止まらず熱も渇きも変わらなかった。したがって本証は同時に外感を兼ねるのは間違い

ないと確信した。そこで白虎加人参以山薬代粳米湯に変え，方中の生石膏を大量3両とし，茶碗2杯に煎じ2回に分けて温飲させると，外感の火はついに消えて出血も止まった。前と同じく安衝湯を与えると1剤ですぐに全治し，さらに数剤を服用させ病後の養生にした。

◆ **固衝湯**（こしょうとう）

女子血崩を治す。
炙白朮1両　生黄耆6銭　竜骨（煅いて細かく搗く）8銭　牡蛎（煅いて細かく搗く）8銭　山茱萸（種を去る）8銭　白芍4銭　海螵蛸（細かく搗く）4銭　茜草3銭　棕櫚炭2銭　五倍子（細かく挽いて薬汁で送服する）5分
脈象に熱があれば生地黄1両を加え，涼があれば烏附子3銭を加える。

　これまでの方剤では竜骨・牡蛎はすべて生用で，その理由は理衝丸の条に詳しく述べた。本方のみで煅用するのは，煅くことによって収渋作用を強力にして即効を得るためである。

　30歳余りの婦人が急に性器出血が始まり2日間止まらなかった。私が診察するとすでに昏憒して話ができず，全身は冷たくて脈は微弱で遅である。気血が脱する寸前で，元陽も脱寸前であると知り，すぐに固衝湯から白芍を去り野台参8銭・烏附子3銭を加えて投じると，1剤で出血が止まり，全身が温かくなり意識も回復した。同じく白芍を加えさらに1剤を服用させて病後の養生にした。

　長男・蔭潮が40歳ばかりの女性を治療した。突然非常に激しい下血証となり半日のうちに，気息奄奄となって人事不省に陥った。脈は右の寸関をわずかに触れたが，水に浮いた麻のようで至数はわからず，左脈はすべて触れない。急いで生黄耆1両を強火で煎じて数沸させてから口に注ぐと六部の脈がすべて現れた。しかし異常に微細で出血も止まら

ない。病状を診ると，呼気を出せずさらに時に便意を催すので，大気下陥があると知り（大気下陥は昇陥湯に詳しい），すぐに固衝湯を処方し，方中の黄耆を1両に改めた。11時になっていたが，薬を服用させて夕方3時になるころには平常に回復した（後に蔭潮は北京でも血崩証を治療し，はじめ固衝湯で効かなかったので柴胡2銭を加えると1剤で治癒した。このことからも，昇提に働く柴胡は治崩の要薬であるといえる）。

問い：血崩証は，突然の怒りが原因で肝気が鬱結して上達せず，逆に下って腎関に衝突し経血がこれに随って下注する場合が多く，したがって俗にこれを気衝ともいう。ここでは方中に渋補の薬物を多用して，肝気鬱に考慮しないのは有害ではないのか？　**答え**：確かに本証には暴怒が原因で気が衝突して生じるものもあるが，大出血後は血脱で気もこれに随って下脱するので，肝気の鬱はかえってそのために開く。さらに，病が急であれば標治をするが，本証はまさにきわめて危急の病である。しかし本証が初期でかつそれほど重篤でなくて確実に肝気下衝の証ならば，昇肝理気の薬物を主とし下元を収補する薬物で助ければよい。

【附方】《傅青主女科》に老婦の血崩を治療する方があり，非常に効果がある。

《傅青主女科》の治血崩方

生黄耆1両　当帰（酒洗）1両　桑葉14枚　三七末3銭（薬汁で服用する）

水煎して服用する。2剤で出血が止まり，4剤服用すれば再発しない。熱感があれば，本方に生地黄を2両ほど加えるとよい。

◆ 温衝湯（おんしょうとう）

女性の血海虚寒による不妊を治す。

生山薬8銭　当帰身4銭　烏附子2銭　肉桂（粗皮を除き後入）2銭　補骨脂（炒して搗く）3銭　小茴香（炒す）2銭　核桃仁〔胡桃肉〕2銭　紫石英（煅いて粉末にする）8銭　真鹿角膠（別

> に湯煎して同服，偽物の可能性があれば鹿角霜3銭に代えてもよい）2銭

　血海は衝といい，血室の両側にあって，血室と相互に通じる。衝脈は上で陽明胃経に隷属し下では少陰腎経につらなる。任脈がこれを担任し，督脈がこれを督摂し，帯脈がこれを約束する。陽維脈・陰維脈・陽蹻脈・陰蹻脈がこれを擁護し，合わせて奇経八脈という。この八脈と血室は男女いずれにもある。男性では衝と血室は化精部位であり，女性では衝と血室は受胎部位である。《内経》の《素問》上古天真論に「太衝の脈盛んなれば，月事時を以て下る，故に子有り」と記されるのがこれである。そこで女性不妊の原因の多くは衝脈にある。鬱は理し，虚は補い，風襲は祓い，湿が勝れば滲出し，気化不固があれば固摂し，陰陽に偏りがあれば調整する。衝脈に病がなければ不妊はあり得ない。私の臨床経験から，他に病気がないのに不妊がある場合は，大抵は相火虚衰で衝脈を温煦しない状態が多いので，温衝湯を創製した。平素から冷たい場所に座ることを嫌がり，冷たいものを食べたがらず，経脈は調和〔月経がある〕しているが，妊娠しにくい女性には温衝湯を服用させると，10剤ないし数10剤で妊娠するものが多い。

　ある婦人は20歳で嫁に行き30歳になっても子供ができないので，その夫が私に治療の相談にきた。そこで仔細にこれまでの体質を聞くと，平生からひどい寒がりで暑い時期でも瓜などは食べたがらないという。経脈はおおむね調和がとれており，たまに月経が2～3日遅れる程度である。下焦虚寒と判断し，《本経》に紫石英は「味甘温。主心腹咳逆，邪気，補不足，女子風寒在子宮，絶孕十年無子。久服温中，軽身延年」と記されることから，本方を投与し紫石英を大量6銭にして，その性温・質重で諸薬を引いて衝脈中に直達させて温煦した。30余剤服用すると寒がらなくなり，その後数カ月でついに妊娠し，その後子宝に恵まれた。《本経》で「十年無子」を治すというのは，誤りではないといっそう確信した。

> ### ◆ 清帯湯（せいたいとう）
>
> 女性の赤〔血性〕白〔漿液性〕帯下を治す。
> 生山薬1両　生竜骨（細かく搗く）6銭　生牡蛎（細かく搗く）6銭　烏賊骨（きれいに甲骨を洗って搗く）4銭　茜草3銭
> 赤帯だけなら白芍・苦参各2銭を加える。白帯だけなら鹿角霜・白朮各3銭を加える。

　鹿角霜は鹿角を地中に埋めておき，日をへて腐敗しそうになるころに掘り出して用いる。薬性は微温で，督脈・任脈・衝脈を補う要薬である。鹿角は非常に硬いが，腐敗しそうなほど長期に埋めると，服用すると逆に腸胃に馴染み容易に消化される。薬局で売る場合は，鹿角を煅いて鹿角霜にする場合が多く，薬性は燥で埋蔵処理したものとは異なる。鹿角膠を煮込んだ際の残渣であるというものまであるが正しくない。

　帯下は衝任の証であるが，帯と称するのは本来諸脈を約束〔束ね制約する〕する奇経帯脈からきており，衝任に滑脱の疾患が生じる原因は帯脈が約束していないためなので，帯と名付ける。しかし帯下はただ滑脱だけではなく，滞下のようでもある。滑脱中にじつは瘀滞を兼ね，瘀滞するのは気血にほかならないが，原因が寒か熱かの違いがある。本方は竜骨・牡蛎で固脱し，茜草・海螵蛸で化滞し，さらに生山薬で真陰を滋し元気を固める。臨床では原因が寒なら温薬を加え，熱なら寒涼薬を加えるのが，方中の意図である。さらに私が本方を創製したのは，なお別に得心がある。《神農本経》には，竜骨はよく「癥瘕」を開き，牡蛎は「鼠瘻〔瘰癧〕」を除くとあり，竜骨・牡蛎は収渋薬であるとともに開通の力を兼ね具える。また軒岐〔黄帝軒轅と岐伯〕の《内経》〔《素問》腹中論〕を考察すると，四烏賊骨一蘆茹丸は雀卵鮑魚湯で服用し，傷肝の病でしばしば前後から出血するものを治すとあるが，烏賊骨は海螵蛸，蘆茹は茜草であり，この2薬は開通の薬物であるがじつは収渋の力も兼備する。これら4薬を集めて方をつくれば，開通に収渋を兼ね，収渋に

開通を兼ねるので，相互に助け合ってその働きはいっそう顕著になる。これらの組み合わせの妙は，筆舌に尽くし難い。

20歳余りの女性が非常に重い白帯を患い，年余にわたる医者の治療でも治癒しなかった。その後私が診察すると，脈が非常に微弱で，「下焦の冷えが甚だしい」と訴えるので，本方に乾姜6銭・鹿角霜3銭を加え，10剤連服させると全治した。

また60歳の老婦人は，赤帯が白帯よりも多い赤白帯下を患い，やはり年余の医者の治療でも治癒しなかった。脈は甚だ洪滑で，「心熱があり，頭がぼんやりして時に眩暈があり，すでに半年になるがまだ起き上がれない」と訴える。そこで本方に白芍6銭を加えると数剤で白帯はなくなったが相変わらず赤帯があり，心熱と頭の眩暈も変わらない。さらに苦参・竜胆草・白頭翁各数銭を加えて7～8剤連服させると赤帯も治癒し，諸症状もついに全治した。本方を創製以降，帯下治療に用いて治癒させたものは数え切れないが，ここに記載した2症例は，病因の寒熱が異なり，さらに本方の使用にあたり若い女性にかえって大熱薬を加え，老いた女性にかえって苦寒薬を加えたものである。臨床医を志すものは，証を審らかにして用薬すべきで，年齢に拘泥すべきではない。

按：白頭翁は熱による帯証治療に非常に効くだけではない。邑の役所から東に20里〔10km〕のところに周囲10余里ほどの古い城址があり，私がたまたま登ると城の北側にたくさんの白頭翁が自生し，土地の人はその価値に気づいていなかった。そこでその新鮮な根を刈り取り，熱による血淋・溺血・大便下血を治療すると非常に効果的な良薬であった。張仲景には厥陰熱痢の治療に白頭翁湯〔白頭翁2両・黄柏3両・黄連3両・秦皮3両〕がある。私はこの良質の白頭翁が1100年ここに埋没したまま使用されなかった事実を，田舎言葉の歌にして，これを記憶にとどめる「白頭翁住古城陰，埋没英材歳月深，偶遇知音来勧駕，出為斯世起痾沉〔古城の陰の白頭翁さま，歳月を重ね深く埋没し続けた英材よ，たまたまお遇いしご出馬を勧めにまいりました，この世の重病のために立ちあがってくだされ〕」。

清帯湯を服用しても完治しない帯証には，清帯湯で秘真丹（第２巻にある）１銭〔秘紅丹：大黄細末１銭・油肉桂細末１銭・生代赭石細末６銭〕を服用するとよい。

　按：帯下は滞下に似るとする説は，従来から私の持論である。後に西洋医学書をみると，大腸疾患では白痢になり，子宮疾患では白帯になり，その病理は似ており，治法は児茶・白礬・石榴皮・没石子〔没食子：没食子蜂の幼虫が没食子樹に寄生してできた虫瘤，多量のタンニンを含む〕などで患部を水洗する。本証の程度が強ければ，この外治の方法を兼用してもよい。さらに白帯の内科治療は没石子１両を搗き潰して水１斤半で煎じて１斤〔500ml〕にし，１両ずつ１日３回温服するか，粉末にして５分ずつ１日２回服用してもよい。また没石子のみを煮出して水洗するか，注射器で注射してもよい。按：没石子は味が苦・渋で，苦で開き渋で収斂する。１薬でこの２つの長所を具えるので私が創製した清帯湯の方意に合致し，さらに収斂の効能は最も強力で，下焦滑脱の疾患であれば大便滑瀉・小便不禁・男子の遺精・女子の崩漏すべてに効果がある。今の医者の多くはなおざりにして用いることを知らないのは，残念なことである。また日本の中将湯は，白帯治療にも非常に効果がある。玉燭湯の項に中将湯の処方内容を記載したので使用するとよい。赤帯を治療する場合は，方中の肉桂・丁香を適宜減じて，苦参を増やせばよい。

◆ **加味麦門冬湯**（かみばくもんどうとう）

婦人の倒経を治す。

乾麦門冬（帯心）５銭　野台参４銭　清半夏３銭　生山薬（粳米の代わり）４銭　生白芍３銭　丹参３銭　甘草２銭　生桃仁（皮尖をつけて搗く）２銭　大棗（開く）３個

　女性の倒経証〔月経期に生じる吐血・衄血・眼出血・耳出血などの上部出血〕に陳修園が《女科要旨》で《金匱要略》の麦門冬湯を借用した

のは特段の見識といえる。しかし、麦門冬湯は本来「火逆上気、咽喉不利」を治すものなので、これで倒経を治療する場合は、少し加減して病証に適合させる必要がある。

　問い：《金匱要略》の麦門冬湯が主る病は、女性の倒経病とはまったく別であるのに、なぜこれを借用して効くのか？　答え：衝は血海であり、少腹〔下腹部〕の両側に位置する。衝脈は上で陽明に隷属し、下で少陰に連絡する。少陰腎虚があると、気化の閉蔵作用がなくなり衝気を収摂できないので、衝気が上干しやすい。陽明胃虚があれば、気化が下行しなくなり衝気を鎮安できないので、やはり衝気が上干しやすい。衝脈中の気が上干すると、衝脈中の血もおのずとこれに随って上逆するのが、倒経を生じる理由である。麦門冬湯は中気を大補して津液を生じるが、薬中では半夏1味で降胃安衝し、粳米に代えて山薬で補腎斂衝し、衝中の気を衝脈内に安住させるので、衝中の血もおのずと上逆することなくもとの衝脈中を循る。ただ経脈が上行する原因の多くが衝気上干であるのは確かであるが、じつは下行の路にも壅滞阻塞がある。これは下行期〔月経期〕になるたびに上行する〔吐血・衄血などの上部出血〕ことからわかる。したがって、さらに白芍・丹参・桃仁で下行の路を開くので、下行期でも少しも滞りがない。そこで、麦門冬湯は倒経治療のための方剤ではないが、少し加減すれば倒経治療に非常に効果があり、経方の函〔含まれる深い意味〕には極まるところがないと賛嘆できる。

　按：本方で治療すれば大抵の倒経に効くが、時に効かないのは他証を兼ねるためである。以前治療した未婚女性は倒経が年余にわたって治癒せず脈が微弱であった。加味麦門冬湯を投与すると、服用後ひどく短気〔息切れ〕を覚えた。再診すると脈の微弱がいっそう顕著であり、「もともと短気があるが、今はますます悪化している」と訴える。それを聞いて間違いなく胸中の大気に下陥があり、半夏の降性に耐えられないのだとはっと気づいた。そこで私が創製した昇陥湯に改め10剤を連服させると短気が癒えて、倒経の病も治癒した。

　またある若い女性は、倒経が半年しても治癒しなかった。脈は微弱で

遅であり，両寸は触れず，呼吸に短気を自覚したので，やはり胸中大気下陥であると知った。そこで昇陥湯を数剤連服させると短気はすぐに癒え，以前よりも身体が強壮になったので服薬をやめた。月経はすぐに順調になり，10カ月たつと男児を出産した。

問い：倒経の証は，衝気・胃気の上逆によるが，大気下陥はその気化昇降がこれとは正反対である。なぜまた倒経を病むのか？ **答え**：この理はきわめて微妙で奥が深い。人の大気はもともと全身を斡旋し，諸気の綱領である。したがって，大気が胸中に充満していれば，胃気を運転して下降させ，衝気を鎮摂して上衝させない。しかし，ひとたび大気が下陥すると綱領不振となるので，諸気の系統に多くの乱れが生じるのは自然の理である。このことから衝気・胃気の逆は必ずしも大気下陥によるものではないが，大気下陥はじつは衝気・胃気の逆を引き起こし得ることがわかる。病因が同じでないのに，用薬を杓子定規に行うべきではない。

◆ 寿胎丸（じゅたいがん）

滑胎を治す。

菟糸子（十分に炒す）4両　桑寄生2両　川続断2両　真阿膠2両

上記の薬のはじめの3味を細かく挽いて，水に溶いた阿膠で重さ1分（乾燥重量）の丸にし，1日2回，毎服20丸を白湯で服用する。気虚には人参2両を加える。大気下陥には生黄耆3両，食欲不振には炒白朮2両，冷えには炒補骨脂2両，熱には生地黄2両を加える。

菟絲〔ネナシカズラ〕には根がなく，草木の上に蔓を延ばし草木を茂らせないので，他の植物の気化物質を吸い取って自養することがわかる。胎児は母体の腹中にあり，母体の気化物質を吸収していれば流産の恐れはない。さらに男女の生育は，いずれも腎臓の作強に依存する。菟絲子は大いに補腎し，腎（さか）が旺んならばおのずと胎児はその恩恵を被る。桑寄

生〔ヤドリギ〕の根は土につかずに樹上に寄生し，さらに厳冬の時期にも繁茂し，雪地氷天〔雪と氷の世界〕でも，緑の葉に紅い実をつけ，やはり空中の気化物質を吸収する。さらに樹上寄生は，やはり胎児が母親の腹に寄るようなもので，気類相感により，大いに胎児を強壮にするので，《本経》には「安胎」と記載がある。続断も補腎薬で，節で分断されるところは筋骨と相互に関連があり，連結してつなぎ止める働きを強く具現している。阿膠は驢馬の皮を煮込んでつくる。驢馬は12カ月をへてようやく出産し，他の動物と比べると突出して遅い。その遅さが流早産を引き止めるのに効果がある。さらにその膠は阿井〔山東省阿城鎮にある大きな井戸〕の水で煮込んでつくる。阿井は済水の伏流水で，これで膠を煮込めば，最もよく血脈を伏蔵して滋陰補腎するので，《本経》にも「安胎」とある。気虚には人参を加えて補気する。大気下陥には黄耆で大気を昇補する。飲食減少には白朮を加えて脾胃を健補する。涼があれば補骨脂を加えて腎中の陽を助ける（補骨脂が保胎に働くことは陳修園が詳しく論じている）。熱には生地黄を加えて腎陰を滋する。状況に応じて適宜斟酌して使用すれば必ず効果がある。

　鍼灸が得意な友人・張潔泉の夫人は以前から滑胎の病があるために，潔泉は40歳近くになっても子供がいない。たまたま話がそのことに及び，なぜ治らないのかと尋ねた。潔泉は「毎回服薬するのだが，どれも効かない。たまたま満期までもって出産しても異常に虚弱で数日で夭折する。これは稟賦に関しており，薬餌の及ぶところではないと思う」と言うので，私は「この証の挽回は容易なことで，いかに用薬をするかだけである」と言った。そのとき夫人は妊娠3～4カ月であったので，すぐに本方で治療し2カ月服用させると，満期になって非常に丈夫な男子を出産した。

　按：本方は患いを予防する法であり，救急の方法ではない。胎児がすでに産道に移動したり，下血が始まれば，別に救急の方がある。以前治療した若い女性は，初回は妊娠5～6カ月で流産し，その後また妊娠したが6～7カ月の時期に急に胎児が動いて下血が始まった。急いで生黄

耆・生地黄各2両，白朮・山茱萸（種を除く）・竜骨（煅いて搗く）・牡蛎（煅いて搗く）各1両を大碗1杯に煎じて頓服させると胎児はすぐに安定したので，薬を半分にしてさらに1剤を服用させた。その後，丈夫で何の障害もない男児を出産した。

> ◆ **安胃飲**（おんいいん）
>
> 悪阻を治す。
>
> 清半夏（温水で2回洗い明礬臭をすっかり抜いてから煎じる）1両　浄青黛3銭　赤石脂1両
>
> 飯を炊く小鍋で煎じて大碗1杯の上澄みを取り，蜂蜜2両を混ぜ入れ徐々に温飲する。1回に1口だけ飲むようにして半日で服用し終える。服用後に嘔吐が止まらなかったり，あるいは大便が燥結すれば，赤石脂を除いて生代赭石（細かく挽く）1両を加える。青黛の微かな薬味を嫌うなら半夏と代赭石のみでもよい。

問い：《本経》には代赭石は「堕胎」とあるのに，本方では悪阻の治療に，時として赤石脂に代えて代赭石を用いるが，堕胎の弊害を考慮しないのか？　**答え**：悪阻が激しければ1口水を飲んでも吐いてしまい，気化して津液を下達できないので，大便が燥結して10日余り通じないことが多い。甚だしいと幽門〔胃の下口〕，闌門〔大腸小腸間の境界部〕に結し，上下関格不通〔上で吐逆，下で大小便不通〕となり，腹満して痛むが，これは生命にかかわる証である。病が危急の状態になれば，強力な薬物でなければ挽回できない。まして代赭石の性質はもともと開破ではなく，その鎮墜の働きは有形の滞物を下すにすぎない。胎児が6〜7カ月になると服用後に障害があることもあるが，悪阻のある時期は妊娠2〜3カ月にすぎず，胎児はまだ形をなしておらずただの経血の凝滞である。代赭石は少しも破血の性質がないので服用しても害にならない。さらに嘔吐がある場合は，衝気・胃気ともに上逆しているの

で，代赭石の鎮逆の力を借りて上逆の機序を阻止すれば，その気化は安定する。これは《内経》〔《素問》六元正紀大論〕の「故あれば殞〔おちる，損なう〕するなく，また殞することなし〔妊娠中に当然の理由があって峻利薬を用いた場合，薬効は病変部に働き母胎も胎児も害を受けない〕」である。私が治療した悪阻の症例に，上脘が固く結して10日間少しの水も喉を通らず，水であれ薬であれ口に入れるとすぐに吐出するものがあった。医者たちは手の施しようがないので不治であるといったが，私が思い切って大量の生代赭石数両を大碗1杯に煎じさせて徐々に飲ませると，吐くのが止まり，結が開き，便が通じ，胎児にも障害を残さなかった。私が創製した参赭鎮気湯に詳しい症例があるので参考にされたい。

　半夏は辛温で下行し，降逆止嘔の主薬である。ところが，どこの薬局でも白礬で製すので，半夏を服用すると逆に嘔吐をひきおこす。清半夏は比較的白礬が少ないがやはり必ず数回洗ってすすがないと礬味が残る。ただし白礬で煮ているうえに，さらに洗ってすすぐために半夏の降逆止嘔の力は大いに減退して，病が激しいときには病に勝てないことが多いので必ず他薬で助ける必要がある。私はこれを考慮にいれて，自製の半夏を使用することにしている。方法は生半夏数斤を，寒い時季には温水に浸して日に2回水を換え，暑い時季には井戸水に浸して日に3～4回水を換えて約20日間ほど浸しておく。試しに半粒ほど嚼服して辣味がそれほど激しくなければ，湿りのあるうちに切片にし，袋に入れて晒し干しをし，風通しのよいところに懸けておく。使用するたびに1両を茶碗2杯に煎じ，蜂蜜2両を混ぜて徐々に飲ませると，いかに激しい嘔吐でも必ず止まる。古人は半夏を使用する場合は，本来白湯に7回漬けてから使用した。初期のころはまだ白礬で製してはいない。

　西洋医学では悪阻治療に臭剤〔ブロムカリ〕を慣用する。臭剤の性質と用量は加味磁朱丸の項に詳しい。しかし，私の治験では効くことも効かないこともある。大抵悪阻が軽ければ効くが，重いといたずらに用いても嘔吐を止められない。一味鉄氧湯（第7巻の一味鉄氧湯）で服用す

ると，効果が比較的大きい。

> ◆ **大順湯**（だいじゅんとう）
>
> 　難産を治すが，早く服用しすぎてはならない。必ず破水して胎児頭部が産門に至ってから服用する。
> 　野党参1両　当帰1両　生代赭石（細かく挽く）2両
> 　炒爆〔フライパンで炒って爆ぜさせる〕した衛足花子1銭を引薬にするか，丈菊花弁1銭を引薬にしてもよく，これら2種類の引薬がなくてもよい。

　代赭石は金石薬なので，むやみに大量に使用すべきでないと疑念をもつものは，代赭石は薬性がきわめて和平で，重墜下行するが，気血を傷らないことを知らない。まして党参1両で補気し，当帰1両で生血するではないか。さらに人参・当帰の微温で，代赭石の微涼を助けて温と涼の調和をとるのでいよいよ穏当である。まして難産は気血虚弱であるか，気血が壅滞して下行できないかのいずれかである。人参・当帰は気血を補助するが，いずれも薬性がわずかに昇浮を兼ね，重墜の代赭石を加えるとその力が下行するので，代赭石とは相互に助け合う理があり，催生〔陣痛促進〕し産道を開く効能を生じる。当帰は滑潤で，もともと利産の良薬で，代赭石と併用すれば滑潤の働きも増強する。

　一族の甥の嫁は，出産が始まり2日たっても生まれなかった。あらゆる催生薬を使用しても胎児は逆に上逆する感じであったが，本方を服用すると1剤で分娩した。

　ある女性は出産が始まっても産道が開かず，疲れ果てて3日すると病勢が危急になった。やはり本方を投じると1剤で生まれた。私は本方を創製して以来多くの人を救った。思い切って使用すれば，すぐに奏効する。

　衛足花は葵の花で，その種が冬葵子である。この花は早春のころに種をまくとその年のうちに結実する。しかし，催生薬とするには季夏〔陰

暦6月〕に種をまき，冬至を越して翌年に結実したものが特に効能がよいので，これを冬葵子という。現在薬局で売られているものは，いずれも丈菊子を冬葵子とするがこれはとんでもない間違いである。孔子は「鮑荘子〔春秋時代・斉の官吏，讒言によって足きりの刑にあう〕の智は葵に如かず，葵は猶よくその足を衛る」と述べたが，これは葵の花と葉が叢生するときは，葉の中から茎が出てその茎の下部をすべて葉が護衛するように覆うことを指し，したがって衛足花とも称する。俗に守足花とも称すが，音は違っても意味は同じで，促織〔コオロギ：コオロギは冬支度をせかせる虫とされたことと機織をして冬支度をすることをかけた名前〕を北方では趣織〔趣には催促する意味がある〕というようなものである。また一丈紅ともいうが，茎が1丈〔約3.3m〕ほどの高さになり赤い花を咲かせるからである。花は木槿〔ムクゲ〕に，葉は芙蓉に似るので，高麗には「花与木槿花相似，葉共芙蓉葉一般，五尺欄干遮不住，猶留一半与人看」と一丈紅を詠んだ詩がある。じつは1銭硬貨ほどの扁形で中の種は楡莢のようである。丈菊は茎が1丈ほどで，幹が竹のように太く，葉はイチビ〔アオイ科の1年草〕ほどの大きさで，花は大皿鉢ほどもあり黄色い単弁で花の中心は蜂の巣状である。中心に種ができても周囲の花弁が枯れ落ちない。迎陽花とも西番葵とも称され俗に向日葵と呼ばれるが，向日葵〔ヒマワリ〕の名称は古人がもともと衛足花に用いたもので，丈菊ではないことが知られていない。司馬温公〔北宋の政治家・詩人〕の詩に「四月清和雨乍晴，南山当戸転分明，更無柳絮因風起，惟有葵花日向傾」とあるが，丈菊は宿根草ではなく季春〔陰暦3月〕に種をまき，4月の苗はまだ1尺に達しない。しかし，この時季はちょうど衛足花の開花時期であり，温公の詩中で「葵花向日傾」と詠んだのは衛足花であることに疑問はない。**問い**：植物事典に丈菊花は有毒で，堕胎しその下す働きのため妊婦に禁忌とある。一方，種は花の余気を得ているので当然催生に長じているのではないか？　**答え**：丈菊の花には堕胎の弊害があるが，催生にはかえって効果がある。その種には催生効果はないが，治淋には有効である。衛足の種は鍋に入れて殻

を炒ってはぜさせて用いる。朝植えると夕方には土から芽を出すほどで，生長の速さが抜きん出ているので催生の妙品である。さらに丈菊は春に種をまいて秋に収穫し，冬は越せない。花は日に向かって咲き，名称に葵をつけても構わないが，絶対にこれを冬葵と命名することはできない。

　按：古人が葵菜〔フユアオイは古代食用とされた〕を百菜の長と推挙するのは，その宿根が年々生長し，かつ発芽が早く非常に乾燥に強いので，荒地で栽培しても種をまけば必ず繁茂し，その葉は春・夏・秋のいずれの季節にも食べることができ，粘滑な液を含んで身体を滋養するからである。8人家族に2ムー〔1ムー＝6.667アール，日本の1畝は約1アール〕の葵があれば，凶作の年でも飢えずにすむ。このように葵は民衆の命の鍵であり，そこで飢饉対策には葵の栽培推進が重要な施策となる。「馬践園の葵，魯の民はこれがために経歳飽かず」である。今の人々が葵を植えて飢饉に備えようとしないのはなぜだろうか。

> ◆ **和血熄風湯**（わけつそくふうとう）
>
> 産後風邪を受けて痙攣をおこすものを治す。
> 当帰1両　生黄耆6銭　真阿膠（炒さず）4銭　防風3銭　荊芥3銭　川芎3銭　生白芍2銭　紅花1銭　生桃仁（皮尖をつけて搗く）1.5銭

　本方は産後受風を治すが，実際は気血の補助を主としている。正気を補うことが逐邪につながり，血が活きると風邪も自然に去る（「血活きれば風自ずから去る」は方書の成語である）。方中には発表薬を含むため，産後の出血過多や発汗過多で痙攣をおこすものには本方を使用すべきではない。滋陰養血して筋を栄養し，内風を熄すれば痙攣は自然に止まる。血虚で気虚もあれば，やはり補気薬で助けるべきで，補気薬は黄耆が最適である。黄耆は補気だけでなく同時に大風を治す（《本経》に黄耆は「大風」を主るとある）。

ある女性が産後7〜8日で痙攣がおき，発汗薬を数剤服用したが効かないので私に処方を尋ねてきた。数回発汗させて効果がなかったことから，さらに発汗させて津液を傷るのはよくないと考え，阿膠1両を水に溶いて服用させると癒えた。

　ある女性は産後10数日で全身に汗が出て止まらなくなり痙攣を生じた。山茱萸・生山薬各1両を2剤煎服させると汗が止まり，痙攣も治癒した。

　東海〔東シナ海〕の漁師の妻が産後3日すると身体が冷えて汗は出ずに非常に激しい痙攣をおこした。当時私は海辺に遊びにきており，その家人が私の宿所に出向いて処方を求めた。そこは薬局から遠く離れていたが，浜辺には採取できる麻黄がたくさん自生していた。そこで麻黄を一掴みと魚鰾膠〔黄魚（フウセイ・キグチ）などの浮き袋〕1個を大碗1杯に煎じ熱いうちに飲ませると汗が出て癒えた。魚鰾膠を用いたのは出血過多で陰虚が原因の痙攣を防ぐからであるが，漁師の家にあるからでもある。

　ある婦人は産後に発汗が過度で，汗が掛け布団3枚をしみ透り，心中怔忡し意識が朦朧として，時には身体が屋根の上まで舞い上がるように感じた。これは極虚で脱寸前の神魂飛越である。往診を頼まれて診察すると，汗がまだ止まらず六脈はすべて虚浮で按じると無力である。急いで生山薬・山茱萸各1両・生白芍4銭を煎服させると汗が止まり意識もしっかりしたが，翌日薬力がつきるとまた症状が反復した。そのとき私はすでに郷里に帰っていた。病家が再び処方箋を持って尋ねてきたので，それに竜骨・牡蛎（いずれも煆かない）各8銭を加えて，数剤服薬すれば必ず症状は癒えると言い含めた。それをどういうつもりか薬局では「方中の薬性は涼に過ぎるので産後は絶対に使用すべきではない」と言い，さらに「この証は産後風であり，自分には産後風の成方〔出来合いの薬〕があり，何度も試して効果があるから」と病家にそれを勧めた。病家はあろうことか間違った方を用いたので，汗が止まらなくなり脱〔ショック状態〕に至った。この証はもともと発汗しすぎで生じたのに，

産後風を治す発表薬を用いるのは，鴆毒〔鴆という鳥の羽にあるという猛毒。酒にその羽をひたして飲めば死ぬという〕と変わりがない。これは虚実を見極めずに発汗するものへの炯戒である。

《傅青主女科》〔清・傅山の著とされる産婦人科書〕には「産後は気血が急劇に虚しているので，百骸を濡養する血が足らず，突然口歯を食いしばって手足の筋脈をひきつらせる類中風痙痙を生じることがある。虚火泛上有痰はいずれも末〔標治〕で治すべきであるが，やり方を過ってはならない。治風消痰方を用いれば重ねて産婦を虚すことになる。生化湯〔当帰・川芎・桃仁・炮姜・甘草・黄酒・童便〕を用い，人参・黄耆を加えて益気する」とある。また「産後，悪寒悪心・身体顫動があり発熱・口渇があれば人は産後傷寒とするが，これは気血両虚で正気が邪気に対抗できない状態であることがわかっていない。身体に虚がなければ，断じて邪は入りにくい。産婦の出血が多過ぎると必ず気が大虚し，気が虚すと皮毛に衛気がなくなるので邪は容易に侵入する。必ずしも戸外の風邪が身体を侵襲するわけではなく，ちょっとしたことで風邪が虚に乗じて入る。しかし産後の風は入りやすいが出やすく，外感の邪があってもすべて祛風する必要はない。まして産後の悪寒は内生の寒であり，発熱は内弱による熱であり，身体の顫動は気虚による顫であるから，内寒を治せば外感はおのずと散じ，内弱を治せば外熱はおのずと解し，元気を盛んにすれば身体の顫動はおのずと除かれる」とある。

按：傅氏の論は卓抜している。ただ外感があっても祛風する必要はないとする意見には議論の余地がある。それは産後に外感がある場合は，やはり外感の薬で治療すべきで，ただ補気生血薬を兼用してこれを補助する必要があるということである。風熱がすでに陽明の府に入り表裏ともに熱し脈が洪実なら，生石膏であっても使用すべきである。したがって《金匱要略》の「婦人乳中虚，煩乱嘔逆」を治す竹皮大丸〔生竹筎・石膏・桂皮・甘草・白薇〕の方中にはもともと石膏があり，《神農本経》には石膏は「産乳」を治すと明確に記載がある。ただ知母とは併用すべきでなく，また白虎加人参湯の方意に倣って大量の人参で元気を大補し，

さらに知母の代わりに玄参を用いてはじめてよく托邪外出できる。つまり寒涼の石膏は温補の人参を得て、胃中に逗留して燥熱を化し、下焦に直趨して産婦を害することがない。私が創製した仙露湯にこれを詳しく論じ、名医の治験症例もあるので参考にされたい。

【附方】《医林改錯》の産後風の治療には**黄耆桃紅湯**があり、生黄耆半斤・帯皮尖生桃仁3銭（搗き砕く）・紅花2銭を水煎服する。　按：産後風で項背反張する場合には本方が最も効果がある。

【附方】俗伝治産後風方：当帰5銭、麻黄・紅花・白朮各3銭、大黄・川芎・肉桂・紫苑各2銭を煎服する。　按：本方の効果は特筆に価し、牙関緊閉して服薬できない場合は、歯をこじ開けて注ぎ込んでも治癒することが多い。大黄があるのを恐れて用いないものが多いが、西洋医学でも産後風治療にはやはり破血薬を多用しているではないか。産後には瘀血を有するものが多く、本証を大黄で破血するのは、いわゆる「血活きれば風はおのずと去る」である。まして本方には辛熱の麻黄・肉桂と補益の当帰・白朮があり、調和がはかられている。

◆ **滋陰清胃湯**（じいんせいいとう）

産後温病で陽明腑実になり表裏ともに熱するものを治す。
玄参1.5両　当帰3銭　生白芍4銭　甘草1.5銭　茅根2銭
以上5味を茶碗2杯に煎じ、2回に分けて温服する。1度の服用ですぐに癒えれば、それ以上服用しない。

産後は寒涼薬を忌むが、それでも温熱の邪が陽明に入ると寒涼薬でなければ解さないので、なすすべがない医者が多い。石膏・玄参はいずれも《本経》に産乳を治すと明確な記載があることを知らないのである。したがって熱入陽明の重症には、白虎加人参以山薬代粳米湯（第6巻にある）とし、さらに知母を玄参に代えるとよい（方後に症例がある）。やや軽症なら本方で治療すればすべて奏効する。私はこの2つの方剤で

多くの患者を救った。臨床にあたるものは,《本経》を篤信すべきで石膏・玄参の寒涼を恐れてはならない。まして石膏・玄参は《本経》にいずれも微寒と記され,甚だしい寒涼薬ではない。

◆ 滋乳湯(じにゅうとう)

乳汁減少を治す。気血虚あるいは経絡瘀滞による乳汁減少には,いずれにも効果がある。

生黄耆1両　当帰5銭　知母4銭　玄参4銭　穿山甲(炒して搗く)2銭　路路通(搗く)大きなもの3個　王不留行(炒す)4銭　絲瓜瓤(しかじょう)〔ヘチマの中の繊維,いわゆるヘチマタワシの部分〕を引薬とするが,なければ用いなくてもよい。豚足2個を煮出したスープで煎じるとさらによい。

◆ 消乳湯(しょうにゅうとう)

結乳腫疼〔乳房硬結で腫れて痛みがある〕を治し,乳癰の初期なら1服で消失する。すでに膿を形成していても,服用すれば消腫止痛し自潰を促進する。同時にあらゆる紅腫瘡瘍を治す。

知母8銭　連翹4銭　金銀花3銭　穿山甲(炒して搗く)2銭　栝楼(千切りにする)5銭　丹参4銭　生乳香4銭　生没薬4銭

徳州〔山東省にあった州〕にいたとき,軍官の張憲臣夫人は乳癰を患い腫痛が非常に激しかったが,本方を投与すると2剤で治癒した。しかしまだ微かに痛むので,根治するためにさらに1～2剤を服用するように勧めたが,治ったものと考えて意に介さなかった。10日ほどするとまた腫痛がぶり返し,再び治療を求めてきたので,「今回は服薬では完治できないので,膿を少し出す必要がある。古い病巣が治りきっていないので,今になって膿んできたのだ」と言った。その後予想どおり服

薬してもあまり効果がなく，ついに西洋医学の病院に入院して治療した。10 日後病巣の口が 1 カ所破れると，外用薬をつけやすいように医者がメスでそこを切開した。さらに 10 日すると化膿病巣はますます悪化し乳房全体に及んで 7〜8 カ所の口が開いた。医者がまたこれらすべてを切開して膿を出そうとしたので，患者は怖がって治療を打ち切って強引に退院して帰宅し，再び私に治療を求めた。診るといずれの瘻口からも膿汁と乳汁が一緒になって流れ出し，表面に外用薬をつけることができない。しかし，湯薬を内服して肌肉のすみやかな再生を助ければ自然に排膿外出するはずで，10 日で治癒すると請け負った。そこで内托生肌散〔前三期合編第 8 巻・治瘡科方。生黄耆 4 両・甘草 2 両・生乳香 1.5 両・生没薬 1.5 両・生白芍 2 両・天花粉 3 両・丹参 1.5 両を細末にして 3 銭ずつ 1 日 3 回〕を湯薬にして毎日 1 剤を 2 回に分けて煎服させると，思ったとおり 10 日で全治した。

　私から医学を学んだ表侄〔姓が異なるいとこの息子〕の劉子韞は非常に聡明怜悧で的確に処方して患者を病苦から救ってきた。彼が創製した結乳腫疼と乳癰を兼治する方は，生白礬・雄黄・松蘿茶〔安徽歙県松蘿山産の茶〕各 1.5 銭を合わせて粉末にし 3 剤に分けて，1 日 1 剤を黄酒〔もち米・米・粟などで造った醸造酒〕で服用するというもので，さらに数杯酒を飲むとさらに効果がある。この方は用いて効果があり，真の奇方である。松蘿茶がなければ上質の茶葉で代用してもよい。

◆ **昇肝舒鬱湯**（しょうかんじょうつとう）

女子陰挺〔子宮脱〕を治し，肝気虚弱・鬱結不舒も治す。
生黄耆 6 銭　当帰 3 銭　知母 3 銭　柴胡 1.5 銭　生乳香 3 銭　生没薬 3 銭　川芎 1.5 銭

　肝は筋を主り，肝脈は陰器に絡し，肝は腎のために気を行らす。陰挺〔子宮膣部が陰門から脱出する状態〕は，筋の結塊のようである。病の

原因は間違いなく肝気が鬱して下陥したためである。したがって方中では黄耆・柴胡・川芎を併用し，補肝（黄耆が補肝する理由は醒脾昇陥湯に詳しい）して舒肝し，下陥した肝気を昇げる。当帰・乳香・没薬を併用して養肝して調肝し，鬱した肝気を化す。また熱性の黄耆は，肝中に寄る相火によくない恐れがあるので，涼潤の知母でその熱を解する。

　30歳余りの婦人が，本証を患い陳修園の《女科要旨》にある陰挺の治方を用いたが効かなかった。記憶によると《傅青主女科》には産後に陰挺を生じたものの治方がある〔産後肝痿にある収膜湯：生黄耆1両・人参5銭・白朮（土炒）5銭・白芍（酒炒焦）5銭・当帰（酒洗）3銭・升麻1銭〕。平生怒りすぎて傷肝し，出産時にも力みすぎたため産門から筋のようで筋でなく肉のようで肉ではない塊を下墜したので昇補肝気の薬を使用すると治癒したとある。そこでその方意に倣い昇肝舒鬱湯を創製して服用させると数剤で消退し始め10剤で全治した。

　15歳の未婚女性は，胸中の大気が下陥したために大小便が下墜する感じを覚えることが多く特に排尿時に顕著であった。それを小便が通じないと勘違いして，出そうと力んだので膣内に急に桃のような形をした塊が墜下しその先端がわずかに露呈した。腰のあたりを引っ張るように下墜して痛み，特に夜間に顕著で激しいときは泣き叫び続けた。理鬱昇陥湯〔生黄耆6銭・知母3銭・当帰3銭・桂枝尖1.5銭・柴胡1.5銭・乳香3銭・没薬3銭，少腹下墜には升麻1銭を加える〕の升麻を倍量にして投与すると，2剤で痛みは止まり，10剤で物はすっかり消失した。理鬱昇陥湯はもともと昇肝舒鬱湯と似ている。

◆ 資生通脈湯（しせいつうみゃくとう）

未婚女性の無月経・血枯・飲食減少・灼熱咳嗽を治す。

炒白朮3銭　生山薬1両　生鶏内金（黄色いもの）2銭　竜眼肉6銭　山茱萸（種を除く）4銭　枸杞子4銭　玄参3銭　生白芍3銭　桃仁2銭　紅花1.5銭　甘草2銭

灼熱が退かなければ，生地黄6銭〜1両を加える。咳嗽には，川貝母3銭・米殻〔罌粟殻〕2銭（嗽が止まれば除く）。泄瀉には，玄参を去り熟地黄1両・茯苓片2銭を加え，あるいはさらに白朮を増量する。服用後，瀉が止まらなければ服薬以外に，生山薬細末で粥をつくり熟鶏子黄数個をつぶしてかき混ぜて点心をつくり，毎日2回服用し瀉が止まればやめる。大便乾燥には，当帰・阿膠数銭を加える。小便不利には生車前子（袋に入れて煎じる）3銭・地膚子2銭を加えるか，白芍（陰虚の小便不利によい）を増量する。肝気鬱には，生麦芽3銭，川芎・茈朮各1銭を加える。汗が多ければ，山茱萸を6銭にし，さらに生竜骨・生牡蛎各6銭を加える。

　未婚女性の血枯の無月経に内服治療しても，癒えるものは非常に少ないのは難治というわけではなく，治療方が間違っているからである。《内経》には「二陽の病は心脾に発す，隠曲を得ざる有るは，女子に在っては不月をなす」とある。二陽とは陽明胃腑である。胃腑に病があれば飲食を消化できないが，その病の発するもとを推察すると，「心脾」にある。さらに心脾の病の発するもとを推察すると「隠曲を得ざる」（およそ思うようにできなければ「隠曲を得ざる」状態になる）にある。心は神を主り，脾は思を主るので，「隠曲を得ざる」状態になれば神思が鬱結し，必ず胃腑の酸汁が減少して（食物の消化は酸汁により，歓喜すれば酸汁産生が多くなり，憂思すれば酸汁産生が少なくなる）飲食物を消化して血液を生じることができないので，女性では無月経の原因になる。女性の無月経は，まず胃腑に病があって飲食を消化できないためである。治療は脾胃を調えて，食欲増進につとめることが生血の根本である。したがって方中には白朮で胃陽を健やかにして胃の蠕動を促進し（飲食物の消化は胃の蠕動にもよる），山薬・竜眼肉で胃陰を滋養して多量の酸汁を産生させる。鶏内金は本来酸汁を含有し，さらに他の補薬の力を運化し，補しても滞らないようにする。血虚があれば必然的に灼熱を生じることが多いので，玄参・白芍で退熱する。また血虚では肝腎に

も必ず虚があるので山茱萸・枸杞子で肝腎を補う。甘草は補脾胃の正薬であるが，方中では山茱萸との併用でさらに酸甘化陰の妙がある。桃仁・紅花は破血の要品であるが，方中でこれを少量用いたのは破血作用ではなく活血脈・通経絡の意図である。方後の附載は証による諸薬の加減であるが概略にすぎない。証は千変万化するので，臨床で最も大切なのは因時制宜〔時に応じて適宜処理すること〕である。

　滄州城東にある曹庄子〔村落〕の16歳になる曹姓の娘は，天癸〔初潮〕がまだ至らず，飲食が減少して身体が痩せ細り次第に灼熱感を覚えるようになった。脈は5至で細無力であり，資生通脈湯を5剤服用させると灼熱が退いて食欲が増してきたので，方中の玄参・白芍をそれぞれ1銭減らし，当帰・懐牛膝各3銭を加え，10剤服用すると身体が以前より肥ってしっかりし脈も顕著に回復した。さらに方中に樗鶏（俗に紅娘虫という）10匹を加えて7～8剤服用させるとついに天癸が至ったので，樗鶏を減去しさらに数剤を服用させて病後の養生とした。

　奉天の大南関に住む馬氏の娘は，14歳から月経が始まったが，15歳の秋に瓜果を過食して泄瀉し1ヵ月余りでようやく治癒したが，それ以後月経がなかった。医者の治療を頼んだが，16歳の季夏〔陰暦6月〕になって症状が次第に増悪してきた。父親の原籍は遼陽であったが当時は奉天の兵器工場の科長に就いており，私の《医学衷中参西録》をみて診治を依頼してきた。身体が異常に痩せ衰え，呼吸は微喘があり痰のない乾いた咳をし，午後になると潮熱が出て特に夜間は甚だしく，飲食が減少して大便は泄瀉していた。脈は6至に近い数で微細無力である。まず生山薬細末8銭を水で煮た粥をつくり，熟鶏子黄4個をつぶして粥に混ぜ，さらに1～2回煮立たせてから空腹時に服用するようにし，消化を助けるために服用後すぐにペプシン2gを飲ませた。このように点心として毎日2回食べさせると4日目には瀉が止まり，さらに数日食べさせると諸症状も軽減した。そこで資生通脈湯去玄参に生地黄5銭・川貝母3銭を加えて10数剤連服させると，灼熱が8割方減少して飲食が増し，喘嗽も次第に癒えた。そこで生地黄を熟地黄に代えて懐牛膝5銭を

加え，10剤服用させると身体に爽快感を覚え諸症状もすべてなくなったが，月経だけはまだ現れない。さらに方中に䗪虫（土鱉虫，背面に横紋があるのが本物で，背面がツルツルと光沢のあるものは本物ではない）5匹，樗鶏10匹を加えて4剤服用させると月経が通じたので，䗪虫・樗鶏を除いてさらに数剤服用させて病後の養生にした。

　天津の安居里に住む甘粛出身の馬姓の男には17歳になる娘があった。娘は16歳の秋から右目を患って内障を生じ服薬しても治癒しないので，過度に思い悩んで月経がなくなった。陰暦12月から服薬を始め，翌年の孟秋〔陰暦7月〕の月末になっても治癒しなかった。以前に陸軍団長〔連隊長〕を務めたその兄は，当時退役して家で好んで医書を読み漁っていたが，私が新たに出版した第五期《医学衷中参西録》を読んで心酔し，すぐに私を訪れて診察を依頼した。患者は痩せ衰え五心煩熱がある。午後になると両頬が紅くなって灼熱感がいよいよ増し，心中が満悶して少し食べただけでも停滞して下りず，夜は眠れない。脈拍は5至，弦細無力なので，資生通脈湯に代赭石（粉末）4銭・熟酸棗仁3銭を加えて4剤服用させると食欲が増し，夜眠れるようになり灼熱がやや退いた。そこで酸棗仁を除いて代赭石を1銭減らし，さらに地黄5銭・牡丹皮3銭を加えて10剤服用させると灼熱は大いに消退した。さらに牡丹皮も除き，竜眼肉を8銭にし懐牛膝5銭を加えて10数剤を連服させると身体が次第にしっかりしてきた。月経がまだ通じないため，䗪虫5匹・樗鶏10匹を加えて5剤服用させると月経が通じたが，まだ量が少ないので樗鶏・地黄を除いて当帰5銭を加え数剤服用させて病後の養生にした。

【前三期合編第8巻】

治眼科方

> ◆ **蒲公英湯**（ほこうえいとう）
>
> 　眼疾で腫痛，胬肉遮睛〔結膜に生じた増殖性肉芽が角膜を覆うもの〕，赤脈絡目〔結膜充血〕，眼球の脹痛，脳にひびく眼痛，羞明と多量の流涙などがある，あらゆる虚火実熱証を治す。
>
> 　鮮蒲公英4両（根・葉・茎・花のすべてを用い，花が咲き終ったものは除き，新鮮品がなければ乾燥品2両で代用してもよい）
>
> 　上記1味を大碗2杯に煎じ1碗を温服し，残り1碗で熱いうちに薫洗する（眼痛が脳に放散する場合は鮮蒲公英2両に牛膝1両を加えた煎湯を飲むとよい）。

　本方は姻兄〔兄弟姉妹の配偶者で自分より年長者〕の于俊卿から学んだ。彼のご母堂が眼疾を患い疼痛がひどくて医者の治療を数カ月受けても治癒しなかったが，高姓の老女が教えてくれた本方を用いると1回で治癒したという。その後私が本方を幾度も試してすべて効果があった。非常に珍しい真の良方である。蒲公英はどこにでもあり，仲春〔陰暦2月〕に芽が出て季春〔陰暦3月〕に黄色い花をつけ，初冬になっても花をつけるものがある。花は小菊，葉は大薊〔ノアザミ〕に似ており，農家では採取し蔬菜として食べる。効能は治瘡に長じ，癰疔毒火を消散するが，眼疾を治す効能については知らなかった。このように眼疾に神効のあることが人々に知れわたれば，世の中に盲人はいなくなるだろう。

　古い服食方に還少丹がある。蒲公英1斤を根と葉をつけたまま洗浄

し，天日にあてずに陰干しして斗子解塩（《本経》の大塩晒于斗之中は山西省の解池〔塩湖で昔から良質の塩を産出，天日干しをする〕から産出する）1両・香附子5銭の2味を細末にし蒲公英を入れて一晩水に浸してから12等分し，皮紙〔クワやコウゾの皮を原料とする丈夫な紙〕で3～4層にきっちりと包んで六一泥〔ミミズ泥，地竜糞ともいう〕で法の如くしっかり保護し，かまどに入れて焼いて乾かす。強い火で中が真っ赤になるまで焼き，十分に冷えてから取り出して泥を除いて末にする。朝夕歯をこすって漱ぎ，吐き出してもよいしそのまま飲んでも構わないが，長期に続けなければ効果がない。服用すると80歳未満なら，髪が黒くなり落ちた歯が生えるし，若者なら老いても衰えない。このことから清補腎経の効能があるのは確かで，味が苦いので心経の熱を清し，このため眼疾治療に卓効があるのだろう。

◆ 磨翳水（まえいすい）

目翳が瞳を覆うものを治す。〔翳（えい）は視力障害をきたす眼疾患。部位により底翳（そこひ）〈内障〉と上翳〈外障〉があるが，ここでは上翳〕

生炉甘石1両　硼砂8銭　胆礬2銭　薄荷葉3銭　蟬退（羽と土を除き足はつけたまま）3銭

以上5味のはじめの3味を臼で細かく搗く。さらに薄荷・蟬退を大碗1杯に煎じた湯に搗いた薬末を混ぜ，薬鉢に入れて微細な粉末にし，水に浮かんだものは水飛〔精製方法の1つ。粉末状にしたものを水に入れて沈殿させ，底に沈んだものをすくい取って精製する〕しながら出し，水の入った別の器に貯めてしばらく放置する。水の表面に浮かんだものはもう一度鉢の中に入れ，残った薬渣と合わせて細かい粉末にして，同じように水飛しながら出し，何度も繰り返してきれいになればよい。水飛しても微細でなければ，微粉状になるまでさらに細かく搗いてまた水飛すればよい。うまく精製できたら空気に触れないように水に漬けたまま瓶中に貯蔵する。使用時は

瓶中の水と薬を混和して日に5〜6回点眼する。目翳が非常に厚く肉芽を形成していれば真蔵磠砂2分を加え別に微粉にして薬水に混ぜる。本方の効力はすべて甘石を生用することにある。しかし生用すると非常に硬く，目にはよくない恐れがあるので，こうしたやり方で微細にして水飛してから点眼するとよい。

◆ 磨翳散(まえいさん)

瞳に脹痛があり，微かに雲翳を生じたり，充血があったり，目じりが糜爛したり，たまに炎症のために視力が低下するものを治す。

生炉甘石3銭　蓬砂〔硼砂〕(ろしゃ)2銭　黄連1銭　人指甲（鍋で焙じて脆くする。翳がなければ用いない）5分

まず上記の薬物の黄連を搗き砕いて寒冷時には2〜3日，暑い時期なら1日碗中に漬けておく。漬け置きした黄連水を濾して上澄み茶碗0.5杯をとり，さらに残りの3味を細かく搗き，黄連水を加えて薬鉢で微細にする。磨翳水の製造方法に準じ微細な粉にする。できたら薬液を大きな盆に入れ，昼間は陰になる場所で陰干しをし，夜は露天に置く。冬は少し日光に晒してもよい。風や塵がある場合は，薄紙で覆い，乾くのを待って瓶中に貯え空気に触れないようにする。使用時は涼水を混ぜて1日3〜4回点眼する。目翳があれば人乳を混ぜて点眼する。目翳が大きく厚ければ，黄連水ではなく，蟬退（足はすべてつけたままで羽と土は除く）1銭を煎じた水で微細な粉をつくる。かすかな翳なら清火薬ですぐに消退するが，翳が瞳を遮蔽している場合は黄連で治療すると氷翳になってしまい除去できなくなる。

◆ 明目硼硝水(めいもくほうしょうすい)

急に発赤疼痛を生じ，目じりに多くの肉芽を生じたり，次第に雲

翳を生じ熱によってすぐに目が乾いてかすむ眼疾を治す。

硼砂5銭　芒硝（芒硝が透明でなければ，水に溶いて澄ませ含有する泥や土を除く）3銭

上記の薬を茶碗半分以上の涼水に混ぜ，つぶして溶かす。点眼する場合は，1日約30回とする。陳旧性の眼病であれば1日10数回点眼する。冬季は薬碗を熱湯中に置いて温めてから点眼すべきである。

◆ 清脳黄連膏（せいのうおうれんこう）

熱による眼疾を治す。

黄連2銭を細末にして香油〔ごま油〕を入れて薄い糊を加え，日に20～30回程度頻回に嗅ぐようにする。左右いずれの目が罹患していようと，必ず両側の鼻孔で嗅ぐ。

目の神経は脳と連絡があり，脳に熱性の炎症があると神経に波及し必ず眼疾を生じる。服薬してもすぐに効かないのは，薬が脳に直達しないためである。眼目が赤く腫れた疾患およびあらゆる熱による眼疾に必ず奏効する。

◆ 益瞳丸（えきどうがん）

瞳孔が散大し，めまいがしたり，視力減退するものを治す。

山茱萸（種を除く）2両　野台参6銭　柏子仁（炒す）1両　玄参1両　菟絲子（炒す）1両　羊肝（片に切り焙って乾かす）1個

上記の薬を細末にして煉蜜で桐子大の丸にし，毎服3銭を毎日2回白湯で服用する。

30歳の婦人は，瞳孔が散大してものがはっきり見えなくなり針仕事

ができなかった。数回服薬したが効果がなく，脈は大で無力であった。この丸剤をつくり2カ月服用させるとすっかり癒えた。

> ◆ **羊肝猪胆丸**（ようかんちょたんがん）
>
> 益瞳丸の証と同じであるが，熱がいっそう甚だしいものを治す。
>
> 羊肝（片に切り晒し干しをし，冬季はとろ火で焙って干してもよい）1個
>
> 上記1味を細かく挽いて猪胆汁と混ぜ合わせて桐子大の丸にし，朱砂をまぶし毎服2銭を白湯で1日2回服用する。

按：本方は熊胆で丸にするとさらによい。内地では新鮮な熊胆を入手するのは難しく，乾燥熊胆は本物か否かを判断しにくいので，猪胆汁を用いるほうが穏当である。

西洋医学では瞳孔散大治療にピロカルピンを使用し，点眼すると瞬時に縮瞳する。しかし1昼夜たてば収縮した瞳孔はまた散大する。毎日1回点眼して10日以上続けると自然に散大しなくなる。

按：ピロカルピンは，一名ポルカピンともピカピンともいう。原材料はブラジル原産のミカン科ヤボランジの葉である。塩酸で精製すると白色中性の結晶が得られ，塩酸ピロカルピンといい，効能が最も優れ，平滑筋を収縮し，瞳孔を縮小させ唾液分泌を増し，身体に蓄積した水分を泄瀉排除して小便から出す。耳鼻科では，鼓室や迷路内の滲出物に対して使用し聴覚の改善をもたらす。眼科では瞳孔を縮小するだけでなく，抗炎症作用がある。しかし，劇薬なので大量に用いてはならない。内服には1回の極量が 0.02 g，1日の極量が 0.05 g である（温水に溶いて服用）。点眼薬として外用する場合は 100 倍の蒸留水か，50 倍の蒸留水（これが許容最高濃度である）に溶いて用いる。

> 【附方】護眉神応散(ごびしんおうさん)
>
> 　一切の眼疾を治す。気蒙・火蒙・内螺・雲翳あるいは瞳人反背〔斜視〕して10年以内のものはすべて効果がある。
>
> 　炉甘石（充分に煅いて童便で7回焼き入れをする）1両　珍珠（緑豆以上の大きさのものを通草中に入れて煅き，珍珠がはじけたらすぐに取り出す）2粒　血琥珀3分　真梅片2分　半両銭・5銖銭（俗に馬蹬銭）・開元銭（いずれも真っ赤に煅いて酢で7回焼き入れをする）各1個
>
> 　合わせて細末にして，乳に混ぜて1日2〜3回眉上に塗布する。

　未婚女性が年余に目を病んで医者が治療しても効かず，次第に雲翳を生じた。私が処方すると軽減するが，薬をやめるとまたぶり返した。後にこの方を得て方法どおりにつくり，数回塗るとすぐに軽減し，まだ使いきらないうちに治癒した。卓効である。この方に薄荷氷2分を加えるとさらに効くと思う。

　瞳人反背証〔斜視〕は目の神経の疾患なので最も難治である。目系統の神経の片方が伸びて片方が縮めば目の光線が必ず歪むので物体が正しく見えない。弛緩収縮が非常に大きければ，瞳人〔瞳孔あるいは広く眼球を指す〕がすぐに反背する。本証の治療は目系統の神経を養うことが主である。本方は金石珍貴の薬物を多用し，中に宝気を含む。宝気を含むものはいずれも筋肉を養い筋肉を腐爛させないように働く。目系統の神経は脳気筋が目につながったものである。この薬を眉の上に塗布すれば，薬中の冰片が通竅透膜し薬気を引いて脳に直達させて目の神経を養うので，目系統の神経を病むものは自然に治癒し，瞳人反背やあらゆる眼疾患も治癒する。

> 【附方】急に発症した眼病の便方。眼疾患初期の腫痛には，生姜3〜4銭に食塩をたっぷり1つまみを加えて搗き潰し，薄布でしっ

かり包んで汲み上げたばかりの井戸水を少量つけ上下の眼瞼に擦りつける。井戸水を何度も少量つけては何度も眼瞼を擦り，眼瞼が非常に熱くなるまで擦るとよい。擦り終えたら温水で眼瞼を洗う。軽いものでは1度で治癒し，重いものでも1日に2回擦れば治癒する。しかし擦る間は目をしっかり閉じて，薬汁が目の中に入らないようにする。

【附案】晋書に，盛彦の母親が失明し，自分で世話をして養い，母親が食事するときには必ず自ら食べさせた。母親の病気が長くなり，下女を雇うようになって，何度も鞭で打った。下女は恨み憤って，彦がしばらく出かけた隙をねらって，蠐螬〔コガネムシ科の昆虫の幼虫〕を取ってきて炙って飴にして母親に食べさせた。母親は美味しいと思ったが，変な食べ物だと疑ってこっそりしまい，これを彦にみせた。彦はこれを見て母親を抱いて慟哭して気絶し，また息を吹き返した。すると母親は目前が急に明るくなり以後ついに治癒した。

また，陸定圃は「私が曲江にいたころ，盲目になって軍を離れた将官がいたので，その息子に命じて蠐螬を美味にしたて，父親に気づかれないように内緒で食べさせると，10日後には視界が明るくなり自宅までとんできて謝意を述べた」という。

按：蠐螬は糞土中に生息し，形状は蚕（俗に地蚕という）のようでどこにでもいる。《本経》には「目中淫膚，青翳，白膜を主る」と記載があるので目翳を治すとわかる。内障には油で炙して服用し，外障には汁を取り点眼するとよい。

西洋医学の点眼薬は皓礬を水に溶いて使用することが多い。皓礬は硫酸亜鉛である。形状は透光性のある角柱形の結晶で，苛烈で不快な味があって，亜鉛化合物中では最も頻用される薬物である。薬性は微涼で収斂作用がありわずかに腐食作用を有する。毎回1gを120gの温水に溶いて点眼薬にすると，清火作用があり眦の糜爛を治し，長期に用いると翳を除くこともできる（皓礬2gに硼酸1gを加えて同じように水に溶

いて点眼するとさらによい)。

【前三期合編第8巻】

治咽喉方

◆ 咀華清喉丹（そかせいこうたん）

咽喉腫痛を治す。

生地黄切片1両　硼砂粉末1.5銭

生地黄1片に少量の硼砂を混ぜたものを細かく咀嚼し徐々に半日ほどで薬を服し終えるようにする。

　生地黄は滋陰清火に働き，虚熱・実熱を問わずに服用してよい。硼砂は潤肺・清熱化痰・消腫止痛に働く。2薬を併用すれば，効力が非常に大きい。しかし，必ず細かく嚼服するのは，病が上にあるのに煎湯にして一気に服用すると薬力が下趨して病が治癒しない恐れがあるからである。さらに細かく咀嚼して飲めば，薬の津液が患部を常に清潤することになる。本方は私が何度も使用し，奏効したものは数え切れない。

　咽喉証には，熱と涼，外感と内傷がある。《白喉忌表抉微》は世に評判の書で，収載された方剤と，使用すべき薬物・禁忌薬物はいずれも妥当であるが，その論法と方中に用いる薬に矛盾がある。はっきり発表を忌むとするのに，養陰清肺湯では薄荷2.5銭を用いるが，これこそ発表薬ではないか。他の方で用いる葛根・連翹も発表薬である。白喉証は本来温病の類である。人の外皮膚は肺が主り，内皮膚は三焦が主る。本証では心肺にまず蘊熱があるところに外感の邪が三焦を侵襲して心肺に内迫し，ついに心肺の熱が邪気とともに上昇するので喉に症状が現れる。三焦は白色なので，喉中が白くなる。外邪があれば当然発表すべきであ

るが，内熱があるので絶対に辛熱薬で発表してはならない。ただ薄荷・連翹は辛涼宣通に働き，大量の涼潤薬に併用すれば，散邪するのみでなく強力に清熱するので即効がある。内熱が熾盛で外感が軽微ならば，養陰清肺湯も使用できるが，薄荷は少量とすべきで2.5銭と決める必要はない。喉の腫脹が顕著ならば，煅石膏4銭を加えるというのはいささか議論の余地がある。石膏の性質は生用すれば散に煅用すれば斂に働くことは，第1巻の例言中に詳しく論じた。熾盛の火は散じれば消え，斂すれば実することも必ず知っておかねばならない。もともと石膏は生用しても極端な涼ではなく，《本経》にも「微寒」と記載されている。これを加えるのに恐れる必要はない。ここで養陰清肺湯を以下に詳しく収載して採用に備える。

【附方】養陰清肺湯（よういんせいはいとう）

地黄1両　麦門冬6銭　生白芍4銭　薄荷2.5銭　玄参8銭　牡丹皮4銭　貝母4銭　生甘草2銭

喉の腫れが顕著なら生石膏（原方では煅石膏を用いる）4銭を用いる。大便燥結なら清寧丸〔大黄・黄酒〕2銭・玄明粉2銭を加える。胸下脹悶には神麹・焦山楂子各2銭を加える。小便が少なく濃ければ木通・沢瀉各1銭と知母2銭を加える。燥渇があれば天門冬・馬兜鈴各3銭を加える。顔が赤く身熱し，舌苔が黄色ならば金銀花4銭・連翹2銭を加える。

白喉証では，時として《白喉忌表抉微》の方剤が効かずにかえって増悪することがある。かつて貴州出身の20歳の孫搏九が奉天高等師範学校在学中に白喉証に罹患したのを治した。何人もの医者の治療を受けたが，どれも《白喉忌表抉微》の諸方の加減であり，病は日ごとに増悪して医者は不治の病であると言った。その後私が診察すると，脈は細弱で数であり，粘りのある痰が非常に多く，すぐに口いっぱいに溜まっては

吐き出していた。脾腎両虚であり，腎虚気化不摂で陰火の上逆，痰水の上泛を生じ，脾土虚損でこれを制することもできず（脾土に虚がなければ，痰水上泛を制するだけでなく陰火上逆も制する），咽喉腫痛し粘涎がこのように多くなっていると判断した。六味地黄湯加白朮に少量の紫蘇子を加え，10剤を連服させると全治した。

咽喉証は熱が多いが，寒を兼有する場合があることも知らねばならない。王洪緒〔清代の医家・王惟徳，林屋山人と号し《外科証治全生集》を著す〕は「咽喉にもともと何の病もないのに急速に痛み悶するのは，虚寒であり，陰火証である。肉桂・炮姜・甘草各5分を茶碗に入れて熱湯に浸し，そのまま浸けておいて一口ずつ徐々に飲み下すとすぐに癒える。あるいは烏附子片に新鮮な蜂蜜を塗って黒くなるまで火で炙り，これを口に含みながら唾液を飲み烏附子片に甘味がなくなったら，また取り換えて同様にするとすぐに治癒する」というが，王氏の説では咽喉が急に疼悶するのはすべて寒によることになる。しかし熱によるものもあって，もともと蘊熱があって急に外感に拘束されたり，働きすぎたり，急に怒りすぎると，いずれも咽喉が急に疼悶することがある。このように臨床では，その人の性格・行動を仔細に調べさらに脈の虚実涼熱を参考にすればおのずと間違うことがない。それでも診断に自信がなく，病因が寒に似ていても熱である恐れがあれば，試しに蜜炙附子片1片を口に含ませて症状の変化を注意して観察してみるのもよい。

趙晴初〔清末の医家。《存存斎医話稿》を著す〕は「鶏卵は喉中の風を去る。私は幼児の喉風証の治療に，清軽甘涼法にやや辛薬を加えて与えたが症状は一進一退であった。その後ある人から鶏卵を針で突いて孔をあけて毎日生で1個飲めばよいと教えられ，10個飲まないうちに病は癒えて再発がなかった」という。

友人の斎自芸は「平陽の何漢卿が軍隊の移動中に喉痛を患った。医者は苦寒薬で治療したがやればやるほど悪化し，次第に舌硬になった。その後，ある人から綿実油で生鶏卵を表面が焼けて内部はやや生の状態に焼いて〔目玉焼き〕，毎日2個食べることを教えてもらい，10日もたた

ないうちに顕著に軽快した」という。

　咽喉腫痛証には，異功散で外治する方法も非常に効果的である。方法は斑蝥1銭，血竭・製乳香・製没薬・麝香・全蠍・玄参・上梅片〔冰片・竜脳香〕各1.5分を用い，斑蝥は翅足を除き糯米と混ぜて米が黄色くなるまで炒めてから糯米を除く。諸薬とともに粉末にして瓶に詰め空気に触れないように密封して貯蔵する。咽喉腫疼証があれば，薬を指でつまんでダイズ大の小塊をつくり膏薬にして結喉〔喉仏〕外側の軟かい部位に，左が腫れていれば右に，右が腫れていれば左に，左右とも腫れていれば両側に貼付する。5～6時間してから膏薬を除去すると水泡を形成しているので銀針で突いて破り内容液をきれいに拭えば腫れが退いて痛みが止まる。救急の良方である。

【前三期合編第8巻】

治牙疳方

◆ 古方馬乳飲(こほうばにゅういん)

青腿牙疳を治す。

青白馬乳を用い，朝・昼・晩搾り出しては服用すると非常に効果がある。青白馬がいなければ，雑色馬でもよい。馬乳を他から持ってくる場合は，熱湯を入れた盆中に碗を置いて温める。

本方の出典は《医宗金鑑》であり，原注には，「本証は古方書にはめったにその記載がない。ただ雍正年間に北路随営医官であった陶起鱗が『軍中では下肢が脹れて青くなる病があると上に必ず牙疳を発症しており，牙疳腐血の病があると下で必ず下肢が青く腫れる。この2者は相互に因果関係がある。病気の原因を考察すると，いずれも上は陽火炎熾，下は陰寒閉鬱があるために，陰陽上下不交になり，それぞれが寒のため熱のために凝結して本証を生じる』と述べている。それほど離れていない内地でも時にこれがあり，辺境の外地にあるというが非常に多いわけではない。ただ内地の人が辺境に移り住んだ当初はこの証に7〜8割罹患する。内地の人は，もともと辺境の厳寒な気候に耐えられず，さらに湿地に坐臥せざるを得ないので，寒湿の痰が下半身に生じて下肢が青く腫れる。病状は雲片のようで，色は茄子のように黒く，肉体は硬くこわばり歩行困難になる。また辺境は五穀が不足し，牛羊などの肉を多食するので，熱と湿が合蒸して胃中に瘀滞して毒火が上薫して牙疳を生じる。歯齦が浮腫出血し，穿腮破唇〔頬部・口唇の穿孔〕して黒く腐爛すれば

危険な状態である。ただ馬乳を服用する方法が伝えられており，これを用いるときわめて優れた数々の効果がある。〔野菜が不足する辺地でのビタミンＣ欠乏による壊血病のようである〕

按：私には本証の経験がないが，友人の毛仙閣が本証を治癒した経験がある。その方を私はまだ概略記憶している。ここで以下に記載して採用に備えたい。

　金銀花５銭　連翹３銭　菊花３銭　乳香４銭　没薬４銭　懐牛膝５銭　山査子３個　鹿角膠（細末に搗いて，２回に分けて第１煎と第２煎の湯剤で服用する）４銭

按：本方を服用して汗が出れば，すぐに癒える。しかし，方中の連翹・菊花は発汗作用がごくわずかなので，服用しても汗が出ない恐れがあり，服薬後さらにアスピリン１ｇを服用すれば必ず汗が出る。汗が出れば第２剤を服用するときは菊花を半分にする。

◆ **敷牙疳散薬方**（ふがかんさんやくほう）

　煆甘石２銭　鏡面朱砂２分　牛黄５厘　珍珠（煆く）５厘
　合わせて粉末にし，毎日３回塗布する。

牙疳敷藤黄法

己巳〔1929年〕春，上海の《幸福医学報》を読むと時賢・章成之が藤黄を誤用して，走馬牙疳〔水癌（壊疽性口内炎）〕を治癒した非常に奇異な症例を記載していた。ここにその原文を以下に記載して医界の研究に供したい。

《幸福医学報》原文：丁卯〔1928年〕３月，私は友人数人と一緒にたまたま仁溏に行って役者をみた。潘氏の４歳の子供が走馬牙疳に罹患し，ようやく３日たったところであったが，歯齦が腐食して門歯がすでに数個脱落しており，下口唇はもう潰瘍穿孔して病勢は非常に甚だしかった。「まだ助かるだろうか」と問われたので，原因を尋ねると「麻

疹の後で，じつは邪熱が胃に入って毒火猖狂の状態になり，いったん発症すると抑えられない危険な症状です」と言う。そこで白馬乳を涼飲し同時にこれで洗い続け，人中白を塗布し，大剤白虎湯を内服させればあるいは救えるかも知れないと話した。ただ病勢はすでに唇に穿孔があるほどであり，効くか否かはあえて断定しなかった。方書にもとづいて生石膏・生知母・生打寒水石・象貝母などを処方すると，そのとき同行していた老医・倪景遷君が「牛黄の粉末を潰瘍糜爛部位に塗布しても治るかもしれない」と言い，そこで互いにそれぞれ散会した。数日するとこの子は意外にも治癒したが，下唇の欠損は完全には治らなかった。そこで何を使って治療したらこれほど速く効いたのかと尋ねると，「倪先生の説にしたがって，急いで藤黄屑を買ってきてつけてやると，一度つけただけで患部がすぐに改善し，血性の分泌物が止まり，次第に痂皮を形成して剥離するまでにわずか3日でした。石膏などの内服薬もわずか3服しただけで，この子は治りました。まことにお2人の先生のお蔭で命をいただきました。云々」と言う。そこで田舎者で知識がないために牛黄を藤黄と聞き違えたのだと知った。しかしこの間違いで，意外にも重篤な危証が治癒したのである。古来薬学が始まって以来聞いた試しがないが，なぜ記録にないのだろうか？　李時珍の《本草綱目》を調べると，蔓草中に藤黄の記載はあるが，効用は非常に簡略である。趙恕軒の《本草綱目拾遺》は詳細で，「有毒であるが内服薬にしてもよい」と記載があり，《粤誌》を引用し「薬性がきわめて寒で眼疾を治し，味は酸渋で癰腫を治し，止血化毒し，金瘡〔切り傷〕を収斂し，駆虫し，ごま油・蜜蝋と合わせて熬って軟膏にして切り傷や火傷に塗布すると止痛収口し，神効がある」と記される。創傷治癒・消毒の作用も非常に多く，この薬は意外にも外科の絶妙な良薬であることがわかる。しかし世人の多くが用いることを知らないのは，李氏〔唐代の薬物・香料業者である李珣〕の《海薬本草》〔唐の本草書で外来薬物の記載が多い〕に記載された「有毒」の2字の誤りによる。そのうえ張石頑〔明清代の医学者張璐，《本経逢原》を著す〕が「齲歯治療にこれを点けるとすぐに脱落す

るが，これは毒で損骨傷腎したせいである」とこじつけたので，蛇蝎を上回るほどに恐れられるが，じつは石頑は信用できないことに気づいていない。現代の画家は普通に口に入れ〔藤黄は東南アジア地方に生えるオトギリソウ科の常緑高木から取る樹脂からとれる黄色顔料で，絵の具に用いる〕，花青〔アントシアン，紫蘇の葉などに含まれる植物色素〕を併用すれば解毒になるというが，私はやはり理想的な話であると思う。薬性が寒というからには，毒であるはずがない。これを知れば，牙疳を治癒するのはまさに寒涼作用である。さらに味が酸渋で止血・止痛・創口閉鎖・駆虫に働くことは，いずれも牙疳治療には適切な展開である。

　按：走馬牙疳の原因には内傷と外感の違いがある。内傷によるものは軽症で進行が緩徐であり，外感によるものは重篤で進行が急である。この症例では幼児が麻疹後に発症しており，胃中に蘊有していた瘟毒が上攻したために3日間でこのように糜爛潰瘍になったのである。幸いに石膏・寒水石を内服して藤黄を外用し内外夾攻し，いずれも納得できることなので容易に毒が消えて，結痂も3日でできた。牙疳初期であれば，内服薬で内蘊する毒熱を消すだけで外用薬がなくても治癒する。かつて天津の竹遠裏に住む于氏の6～7歳の幼児は身体に麻疹が出て10日間外熱が退かず，歯齦がわずかに潰瘍糜爛してきた。家族は甚だしくおびえて，おそらく走馬牙疳になると，私に至急往診を依頼してきた。脈は有力微弦で，毒熱が実しているが病が長引き気分が傷れているのを知った。大便を聞くと3日間出ていない。そこで大剤白虎加人参湯を投与し，方中の石膏を3両，野党参を4銭にし，さらに疹毒を托して外出するために連翹数銭を加え，茶碗3杯に煎じて3回に分けて温飲させた。さらに羚羊角1銭を大茶碗1杯に煎じて数回に分けて茶として服用させると，1剤を飲み終えると熱が退いて病は癒え，歯齦の糜爛潰瘍部位も自然に治癒した。

　　　　　　　　　　　　　　　　　　　　　【前三期合編第8巻】

治瘡科方

◆ **消瘰丸**（しょうるいがん）

瘰癧を治す。

牡蛎（煅く）10両　生黄耆4両　三稜2両　莪朮2両　朱血竭（けっけつ）1両　生乳香1両　生没薬1両　竜胆草2両　玄参3両　浙貝母2両

以上の10味を合わせて細末にし，桐子大の蜜丸にして毎回3銭を服用する。洗浄後糸状に切った海帯〔昆布〕5銭を煎じた湯で1日2回服用する。

瘰癧証は少年婦女に多く，慢性化して月経不順を生じたり，甚だしければ労療になることがある。本証は肝胆の火が上昇して痰涎と凝結したものである。初期には少陽部位，項側や缺盆〔足陽明胃経の穴〕に多く，慢性化すると次第に陽明部位に生じる。盛り上がった単結節を瘰，数個の結節が癒合したものを癧という。身体が強壮であれば調治は容易である。かつて治療した少年は，項部に茄子大の瘰癧が1つでき，上は耳に下は缺盆につながっていた。医者に治療を頼むと，「服薬が百剤は要るが，治癒する保証はない」と言われた。しかし，家は他人の田を耕作する貧しい小作人で，それほど多くの薬を買う金がないばかりか服用する暇もなかった。しかし男は非常に強壮で食欲も旺盛だったので1日3回の食事の際に飯湯〔中国では米を茹でてから蒸して食べるやり方があるが，この茹で汁をいう〕で煅牡蛎細末7～8銭を服用させると1カ

月で跡形もなくなった。また缺盆に小橘〔直径5cm以下で皮の薄いミカン類を橘，それより大きなものを柑という〕大の瘰癧ができた女性を治療した。その人も非常に強壮で他に病もなかったので，海帯湯〔昆布のスープ〕を毎日飲ませるようにし，半月で海帯2斤を服用させると癒えた。身体が虚弱なものに牡蛎・海帯を煮た湯だけを飲ませていると次第に脾胃が傷れる。これは寒鹹の性質が脾胃によくないからである。本方では消痰軟堅に働く大量の牡蛎・海帯〔昆布〕が瘰癧の主薬であるが，脾胃が弱いと長期服用で害されるので黄耆・三稜・莪朮で開胃健脾（これら3薬の併用が開胃健脾に働くことは第1巻十全育真湯に詳しい）し，脾胃を強壮にして薬力を運化して患部に至らせる。さらに本証の根本は肝胆にあるが，三稜・莪朮はよく肝胆の鬱を理す。本証の瘰癧は鉄石のように堅いが三稜・莪朮はきわめて堅い結を開く。さらに血竭・乳香・没薬で佐けて通気活血すれば，少しも気血は滞ることがないので瘰癧は容易に消散する。少陽の火が熾盛になる恐れがあれば竜胆草を加えて肝胆に直入させて瀉火し，玄参・貝母で肺金を清粛にして鎮静する。さらに貝母は鬱結を療して痰涎を利し，同時に悪瘡を主る。玄参の性質は《名医別録》〔梁代・陶弘景の著〕に「散頸下核」，《開宝本草》〔宋代に編纂された本草書〕に「主鼠瘻」と記される。このように，玄参・貝母はいずれも消瘰癧に働くことがわかる。親戚の姪が本証を患って数年治癒しなかったが，本方1料を服用し尽くすと癒えた。

　按：方書に牡蛎は左顧がよいとあるが，左顧右顧の区別は非常に難しい。牡蛎は結集した海中の水気が無数に結合し，俯けや仰向けに積み重なって山をなすので，古人はこれを蠔山〔蠔は牡蛎の別称〕という。俯せで生長すると背面凸になり俯せに置いて頭部が左に向くのが左顧，仰向きに生長すると背面凹になり仰向けに置いて頭部が左を向くのが右顧である。俯きか仰向きかをまず区別しなければ，右顧か左顧かを区別できない。しかし，左側の瘰癧には左顧がよいが，右側の瘰癧には必ずしも左顧が右顧に勝るわけではない。

　血竭は色赤く味辛である。赤で血分に入り，辛で気分に入り，通気活

血の効能は乳香・没薬に比べてはるかに捷足である。諸家の本草書がこれまで血竭の辣味に言及しておらず，血分に入ることしか述べていないのは，いずれも詳細に臨床研究していないためである。血竭には偽者が非常に多い。粉末にする前は微かに紫黒色を帯びた乾血のような色であり，粉末にすると鶏血のような紅色になり，さらに沸騰水に入れると溶けるが，まもなく底に沈んで凝結塊をなすのが真血竭である。

◆ 消瘰膏（しょうるいこう）

瘰癧を除く。

生半夏1両　生穿山甲3銭　生甘遂1銭　生馬銭子（切り刻む）4銭　皂角3銭　朱血竭2銭

上記薬のはじめの5味を香油〔ごま油〕でカラカラに炒め渣を除き，黄丹〔鉛丹，四三酸化鉛で有毒〕を加えて膏にし，火加減をみながら，微細粉にした血竭を膏中に混ぜて溶かし，かき混ぜてから瘡の大小によって伸ばして広げ膏薬をつくる。使用する際には膏薬を1枚貼るごとに麝香を少々加える。

5歳になる友人の娘は項に数個の瘰癧を生じたが，まだ幼くて薬を飲まないため消瘰膏を貼付するとすっかり癒えた。

膏薬中に黄丹を用いる場合は，必ず火炒してから熬膏〔薬を煮詰めて膏薬にすること〕しなければ，粘着力が強力にならない。麝香をはじめから膏薬中に入れないのは，麝香は火を忌むからである。

◆ 化腐生肌散（かふせいきさん）

すでに潰瘍糜爛した瘰癧治療には，これを塗る。他の破れた後の瘡にも使用できる。

炉甘石（煅く）6銭　乳香3銭　没薬3銭　雄黄2銭　硼砂3銭

硼砂2分　冰片3分

　　合わせて粉末にし，瓶中に密閉保存する。1日に3～4回患部に塗ると肉芽を生じる。平生傷口が塞ぎにくいものは，煅いて粉末にした珍珠1分を混ぜる。煅く方法は護眉神応散〔治眼科方の羊肝猪胆丸に附方として記載〕の項に詳しい。

　西洋医学では防腐生肌薬の筆頭はヨードホルムであり，10倍ないし20倍の脂肪油に混ぜて1日2～3回瘡に塗るか，あるいは薬綿で瘡孔を塞ぐと非常に効果がある。

　さらに皮膚の瘡瘍毒痤火毒治療にはヨードチンキを多用し，2～3回塗ればすぐに治まる。ヨードチンキは等分のヨウ素とヨウ化カリウムを25倍のエチルアルコールに溶かしたものである。

　ヨードホルムは黄碘ともいい光沢を有する黄色い小さな葉状あるいは板状の結晶で，焦げたような臭気があり防腐生肌の要品である。これはヨードから生成され，ヨードはヨウ素である。ヨードは昆布・海帯〔中国では昆布は漢方薬名であり，食品としては昆布といわずに海帯という〕・海藻などの海草中に含まれる。ヨウ素は灰黒色のひし形の小板状あるいは葉状の乾燥結晶で，金属のような光沢があり特異な臭気を放つ。物質を変化させる性質があり，皮膚につけると塗布した部位が褐色に変わり，2～3日後には痂皮化して剥落するので皮膚消毒剤になる。

　沃剤はヨウ化カリウム，ヨードカリのことである。海水中に含まれ，海洋動植物あるいは鉱泉中に存在する。人工合成するには水酸化カリウム液にヨウ素を溶解し，生成したヨウ化物を木炭で還元すると特有な辛鹹味のある白色乾燥した骰形の結晶を得る。効用はヨウ素に近いがヨウ素が有する腐食性がないので，ヨウ素と同様に用いてよい。

◆ 内托生肌散（ないたくせいきさん）

　癧癧・瘡瘍が破れ，気血虧損のために化膿生肌できなかったり，

瘡が数年癒えず表面の瘡口が非常に小さいにもかかわらず内部の潰瘍糜爛が非常に大きく他の部位にも数珠つなぎに広がって外用薬を塗れないものを治す。

　生黄耆4両　甘草2両　生乳香1.5両　生没薬1.5両　生白芍2両　天花粉3両　丹参1.5両

　以上7味を合わせて細末にし，1日3回3銭ずつ白湯で服用する。散剤を湯剤にして服用する場合は，天花粉を4.8両にして1剤を8等分して煎服すると，散剤と比べて生肌〔傷の修復〕がきわめて早い。

　従来の外科治療では，瘡瘍の口が開いたあと化膿生肌しなければ八珍湯を用いず，十全大補湯を使用した。これらは素体陽虚なら服用してもよいが，素体陽虚でなかったり虚熱を兼有するものは，数剤連服すると満悶煩熱して食欲が急に減退することがあるのを知らないのだろうか？
　人の後天は水穀から気血を生じ，気血から肌肉を生じるのが自然の摂理である。したがって瘡瘍治療で肌肉を早く修復したいのに食欲を急減させるのは，樹木を茂らせようとしているのにその根を切るようなものである。瘡家が陰証でも，辛熱の薬を用いてもよい。陰証治療第一の妙方である林屋山人〔清代の医家・王惟徳，著書に《外科証治全生集》がある〕の陽和湯〔熟地黄1両・白芥子2銭・鹿角膠3銭・姜炭5分・麻黄5分・肉桂1銭・生甘草1銭〕は大量の熟地黄1両で真陰を大滋し熱薬が偏勝にならないようにしているので，10数剤連服しても弊害を生じる恐れはない。本方では大量の黄耆で補気して肌肉を生じさせるが，補気しても滞らないように丹参で開通し，補気しても化熱しないように天花粉・白芍で涼潤し，さらに乳香・没薬・甘草で化腐解毒して黄耆が生肌に働くのを助けている。さらに甘草・白芍を併用すると甘苦化合して味は人参と同じになり，気血を双補するので生肌の効能はさらにすみやかになる。散剤を湯剤に変える場合に必ず天花粉を増量するのは，黄耆は煎じると熱性が増し，天花粉は煎じると涼性が減少するので増量しなければ涼熱の均衡が保てないからである。黄耆は必ず生を使用する。

これは生用すると補中に宣通の力を有するが，炙用すると専ら温補に働いて瘡家には不適であるからである。

　林屋山人は《外科証治全生集》で黄耆・甘草のいずれも炙用することを禁じている。書中に王姓の息子の妻を治療した治験がある。頸に数個の瘰癧，両腋に3個の悪核を生じ，さらに大腿に毒が入った。当初腫脹疼痛はなかったが100余日の間に次第に一斗ますほどの大きさになり，石のように硬く表面に青筋が現れ引っ張られるように痛んだ。治療をした数人はみな瘤であると言ったが，私は「瘤ならば軟らかいはずで，石のように硬い瘤などあり得ない。これは石疽である」と言った。「治療できるのか」と聞くので，「初期ならすべて除去できるが，慢性化して腫大し表面に青筋を生じていると，触って変化がないようでもその根部にすでに膿を形成している。ちょっとひっぱってみて痛がるようなら膿がある証拠である。表面の青筋から内部に黄漿があることがわかる。表面が岩のように凸凹していれば不治である。紅筋があれば内部で血海と通じているので不治である。斑点が出ていれば自潰している証拠で，潰れるとすぐに出血して3日以内に死亡する。今は患部に青筋が出ており，治療して軟らかくなれば半ば効いており，自潰して濃厚な膿が出ると効果を期待できる」と答えた。そこで鮮商陸を搗いて外用し，陽和湯を内服させると10日で叩打痛が止まり，13剤で内部と表面が痒くなり，16剤で先が軟らかくなり，18剤で根部まですべて軟化して頸項部の瘰癧と両腋の悪核はすべて消失した。残った石疽は尖端が盛り上がって内部の膿が垂れ落ちそうであったので，人参1銭を服用させ，病巣が筋絡なのでまず銀針で穿刺してから刀で口を開いて瘡孔にコヨリを差し込んでおいた。翌日1斗ほどの液が2回流出したので，人参を除いて生黄耆を倍量にした大量の滋補托裏の剤を10剤連服させると癒えたようであった。たまたま親戚に外科医がいて炙黄耆・炙甘草に換えたところ，3日も服用しないうちに周囲がむくんで内部が痛んだ。再び私に治療を依頼してきたので，前方に照らし20剤を服用させ陽和膏を瘡口だけ残して腫脹した患部全体に外用し，布できつく縛った。「なぜ膏薬を貼った上

に布で縛るのか」と尋ねるので，「陰疽では表皮は活きているが内側に空洞を生じ，表皮との間が深く離開していて空洞内膜が糜爛すると治癒しない。膿が空洞内部に溜まるが，空隙があっても生肌薬を入れられないので，温補滋陰活血剤を内服させ活血温暖の膏薬を外用し，さらにきつく縛って内部の膿を出やすくするとともにぴったり表皮と空洞内膜を接着させて生肌しやすくしたのである」と説明した。予想どおり縛って数日は濃厚な膿があったが，人参を加えて2カ月服用させると効果を収めた。

　20歳余りの男が，無理して物を持ち上げて腰を痛め半年しても治らなかったが，急に痛む部位に瘡が現れた。背骨の傍でやや赤く腫脹し直径7寸ほどでお碗を伏せたような形をしていた。外科医は腰痛が半年も続いてから瘡が出ていることから根が深いので難治に相違ないと判断した。さらに内外に熱をもち，食欲が低下し，舌苔が黄厚で脈が滑数なので，本証は外感実熱を兼ねると判断し，白虎加人参湯を投じると熱が退いて食欲が出た。数日するとまた虚汗が流れるように出て昼夜止まらなくなったので，竜骨（煅かない）・牡蛎（煅かない）・生白芍・生山薬各1両の方剤をつくらせると2剤で汗が止まった。ついで自製の消乳湯〔知母8銭・連翹4銭・金銀花3銭・穿山甲2銭・栝楼5銭・丹参4銭・生乳香4銭・生没薬4銭〕去栝楼加金綾重楼・三七（冲服）の類の清火・消腫・解毒薬にさらに引経薬として鹿角霜1銭程度を加えた。ただし消乳湯は知母を君薬として大量8銭使用するがここでは5～6銭用いたに過ぎない。外用として五倍子・三七・枯礬・金綾重楼・白芨を末にして周囲を囲むように塗布し，乳香・没薬・雄黄・金綾重楼・三七を末にして先端部に塗布し，どちらも酢で溶いて用いた。10日で瘡は3分の2に消退し，先端が非常に軟化したので，烏金膏（雄黄で巴豆仁を黒くなるまで炒って粉末にしたものを烏金膏という）をごま油で溶いてそこにつけると，2日で瘡が破れて若干排膿があった。そこで内托生肌散を湯剤にして投与し，自製の化腐生肌散を外用すると7～8日間で瘡口がうまく塞がって痂皮を形成して治癒し，「瘡は終始痛みがなかった。

その時々の用薬がよかったからだろう」と自分で言った。このように外科だけに詳しくても，この瘡は治せない。

　徐霊胎は瘡治療に囲薬を最も重要視する。囲薬で瘡根をしっかり拘束して毒勢の拡散を妨げて，全身の熱力から隔離して瘡に集中しないようにすれば，必然的に瘡は容易に治癒する。私がこの瘡治療に瘡根を束ねる薬を用いたのはじつは徐霊胎のやり方に倣ったのである。

◆ 洗髄丹（せんずいたん）

　梅毒が全身に蔓延し，上は頭頂，下はつま先に至り骨髄まで深入するものを治す。病初期・陳旧期・軽症・重症を問わずいずれも卓効があり，3～4日間で瘡が痂皮化して脱落する。

　浄軽粉2銭（炒して光沢が3分の2に減弱したら粉末にする。炒して毒性をやや弱めるためであるが，過度に炒すと効力がなくなるので大きな塊を用いて中等度の火加減にして浄軽粉をつくる）
　浄紅紛1銭（粉末にする。黒紫がかった塊を用いないと効果がない）　露蜂房　手拳大1個（大きなものなら半分，小さければ2個。半黒半黄色になるまで炮じて粉末にする。炮じるときは鍋に押さえつけるようにする）　核桃10個（皮を取って搗き砕き，半分黒くなるまで炮じて粉末にする。紙を数枚重ねて包んで圧迫して油を除く。丸剤にする場合は油が多いとよくない）

　上記の諸薬を熟大棗の果肉で大豆大の丸薬をつくり，晒し干しにして3回に分けて服用する。早朝空腹時に白湯で服用し，午後まで飲食をしない。半月は生臭いものを食べない。服用後は柳の棒を口にくわえて痰が出ればすぐに吐き出すようにし，大量に痰を吐けば吐くほどよい。睡眠時も柳の棒を口にくわえてその両端を紐で縛り後頭部で結んで睡眠中に落とさないようにする。さらに柳の棒は頻繁に交換し，薬を服用し終わっても痰を吐かなくなるまで必ず口にくわえさせておく。薬を1日1回服用して悪心が非常に激しけれ

ば，隔日に1回でもよい。薬は自分で製剤すべきであり，軽粉〔甘汞，塩化第一水銀〕・紅紛を正確に秤量する。秤は決められた標準秤を用い，軽粉は秤量後さらに炒す。

　本方については服用すると子供ができなくなると疑うものがあるが，そうではない。軽粉は毒性があるが煅くと毒性が急減し，紅紛の薬性は軽粉に近いが1銭用いるのみであり，さらに3日に分けて服用させ，甘緩の大棗で解毒し大量10個の核桃仁で腎経を峻補して薬毒を防ぐように適切に配合しているので，服用しても有益無害である。この方は何度も使用してきたが，服用後に数え切れないほど男女児を出産している。

　楊梅〔梅毒〕毒はまず精室を侵襲するが，その部位は大腸の前で膀胱の後ろにあたり，2枚の脂膜に挟まれている。男子では精室，女子では血室であり，男は精子がつくられ女は胎盤がやどる部位である。ここは下焦と脂膜でつながるので，毒はすぐに下焦から中焦・上焦に蔓延して全身に外達する。さらに下焦の脂膜は腸につながるので，毒は下焦から腸に入る。中焦の脂膜は脾に絡して胃につながるので，毒は中焦脂膜から脾に入って胃に達し，あるいは胃とつながった部位から胃に直達する。毒が腸胃にあれば降薬で下せるが全身に散漫していると下せない。さらに精室は腎に通じ，腎は骨を主るので，毒が腎から骨に入るといよいよ下せない。ただ軽粉は水銀と明礬石を昇煉して生成し，紅紛も水銀と明礬石・硝石を昇煉して生成する。質が重墜なので深入し，昇煉して生成するので飛揚〔高く上がる〕できる。したがって内は骨髄に透徹し，中は臓腑に通じ，外は皮膚に達して全身の毒を制し，陽明経絡の道を借りて歯齦から出す（上顎歯齦は足陽明に，下顎歯齦は手陽明に属する）。露蜂は蜂が採取した障子紙や腐木と蜂の口中の毒液が混じっているので，体内の毒を引いて口歯に透出し，さらに毒を以て毒を制する妙用があり，軽粉・紅紛の佐使薬になる。毒の唾液が多量に出れば出るほど，内毒がすみやかに消退する。核桃は果実のなかでも最大級の種である。果実の核〔種〕は人の骨のようなものであり，骨を骸骨というが核も骸も旁

は亥である。核桃は種が大きいが，その仁も潤いがあり脂肪分が豊富で，補骨益髄に働く。さらに疥癬の毒を解毒することから他の瘡毒を解毒することもわかる。薬中に加えれば補正に逐邪を兼ね，骨髄に深入した毒でも難なく除くことができる。大棗で丸をつくるのは，甘緩の性質で軽粉・紅粉の毒性を緩和し，腸胃を補助して薬毒に傷害されないようにするためである。

　服薬後には歯齦が必ず腫脹し，時には糜爛するが，毒がここから流出するためである。内毒が除去されれば，外証もそのまま治癒するが，甘草・硼砂・金銀花を煮出した水で口を漱いでもよい。

　露蜂房には3種類がある。黄色の大蜂の巣は，蜂の巣が上下数層になっていることが多く毒が強すぎるので不適である。かつて歯痛にこれを煎じた水で口を漱いだものをみたが，歯齦がすぐに潰瘍糜爛をおこし10数本歯が抜けてしまった。黄色い小蜂の巣は非常に小さく，房孔の大きさは緑豆ほどで大毒はないが効力が弱いのでやはり不適である。黄色と赤の混じった1寸近くの蜂は，よく人家の中に巣を積み上げ俗に馬蜂〔スズメバチ〕と呼ばれ，この巣が薬には最適である。しかしその蜂の巣が樹上にあることは非常に少なく，樹上の露蜂房がなければ，屋内の巣でも構わないがやや増量するほうがよい。

【前三期合編第8巻】

雑録

◆ 硫黄を服す法

葛稚川〔東晋の医学家・神仙家である葛洪〕の《肘後方》〔肘後備急方〕をみると，はじめに収載される扁鵲の玉壺丹は，硫黄1味を9回変化させてつくられ，あらゆる陽分衰憊の病を治す。しかしその変化させるための必需品が非常に手に入れにくく，現在では服用するものは少ない。私は臨床経験からうまく製造した熟硫黄よりも生硫黄をそのまま使用するほうが勝ると感じた。硫黄は熱処理すると効力が減じ，少量では無効で，大量に使用すると燥渇の弊害が現れるが，少量の生硫黄を服用すれば有効であるうえに他に弊害がない。10数年間で生硫黄を用いて治癒させた沈寒錮冷の病は数え切れない。硫黄はもともと無毒であるが，毒であるのは熱を指し，少量服用して熱感がないようなら人には少しの害もない。熱処理しなければ服用できるし常用することもできる。さらに古来硫黄を論じる場合，必ず効能は桂皮・附子に勝るとするが，生をそのまま使用するのは私の創見である。実際自分で徐々に試してその効能が卓越し，しかもきわめて穏当であることを確信したので，あえて治療に使用した。今，邑中で生硫黄を服用する数百人は，全員食欲が増し，身体強健になっているが，すべて私の指導でおこなった。生硫黄の治験症例のいくつかを以下に記載する。

3歳で乳母をなくした幼児は，しばしば滑瀉して米穀を消化できず異常に瘦せ衰えていた。緑豆大の生硫黄を2粒嚼服させるとその日のうちに滑瀉が癒えてさらに数日服用させると食欲が増して肌肉も丈夫になっ

た。その後数カ月服用させると厳冬期でも外で遊び戯れ，顔に赤味がさして寒がらなくなった。

　60歳近い老人が水腫証にかかり，小便不利し全身がむくみ脈は甚だしく沈細で，「もともと疝気があって下焦が冷えることが多い」と自分で言った。私は「下焦の冷えを除きたければ硫黄を服用する以外になく，硫黄は利水に働くので火不勝水で水腫を生じる証には最適である」と言い，苓桂朮甘湯加野台参3銭・威霊仙1銭を処方して煎服させさらに再煎して1日2回服用するようにして，そのたびに生硫黄末2分を飲ませた。10日後小便が大量に出てむくみは3分の2になったが，下焦の冷えは変わらないので湯剤を中止して硫黄単独にして徐々に増量し，1カ月で生硫黄を合計4両服用させると全身のむくみがすっかり消えて下焦も温かくなった。

　18〜19歳の男は常々涎沫を嘔吐し，甚だしいときには食べ物を吐いた。脈は非常に遅濡であったが，大熱の剤を投与してもまったく熱感がなく，長期に服用させても効かなかった。大豆大の生硫黄を嚼服させ徐々に増量して，服用後まもなくわずかに温かい感じがするのを適量とし，以後1日2回2銭ずつ服用させるとようやく温まる感じがし，生硫黄を合計4斤服用するとようやく病は全治した。

　1歳数カ月の幼児が乳を消化できず吐瀉を繰り返し，常に泣き続け，日ごとに痩せて弱った。泣くときは眉に皺を寄せて腹痛があるような感じであった。生硫黄末3厘ほどを乳と一緒に数回飲ませると治癒した。

　40歳ほどの男は，寒邪を下肢に受けて歩けなくなった。温補宣通を投与して癒えた後に，豚の頭（豚頭は鹹寒であり，豚肉とは異なる）を食べたために激しく再発し，刀で刺されるような痛みを生じた。前回の薬を再び服用させたが効果がなく，毎食前に玉秫〔玉米，玉蜀黍ともいう。トウモロコシである〕の粒大の生硫黄を嚼服させ，服用後すぐに飯を食べて押し込むようにさせた。少しずつ増やし毎服1銭ほど服用させて合計生硫黄2斤を服用させるとその証はようやく癒えた。

　61歳の老人はしきりに痰を咳吐し，同時に喘逆発作もあった。だれ

もが労疾なので治法はないと考えていたが，診察すると脈が非常に遅く3至に足りないので，寒飲による病であると知った。私が創製した理飲湯（白朮4銭・乾姜5銭・桂枝尖2銭・炙甘草2銭・茯苓片2銭・生白芍2銭・橘紅1.5銭・厚朴1.5銭）加人参・附子各4銭を投与すると喘と咳はいずれも軽減したが，相変わらず脈は遅である。この脈象は，草木薬では挽回できないと考え，生硫黄少量を与え温かく感じるまで徐々に増量し，2カ月で生硫黄を1斤余り服用させると，喘・咳ともに癒えて脈も回復した。

　50歳の婦人は，上焦に陽分虚損があり寒飲が留滞して嗽を生じ，心中怔忡し飲食減少して，両下肢が冷え，すでに2年間寝たきりであった。医者はその咳嗽・怔忡をみて，まだ陰分虚損と判断しさらに熟地黄・阿膠などの滞泥薬を使ったので服用後にますます症状が増悪した。その後，私が診察すると脈は非常に弦細で4至に足りないので，私が創製した理飲湯加附子3銭を投与すると7〜8日で咳嗽が軽減し飲食もやや増したが，やはり身体に温かい感じがないので数年の宿痾であり半年程度はがんばらないと治癒しないと知った。毎日2回の食事の前に生硫黄3分を服用させて反応をみながら増量させると，服用後数カ月で病はすっかり癒えた。

　按：古方中の硫黄はすべて石硫黄を用い，現在の硫黄はすべて石から産出する。色は明るい黄色で，粒が非常に大きく，さらに臭気がなければ，服用に堪える。さらに硫黄は燃焼するとひどい臭気があるが，噛み砕いても何の味もない。病位の上下を問わずいずれも食前に嚼服させ，服用後すぐに飯で押し込むとよい。嚼服できないものは，末にして白湯で服用してもよい。効力は長いので，1日に1回服用すれば，熱は昼夜尽きることがない。

◆ 解砒石毒兼解洋火毒方

〔砒素中毒および燐中毒，昔は洋火〔マッチ〕に黄燐を用いたために中毒があったが，現在は赤燐を使用するのでマッチによる中毒はない〕

これらの中毒初期には，胃上脘にあるので生石膏1両・生白礬5銭を合わせて細かく挽いてまず7個分の鶏子清〔卵白〕で半分を溶いて服用させてすぐに吐かせる。吐かなかったり吐いた量が多くなければ，残りの半分を7個分の生鶏子清で溶いて服用させれば必ず吐く。吐いた後に余熱があれば，生石膏細末4両を大碗2杯に煎じて，碗を氷水か，汲んだばかりの井戸水につけてすぐに冷やしてから，熱感が消えるまで数回に分けて飲ませる。毒がすでに中脘に至れば，必ずしも吐薬を用いずに生石膏細末2～3両だけを前述のように鶏子清に混ぜて服用させてもよい。熱感の軽重に応じて2回ないし3～4回で服用し尽くしてもよく，毒が解すれば全部服用しなくてもよい。さらに熱が7～8割消退したら石膏末を再服すべきではなく，前出のように煮出した生石膏湯で余熱を消退させる。毒がすでに下脘に至れば，急いでこれを下行させて大便から出すべきである。生石膏細末2両・芒硝1両を前出のように鶏子清に溶いて服用させる。毒が甚だしければ1回で服用し，服用後に余熱があれば前出の生石膏湯を飲ませる。この方は前後に違いがあるが，石膏が主薬であり石は石で治し，涼石で熱石を治す。私は本方で多くの人を救命しており，重態でも思い切って使用すれば挽回も可能である。

◆ 夢遺を治す運気法

　「心病は医し難し」という言葉がある。少年の夢遺の病はいわゆる心病である。したがって本病の治療では用薬がすこぶる効きにくい。かつて方書にこの病を患うと百薬不効と記載があるが，ある僧は尾閭（背骨が尽きるところ〔尾底骨の先端あたり〕）から大便を我慢するときのように気を引き締め，さらに肩をそびやかし頭を縮めて力を入れ，重いものを頭上に載せると病はすぐに癒えると教えている。

　按：人の脳髄神経は脊椎を下行して夢遺の患いをもたらす。僧が述べたことは，道家の逆転河車の技を彷彿とさせるもので有効である。しかし，この僧はただあらましを述べただけであり，さらに呼吸の外気を利用して内気の昇降を運行させれば，その法は完全になり本証治療にとく

に効果がある。この方法を行いたければ収視返聴・一志凝神〔視ざる聴かざるの状態で精神統一する〕して吸気を下行させ根に帰さしめる。吸気が下行してきたときに意念で真気を黙運し，尾閭を過ぎると反転させて脊椎を挟んで上循させ脳に貫通させる。そこで少し停止させ，呼気を利用して意念でこの気を丹田に下達させる。真気の昇降は呼吸の外気の助けを借りるが，じつは呼吸による外気の昇降とは息々として方向が逆であり《丹経》にいう異風倒吹である。このように呼吸の循環のように督脈任脈を流通させ，その気化を結合させると夢遺は自然になくなる。

問い：《道書真詮》では督任を通じる方法は，「黙々凝神〔精神統一〕，常照気穴」（《丹経》は「凝神して気穴に入る」という）である。元気が充満すればおのずと督脈が衝開して脊を循り上行して脳に至り，再び反転下行して任脈と相通じる。これによると内煉に精勤して督任の脈が自然に通じるのを待つべきで，強引に通じさせようとはしていない。ここで述べたような督任を通じる方法で，果たして本当に督任が通じるだろうか？　督任が真に通じなければ，なぜ小周天というのか？　**答え**：道家には気で督任を通じる方法があり，意で督任を通じる方法がある。気で督任を通じるのは，純粋に先天による内煉技術で後天の事象にはまったく関わりがない。長期にわたり少しずつの積み重ねで，元気が充足すると勃然と動き出して督脈を衝開し任脈を通じる。水到渠成〔水がくれば溝はできる〕の妙があるのは貴君が述べたとおりである。こうした金丹の基礎〔気が督任を通じるとする理論的基礎〕はあるが行うのは容易ではない。意で督任を通じる方法は私が上述したことである。これは欲心を完全に除けずに夢遺の病になる道家の修行者のために，意で督任を通じる方法を設けたのである。これを遵守して行えば，清心寡欲になり秘気蔵真できる。これは後天の行動技術であり，これで道規を修めるには不足であるが，これで病を治すには充分である。また小周天というのは，魅力のある名前で信仰心にうったえて，熱心に修行させるためである。

問い：意で督任を通じる方法は，必ず呼吸の気の昇降を利用するが，気で督任を通じる場合も呼吸の気を利用するのか？　**答え**：あなたの質

問は，道家の秘中の秘であり，各々の丹書いずれにも記述がないのは，特定の人物以外にはあえて伝承しないからである。私は門外漢なので詳細な道を説くことはできないが，あらましを答えることはできる。はじめは元気が督脈を通じるのである。通常は予想もしていないときに，気がいきなり虚危に起き，尾閭を過ぎて脊を挟んで浸透し督を循って脳を貫くが，このときは呼吸の力を必要とせず呼吸を利用する暇もない。これが蓄積し長期に及び，この気が10数回発動しても自然に任脈に通じることができずに，反転して下行する勢いが極に達するので，機が熟したことがわかるまで，黙々と静かに待つ。そこでさらに気の発動があれば，すぐに呼吸の気で助けてやるとたちどころに天心の主宰が定まるので，異風倒吹を利用して黙運法輪すれば，気はおのずと督脈から任脈に達する。しかしこれは元気に随って自然に発動する機序を黙々と輔佐するのであり強制的なやり方ではない。志をもつ諸氏はこのあらましから深く研究すれば，おのずとその真髄を得るだろう。

　夢遺の証を薬餌で治したければ，就寝直前に濃煎した竜骨牡蛎湯で抱水三物丸〔臭化カリウム2g・臭化アンモニウム2g・抱水クロラール1g・炒熟小麦粉10gで丸薬をつくる〕20丸を服用すると非常に効果的で1カ月服用すると根治する。

【前三期合編第8巻】

第2章
医説・医話

第五期第3巻

　この巻は人の脳および臓腑の病を論じており，内傷が多いが，外感にも論及する。要点はすべて《霊枢》《素問》の精微にもとづいて中西の法を深く究明し，さらに数十年の臨床経験を加えている。したがって病を論じた箇所では旧説とは異なるところが多い。

◆ 脳充血の原因および治法を論ず

　脳充血とは西洋医学の疾患概念であるが，浅薄な人は中医師がこの疾患を知らないと常々謗る。そうした人は平生《内経》を見たことがないのであろう。《内経》調経論に「血これ気と，並び上に走れば，則ち大厥を為し，厥すれば則ち暴かに死す。気反れば則ち生き，反らざるは則ち死す」云々と記載があり，これは西洋医学でいう脳充血の証ではないのか？　違いは，西洋医学では充血というだけであるが，《内経》では「血これ気と，並び上に走る」といっていることである。血は必ず気に随って上昇するのは決まりきった道理であるが，西洋医学ではすべて解剖をもとに病を論じるので，脳中に充満する血だけをみて病因を深く追求する助けにすることを知らず，単に脳充血と名付けるのである。《内経》の「気反れば則ち生き，気反らざれば則ち死す」は，この証には幸いに転機があり，気の上行が極まってまた反転下行すれば脳中に充満した血もこれに随って下行するので生きるが，気が上行して反らずに昇る一方になれば，血もこれに随って充満する一方になって，脳中の血管は破裂にいたって死ぬことを述べる。また《内経》厥論に「巨陽の厥は，則ち首を腫らし頭重く，足は行く能はず，発し眴（眩）仆を為

す」「陽明の厥は……，面赤くして熱し，妄言して妄見す」「少陽の厥は，則ち暴かに聾し，頬腫れて熱す」とあるが，これらの現象はすべて脳充血証である。秦越人〔扁鵲〕が虢太子の尸厥(かくたいし しけつ)を治療し，「上に絶陽の絡あり，下に破陰の紐あり」といったのも，脳充血証である。ただし古人の記載は簡潔で，詳しく病因を考究するだけで，治法を仔細に論じていない。しかし，病因がはっきりすれば治法を自製するのは難しくはない。私は平生から数多く本証を治療してきたが，治癒したものは大抵，軽症の脳充血で血管破裂には至っていない。以下に数例をあげて治療の参考に供したい。

　奉天で治療した50歳近い高等検察庁科員は，境遇が不運なうえに書類の処理に苦労し，徐々に頭痛を覚えるようになった。日ごとに激しくなり薬を服用しても効かないので，ついに西洋医の病院で10日治療したが，頭痛は軽減せず逆に目まで痛くなった。さらに数日すると両目がかすんで物が見えなくなり，診察を求めて来院した。脈は左が洪長有力で，「脳が痛むと目に響き，目が痛むと脳に響いて，時に眩暈もあり，言いようがないほど耐え難い」と訴えた。脈と症状から，肝胆の火が気血を挟んで脳に上衝し，脳内の血管がその衝撃を受けて膨脹するために痛み，目は脳につながり脳内血管の膨脹が続くので目が痛んでかすみ眩暈する。そこで，「これは脳充血証である。原因をよく考えると，頭痛が眼痛の根源であり，肝胆の火が気血を挟んで上衝するのが頭痛の根源である。本証の治療は，清火・平肝し血を引いて下行すれば頭痛が癒え，眼痛・かすみ目・眩暈はおのずと容易に治癒する」と説明し，牛膝1両，生白芍・生竜骨・生牡蛎・生代赭石各6銭，玄参・川楝子各4銭，竜胆草3銭，甘草2銭を処方し，磨取鉄銹濃水で煎じ，1剤を服用させると頭と目の痛みが急に軽減し，眩暈はなくなった。方を少し加減してさらに2剤服用させると，頭痛も眼痛もすっかりなくなり，視力も以前よりはっきりしてきた。目がかすむのは外障〔視力障害をきたす表在性眼疾患〕がもともとあるので，外治の方法を同時に行うべきで，磨翳薬水〔生炉甘石1両・硼砂8銭・薄荷葉3銭・蟬退3銭〕を1瓶つくり，毎

日5〜6回点眼するとかすみは徐々に消えた。

　滄州で治療した50歳過ぎの退役軍人は，軍隊が縦横に移動していた秋に地方で宿泊所の準備をしていて，通過する部隊への応対で過労に陥り，さらに心中に抑鬱もあって頭痛を覚えるようになった。医者が風邪をひいたと考えて，発散薬を投与すると，痛みがいっそう激しくなり昼夜床を転げまわり呻吟し続けた。脈は弦長で左は特に重按有力で，やはり肝胆火盛で気血を挟んで脳に上衝していると知った。発表薬の服用で血がより上奔し，痛みが増悪したのである。処方は前方とほぼ同じであるが，湯薬を服用する前にまず鉄錆1両を煎じた水を飲ませると，まもなく安臥し呻吟しなくなった。ついで湯薬を服用させると，全身に発熱して大量に発汗した。病人の家族は薬が証に合わないのではないかと疑ったが，私は考えてふと理由を悟ったので，病人の家族に「この方と証には実際に齟齬〔食い違い〕があるが，合っていないところはごくわずかである。肝は将軍の官で，中に相火が寄寓するので，急に薬で斂し鎮め瀉しても肝の性質を従順にはできず，内鬱する熱が逆に相火を挟んで反動することがある。原方にさらに1味の薬を加えればこの弊害はなくなる」と言い，茵蔯2銭を加えた。服用後すぐに汗が出なくなり，頭痛も大いに軽減した。さらに，原方にやや加減して数剤を連服させると全治した。茵蔯は本来止汗薬ではない（後世の本草書では発汗に働くとするものもある）が，方中に加えると汗が出なくなったのは，茵蔯が青蒿の若芽であることによる。茵蔯は孟春〔陰暦1月〕に採取し，少陽に発生する気を最初に受け，肝胆とは同気相求の妙があり，薬性が涼で肝胆を瀉すというが，じつは肝胆の調和をはかり再び反動させないようにするのである。

　滄州で治療した64歳になる建築職人の棟梁は，請負で修理した家で赤字を出し，心中懊憹（おうのう）が甚だしく，10日前に頭痛があったが気にかけていなかった。ある朝起きて仕事場に行くと，急に地面に倒れて昏厥状態になりまもなく意識は戻ったが，左手足が動かず頭痛が非常に激しかった。医者が清火通絡の剤を投じ，同時に王勳臣（おうくんしん）〔清代の名医・

王清任,《医林改錯》を著す〕の補陽還五湯〔生黄耆・当帰・赤芍・地竜・川芎・桃仁・紅花〕の意味で生黄耆数銭を加えたところ,服用後脳中の痛みは錐で刺したように堪え難く,間もなく診察を求めてきた。脈は左が弦長,右は洪長で,いずれも重按すると非常に実である。心中を尋ねると「常に熱感がある」と言う。その家人は「もともと酒好きで,最近は心中懊憹のためにますます焼酎で憂さを晴らし,腹がすくと飯代わりに酒を飲んでいた」と言う。私は「本証は重症の脳充血で,左脈の弦長は懊憹から生じた熱で,右脈の洪長は長期に酒を飲んで生じた熱である。2種類の熱が一緒になり,臓腑の気血を挟んで脳に上衝したのである。脳内の血管が過度の衝撃で破裂すれば,昏厥したまま意識は戻らない。今は幸いに昏厥して間もなく意識が戻ったので,脳内の血管は破裂していないが,管内の血が血管壁から滲出しているか,血管に少し傷が入り少量出血して自然に止まったのであろう」と言った。出血が意識を司る神経部位に顕著ならば昏睡になり,運動を司る神経部位に顕著ならば痿廃になる。本証では,左半身の偏枯〔片麻痺〕であるから,脳内血管の出血で左の運動を司る神経が傷害されたのである。医者は原因を知らずに,あろうことか気虚偏枯の薬を投与したが,この証とこの脈で昇補の黄耆を受け付けるはずがない。このために服薬後に頭痛がますます激しくなったのである。そこでこれまでと同様に処方したが,右脈も洪実なので方中に生石膏1両を加え,やはり鉄錆水で煎じさせた。2剤服用すると頭痛はすっかり消失し,脈は和平になって左手足を自分で動かせるようになった。そこで当帰・代赭石・生白芍・玄参・天門冬各5銭,生黄耆・乳香・没薬各3銭,紅花1銭に改め,数剤連服させると杖をついて歩けるようになった。方中の紅花は脳内の瘀血を化すための配合である。このときには脈がすでに和平で頭痛はなく,温補の黄耆を受け付けるようになったので,方中に少量3銭を用いて正気を補助し,その力を借りて当帰・白芍・乳香・没薬を助け血脈を流通させ,さらに寒涼の玄参・天門冬を温補の黄耆で調えて薬性の寒熱を均衡させて多服できるようにした。

上記の3症例は用薬がほぼ同じで，いずれも牛膝が主薬である。牛膝は上部の血を引いて下行するので，脳充血証にはまたとない妙品である。これは私がしばしば経験して知ったので，あえて医界の諸氏に推薦する。本証の治療に用いる場合は，なかでも懐牛膝が最良である。

◆ 脳充血証は予防できること，およびその証に誤って中風と名付けた由を論ず

【附】建瓴湯（けんれいとう）

　脳充血証は《内経》でいう厥証で，また後世に中風証と誤称したことは，前に詳しく述べた。しかし，本証を論じるものは「ある日突然発症するので予防は難しい」と言い，病の発症にはすべて予兆があることを知らない。脳充血証は他証と比べて発症の予兆が最も顕著で，さらに数カ月前あるいは数年前にその予兆が現れる。今試みにその発症の予兆をここに詳しく列挙する。

（1）　脈が必ず弦硬で長であったり，寸盛尺虚であったり，常脈よりも数倍大であって，少しも緩和ではない。

（2）　頭目によく眩暈がしたり，頭がぼんやりして，健忘しやすかったり，よく痛みを覚え，耳聾目脹がある。

（3）　胃中に時として気の上逆を自覚し，飲食が痞えて下りなかったり，気が下焦から起こって上行し，しゃっくりになる。

（4）　心中がよく煩躁したり，心中が時に熱くなったり，睡眠中にさまざまな夢を見る。

（5）　舌が腫れて言葉が不自由になったり，顔面が麻痺したり，半身がしびれたようになったり，動くと足下がしっかりせず時に眩暈して倒れそうになったり，頭が重く足が軽くて足の裏に綿を踏むような感じがする。

　上記に列挙した症状が1つ2つあり，さらに脈象が当てはまれば，脳充血の兆候と判断できる。私は十数年来本証を治癒させたことが非常に多く，斟酌して建瓴湯という処方を定めた。これを服用すると脳中の血

が建瓴の水〔瓶の水を屋上から覆す意味〕のように下行して，脳充血の証はおのずと癒える。以下にこの方を詳しく記載して医界の採用に備える。

> ◆ 建瓴湯（けんれいとう）
>
> 生山薬1両　懐牛膝1両　生代赭石（細かく挽く）8銭　生竜骨（細かく搗く）6銭　生牡蛎（細かく搗く）6銭　生地黄6銭　生白芍4銭　柏子仁4銭
>
> 磨取鉄銹濃水〔磨き取った鉄錆の濃水〕でこれを煎じる。方中の代赭石は必ず片面に凸状の点々が，もう片面には凹状の点々があり，生で細かく挽いて用いてはじめて効果がある。大便軟であれば代赭石を去り，建蓮子（芯を去る）3銭を加える。畏涼〔冷え〕があれば，生地黄に代えて熟地黄を用いる。

天津で治療した東門内の友人遅華章の74歳になる母親は，たびたび眩暈があって頭の中が痛み，心中が煩躁してよく熱感があり，両腕が突っ張って脹れぼったくて動かしにくく，脈は弦硬かつ大なので，脳充血の前兆と判断して建瓴湯で治療した。数剤続けて服用すると諸症状は消失したが，脈象は以前のような大はないが，まだ弦硬であった。薬を飲むのがつらくて服用を中止すると，1カ月余りでにわかに再発した。そこで，建瓴湯加減を数剤続けると諸症状はまた癒えた。脈象はまだ和平ではないのに，また薬を中止した。1カ月余りするとまた再発したので，やはり同様に建瓴湯加減30余剤を続けて服用させた。脈象が和平になったところで，服用をやめさせると，やはり再発しなかった。

天津河北で治療した50歳を過ぎた王姓の男は，頭が痛み顔面に麻痺を生じ，西洋医の病院を受診した。西洋医は血圧を測り160mmHg以上あるので脳充血証と診断した。薬を何日服用しても効かないので，私に治療を求めてきた。脈は弦硬で大なので，確実に脳充血と知り，建瓴湯の代赭石を1両に変えて10余剤連服させると，頭がすっきりし口眼歪

斜〔顔面神経麻痺〕も消失したが，脈はまだ正常には回復しなかった。再び西洋医の病院に行き計測すると，以前に比べ20数mmHg低いがまだ正常ではないといわれた。その後，私に会いにきてこのことを述べたので，「まだかなりの期間服用すべきで，脈象が和平にならなければ服用をやめてはいけない」と勧告したが，彼は治癒したと感じていて意に介さなかった。それから4カ月間服薬しようとせず，その後仕事が見つかって家を離れた。数10日間あくせく働いてやっと帰ってきたが，また立て続けにマージャンをしたところ，ある朝急にふらついて倒れそのまま死亡した。この2症例をみると，この方を用いて脳充血証を治療する場合は，必ず脈象が和平になりまったく弦硬がなくなるまで服用をやめてはならないことがわかる。

　灤州〔河北省にある〕の友人・朱鉢文は博学高尚な男で，職業医師ではないがじつは医学にも詳しく，かつて私に「脳充血証は，引血下行薬中に破血の薬を加えて治療すべきである」と話し，私はこれを聞いて啓発された。眼疾患で痛みが頭に放散するものは，脳充血に原因することが多く，眼科医がよく大黄で熱を瀉すと頭も目も痛くなくなるのはこれにほかならず，大黄で脳充血が消失するためである。大黄は降血に破血の力を兼ねた最も有力な薬ではないか。そこで，脳充血証で身体・脈象が壮実ならば，最初に建瓴湯を1～2剤服用するときに大黄数銭を適宜加えるべきで，身体・脈象があまり壮実でなければ，桃仁・丹参などを建瓴湯中に適宜加えるとよい。

　唐宋以来，この証を中風と名付けたのにもいわれがないわけではない。日常の臨床経験から，脳充血証では常に病根が内に伏在しており，ついで風邪が外表を束して〔ひきしめる〕内に燥熱が生じ，ついにその病根を激動してある日急に発症することに気づいた。そこで私は本証の治療では，外感の熱を挟雑していれば，よく建瓴湯中に生石膏1両を加え，2～3日後に陽明大熱が現れて脈が洪実を呈すれば，まず白虎湯あるいは白虎加人参湯で外感の熱を清し，その後に脳充血証を治療する。これは私の日常の経験から得たことで，唐宋以来の医家の過ちを隠すわ

けではない。これらの証を突き詰めると，中風と脳充血を兼ねることはあり得るが，中風とのみ称することはできない。劉河間〔金元四大家の一人で「主火論」を唱える〕が現れると，本証は外襲の風ではなく内生の風であり，実際には五志過極により火が動じ，突然中ると論じた。大法は，白虎湯・三黄湯で沃いで実火を治し，逍遙散で疏して鬱火を治し〔逍遙散中の柴胡は血を引いて上行させるので最も忌用で，鎮肝熄風湯中では茵蔯・麦芽の諸薬を用いて疏肝するに止める〕，通聖散〔方中の防風も用いるべきではない〕・涼膈散〔《和剤局方》連翹・山梔子・薄荷葉・黄芩・甘草・朴硝〕で双解し表裏の邪火を治し，六味湯で滋し，水の主を壮んにし以て陽光を制し，八味丸で引き，いわゆる従治の法で引火帰源〔引火帰源の場合も，桂枝・附子は決して用いてはならない〕し，また地黄飲子〔熟地黄・巴戟天・山茱萸・石斛・肉蓯蓉・炮附子・五味子・肉桂・茯苓・麦門冬・菖蒲・遠志〕で言語障害・下肢麻痺を治すと論じた。これらの議論は，従来の脳充血を中風と誤認していたものよりまともであるように思える。脳充血証の発端は肝気・肝火の妄動によることが多く，肝は木に属し風を生じるので，これを内中風と名付けるのは理に適っている。しかし，《内経》の「血これ気と並びて上に走る」の主旨をまだ理解していないので，用いた処方はぴったりと病証に適合してはいない。方中に記載された防風・柴胡・桂枝・附子などは，本証には最も禁忌である。

また，《金匱要略》には風引湯があり，熱癱癇を除く。癱癇は熱が付いた病名であるからには，病が熱によることは明らかで，その証はもともと脳充血に似る。方には6種類の石薬を用い多くは寒涼の品で，辛熱の乾姜・桂枝の配合はあるが，大黄・石膏・寒水石・滑石と併用するので混合すると薬性はやはり涼である（細かくいえば桂枝・乾姜は用いるべきではない）。さらに，諸石の薬性はすべて下沈し，大黄の薬性は最も下降であるから，本来逆上した血を引いて下行させる。また，竜骨・牡蛎と紫石英を同用すると衝気を斂め，桂枝と同用すると肝気を平定する。肝気・衝気が上干しなければ，上に充満する血はおのずと徐々に下

降する。また，方を風引と名付けてはいるが，祛風薬を用いてはいないので熱癲癇が中風でないことは明らかである。後世には方中の意味がわからないために，方を誤解しているものが多い。私が創製した建瓴湯は，代赭石・竜骨・牡蛎を大量に用い，さらに石膏を加えることもあり，じつはひそかに風引湯の方意を手本にしている（風引湯方の下文は非常に簡潔で，仲景の文章ではないようである。そこで方書の多くは，これは後世の加筆であるから方中の薬は完璧ではないと疑っている）。

◆ 脳貧血治法を論ず

【附】脳髄空治法

脳貧血は脳中の血液不足で，脳充血とは正反対である。常に頭重・目眩があって意識がぼんやりし，顔色が黄色く口唇が白かったり，息切れがしたり，心中怔忡〔動悸，落ち着かず不安感を伴うことが多い〕があったり，頭目が時に痛むが，脳充血の脹った痛みとは異なり，締め付けられるような感じに似た痛みである。激しいときには急に昏倒し肢体頽廃〔四肢麻痺〕あるいは偏枯〔半身不随〕になることがある。脈象は微弱で，至数が遅のこともある。西洋医学では脳中の血が少なく中枢神経を栄養できないために知覚・運動機能を司れないと説明するが，この証は補血薬だけでは決して治癒しない。《内経》〔《霊枢》口問篇〕には「上気足らざれば，脳これがために満たず」とあり，この文は脳貧血の原因を解明するとともに脳貧血の治法をも明らかにしている。血は心から生じて脳に上輸される〔心には脳に通じる４つの血管がある〕が，血は自力では脳に輸送されない。《内経》〔《霊枢》邪客篇〕で論じる宗気は，「宗気は胸中に積し……以て心脈を貫きて，呼吸を行らす」とあることから，胸中の宗気は呼吸の中枢であるだけでなく，心から脳への輸送を行う血脈に対しても宗気が中枢であるとわかる。《内経》の２カ所の文を参考にすると，「上気」とは宗気上昇の気であり，「上気足らざれば，脳これがために満たず」とは，宗気が心脈を貫いてその上昇を助けられず脳中の気血が不足することだとわかる。しかし，血は有形，気

は無形であり，西洋医学では病気を実験から理解しようとするので，血をいうが気をいうことはない。したがって脳貧血の治法は，当然血を滋補すべきではあるが，胸中の宗気を峻補して血が上行するように助けることが肝要である。これをもとに古方を考えると，大量の黄耆で補気し少量の当帰で補血する補血湯〔当帰補血湯〕は脳貧血の治療に適切な方剤である。以下にその方を記載し，同時に証によって加えるべき薬物を詳論する。

◆ **補血湯**

　　生黄耆1両　当帰3銭

　　短気〔息切れ〕があれば柴胡・桔梗各2銭を加える。温補を受け付けなければ生地黄・玄参各4銭を加える。もともと寒涼を畏（おそ）れる場合は，熟地黄6銭・乾姜3銭を加える。胸に寒飲があれば乾姜3銭・陳皮2銭を加える。

■按：《内経》の「上気足らざれば，脳これがために満たず」は，理論によって想像しただけのものではなく，囟門（しんもん）〔大泉門〕未閉鎖の小児で実証することもできる。《霊枢》五味篇には「大気は胸中に搏し，穀気に頼り以てこれを養い，穀入らざること半日なれば則ち気衰え，一日なれば則ち気少なし」とある。大気とは宗気である（理由は大気詮中に詳しい）。小児慢驚風証をみると，脾胃虚寒で飲食を消化吸収できないために宗気が衰えることがわかり，さらに頻回の吐瀉により虚が極まって風が動じ，宗気が血を上昇させて脳に灌注するのを助けられなくなることもわかる。そこで，小児が慢驚風にかかると必ず囟門が陥凹する。これこそ「上気足らざれば，脳これがために満たず」の明確な証拠ではなかろうか？　時の賢人である王勉能氏は「小児の慢驚風証では，脾胃虚寒のために気血が脳中に上朝できず貧血をきたすだけでなく，寒飲が胸を填塞し陰寒の気が脳に上衝して中枢神経を激動するので，癇痙〔癲

痛・痙攣〕発作が生じる」と述べているが，じつに筋道の立った論である。

また，方書には真陰寒頭疼証があり，半日で奪命することがある。これを考察すると，この証はじつは宗気虚寒を兼ね，血の上昇を助けられず，脳中の貧血乏気をきたして寒を防御できず，あるいはさらに宗気虚寒が極まって下陥し呼吸が急に停止して，危険な状態になる（理由は大気詮を参照すれば自明である）。したがってこの証を治したければ，私が創製した回陽昇陥湯（生黄耆8銭・乾姜・当帰各4銭・桂枝尖3銭・甘草1銭）が適切である。実寒が激甚でなければ，乾姜を半減するか用いなくてもよい。

また《内経》には人体には四海があり脳は髄海と述べる。色欲過度になると脳髄が必ず空虚になるために，内煉家〔道家の修行者〕には「還精補脳」説があることをだれでも知っている。脳髄が空虚になれば，やはり必ず頭重目眩が生じ，甚だしければ急に昏厥(こんけつ)して知覚・運動ともに麻痺するのは，脳髄が本来神経の本源であるからである。この証はじつは脳貧血よりはるかに重症である。治療は腎経を峻補する剤を用い，鹿角膠を加えて督脈を通じるのがよい。督脈とは脊椎中の脊髄であり，上方は脳に通じ下方は命門に通じ，さらに命門脂膜に連絡して胞室に通じて副腎臓すなわち腎臓の化精部位になる（腎を広義に取れば命門・胞室はいずれも副腎であり，西洋医学でも最近この理屈を取ることは本書首篇の論中で述べた）。鹿角は脳後方の督脈中から生えるので，よく督脈を通じる。この証を患った場合は，清心寡欲を保ち服薬をやめなければ，数10日のうちに還精補脳の功がおのずと得られる。

◆ 脳貧血による痿廃の治法を論じ内政部長・楊階三先生に答える

【附】干頽湯(かんたいとう)・補脳振痿湯(ほのうしんいとう)

届いた症例を詳しくみると，病態は肢体痿廃で，病因はじつは脳部の貧血である。生理学の実験結果から，全身の運動はすべて中枢神経が司るのは，西洋医学の説であるが確かに信用できる。したがって西洋医

学では痿廃の証はすべて脳に原因があるとする。しかし，脳の充血と脳の貧血の違いがある。中枢神経は血の濡潤によって維持され，必要な血が適量あるのが重要である。脳充血では，脳に供給される血が多すぎて中枢神経を圧迫するために機能失調に至る。脳貧血では，脳に供給される血が少なすぎて中枢神経を栄養できないためにやはり機能失調に至る。脳に貧血が起きる理由のすべてが血によるものではないことを，私は《内経》を読んで気づいた。

《内経》〔《霊枢》口問篇〕には「上気足らざれば，脳はこれがために満たず，耳はこれがために苦鳴し，頭はこれがために傾き，目はこれがために眩む」とある。脳が満たないのは血の不足である。脳が満たずに貧血になるので，耳鳴・頭目傾眩がこれに関連して生じたのであり，激しい場合には肢体痿廃をきたすことはおのずと理解できる。このように，西洋医学の脳貧血から痿廃が起きるという説明は，《内経》と符合する。しかし，西洋医学では痿廃の理由は脳の貧血とするが，《内経》ではさらに脳の貧血の理由を上気不足によると説明する。上気とは胸中の大気（宗気とも称する）である。胸中の大気は全身を主宰し脳を斡旋し血脈を流通させる。脳充血は，肝胃の気が逆し，血を挟んで上衝するのが原因であり，胸中大気とは関係がない。脳貧血は，胸中の大気が虚損して血の上昇を助けられないのが原因である。そこで脳貧血に対しては，補気薬を主として養血薬を輔とし通活経絡薬を使とすべきである。この考えに則って創製した処方を以下に記す。

◆ 干頽湯（かんたいとう）

肢体が痿廃あるいは偏枯し脈象がきわめて微細無力のものを治す。

生黄耆5両　当帰1両　枸杞子1両　山茱萸1両　生乳香3銭　生没薬3銭　鹿角膠（搗き砕く）6銭

先に黄耆を十数回沸騰させ残渣を除き，さらに当帰・枸杞子・山茱萸・乳香・没薬を入れ十数回沸騰させて残渣を除き，鹿角膠末を

溶かしこみ，大碗2杯の湯を取り2回に分けて温飲する。

　方中の意味は，大量の黄耆で胸中の大気を昇補するとともに気の上昇を助けて脳に上達させ，気に随って血液も上注する。ただし，黄耆には肌表に外透し宣散する副作用があるので，残渣を除き重煎して宣散の性質を低減し，専ら補気昇気させる。当帰は生血の主薬で，黄耆と併用して古く補血湯と名付けるのは気が旺んなら血が生じやすく，また黄耆は当帰の濡潤を得れば燥熱とならないからである。山茱萸は補肝，枸杞子は補腎に働き，肝腎が充足すれば元気は必ず壮旺になる。元気は胸中の大気の根本（元気は祖気で大気は宗気であり，「先に祖あり，のちに宗〔同じ祖先から出た一族〕あり」なので，宗気は元気を根本とし，元気は先天で宗気は後天である）であり，かつ肝腎が充足すれば脊から上達する督脈が必ず流通し，督脈はまた脳髄神経の根である。また，山茱萸・枸杞子ともに汁漿が稠潤で，当帰の生血を助ける。乳香・没薬を用いるのは血痺を開くからで，血痺が開通すれば痿廃で長期に瘀塞している経絡も流通する。鹿角膠を用いるのは，脳の貧血では脳髄も必ず空虚になるためで，鹿の角は督脈が生じる頭頂にあるために，鹿角を煮つめた膠は脳髄を補い，脳髄が充足すれば脳中の貧血による病変が癒えやすくなる。この方を数十剤服用して身体が次第に強壮になったが，痿廃が残る場合は続けて以下の方を服用するとよい。

◆ 補脳振痿湯（ほのうしんいとう）

　肢体が痿廃・偏枯し，脈象がきわめて微細無力で，長期の服薬で治癒しないものを治す。

　生黄耆2両　当帰8銭　竜眼肉8銭　山茱萸5銭　胡桃肉5銭
　䗪虫（大）3匹　地竜（土を除く）3銭　生乳香3銭　生没薬3銭
　鹿角膠6銭　製馬銭子末3分

　合計11味のうち，前の9味を茶碗2杯半に煎じ，残渣を除いた

湯に鹿角膠を溶かしこみ，2回に分けて製馬銭子末1.5分を服用する。

　この方は前方から枸杞子のみを除くが，枸杞子に代わる胡桃肉が補腎し，同時に強健筋骨の効能をもつ。またかつて《滬濱医報》〔滬は上海の別称〕に「脳中の血管および神経の断絶は地竜で接続できる」とあるのを読んだ覚えがあるが，私は必ず䗪虫で補助しなければこの効果が得られないと考える。蚯蚓（地竜）はよく引き，䗪虫はよく接続し（䗪虫を断ち切ると自分でくっつく），2薬を併用すると断絶した血管・神経を引いて接続させるので，方中にこの2味を加える。製馬銭子を加えるのは，神経を鋭敏にさせるからである。この方と前方を服用して熱っぽくなる場合は，麦門冬・天門冬を適宜数銭加えるとよい。馬銭子を製する方法は前三期合編第7巻の振頹丸に詳しい。

　■**附案**：天津特別3区3号路に住む40歳過ぎの干遇順は，呼吸がうまくいかず胸中の満悶を自覚し，次第に言語・動作が不自由になり，頭目が朦朧として時に眩暈があった。医者に治療を頼んだところ開胸理気の方剤を処方され，急に四肢が麻痺した。さらに他医に頼むと補剤に改めたがやはり開気の薬剤を兼用し，服用後に四肢麻痺が増悪し言語を発声できなくなった。私が診ると脈は沈微で特に右脈が無力で，胸中の大気および中焦脾胃の気が虚して下陥していると判断した。私が創製した昇陥湯〔生黄耆6銭・知母3銭・柴胡1.5銭・桔梗1.5銭・升麻1銭〕に白朮・当帰各3銭を加え，2剤を服用させると諸症状はやや改善したが脈は変わらない。黄耆・白朮・当帰・知母を倍量にして升麻を1.5銭にし，さらに党参・天門冬各6銭を加え，3剤を連服させると声は出るようになったがまだ話はできず，四肢もやや動くようになったが歩行はできず，脈は以前より好転し循按に堪えるようであった。黄耆を4両に増やして天花粉8銭を加え，まず大碗6杯の水で黄耆を十分に煎じて残渣を除き，他薬を入れて煎じ上澄みを大碗2杯に取り，2回に分けて3剤を連服させると，不完全ながらなんとか喋れるようになり，介助する

と歩けるようになった。そこで干頹湯に改めたが黄耆は4両のままにし，10剤以上服用させると脈拍も前より有力になり，歩行にはまだ助けを必要としたが自由に起き上がれるようになり，完全ではないが言語もやや意志を伝えられて，時には筆を執って書き表すことができ，それまでの頭目の昏沈眩暈も軽減した。ついで補脳振痿湯を服用させ，「これを服用してうまくいけば，多めに服用するとよい。そうすればある日急にすっかりよくなるはずである」と言い含めた。

■按：この証で胸が満悶するのは呼吸がうまくいかないためで，呼吸がうまくいかない理由は，胸中の大気と中焦の脾胃の気がいずれも虚して下陥するためである。あろうことか医者が開破の薬を与えたために症状が急に増悪した。再び依頼された他の医者が，補薬を多くして開破の薬を少なくしたのに悪化したのは，気分が極虚のときには補気薬が効きにくくまた破気薬の弊害が出やすいためである。私がこれまで治療した大気下陥証の患者は満悶を訴えることが多かったが，じつは満悶ではなくて短気であった。臨床では仔細に考察して過ちのないように願いたい。

◆ 心病の治法を論ず

　心は血脈循環の枢機〔かなめ〕で，心の房室が一動すると全身の脈も一動し，心の気機が亢進すると，脈が大で有力になったり，脈拍が甚だしく数になり，心の気機が麻痺すると，脈が細で無力になったり，脈拍が甚だしく遅になる。脈が常態を失うのは，大抵心の気機の亢進と麻痺で生じ，心の病変は多岐にわたるが，じつは心の気機の亢進と麻痺という2つの大綱に分けられる。

　まず心の気機亢進について述べる。外感の熱邪が陽明胃腑で熾盛になり，心を上蒸して気機を亢進させると，脈は洪で有力あるいは数になる。大剤の白虎湯で胃腑の熱邪を清すべきで，さらに腸に燥糞があって大便が通じないときは，大・小承気湯で腸を蕩滌すると熱邪が大便より瀉出され，気機亢進が正常に回復する。

　下焦の陰分が虚損して上焦の陽分をつなぎ留めることができず，心

中の君火が浮越妄動して気機が亢進する場合は，めまい・頭痛・眼球の膨張感・耳鳴りなどを生じ，脈は上盛下虚あるいは揺揺無根で，至数は数になる。加味左帰飲で治療すべきで，方は熟地黄・生地黄・生山薬各6銭・枸杞子・牛膝・生竜骨・生牡蛎各5銭・山茱萸3銭・茯苓1銭を用いる。水の源を壮んにして浮游の火を制すれば，心の気機の亢進は正常に回復する。

心体の陽が体質的に壮んで，胃にも実熱が積滞しており，胃熱が上昇して心陽を助長し，心の気機が亢進する場合は，脈は有力であるが至数は数ではなく，五心〔手掌・足蹠・心中〕は常に灼熱する。鹹寒の薬物で治療すべきで（《内経》〔《素問》至真要大論〕には「熱内を淫せば，治は鹹寒をもってす」とある），朴硝・太陰玄精石〔歯石類〕・西洋薬の硫苦〔硫酸マグネシウム〕などが対証の薬物である（少量を1日に3回，長期に服用すると治癒する）。心の体は火に属し，鹹味は水に属すので，鹹寒の薬物を用いると寒が熱に勝ち，水が火に勝つことになる。

人の元神は脳に蔵され，人の識神は心から発す。識神は思慮の神であり，思慮ばかりし過ぎると心に必ず熱が多くなるのは，神明は陽に属し，思慮が多いと識神の陽が常に心から発露し，陽熱によって心の気機が亢進するからで，患者は戸惑って判断を失することが多い。脈は多く滑実を呈するが，これは思慮によって生じた熱が痰涎と膠結するために，滑で有力となる。大承気湯（厚朴は少ないほうがよい）で清熱降痰し，さらに代赭石（生代赭石1両半を細かく砕いて同煎）・甘遂（1銭を研細して湯液に調入）を加えて，清熱降痰の力を助けるとよい。薬性は猛烈に近いが，実際には穏当で奇効を得ることができ，しばしば投与してそのたびに効果があった。

また，心の気機の亢進が甚だしく，血を鼓動して上行する力が非常に大で，脳の血管を破裂させることがあり，《内経》に「血これ気と并びて上に走く」とある大厥で，西洋医学でいう脳充血の危険な証である。この証の原因を考えると，じつは肝木の気の上昇が太過になって肺金の気も粛降を失い，肺金は肝木を制さず，肝木が恣〔ほしいまま〕に横逆

して心を上干し，心の気機の亢進を生じる。さらに衝気の上昇を兼ねると，脈が弦硬有力になって正常の脈とは大いに異なる。この証の前兆は，必ずまず脳中が痛んだり，時にめまいがしたり，半身の軽い運動麻痺が生じたり，肢体の部分的なしびれなどがみられる。病態の進展を予防する必要があり，清肺・鎮肝・斂衝の剤に大量の引血下行の薬物を配合し，十余剤〜数十剤を連服すると，脈が柔和になって突発的な循環障害の恐れはなくなる。以前の方書にはこの証に対する治法がないので，建瓴湯〔生山薬1両・牛膝1両・生代赭石8銭・生竜骨6銭・生牡蛎6銭・生地黄6銭・生白芍4銭・柏子仁4銭〕を創製し，しばしば用いいずれも有効であった。予防的な治療ができず突然昏倒して間もなく覚醒する場合は，大抵脳中の血管にまだ大きな破裂はないので，急いで建瓴湯を服用させると生命を保全できる。数剤を連服すると，脳内血管の充血はなくなるので頭痛が止まり，以前に少し血管が破裂したところも修復され肢体の麻痺も，徐々に改善する。方は本書第五期3巻にあり，本来は鉄銹水で薬を煎じるが，削り取った鉄銹数銭〜1両ぐらいを，薬物と同煎すれば効果はいっそう高まる。

　心の気機亢進ではないが気機亢進に似た状態が，怔忡証〔動悸，落ち着かず不安感を伴うことが多い〕である。心の本体は拍動して血脈を運行しており，無病の人はその動きを自覚することはないが，怔忡証になると心中の跳動不安を覚える。これは，心の神明はもともと心中の気血を拠り所としているが，気血の虚損が甚だしいと神明は拠り所を失い，心の気機の動きは正常でまったく亢進していないにもかかわらず，神明が心の震撼に堪えられなくなり，脈は多くは微細で，数を兼ねることもある。収斂の山茱萸・酸棗仁・山薬で心気を保合〔強固に維持する〕し，竜眼肉・熟地黄・柏子仁で心血を滋養し，さらに生竜骨・牡蛎・朱砂（研細して送服）で神明を鎮安すべきである。気分の虚が甚だしければ人参を加え，血分が虚して熱があれば生地黄を加える。

　心体が腫脹したり瘀滞があるために，心の房室の門戸が狭小になって，血液出入の激しい流力が加わり，これによって跳動を自覚する場合

があるが，これも心の気機亢進に似て亢進ではない。脈は常に渋で，さらに遅を兼ねることがある。治療には私が創製した活絡効霊丹（当帰・丹参・生乳香・生没薬各5銭）に，生山薬・竜眼肉各1両を加え合わせて煎服するとよい。あるいは，節菖蒲3両・遠志2両を細末にし，1日3回2銭ずつを黒砂糖水で服用させ，長期に続けると治癒する。菖蒲は心竅を開き遠志は瘀滞を化し，2薬を併用して，心を調補し，黒砂糖で服用するのは血脈の流通を助けるからである。

　心の気機の麻痺についても，原因が多岐にわたり治法もそれぞれ異なる。傷寒温病の白虎湯証は脈が洪大有力であるが，すぐに白虎湯を与えないと，洪大有力が極まって次第に細小無力へと変化し，心の気機亢進が気機の麻痺に転じる。病候がここに至るときわめて危険であるが，急いで大量の白虎加人参湯を用いて人参を倍加し，大碗1杯に煎じて数回に分けて温服し，1日2剤を連服して薬力を持続させると，挽回を期待できる。服用してもなお効果がないときは，西洋薬のストロファンチンチンキ4gを6回に分け2時間ごとに温湯で服用する。5～6回服用して，次第に脈が回復し熱が退くものは大体助かる。外感の熱が陽明に伝入して熱実・脈虚を呈する場合は，白虎加人参湯を用いるべきであるが（傷寒の汗吐下の後は白虎湯に人参を加える），脈は邪実から正虚に転じたことを表すのではなく，心の気機が熱邪により麻痺して脈が虚に転じたのであり，すでに壊証なので，大量の白虎加人参湯を用い人参を倍加して心脈の跳動を助ければ，心の気機の麻痺を癒やし得る。西洋薬のストロファンチンは強心の良薬で，もともとジギタリスの代用品であるが，強心作用だけでなく臓腑の炎症を消退させ，ジギタリスが適用する病態にはみな有効であり，性質は和平で用いやすく，熱によって心の気機が麻痺した場合にはまことに至良の薬物である。

　心本体の陽が薄弱であるうえに，胃中に寒飲が積滞して膈上に溢れ，心陽を上凌して働かせないために，心の気機が次第に麻痺する場合があり，脈が甚だしく微細で至数が甚だしく遅緩を呈する。私の創製した理飲湯（乾姜5銭・白朮4銭・桂枝尖・茯苓片・炙甘草各2銭・生白

芍・橘紅・厚朴各1.5銭，重症には黄耆3銭を加える）を用いるのがよく，10余剤を連服すると寒飲がことごとく消退して心陽も自然に回復し，脈の微弱と遅緩も正常になる（この証は時に心中の熱感や全身の発熱あるいは耳鳴り・耳が聞こえにくいなどの種々の症候がみられる。理飲湯方後の治験案を参照すると，正しい診断に役立つ）。

　心が感染の病毒で充塞されて気機が麻痺する場合があり，霍乱証の「六脈皆閉づ」がこれである。この証に対しては，心の気機の麻痺を治療するほか，麻痺を招いた原因を治療する必要があり，心の気機を興奮させる薬物と感染病毒を除く薬物を併用する。私が創製した急救回生丹と衛生防疫宝丹がこれである（2方は第五期6巻論霍乱治法中にある）。2方中の樟脳からつくった冰片は心の気機を興奮させて麻痺を除き，朱砂と薄荷冰は麻痺を招いた原因である感染病毒を除く。したがって，邪の涼・熱にかかわらず霍乱にこれを用いるとみな奏効する（薬性が微涼の救急回生丹は熱による霍乱に，薬性が温の衛生防疫宝丹は涼による霍乱に適し，病因の涼熱にかかわらずすみやかに奏効する）。

　心中の神明が安寧を得られず，拠り所を失ったようになり常に驚悸する〔驚き・不安などでビクビクして動悸する〕場合がある。この現象は心の気機麻痺とは相反するようで，また西洋薬の麻酔薬であるブロムカリや抱水クロラールなどが一時的に効果を示すが，原因は心体の虚弱によるので強心剤が根本的な治療になる。脈が数で滑を兼ねるときは，心血が虚して熱を兼ねるので，竜眼肉・熟地黄などで血虚を補い，生地黄・玄参などで熱を瀉し，さらに竜骨・牡蛎で神明を心につなぎ留め魂魄を鎮安すると，驚悸は自然に治癒する。脈が微弱無力のときは，心気が虚して支えられないので，人参・白朮・黄耆などで心気を補い，生地黄・玄参などの滋陰薬を兼用して補気薬による生熱を防ぎ，さらに酸棗仁・山茱萸で神明を固め気化を収斂する。治法は前に述べた脈弱怔忡とだいたい同じであるが，脈弱怔忡証は心の気機が正常なのに対し，本証は心拍動の気機が微弱で心本体も顫動し，能力に比して任が重いと体が震えるようなもので，心の虚弱の程度は怔忡より甚だしい。

驚悸が常に夜間に発し，目を閉じて眠り始めると心中が驚悸して覚醒する場合があり，多くは心下に停滞する痰飲による。心は火に属し痰飲は水に属し，火は水が迫るのを畏(おそ)れて驚悸する。清痰の薬物と養心の薬物を併用するのがよく，二陳湯に当帰・菖蒲・遠志を加えた煎湯で朱砂細末3分を服用する。熱があれば玄参数銭を加える。治療によって自然に安眠でき驚悸しなくなる。

◆ 肺病の治法を論ず
【附】清金二妙丹(せいきんにみょうたん)・三妙丹(さんみょうたん)

西洋医学では肺病の初感染巣をTuberkelと称し，肺に堅い砂粒のような病変を生じたものを指す。長期にわたり潰爛して連なったものを，日本人は肺結核と呼び，方書でいう肺癰(はいよう)である。中医は解剖をしないので，結核の初期に対しては考察する根拠がなく，結核が潰爛して連なり膿血を咳吐する第3期に至って，はじめて肺に癰が生じたことがわかる。意外にも肺胞上に生じた赤く腫脹した癰は肺体の潰爛である。この肺体が潰爛する状態になると，西洋医は不治の病として片づけてしまうが，古の方書にはそれぞれの治法があり，これを用いると常に効果があるのはなぜであろうか。西洋医は局所だけを治療し，標を調理するだけで本を清することを知らず，本を清すことをしなければ標も結局は不治になるのだろう。私が臨床に従事して40年余りになるが，肺病を治癒させたのはおびただしい数になり，西洋医が不治としたものも常に治療するたびに奏効したが，ほかでもなく詳細に病因を明らかにし病の本源を求めて治療したからにすぎない。したがって，肺病の論治については，西洋医学の3期に分ける理論は用いず，病因によって立論した条目を以下に列挙する。

肺病の病因には内傷と外感の別があるが，内傷・外感を問わず，大抵，発熱の後に肺病を醸成するのは，肺は嬌臓で金に属し最も火刑を畏(おそ)れるからである。肺は皮毛を主るので，外感した風邪が時に皮毛から肺に侵襲し，気化を阻塞して内熱が暗生する。風邪が外束して皮毛からガスを

排出できないので，肺には熱が生じるだけでなく毒が醸成されて，肺病を発症することがある。発病初期は，常に咳嗽し，多くは水泡を混じえた痰を吐き，全身のあちこちが痛むことがあり，舌苔は白く，心中に熱感があり，脈は常に浮で有力である。まず西洋薬のアスピリン1gを白糖水〔白砂糖を溶かした水〕で服用して，全身に汗をかかせた後，玄参・天花粉各5銭・金銀花・川貝母各3銭の煎湯で，硼砂8分（研細し2回に分けて送服）・粉甘草3銭（2回に分けて送服）を服用させる。さらに毎日アスピリン1gを3回に分けて白糖水で服用させ，汗を出さないようにするが，3回のうち1回だけは微汗が出てもよい。数日服用しても熱が退かないときは，湯薬中に生石膏7～8銭を加える。石膏を用いないときは，西洋薬のアセトアニリドを0.5g与えてもよい。

　この時期に治癒しないと病変は次第に進行し，白い粘痰を吐くようになったり痰に腥臭を伴う。このときもまずアスピリンで発汗させてよい。身体が虚弱で発汗に堪えられない恐れがあれば，生山薬1両あるいは7～8銭を煮て茶湯〔粉末を煮てスープ状にしたもの〕をつくり，アスピリン0.5gをこれで服用させ，微似汗〔汗ばむ状態〕するのがよい。さらに前の湯薬で粉甘草細末・三七細末各1銭を服用し，残渣を煎じたときもこの2薬を同様に服用する。また同時にアスピリン1/3gを，白砂糖を溶かした水か生山薬細末4～5銭の茶湯で1日2回服用する。嗽が止まないときは，山薬の茶湯で川貝母細末3銭を服用するか，クレオソート4g・薄荷冰0.5gを粉甘草の細末で丸にし（クレオソートは樹脂で，甘草末を混ぜてはじめて丸になる），1日に2回桐子大の丸を3丸ずつ服用させる。この薬は止嗽するだけでなく，肺結核にも有効である（薄荷冰の味は辛涼がよく，辛辣なだけで涼でないものは，朱砂1.5銭で代用する）。アスピリンも肺結核に有効で，発汗を兼ね，脈数を和緩にするので，私は好んで用いるが，自汗があるものには適さない。山薬は養肺に最善であるが，これは蛋白質を甚だ多く含むからである。ただ炒を嫌い，炒すと蛋白質が変質する。煮て茶湯にすると味が酸になるので，飲みやすくするには少量の白砂糖か柿霜で調整するとよい。茶湯

を飲むのを好まないときは，生山薬片の倍量を煮て上澄みを取り，茶湯の代わりに飲む。

　この時期に治癒しないと病状はさらに増悪し，しきりに膿血を咳吐する3期の病態になり，尋常の薬餌では治療できない。必ず中薬のうちでも貴重な品を用いる必要があり，徐霊胎〔清代の医家，徐大椿〕がいうように，清涼の薬で火を清し，滋潤の薬で養血し，滑降の薬で痰を去り，芳香の薬で気を通じ，珠黄の薬〔牛黄・珍珠など〕で毒を解し，金石の薬で空隙を填補し，数法を兼用して何回も試すと必ず効果がある。村の考廉〔科挙合格者〕である曽鈞堂は医術に詳しかったが，以前私に「肺癰を治療するには，林屋山人〔王洪緒〕の《証治全生集》中の犀黄丸だけが最も効果があり，私は数10年これを用い治癒した肺癰は甚だ多い」と言った。後に私が奉天〔遼寧省瀋陽の旧称〕に行き，膿血を咳吐する肺癰で他薬を服用しても効果がないものに，湯薬のほかに犀黄丸を服用させたところ，曽君がいうように甚だ効果があった。前三期合編第2巻の清涼華蓋飲の後にこの症例があるので，参照するとよい。湯薬としては，前方に牛蒡子・栝楼仁各数銭を加えて膿を瀉し，さらに三七細末2銭を服用させて止血するのがよい。犀黄丸の薬味と服用法は原書にあり，ここでは省略する。

　外感の伏邪が膈膜の下に伏し，遷延して胃に入り，その熱が肺を上薫して，肺病になると，咳嗽してはじめは粘稠な痰を吐き，次第に腥臭を帯び，舌苔は白微黄で，心中が燥熱しめまいがあり，脈は滑実で多くは右に顕著である。生石膏1両・玄参・天花粉・生山薬各6銭・知母・牛蒡子各3銭を煎湯にして，前法のように甘草・三七細末を服用するとよい。さらにアスピリン1/3gを白糖水で1日に2回服用する。熱が退かず大便が滑瀉でなければ，石膏を増量する。以前奉天の大西辺門南に住む徐姓の老人の肺病を治療した。脈は異常に弦長有力で，毎剤中に生石膏4両を用い数剤連服してようやく脈が柔和になった。これをみると，薬物は病変に勝つ量が適量で，分量の軽重があらかじめ決まっているわけではない。脈が有力であっても至数が数のときは，前方中の石膏

を1両半に，知母を6銭に代え，さらに潞党参4銭を加える。脈が数であれば陰分に必ず虚があり，石膏・知母は退熱できるが滋陰には長じていないので，白虎加人参湯の方意に倣い人参を加えて真陰不足を滋養する（涼潤の薬は人参を得るとよく真陰を滋す）と，脈の数は変じて和緩になる。すでに咳嗽し膿血を吐くときは，湯液のほかに犀黄丸を兼用するとよい。

内傷による肺病も一様ではない。脾胃虚損で飲食が減少し，土虚で生金できないために肺病となる場合がある。脾胃虚損の人では，多くは肝木が横恣〔ほしいままに逆する〕して脾土を剋し，胃中の飲食物が精液に化さずに転じて痰涎となり，膈上に溢れ肺葉に粘滞して咳嗽を引き起こし，遷延して傷肺するのが定理である。また飲食が減少すると虚熱を生じやすく，肝に寄る相火が肝木の横恣によってさらに虚熱を挟んで上行して肺を刑〔損なう〕し，そこで上焦が煩熱し，はじめ粘稠であった痰が腥臭を帯び，脇下が時に疼痛し，脈は弦で有力か弦に数を兼ね，重按すると実ではない。生山薬1両・玄参・沙参・生白芍・柏子仁（炒して油を去らない）各4銭・金銀花2銭の煎湯で，三七細末1銭・ペプシン2gを服用する。残渣を煎じた湯も，同様に服用する。膿血を咳吐するときも，この方を服用するが，犀黄丸を兼用する。犀黄丸を兼用するときは，三七を減去してもよいが，ペプシンは減去してはならない。ペプシンは大いに脾胃の消化の力を助けるからであるが，必ずしも湯液と同時に服用する必要はなく，毎食後1時間で服用するとより効果がある。

腎陰虧損で肺病になることがある。腎と肺は子母の関係にあり，子が虚すと必ず母の気化を吸収して自らを救おうとし，肺の気化が暗耗〔知らないうちに耗損する〕する。また腎は水臓で，水が虚して鎮火できないと，火は必ず妄動して肺金を刑〔損なう〕する。午後の潮熱・咳嗽・食欲がない・乾咳無痰あるいは腥臭のある痰を吐くあるいは呼吸促迫などがみられ，脈は細数で無力である。生山薬1両・熟地黄・枸杞子・柏子仁各5銭・玄参・沙参各4銭・金銀花・川貝母各3銭を煎湯にし，前法のように甘草・三七細末を服用する。膿血を咳吐するときは，熟地黄

を去って牛蒡子・栝楼仁各3銭を加え，犀黄丸を兼用する。服薬しても脈数(さく)が和緩にならないときは，アスピリン1日2回1/3gずつを兼用するとよい。アスピリンは肺結核に有効で，特に退熱に優れ，虚熱実熱を問わず脈数のものが服用すると次第に和緩になる。実熱のものが服用すると汗が出て熱が退くので1gまで服用してよい。虚熱は発汗ではなく解肌(げき)すべきで，無汗か微かに汗ばむ程度で退熱するので，1gを3回に分けて服用する必要がある。多汗の人は，熱の虚実を問わず服用すべきではない。毎日汗が出るときは，内傷・外感・虚熱・実熱を問わず，湯薬中に生竜骨・生牡蛎・山茱萸各数銭を加えるか朱砂5分を服用すると止汗する。汗は心液で朱砂は涼心血に働いて止汗する。

　平素から吐血・衄血(じくけつ)があり陰血を損耗して内熱を生じたり，医師の治療が適切でなく強引に止血したために血が経絡に瘀滞し，遷延して熱を生じて，肺病になる場合がある。必ず心中が煩悶して発熱し時に痛み，飲食が進まず，咳嗽短気〔息切れ〕して腥臭のある痰を吐き，脈は弦硬か弦に数を兼ねる。生山薬1両・玄参・天門冬各5銭・当帰・生白芍・乳香・没薬各3銭・遠志・甘草・生桃仁（桃仁は無毒で，皮を付けて生用するのは，皮は紅色で活血するからである。帯皮杏仁と間違えてはならない）各2銭を煎湯にし，三七細末1.5銭を服用する。残渣を煎じるときも，同様に1.5銭服用する。三七は止血するだけでなく化瘀にも働く。膿血を咳吐するときは，湯液を服用するほかに犀黄丸を兼用するのがよい。

　この論をはじめに書き終えたとき，法庫〔遼寧省にある地名〕の門下生である万沢東がこれを読み，「この論は優れているが，《医学衷中参西録》三期の肺病門にある，先生の清金益気湯・清金解毒湯の2方が最も優れているのに，なぜ記載しないのですか」と言った。私は「2方にはいずれも黄耆があり，東省の人は気が盛んで上焦に熱があるものが多く，通常黄耆が適当ではないので記載していない」と答えた。すると沢東が「降気利痰止嗽の栝楼仁・杏仁・蘇子・橘紅などを長期に服用して肺気が虚弱になり脈が無力のものには，私は常に清金益気湯を与えます。ま

た腥臭のある痰を吐くものには清金解毒湯を与え，いずれもそのたびに奏効します。東省の人は黄耆がよくない人は多いですが，誤治された患者には常に黄耆が必要です。生用すべきで，炙用がよくないだけです」と言う。私は沢東の言葉を聞いて自らの遺漏があることを知り，ここに両方を採録して肺病治法に備える。

◆ **清金益気湯**（せいきんえっきとう）

肺の虚損・贏痩（るいそう）が甚だしく少気するもの・虚労発熱咳嗽・肺痿の失音・頻繁に痰涎を吐くものなど，一切の肺金虚損の病で，潤肺寧嗽の薬が効果がないものに用いる。

生地黄5銭　生黄耆3銭　知母3銭　粉甘草3銭　玄参3銭
沙参3銭　牛蒡子3銭　川貝母2銭

◆ **清金解毒湯**（せいきんげどくとう）

肺結核で次第に潰爛し，膿血を咳吐し，脈虚弱のものに用いる。
生黄耆3銭　生乳香3銭　生没薬3銭　粉甘草3銭　知母3銭
玄参3銭　沙参3銭　牛蒡子3銭
川貝母細末2銭　三七細末2銭（2末は混ぜて2回に分けて送服する）
脈に虚がなければ，黄耆を去り金銀花3～4銭を加える。

　問い：桔梗は諸薬を引いて肺に入るので，《金匱要略》には肺癰に対する桔梗湯があるが，この肺病諸方には桔梗がまったくないのはなぜですか？　答え：桔梗は提気上行の薬で，肺病では咳逆上気に苦しむものが多く，桔梗はよくないので，あえて用いていない。肺病でも咳逆上気しないときは，用いても構わない。

問い：方書では肺癰の治療として，普通は肺癰になる前に皂莢丸と葶藶大棗湯で肺中の穢濁を瀉して除去してから調治の方に変更している。この2方は《金匱要略》にあり，治肺の良方と思われる。論中には見当たらないが，この方は採用しないのですか？　**答え**：2方の薬性は猛烈といってよく，当今肺病を患うものは虚弱が多いので，あえて軽々には用いない。また，この瀉肺の2方は肺実の喘証が正治で，痰涎穢濁を瀉して肺の腐爛を防ぐのは兼治にすぎない。私も肺実の喘で虚弱でないものに，しばしば葶藶大棗湯を用いそのたびに奏効した。皂莢丸はまだ用いたことがないが，皂莢は薬性が熱で，肺病の熱によくないからである。穢濁を瀉して腐爛を防ぐには，必ずしもこのような猛烈の品を用いる必要はない。私の方の硼砂・三七・乳香・没薬などはみな化腐新生の妙品である。まして硼砂は痰厥にも優れた効果を呈する。以前痰厥で半日意識がないものに，硼砂4銭を煮て注ぐと粘稠な痰を吐出して癒えた。このことから，硼砂の開痰瀉肺の力は皂莢・葶藶子に劣らないとわかる。さらに硼砂の優れた点は，肺実を瀉し，肺金の熱を清し，肺金の燥を潤し，肺金の毒を解すことである（清熱潤燥解毒はみな硼砂の優れたところである）。口中の腐爛を硼砂で漱ぐと癒えることはだれでも知っているが（冰硼散は口瘡の治療に優れる），肺中の腐爛も口中の腐爛の治療と同じであることを知らない。私の創製した安肺寧嗽丸は，硼砂・嫩桑葉・児茶・蘇子・粉甘草各1両の細末を煉蜜で3銭の重さの丸にし，朝夕に1丸ずつ服用し，肺鬱痰火や肺結核の嗽を治療する。奉天の医院で数年間これを用いしばしば奇効を立てた。この丸の効能の多くは硼砂に負っている。

問い：古方では甘草4両の煎湯を単用して肺癰を治療するが，この肺病諸方では甘草は末として服用させており，湯に入れないのはなぜですか？　**答え**：甘草は最も解毒瀉熱に優れ，しかも生用が熟用に勝る。生用すれば性は平で開通の力も具えることは，《医学衷中参西録》第四期の甘草解で詳述した。熟用すれば性は温でじつは填補の力が大で，解毒瀉熱には生用が熟用に勝る。炙すれば熟になり，水煮しても熟になるの

で，湯剤にすれば熟用を煎じることになり，末を服用して治癒するようにはいかない。細末を服用するときにも注意を要する。甘草を細末にするのは難しいので，細かくならないと炮じたものを細かくひくことがあるが，火を加えると熟になるので，末にひくときには自ら監視する必要がある。なお，私が奉天にいたときに清金二妙丹を創製したが，粉甘草細末2両，遠志細末1両を混ぜ合わせたもので，毎回1.5銭を服用させると，肺病労嗽に甚だ効果があった。肺に熱のあるときは，二妙丹1両中に朱砂細末2銭を加えて清肺三妙丹と称して用い，咳嗽が止まない肺結核にきわめて有効であった。ただし，はじめの3〜4回の服用には，アスピリン1/4〜1/5gを加えた。多汗のときは用いない。

◆ 清金二妙丹（せいきんにみょうたん）

肺病労嗽を治す。

粉甘草細末2両　遠志細末1両

上記2薬を混ぜ合わせて，毎回1.5銭を服用する。

問い：西洋医学では肺病は桿菌の伝染によるので，病原菌の排除が重要であるとし，また空気が汚れていると感染しやすく，空気が新鮮な場所に転地させると治りやすいという。本論中では論及されていないが，取るに足らないことなのですか？　答え：西洋医学の説は採用すべきである。しかし，1カ所に数十人が同居していて1人が肺病になったとしても他の数十人は感染せず，またその日に肺病のものと過ごしても伝染するものが少なく伝染しないものが多いのは，どのように解釈すればよいであろうか。古い言葉に「木必ず先ず腐りて，後に虫生ず」とあるが，人でも必ずそうであり，まず病因があり後に虚に乗じて病が侵入するのである。西洋医学の説は浅薄のきらいがあり，かつ印象深く説明もしやすいが，私はさらに深く論じて深い治法を求める。西洋薬のクレオソー

ト・アスピリン・メントールなどは病原菌を除くことができるが，中薬の朱砂や犀黄丸も病原菌を除く要薬であり，西洋医学の説と比べて取るところがないとはいえない。

◆ 肺病を治す便方

　鮮白茅根の皮を除いて磨り砕いて大碗〔どんぶり〕1杯とし，大碗2杯の水で煎じて2回沸騰させ，半時間ほどおいて茅根が水の底に沈まなければ，再び煎じてわずかに沸騰させ，しばらく待って茅根がすべて水底に沈めば，滓を除いてゆっくりとお茶として温飲する。

　鮮小薊根2両を細かくすり下ろし，煮て2～3回沸騰させ，ゆっくりとお茶として温飲すると，膿血を吐く肺病に効果がある。

　白蓮藕〔レンコン〕1斤を細かく千切りにし，煮て大碗1杯の濃汁を取り，さらに柿霜1両をその中に溶かし入れて，徐々に温飲する。

　以上は普通に手に入る土地の産物であるが，これを用いるといずれも肺病を軽減させ得る。通常は単独の方法だけで，浹辰〔十二支一巡，12日間〕の間に肺病を治癒し得る。三期第2巻には鮮茅根，鮮小薊根，鮮藕を合わせて切り刻み煮汁にして飲むものがあり，三鮮飲と名付けて，熱による吐血治療に用いて非常に効くが，肺病治療にも有効である。さらに柿霜を混ぜるといっそうよい。

　三期第6巻には寧嗽定喘飲がある。方は生山薬1両半を大碗1杯に煮た湯に，さらに甘薯自然汁1両，酸石榴自然汁5銭，生鶏子黄〔ニワトリの卵黄〕3個を混ぜ入れて徐々に飲み下す。寒温病の陽明大熱がすでに退いて，もともと虚があったり，高齢者であったりで，ますます身体が弱り，喘や嗽になり，痰涎がひどく詰まり，気息〔呼吸状態〕が低下したものを治すが，これも普通の食べ物である。方中の鶏子黄を除いて，荸薺自然汁1両を均等に混ぜて徐々に温服しても，肺病治療の妙品であるから，肺病で咳と喘を兼ねるものは服用すると非常によい。

　また北沙参〔浜防風〕細末を毎日豆腐漿〔豆乳〕で2銭を送服，上焦発熱するものには3銭を送服すると，肺病および肺労喘嗽によい。

また西洋薬の橄欖油〔オリーブ油〕は清肺の性質があり，味が美味で香ばしく，肺病では香油〔ごま油〕の代わりに用いるとよく，あるいは水に7，8滴たらして服用してもよい。

　飲食は淡泊がよく，炮炙厚味および過度に鹹いものを食べすぎてはならない。レンコン，新鮮なタケノコ，ハクサイ，ダイコン，トウガンのような野菜を多く食べるとよい。スイカ，ナシ，クワの実，リンゴ，荸薺〔シログワイ，シナクログワイであり日本のクワイとは別物〕，サトウキビなどの果物はいずれもよいが，モモやアンズはよくない。タバコや酒および一切の辛辣なものは禁ずる。また糟魚〔粕漬けの魚〕，松花蛋〔ピータン〕，鹵蝦油〔小エビ，塩を原料とした油状の調味料〕，醬豆腐〔一口サイズに切った豆腐を納豆菌で発酵させて麹や塩などを混ぜて漬け込んだ副食物〕，臭豆腐〔豆腐を発酵させて塩漬けにしたもの〕の類もよくない。

　養生家には，阿〔a〕，呼〔hū〕，呬〔xī〕，嘘〔xū〕，吹〔chuī〕，嘻〔xī〕の6字を口で念じて臓腑の諸病を却けるとあり，肺を病むものがもし服薬のほかにこの法を用いれば，大いに益となる。その法は静坐をして，あるいは睡眠から目覚めてまだ起き上がらぬうちに，この6字を1字ごとに6回念じる。声はきわめて低く小さく，ただ自分には微かに聞こえる程度とし，かつ念じるときにはその気を留めおいて，徐々に体外に出し，緩徐であればあるほどよく，毎日2，3回行えば，続けているうちにおのずと効果が現れる。道教の書には呼気は補とする説があり，その理は非常に深く，私が書いた「元気詮」中に詳しく説明している。西洋でも深く長い呼吸法があって胸膈を広げて肺気をゆったりとさせる。この法は深く長い呼吸法とお互い似たところがあり，さらに意念〔思い〕をこの6字におくと肺中の二酸化炭素の呼出が必ず多くなるので，肺病はおのずと治癒しやすくなる道理である。

◆ 肺労喘嗽治法を論ず

　肺労の証は肺の中で分かれた気管支にたくさんの瘀滞を生じ，熱いと

きには肺胞が弛緩した状態で気化は宣通できるようで，症状は軽減する。寒くなると肺胞が緊縮し，痰涎が通常ますます杜塞〔ふさぐ〕するので，症状が悪化する。これは肺の痼疾〔持病〕であり，古来必ず効くという方はない。ただ曼陀羅を煮詰めた膏に理肺諸薬を混ぜて用いると，治癒することが多い。ここにその方を以下に詳しく記載する。

　曼陀羅のまさに花が咲こうとするときに全科〔全草の意味か？〕を切り刻み，原汁4両を搾り取って，鍋に入れて濃い重湯のようになるまで煮詰め，さらに硼砂2両を加えて煮詰めて溶かし，さらに遠志細末・甘草細末各4両，生石膏細末6両を煮詰めた膏に混ぜ，ちょうど丸にできるようにして，分けて小さな丸をつくる。毎服1銭半とし，効かなければ2銭まで増やし，1日2回白湯で服用する。長期に服用すれば病根を除き得る。服用して熱感を覚えれば，石膏を増量するとよい。

　按：蔓陀羅は俗に洋金花，西洋語を訳して酔仙桃とするのは，強力な麻酔作用があるからである。高さは3，4尺程度で，葉は手掌大，二股に分かれるものと，分かれないものの2種がある。開いた花は牽牛〔アサガオ〕よりやや大きく，色は赤白の2色があり，さらに花には一重と八重がある。実は核桃〔クルミ〕大，麻の実を包んでいるような棘がある。蔕は銭のような托盆〔お盆〕があり，中に麻の実のような細かい粒が入っている。李時珍はこれを服用した人は酔ったように意識が朦朧とし，麻酔薬として使えるという。また煮詰めた水で脱肛を洗えば著効するのは，収斂作用が強いからであるともいう。薬とするには一重の白い花のものがよい。しかし，麻酔作用は非常に強く，かつて煎じた湯を飲んで命を失ったものがあり，多服しないよう慎まねばならない。

　肺臓は闔闢〔閉じることと開くこと〕機能を有し，闔闢機能が円滑なら，おのずと肺労病証はない。遠志，硼砂は最もよく気道の瘀を化し，甘草末を服用すれば火炙や水煎しないので，やはりよく肺中の気化を宣通して肺の開く作用を助ける。蔓陀羅膏には強力な収斂作用があるので，肺の閉じる作用を助ける。石膏を用いるのは曼陀羅は非常に熱性であるが，石膏はその熱を解し得るからである。さらに遠志・甘草・硼砂はい

ずれも養肺の薬物で，大量の津液を生じて痰涎を融化し，肺臓の闔闢作用を円滑にして滞らせないので，肺労の喘嗽はおのずと癒える。

　同じ庄の張島仙先生は邑の有名な孝廉〔科挙第一次試験合格者〕である。彼が東安で教鞭を執っていたとき，門下生が肺労を患い，先生が呵・呼・呬・嘘・吹・嘻のすべての字を6回ずつ，1日2回念じるように教えると，2カ月で肺労は癒えた。私はこのことからこの方法の大切さを知った。養生家は，この6字はそれぞれに臓腑の病を主ることができるという。私はこのように分析する必要はなく，要するに呼気は補であるとする理論にほかならない。人がこの6字を念じれば，すべて徐々に呼気を外出することになり，心腎が交通し，心腎が交通すれば元気が壮旺になって，おのずと肺中の気化を斡旋して，結果的に肺労が除かれる。肺労を迅速に治癒させたければ，まさしくこの方法を兼用すべきである。

◆ 章太炎氏が論じた肺病治法を読んだ書後〔後書き，跋〕

　本誌（山西医学雑誌）21期，章太炎氏が論じた肺病治法は，詳細明瞭で古今の中国内外の論を一つに融合しており，まことに医学の大家である。そのなかに咳嗽発熱し，まだ危険な症候は現れず，数日で急に高熱になり，加えて喘息，脈は反って微弱，視線はまっすぐに空をつかみ，意識を失うものをいうところがあるが，これは肺は充満していても脈は反ってさらに落ち込み，血痺不利となって，心臓が絶える寸前である。西洋医学ではこの証の治療に，強心剤を数服用い，意識を回復させて喘を止めて，熱は次第に退いて癒えるが，用いている強心剤がいったいどういう薬なのかをはっきりといわない。　　按：これは肺脹に心痹を兼ねた証で，中薬を用いるなら白虎加人参湯であると考える。白虎湯は肺脹を治し，加えて心痹も治す。西洋薬を用いるならジギタリスかストロファンチンを用いるべきである。この2つはいずれも強心剤であるが，他の強心剤とは異なる。というのもおよそ強心薬といえば，心拍動を助けて有力にし，すなわち心拍動を速めるが，この2薬だけはまた心悸亢

進を治し、脈拍が速いものは逆に和緩にする。さらに他の強心薬は熱性が多いが、この2薬はよく解熱し、したがってよく肺炎を治す。肺の炎症が癒えれば喘脹はおのずと癒える。傷寒温病については、熱が陽明に入り、脈象が洪実になっても、医者が急いで白虎湯あるいは白虎加人参湯でその熱を解することを知らないと、熱が極まって心を傷り、脈象が洪実から微弱に変わり、あるいは七、八至の数を兼ね、神識が昏憒すれば、急いで白虎加人参湯を投与し、さらに方中の人参を増やして湯をつくった後に生鶏子黄数個を混ぜ入れるのが正治の方法である。西洋医学のジギタリスやストロファンチンで治すのも正治の法であるが、病はきわめて重く、心臓は停止寸前なので、これを使用してもすべて奏効するのは容易ではない。この中西薬を併用してこのきわめて重篤な証を挽回したいものであるが、これはまだむなしい目論見でこれまで臨床で実験したことはない。

【附録】ジギタリスおよびストロファンチンの用法　ジギタリスの用量は、1回に0.2g服用し、チンキ（酒である）1回に0.5g服用すればよい。ストロファンチンチンキの用量も1回に0.5g服用し、いずれも1日に3回服用する。ジギタリスの薬性はストロファンチンよりもやや激しい。症状が軽く緩徐に治せるなら、ストロファンチンをジギタリスの代用として使える。症状が重く治療を急ぐ必要があれば、2薬を定められた分量を考慮して併用してはじめて有効である。ストロファンチンはそのまま服用すべきではない。精製品にストロファンチンエキスがあるが、その用量は極少量なので、チンキを用いるほうが穏当である。

◆ 喘証治法の総論

俗に喘に善証はないというが、喘証は内傷外感を問わず重大な証である。喘の病因を知りたければ、まずどの臓が呼吸の枢機を司るかを明らかにしなければならない。喉が気管となり内で肺に通じるのは周知であるが、じつは吸気は肺に入るだけではなく、同時に心に入り、肝に入り、衝任に入り、腎に及ぶ。なぜそういえるのだろうか？　気管の正枝

は肺に入るが，分枝は下って心に通じ，さらに膈膜を透過して下って肝に通じ（肺・心・肝は一つの系で互いにつながっていることがわかる），肝から下ってさらに衝任と連絡して腎に通じる。もしそうではないというなら，いかに母体と胎児は，母が呼出すれば子も呼出し，母が吸入すれば子も吸入するのだろうか？ 呼吸の気は気管分枝によって肝に通じ，下って衝任と腎に及ぶのでなければ，どうして胎児の臍帯の根蒂が衝任の間に結合しているのに，臍で母親の呼吸の気を受けて母親に随って呼吸できるだろうか？ そこで肺は呼吸を開始する機関であるとわかる。喘証を《本経》では「吐吸」と称すのは，吸入した気を内に容納できず，すぐに吐き出すからである。容納できない原因は，肺による場合も，肝腎による場合もある。まず肝腎による場合を述べる。

　腎は閉蔵を主るとともに摂納を主り，元来は下焦の気化を統摂するが，同時に呼吸の気を摂納して一息ごとに根に帰させる。時として腎が虚して気化を統摂できなくなると，気化が衝任の間で膨脹し，転じて衝気を挟んで上衝し，腎の気を行らす肝木（方書に「肝は腎の気を行らす」という）が腎気を疏通し下行できないので，やはり転じて腎気とともに上衝する。そのために，吸入した気が下焦に摂納されずに，逆に下焦からの衝激を受けるのが喘の由来であり，方書にいう腎虚不納気である。治療は，滋陰補腎薬を主体に生肝血・鎮肝気および鎮衝・降逆の薬を佐とする。方剤は，熟地黄・生山薬各1両，生白芍・柏子仁・枸杞子・山茱萸・生代赭石細末各5銭，紫蘇子・甘草各2銭を用いる。熱が多い場合は玄参数銭を，汗が多い場合は生竜骨・生牡蛎各数銭を加える。

　腎虚不納気と同時に，元気の虚が甚だしく固摂できないために上脱しそうな場合は，腎虚だけの場合より喘逆の程度が甚だしい。前方中の白芍・甘草を除き，野台参5銭を加え，山茱萸を1両に代赭石を8銭にする。1剤を服用して喘が軽くなり，心中に熱を覚える場合は，天門冬数銭を適宜加える。あるいは参赭鎮気湯（党参・生白芍各4銭，生代赭石・生竜骨・生牡蛎・山茱萸各6銭，山薬・生芡実各5銭，紫蘇子2銭）を用いてもよい。

突然激怒したために肝気・肝火を激動し，さらに衝気上衝と胃気上逆を挟み，肺の吸気を押し上げるので下行できずに喘となる場合には，方剤は川楝子・生白芍・生代赭石細末各6銭，厚朴・清半夏・乳香・没薬・竜胆草・桂枝尖・紫蘇子・甘草各2銭を用い，鉄錆を磨き取った濃い水で煎じて服用する。

以上の3種の喘が起きる病因は肝腎であるが，脈象に違いがある。陰虚不納気では脈は細数が多く，陰虚でさらに元気欲脱を兼ねる場合の脈は上盛下虚が多く，肝火・肝気に衝気・胃気の上逆を挟むものは脈が硬弦で長が多い。詳しく脈を診て弁証すれば間違うことはない。

肺に原因がある喘では，肺の病変のために吸気を容納できず，その証には内傷と外感の違いがある。まず内傷による肺不納気を論じる。闢〔開く〕と闔〔閉じる〕を繰り返すのが呼吸の自然の仕組みである。なぜ呼吸できるのかといわれると，胸中の大気（宗気ともいう）がこれを斡旋し，かつ肺葉が活発に機能して闢闔を行うからである。時として肺が病を受けると，肺葉の活発な闢闔が閉じやすく開きにくくなり，性質が緊縮に変わる。暑熱の時候にはその緊縮がやや緩んで喘がなくなることもあるが，いったん寒涼になるとすぐに喘が起きる。この肺労の証は寒涼の時期に発症することが多い。生山薬を細かく挽き毎回1両ほどを煮て粥をつくり庶糖を入れて西洋薬のペプシン7～8分を送服する。肺葉が緊縮するのは，肺の津液が減少し血脈が凝滞するためであり，山薬・蔗糖で潤し（山薬は蛋白質を多く含むのでよく潤す），ペプシンで化す（ペプシンは子豚・子牛の胃液からつくられ消化を助ける）ので，長く続けると自然に治癒する。頑痰が非常に多い場合は，さらに硼砂細末2分をペプシンと合わせて送服するとよい。外治をするなら肺俞穴に灸するのも有効で，内治の方法と併用するとよい。ペプシンを入手できなければ，生鶏内金細末3分に代えてもよく，化痰の力はペプシンよりも強力である。

痰が胃中に積し，さらに膈上に溢出し，肺中に浸入して，喘になる場合がある。古人は常に葶藶大棗瀉肺湯あるいは十棗湯でこれを下した

が，これはすなわち治標の方であり，原因を追及して本治するものではない。私が創製した理痰湯（生芡実1両，清半夏4銭，黒脂麻3銭，柏子仁・生白芍・茯苓片・陳皮各2銭）を10余剤連服すれば，この証は標本ともに清解する。方中の解説は原方のところで詳解したので，繰り返さない。胸膈胃府の間に充塞する場合は，痰ではなくて飲である。寒飲（飲には寒と熱があり，熱飲は脈が滑で神経病が多く，寒飲は脈が弦細である。たいがい飲は寒であるというのは正しくない）で，時に喘を発したり寒涼を感受するとすぐに反復する場合は，上焦陽分の虚である。治療は《金匱要略》の苓桂朮甘湯に乾姜3銭と厚朴・陳皮各1.5銭を加え，薬の熱力が寒に勝るようにすれば，飲は自然に化して下行し水道〔尿路〕から出る。上焦の陽分の虚だけでなく気分の虚も甚だしく，寒飲が胸中に充塞して喘を生じる場合は，脈が弦細だけでなくひどく微弱でもあるので，前方中に生黄耆5銭を加え乾姜を5銭にするとよい。壬戌〔1922年〕の秋，台湾の医師・厳坤栄がその友人のために「26～27年間寒飲結胸があり，時にひどい喘を発し，きわめて寒涼を畏れる」と手紙で質問してきたので，この処方を書いた（方中に黄耆1両・乾姜8銭を用いたが，極虚寒の証でなければこのような重剤を用いるべきではない）ところ，10余剤を連服して全快した。方中に黄耆を大量に用いたのは胸中の大気を補益するためであり大気が壮旺になれば自然に寒飲を運化し下行させる。以上に論じた3則は，いずれも肺に原因がある内傷の喘証である。

　外感の喘証は，大抵すべて肺に原因があるが，治法は証によってそれぞれ異なる。人の体表は衛気が主り，衛気の本は胸中の大気であり，また肺は皮毛を主るので，体表は肺とも密接な関係がある。時に体表が風寒に外束されて衛気が全身を流通できなくなると，胸中の大気は輸泄するところがなくなるので急に膨脹の力が生じ，胸中に吊り下がった肺はその圧排を受けて喘を生じる。また，肺と衛気の関係は密接で，衛気が鬱すると肺気も必ず鬱するので，やはり喘を引き起こすことがある。風寒外束は《傷寒論》の麻黄湯が主る証で喘を兼ねることが多いが，麻黄

湯を用いるときには知母を数銭加えるべきで，そうすれば発汗後〔邪が除かれたのに余熱未清のために〕解さない恐れはなくなる。温病でも初期に喘がある場合は，薄荷葉3銭・牛蒡子3銭・生石膏細末6銭・甘草2銭を用いあるいは麻杏甘石湯を使用してもよいが，石膏は絶対に煅いて用いてはならず，石膏の量は麻黄の数倍にすべきである（石膏は1両ぐらい使用してもよいが，麻黄はこの証には多くても2銭までである）。この2証は同じ喘でも用薬がまったく違うのは，傷寒では脈が浮緊で，温病では脈が洪滑を呈するからである。

　外感の風寒が内を侵襲し，胸間に凝滞した水気とともに肺気を上迫して喘を生じるのが，《傷寒論》の小青竜湯証である。《金匱要略》の小青竜加石膏湯が必ず効を奏するが，必ず生石膏を1両ほど加えてはじめて効果がある。本方を加減する定例として，喘には麻黄を去って杏仁を加えるが，私がこの方を治喘に用いるときには，必ず杏仁を加えたうえ麻黄も1銭用いる。脈が非常に虚ならば，野台参数銭を加えるのがよい。前三期合編第5巻に小青竜湯の後世の分量を記載しているので参照するとよい〔麻黄2銭・生白芍3銭・乾姜1銭・甘草1.5銭・桂枝尖2銭・清半夏2銭・五味子1.5銭・細辛1銭〕。また前三期合編第5巻の従竜湯方は，小青竜湯を服用して喘がいったん消失し，また反復する場合に用いる。従竜湯方は生竜骨・生牡蛎各1両，白芍5銭，清半夏・紫蘇子各4銭，牛蒡子3銭の配合であり，熱がある場合は生石膏数銭を斟酌して加えると，これまでたびたび奏効した。以上に論じた2つが，外感による喘証治療の大略である。

　もともと労疾喘嗽がある人は，少しでも外感を受けるとすぐに喘を発症する。これが内傷と外感を兼ねる喘証である。私が創製した加味越婢加半夏湯（麻黄2銭，生山薬・生石膏各5銭，麦門冬4銭，清半夏・牛蒡子・玄参各3銭，甘草1.5銭，大棗3個，生姜3片）が適切で，内傷に外感を兼ねて喘が生じているので，用いる薬剤も内傷・外感を併用する。

　以上に論じた喘は，病因に内傷・外感の別および肝腎にあるか肺にあるかの違いはあるが，すべて納気ができないための吸気困難であり，《本

経》にいう「吐吸」である。喘であるのに吸気が困難でなく呼気が困難な場合は，病因は胸中の大気が虚して下陥したためで，肺を鼓動して呼吸を行らすことができないので，努力呼吸せねばならず，呼吸が促迫する状況が喘に似るが，じつは不納気による喘とは天と地ほどの違いがある。弁証をおろそかにし，喘をみて降気納気の薬剤を投じると，たちどころに危険な状態になる。しかし，この証の弁別は難しくはない。不納気の喘は激しくなると必ず肩で息をする（肩をそびやかす）のに対し，大気下陥の喘は呼吸音が聞こえるほどになっても必ず肩で息をすることはなく，ますます肩が下垂する。この2証は脈もまったく異なり，不納気の喘では脈は数が多くて尺弱寸強(さく)のこともあり，大気下陥の喘では脈は遅で無力が多くやや尺が寸より勝る。病状をよく観察し脈を審(つまび)らかにすれば，弁別を百に一つも間違うことはない。治法は前三期合編前4巻の昇陥湯を用いるべきで，胸中の大気を昇補すれば喘は自然に癒える。

　大気下陥の喘に陰虚不納気の喘を兼ねる場合は，呼気・吸気ともに困難であるので，ますます努力呼吸の程度が増して喘のような状態を呈し，脈は微弱無力あるいはやや数で，背中を硬く緊張させ身心にわずかに灼熱感がある。治療は生山薬1両，玄参・甘枸杞各6銭，生黄耆4銭，知母・桂枝尖各2銭を煎服するとよい。方中に昇提の桔梗・升麻・柴胡を用いないのは，陰虚の不納気には逆に害になるのを恐れるからである。以上に述べた2証の喘には同種であるが違いもある。前三期合編第4巻の昇陥湯の後にいずれも病案があるので参考にされたい。

　この他，肝気・胆火に衝気・胃気の上衝を兼挟して喘を生じる場合があり，上衝が極に達すると胸中の大気を圧排して下陥させ，喘が急に止まると同時に呼吸もまったく停止し，しばらくすると急にまた喘が起きることを繰り返すもので，喘証のうちでも非常に珍しい型である。かつて治療した若い婦人は，夫婦仲が悪くなって喘証を生じ，桂枝尖4銭に熱性を緩和するために帯心麦門冬3銭を佐として，煎服させるとすぐに治った。《本経》には桂枝は大気を昇提するとともに逆気を降すとあるが，果たして効き目は伝え聞くとおりであった。桂枝はわずか1味で昇

陥と降逆の両方の効能を現すが，まさにこのような薬は世に桂枝のみである。しかして天地開闢(かいびゃく)の聖神がこのことを発見しなければ，だれが知り得たであろうか。原案は前三期合編第2巻の参赭鎮気湯にあるので参考にされたい。

◆ 李東垣の補中益気湯が治す喘証を論ず

　私がはじめて方書を読んだころに，李東垣の補中益気湯は喘証を治せるとあるのをみて，疑いを抱いた。喘は気の上逆であり，《本経》に「吐吸」とあるのは，吸入した気が下行せず，やっと吸入してもすぐに上逆して吐出するからである。気が上逆して苦しんでいるのに，升麻・柴胡で昇提してよいのだろうか？　そこでこの疑問をベテラン医師たちに誰彼となく尋ねたが，大抵「この方は気分の虚によって生じる喘を治すのである」と言う。しかし「気実による喘では気の上逆に苦しむが，気虚による喘もやはり気の上逆に苦しむのだから，気虚に対し人参・白朮・黄耆で補気するのはうなずけるにしても，升麻・柴胡を佐薬にするのはなぜでしょう？」と，さらに一歩進めて質問すると，うまく答えられるものはなかった。その後詳しく《内経》を読み臨床経験を積んで，胸中には肺の開闔の原動力になる気が蓄積しており，これが《霊枢》五味篇に「搏して行らず，胸中に積す」と記される大気であり，また《霊枢》邪客篇に「胸中に積し，喉嚨に出で，以て心脈を貫く」と記される宗気だと知った。大気がいったん虚すと，肺を開闔する原動力が欠乏するのですぐに呼吸不利を覚え，さらに虚して下陥すると，開闔する原動力が停止寸前なので必ず努力呼吸となる。努力呼吸すると促迫した状態が喘に似るが，じつは気逆の喘とは天地の違いがある。弁証が不確かで誤って納気定喘薬を投じれば，すぐに危険な状態になる。したがってこの証に対しては胸中の大気を昇補すべきで，降気・納気の薬を絶対に誤用してはならない。ぴったり適合するわけではないが，補中益気湯で喘が必然的に軽くなるなら，補中益気湯が主る喘は確かに大気下陥の喘であることに疑いはない。李東垣は平生脾胃を重視したので，中気下陥

があることのみを知り大気下陥を知らなかったために，大気下陥証にも補中益気湯を用いたのであり，幸いに方中の薬の大半が大気下陥に有効であったために奏効し得た。不思議なのは，李東垣は補中益気湯の有効な喘が大気下陥だとは知らないにしても，必ず気逆の喘とは違いがあるとわかっていたはずなのに，別のものとして分類しなかったことである。気逆不降の真喘にも補中益気湯を用いてしまう誤りを，後人に残すことに考えが及ばなかっただけなのだろうか？　私はこのことに考慮して，《医学衷中参西録》第三期合編第4巻に大気下陥門を特に設け，下陥した大気を昇補して胸中に帰還させる昇陥湯方を創製した。大気下陥によって出現する種々の危険な症状は，私が治癒させた10数症例として後に附載した。そのなかに大気下陥による喘が数例あり，気逆による喘との違いをきわめて詳細に解説したので，症例を仔細に参考にすれば臨床でも間違うことはない。

◆ 胃病噎膈（すなわち胃癌）の治法および反胃の治法を論ず
附：変質化瘀丸

　噎膈〔いつかく，えつかく〕証について，方書ではこれを噴門枯乾，衝気上衝，痰瘀，血瘀などとする。私は常々本証は中気衰弱で賁門（噴門）を吊り支えられず，噴門が藕孔のように縮小するので（噴門は大小腸と一気貫通しており，大便が羊糞のようならば噴門・大腸・小腸のいずれも縮小しているとわかる），痰涎が容易に壅滞し，痰涎壅滞によってさらに衝気が上衝しやすくなり，食べ物を受けつけないと述べてきた。以前に参赭培気湯〔党参6銭・天門冬4銭・生代赭石8銭・清半夏3銭・肉供蓉4銭・知母5銭・当帰身3銭・柿霜餅5銭〕を創製したのは，張仲景の旋覆代赭石湯〔旋覆花3両・人参2両・生姜5両・代赭石1両・炙甘草3両・半夏半升・大棗12個〕の方意に倣い，大量の代赭石8銭で開胃鎮衝して下通通便し（本証には便秘が多い），人参でこれを制御し，気化を旺んにして流通させ，自然に噴門を吊り支えて寛げ，また半夏・知母・当帰・天門冬を佐として，降胃・利痰・潤燥・生津す

る。これを用いるとしばしば良効を得るので，この方を《医学衷中参西録》に載せて，その加減と数例の治癒症例を詳しく記載して私の業績の一つにした。この方を使用しはじめてから久しいが，効くものと効かないものは半々で，はじめはこの方で治癒しても再発時には効かないものがあり，再三熟慮したがその解答が得られず，やはり千古難治の証なので必ずしも全治できないと考えていた。後に治療した70歳近い男は，1カ月余り入院して飲食できるようにはなったが，結局すっきりしないまま家に帰った。1年余りしても以前の証はもとのままで，危篤状態に陥って膿血を若干吐出した。そこで以前に病がぬけなかったのは，噴門の瘀血腫脹によるもので，当時破血薬を方中に加えておればあるいは全治したかもしれないと気がついた。私は平素瘀血が噎〔いつ，えつ〕になる証の経験がなく，配慮を怠っていた。現在は従前の粗忽を自己反省し，この証を子細に研究し，瘀血が噎になる理由について前哲や時賢の説をさらに精選して明らかにした。再びこの証に遭えば，必ずその病根を除いて治癒後も再発のないことを願う。

　呉鞠通は「噎食の病は，陰が下に衰え，陽が上に結する。陰衰が波及して陽結になったものは，陰衰を治療する。陽結が波及して陰衰になったものは，陽結を治療する。発病の原因は，多くは怒鬱が長く続いたための肝気横逆や，飲酒家で中気が虚したための土衰木旺である。木が脾に乗じると，下泄あるいは噯気〔げっぷ〕し，下泄が長引くと陰が衰え，噯気が長引くと陽が結し，噯気が除かれないと慢性化して噎食になる。木が胃を克し逆上阻胸して食べ物が下らない場合は，降逆鎮肝が重要である。痰飲を挟んだ陽結はしばしば呕して反胃するので，陽結を通じるのが第一であり，胃体を補うことが重要である。また肝鬱からの瘀血，髪瘕からの瘀血，さらには銅の物を誤食したための瘀血がある。いずれも瘀血を化すことが重要であるが，肝鬱なら木気を条暢するとともに活絡し，肝逆なら降気鎮肝し，髪瘕なら敗梳菌を用い，銅物には荸薺〔ぼっさい〕を用いる。病が上脘にあり，少しも食べ物が下りなければ吐かせる。また食事中に非常に驚いたり怒って食膈になったのなら，上脘にあれば吐

かせ，下脘にあれば下す。さらに単方では鹹韭菜鹵〔ニラの塩ゆで〕は瘀血を治し，牛乳は胃燥を治し，五汁飲は胃逆を降し，牛転草は胃槁を治し，虎肚丸は胃弱を治し，獅子油は錮結を開き，活鶏血は老僧趺坐で，精気が泥丸宮に上朝できず，舎利を形成し，反って化して頑白骨になり胃脘に結したものを治す。鶏血は純陰なので純陽の頑結を化す。狗尿粟，狗宝〔イヌの胃内結石〕は濁で濁を攻めて土も補う。諸方を書き尽くせないが，なぜ今の人は枳実・厚朴で気化を破壊したり，呆膩の六味丸を用いるのか」と述べる。

楊素園は「噎膈証について，昔は反胃と混同した論説が多いが，じつは反胃は納れて再び出すものを指し，少しも納れることができない噎膈とは異なる。噎と膈にも違いがあり，『噎』は元来納穀して喉に詰まることで，『膈』はまったく納穀しないことである。その病因について昔は憂・気・恚〔恨み怒る〕・食・寒に分けたり，また飲膈・熱膈・虫膈としたり，その説は非常に紛らわしい。葉天士は陰液が下に竭き，陽気が上で結するために，食道が狭窄するとした。この説は《内経》にもとづいており最も根拠がある。徐洄渓は瘀血・頑痰・逆気が胃気を阻膈するとし，なってしまえば治す方法がないと理由も詳細に述べた。陰が竭きて気が結するためなら，虚労証で陰虧が極に達しても陽結が現れないのはなぜか？　陰が竭き同時に憂愁思慮すると陽気が結して瘀を生じるが，世間でこれを患うのは大抵が貪飲の流〔食い意地のはった人間〕，尚気の輩〔のんびりした人間〕で少しの憂も知らないのに，憂愁抑鬱の人はかえってこれを患わないというのでは，この説は筋が通らない。瘀血・頑痰・逆気が胃気を阻傷するのはあり得るが，本草中に行瘀・化痰・降気の品は少なくないのに，なぜなってしまえば治法がないのか？

これもこの説では筋が通らない。私の故郷にはこの証を治すものがいて，太陽にさらして病人を柱に縛りつけ，物でその口をこじ開け，舌を抑え，喉に贅瘤のようなものが食道を阻塞しているのがみえると，鋭利な刃物でこれを除去する。出血が非常に多く，病人は何日も疲労困憊してようやく癒える。ある与太者が初老になってこの病気を患い，自らそ

の不運を嘆き，紫藤〔しなふじ〕のむちの柄を喉に突っ込んですぐに死のうとしたところ，血を数升吐いて，意外にも患部は治癒してしまった。この2つの例は法というほどのものではないが，食道内で有形のものがそこを阻塞したために狭隘になっていたのは明らかである。私の推量では，この証は肝の昇性が過ぎて肺気が降りず，血が気とともに昇り長期にわたってついに有形の瘀を形成したのである。これは失血と異証同源である。その発症が急なら唐突に吐血し，発症が緩徐なら滞留して出ずに噎膈になる。湯液が胃に入ったときには，すでに病所を通過した後で，有形のものを除去できない。本証を専治する薬は，咽喉に専ら入って化瘀解結に働く必要がある。昔，金渓〔江西省の地名〕のある書籍商がこれを患い，私に処方を乞うてきた。私は何がよいかわからなかったが，韭菜〔にら〕上の露が噤口痢を治すことから，この考えが他にも応用できるのではないかと思った。その男も医学知識をもっていたのでこれを聞いて非常に喜んだ。すぐに千金葦茎湯〔蘆根・薏苡仁・冬瓜仁・桃仁〕を煎じて韭露を半分加え，頻回に少しづつ嚥らせると数日でついに癒えた」と述べた。

　上記に引用した2則で，呉氏は博学な知識で噎膈の治法を論じ，楊氏は精緻に噎膈の病因を明確にした。さらにいずれも瘀血説を重視しているが，以前に私が治療した老人にも瘀血の確徴があるようである。しかし，私はこの症例は従前からの瘀血か，その後に瘀血に変じたのかを判断しかねている。なぜなら，1年余りたってから再発したからである。辛酉孟夏〔1921年陰暦4月〕の天津・《盧氏医学報》106号に，「胃癌は胃の瘀血に原因があり，本証治療に古来からの瘀血を下す方剤を兼用すれば，しばしば治癒して再発のおそれがない」とあるのを読んで，胸中にあった疑惑の塊がすっと解けるのを覚えた。おそらく本証はその原因を問わず，噴門に瘀血が積滞するものが10中の8〜9である。瘀が重いものは，即刻瘀血治療薬を兼用しなければ治癒しない。瘀が軽いものでは，開胃降逆薬だけで瘀血も少し消散するので治癒するが，結局は瘀血の根底になるものが除かれていないので再発のおそれがある。この

理屈が明らかになると，盧君の言は噎膈の定論になり得ることがわかる。盧君は名を謙，号を抑甫といい中西医学に兼通し自らを医界の革命家と称し，かねてから「現代の職業医師は西洋医学の方法で病を診断し，中薬で病を治療すべきだ」と言っているが，まことに不滅の論である。

　以上の3者の論をすべて子細に対照考察すると，前2者の論じた破瘀血薬では病に勝てないようである。盧抑甫がいうように抵当湯・下瘀血湯・大黄䗪虫丸のような古来の下瘀血の方剤を兼用すれば病に勝てるだろう。しかし私の意見では，本証を治したければ，必ず中西薬を併用しないと見込みがない。なぜなら以上の諸方で瘀血治療には有効でも，瘤贅を消失させるほどの効果はおそらく難しいからである。西洋医学では本証を胃癌と称するが，いわゆる癌とは患部が山に岩があるごとくにゴツゴツしていることによる。その中に瘀血があれば，もとより消瘀血薬でこれを除去できるが，瘀血がなければ消瘀血薬だけでは除去できない。腸中には腸蕈〔ポリープ〕を生じることがあるが，腸蕈とは瘤贅である。腸中には瘤贅が生じるように，胃中にも瘤贅を生じることがある。消瘤贅薬は，西洋薬の沃剤すなわちヨウ化カリウムが最も効果があり，これは変質薬中でも突出して優れている。私は中西の医薬を合わせた下記の方剤を創製し，試用に備える。

【変質化瘀丸】

　三七細末1両　桃仁（炒熟）細末1両　硼砂細末6銭　粉甘草細末4銭　ヨウ化カリウム10g　ペプシン20g

　以上の6薬を混ぜ合わせ，煉蜜で重さ2銭の丸をつくり，変質化瘀丸と称する。服用時は，口に含んで溶かしてから少しずつ唾液と飲み込む。

　ここで立案した噎膈治療の方法は，その病因の如何を問わず，まず参赭培気湯〔党参6銭・天門冬4銭・生代赭石8銭・清半夏3銭・肉蓯

蓉4銭・知母5銭・当帰身3銭・柿霜餅5銭〕を2～3剤服用させると必ず飲食が進む。その後服用するごとに効果が現れるなら，7～8剤服用後に原方に桃仁・紅花各数銭を加えて，全治するまで服用するとよい。はじめの1服は効いたが，続服すると順次効果がでなければ，原方中に三稜2銭・䗪虫1.5銭を加えるとよい。さらに湯薬の他に，毎日変質化瘀丸を口に含んで溶かして長期に服用すれば効果を現す。瘀血がすでに潰瘍化しているのに膿が出尽くしていなければ，穿山甲・皂刺・乳香・没薬・天花粉・連翹を投じて消散するとよい。

　また本証で脈が滑なら，参赭培気湯を服用するだけで必ず癒える。さらに5～6剤以上服用してから薬湯で三七細末1銭を服用し，滓を再煎するときにも同様に服用すれば治癒後に再発の恐れがない。

　また王孟英は，「生まれたばかりの子鼠を新しい瓦の上で焙って乾燥させ，研末にして温酒で服用すれば，噎膈治療にきわめて有効である。鼠の性質は癥瘕を消除して経絡を通じるので，噴門の血瘀が噎膈を形成するものにはきわめて効果がある」と言う。

　また噎膈を患う男が，たまたま飲酒したくなり一壺の酒を飲みほすと病がすっかり癒えた。その壺の中を調べると，非常に大きな1匹の蜈蚣がいたので，病が癒えたのは酒のためではなくじつは蜈蚣入りの酒を煮て飲んだためであると知った。これを聞いたものが私に質問した。これは蜈蚣が腫瘍を除いたためである。患者は必ず噴門の瘀血が瘡を形成して噎になったはずで，蜈蚣酒を飲むとすぐに癒えたのである。この方を用いる場合は，無灰酒（白酒〔濁り酒〕・黄酒のいずれでもよいが，焼酒はよくない）数両で全蜈蚣3匹を煮てから服用するとよい。

　あらゆる破瘀血薬のうちで，水蛭が最高である。しかし水蛭は炙を忌み，必ず生用しなければ有効ではない。医者は水蛭が猛烈であると恐れて炙しても使いたがらないので生用など議論にもならない。水蛭の薬性が元来和平であることを知らないのである。そして瘀血を化す良能を具有することは拙著の薬物学講義中に非常に詳しく論じた。上記の諸薬を服用して病が癒えなければ，瘀血が非常に強固に凝結していると思われ

るので湯薬・丸薬以外に，生水蛭細末5分ずつを1日2回水で服用するとよい。薬末を服用できなければ湯薬中の䗪虫を減去し，生水蛭2銭を加える。

上述した論文は《上海中医雑誌》に登載した。第五期雑誌が出ると，唐家祥君は「張君の噎膈を論ずを読んで」という一篇を載せ，拙論を深く検討して称賛し，同時に反胃証について新たな知見を記した。その原文を以下に載録して，参考に供したい。

【付録】唐君が医誌に記載した原文

雑誌第四期張錫純君の「噎膈の論治」を読むと，深遠で微妙な理を明らかにしており，本証の治法に新たな道を切り開いた卓見名言に心底感服する。さらに侯宗文君（西洋医）の「反胃論」（第三中学第二期雑誌）を読むと，病原の最も重要なものは幽門に発生する胃癌であり，食べ物が腸に入る通路を妨害しているという。初期は胃の働きがまだよいので，努力して障害を排除し食べ物を腸に運輸できるが，長引くと疲労して機能がいよいよ減弱し病勢はますます進行して反胃を形成する。中医は火虚という。証の病理は，食べ物が胃に入ると健康なら胃液が消化して腸に入り，吸収されたり排出されるが，1日でも胃液が欠乏すると食べ物が積滞して消化が進まず，これを火虚と言うのもうなずける。食べ物が積滞すると下瀉もあり得るのに，なぜ必ず上逆して反胃になるか，言うところは至極妥当である。噎膈の主因は食道癌であるとする論は，盧氏の胃癌説と互いに符合し，2証の病は原因ばかりでなく治法も同じである。しかし張君の論は，理論が反胃にも通じる。

上に引用した西洋医学で論じる反胃は，原因が噎膈と同じだから噎膈治療の方法で治療できるというのは，もとより通論〔筋道の立った論〕である。しかし私の経験によれば，反胃証には2つの種類があり，1つは幽門に癌を生じるもので，1つは胃中虚寒に胃気上逆・衝気上衝を兼ねる。幽門に癌を生じるものの治法はもとより噎膈に通じる。胃中虚寒に気機衝逆を兼ねる場合は，温補胃府に降逆鎮衝を兼ねた薬を投じなければならない。さらに胃に生じた癌の理論から，噴門に生じる癌は瘀血

に属すものが多く，幽門に生じる癌は瘤贅に属すものが多い。瘀血は血管凝滞により，瘤贅は腺管肥大による。治法もそれぞれに重点があるが，参赭培気湯中に生鶏内金３銭・三稜２銭を加え，変質化瘀丸中に生水蛭細末８銭を加え，さらに沃度カリウムは15ｇに変更し蜜で桐実大の丸をつくり毎服３銭づつ１日２回服用するとよい。そうすれば幽門に生じた癌が瘤贅であっても徐々に除かれ，瘀血でも除くのは難しくない。

　また噎膈治療の便法がある。塩を洗い落した昆布２両を，小麦２合と大酒盃３杯の水で小麦に十分火が通るまで煎じて渣を除き，時間に拘らず毎服小酒盃１杯飲み，昆布２～３枚を口に含んで津〔唾液〕を咽み続けるときわめて効果がある。　**按**：この方は西洋薬の沃度カリウムを用いるのと同じ意味である。沃度カリウムは海草を焼いた灰から精製するが，中薬の昆布・海藻・海帯はいずれも沃度カリウムの原料を含有する。小麦と一緒に煮るのは，昆布は味鹹・性涼であるから，長期に服用すると脾胃によくない恐れがあるので小麦を加えて脾胃を調補する。この方が効くなら，幽門に瘤贅を生じたための反胃にも効くはずである。

◆ 胃気不降の治法を論ず

　陽明胃気は一息ごとに下行するのが正常である。陽明胃気は一息ごとに下行し，その下行する力で消化した飲食を小腸に伝送して乳糜に化し，さらにその残渣を大腸に伝送し，大便にして排泄する。このように人身の気化が平常なら，飛門〔口唇〕から魄門〔肛門〕に至るまで，一気が運行して支障はないが，時に胃気が下行せずに反対に上逆することがある。その病因を推察すると，性急で怒ってばかりいるために肝胆の気が逆して上干したり，腎虚不摂のために衝気が逆して上衝したり，胃が肝胆衝気の排擠〔押しのけること〕をうけて胃気が下行せず，逆にその排擠の力とともに上逆したりする。上逆が繰り返されて常態化すると，下行する力がことごとく失われ，他気の排擠がなくても，蓄積が極に達すると自然に上逆する。入った飲食を胃が伝送して下行しなければ，必然的に上では脹満を生じ，下では便が秘結する。治療する場合に，病因

は胃気が上逆して下降しないためだと気づかないと，消脹薬を投じても薬力が歇きれば相変わらずで，通便剤を使用してもその日通じても翌日は元に戻る。これが長引くと兼証が入り乱れ，呕吐・げっぷ・しゃっくり・吐衄・胸膈煩熱・頭目眩暈・痰涎壅滞・喘促咳嗽・驚悸不寐など，種々の証が現れ，複雑化して治療はいよいよ難しい。たまたまその病の原因が，胃気が逆して降りないことだと気づき，半夏・紫蘇子・栝楼仁・竹笳・厚朴・枳実などの降胃薬を用いても，やはり用いないのと変わりがない。私は数十年の経験で，この証を数え切れぬほど治療してきたが，この証を治したいなら大量に代赭石を用いなければ効果がないとわかった。この証に対して代赭石は6つの特長をもつ。

第一に，重墜の力で胃気を引いて下行させる。

第二に，胃気を引いて下行させるだけでなく，さらに胃気を引いて腸に直達させて大便を通じさせる。

第三に，重墜の力で衝気を鎮安し上衝させない。

第四に，鉄と酸素の化合物で金気を含むので，肝木の横恣〔ほしいままに逆する〕を制し，肝気を上干させない。

第五に，鉄と酸素の化合物であるから，浮越した相火を引いて下行させ（相火は電気を具有する，これはつまり鉄が電気を引く道理である），胸膈煩熱・頭目眩暈を除く。

第六に，降胃通便・引火下行する力はあるが，寒涼開破の性質はないので，少しも気分を傷らず，鉄と酸素の化合物なので血分を益する（鉄と酸素の化合は鉄錆と同じで，血中の鉄錆を補う）。

丙寅季春〔1924年陰暦3月〕，私は滄州から天津に居を移した。南門外に住む30歳ちかい郭智庵が診察を求めて私を訪ね，「心中が常に満悶して，飲食が胃に停滞して下りず，しばしば嘔吐し，通利剤なしでは大便が出ない状態が1年以上続き，何度も服薬したが効果がなく，最近になって症状が悪化し，飲食が減少し，身体も以前より羸弱した」と訴えた。脈を診ると，至数は平常であるが六部の脈はすべて鬱象〔沈弦無力〕である。そこで「これは胃気不降の証だから，治療は簡単である。十分

量の代赭石を数剤飲めばすぐに効く」とはっきり言い，代赭石細末1両，生山薬・炒山薬各7銭，全当帰3銭，生鶏内金2銭，厚朴・柴胡各1銭を用いて処方をつくった。そして「この薬を湯に煎じて，1日に1剤を服用し，服用して大便が1日に1回出るようになれば処方を変えるから再度受診しなさい」と言い聞かせた。そのとき同県の医者仲間である曰綸季君が座にあり，その脈を診て疑問を感じ，「およそ胃気不降の病では，その脈は常に弦長有力である。今この証が胃気不降というのなら，六脈すべてに鬱象があり重按するとかえって無力なのはなぜか？」と質問してきた。「良い質問である。これは頗る研究の価値がある。およそ胃気不降の脈は，初期には大抵すべて弦長有力であるが，これは病因の多くが衝気上衝，あるいはさらに肝気上干を兼ねるためである。衝気上衝の脈は長で有力，肝気上干の脈は弦で有力であり，この2つが同時にあると脈が弦長有力になる。初期には肝気，衝気に迫され，胃府の気は通常のように下行できずに上逆するが，上逆が長期に及ぶと，それが習慣化して自然になり，他気の衝干を受けなくても常に上逆して下行しなくなる。胃は中焦に位置し後天気化の中枢である。したがって，胃が長期にわたって働きを失すれば人身の気化は必ず鬱して虚なので，脈も鬱で虚になる。鬱があるから，大量の代赭石で胃気を下行し，それを佐けるのに厚朴で通陽（厚朴は多く用いると破気，少なく用いると通陽と葉天士がいう）し，鶏内金で積を化して，鬱を開く。虚があるから，生と炒同量の山薬を大量に用いて健脾するとともに滋胃すれば（脾湿が勝って健運できなければ炒山薬で健運し，胃液が少なくて化食できなければ生山薬で滋胃するのがよい），開鬱薬を服用しても傷損することがない。当帰は，生血かつ潤便して補虚開鬱する。柴胡については，人身の気化は左が昇，右が降であるが，鎮降薬を大量に用いると自然の気化を妨げる恐れがあるので，少量の柴胡を加えてこれを宣通し正常の気化を回復させる」と答えた。曰綸はこれを聞いて，私の意見に深くうなずいた。それからこの薬を8剤服用させると，毎日1回大便が出て満悶も大いに減じて飲食が増した。そこで代赭石を6銭に改め，柴胡を5分とし白朮1銭半を加え，

続けて10剤服用させると全快した。10日ほどして、日綸がたまたまこの証に遭遇し、脈も同様なので、やはり大量の代赭石で治癒させた。私に会ったおりにこのことを伝え、さらに私の審証の確かさ、制方の精しさを称賛し、お陰で自分の医学に進歩があったと喜んだ。

【補中開鬱鎮逆湯】〔訳者命名〕

嘔吐が長期に続いて、便秘があり、脈が鬱〔沈弦無力〕であるもの。嘔吐に加えて、げっぷ・しゃっくり・吐衄・胸膈煩熱・頭目眩暈・痰涎壅滞・喘促咳嗽・驚悸不寐などを伴うこともある。

代赭石細末1両　生山薬・炒山薬各7銭　全当帰3銭　生鶏内金2銭　厚朴・柴胡各1銭

1日に1剤を服用し、服用して大便が1日に1回出るようになれば、代赭石を6銭に改め、柴胡を5分とし白朮1銭半を加える。

◆ 劉希文が肝と脾の関係および肝病はよく痛む理由を問うに答える

肝脾は相互扶助の関係にある臓である。過度に肝木が盛んになると脾土を克傷して食べ物を消化できないとよくいわれるが、肝木が弱過ぎても脾土を疏通しないので食べ物を消化できないことは知られていない。肝の系統は下方で気海と連絡し、同時に相火が中に寄る。気海と連絡するので元気の布化を代行し、脾胃の健運がそれを補助する。相火が寄るので、火の働きで土を生じ、脾胃は相火の助けで飲食物を腐熟する。したがって、肝と脾は相互扶助の関係にあるという。肝は厥陰で、中見は少陽、性は剛果〔剛直果断〕、気は条達するので〔《素問》六微旨大論の標本中気の論に、厥陰之上、風気治之、中見少陽とある〕、《素問》霊蘭秘典論では「将軍の官」と命名する。時として調摂失宜し条達の性に逆らうと、常に剛果の性を激発して横暴になり、その結果、脾胃は真っ先

に衝突をうけ，これまで助けられていたのがかえって損害を被ることになる。その横恣が波及して，諸臓腑の気を排斥して調和を失うので，しばしば痛むのである。

そこで，肝気の横恣を抑制しようとして平肝を考え，横恣を抑制するのに平肝では不足となれば伐肝を考え，用薬は三稜・莪朮・青皮・延胡索・鼈甲などとし何の懸念もなく闇雲に投薬する。肝木は，季節としては春に対応し，春は気化発生の始まりである。芽が出始めた植物に対して，このように平定したり討伐したりすれば芽吹いた芽を挫折毀傷しないはずがないとは，だれも思わないのだろうか？　平肝伐肝の他に肝を治す術はないのだろうか？　私はこの悲惨な状況を目撃して心を痛め，かつて「肝病治法を論ず」を執筆して，各地の医学誌報に載せた。最近『肝脾双理丸』を創製したが，およそ肝脾不和・飲食不消・満悶脹痛，あるいは吃逆・噫気・嘔吐泄瀉，あるいは痢疾，あるいは女性生理不順・月経困難症など肝脾に関する種々の諸証にこれを服用すると必ず奏効する。そこで方を以下に記載して医界に供覧し，平肝伐肝の盲論が今後はなくなることを願うものである。

【肝脾双理丸】

甘草細末 10 両　生白芍細末 2 両　桂枝（粗皮を除いて細末にする）1.5 両　厚朴細末 1.5 両　薄荷冰細末 3 銭　冰片細末 2 銭　朱砂細末 3 両

上記の 7 薬の，朱砂 1 両と朱砂以外の 6 薬を混ぜ合わせて水で練って桐実大の丸にして陰干しにする（日に晒してはならない）。残りの朱砂 2 両をまんべんなくまぶして衣をつくる。衣をつくるときには水の代わりに糯米の濃汁を使用して堅く充実した滑らかで光沢がある丸にしないと気が抜ける。用量：常時調養するには毎服 20 〜 30 粒。病気治療を急ぐ場合は，100 〜 120 粒まで服用してもよい。

◆ 肝病治法を論ず

　肝は厥陰であり，中見少陽で〔表裏関係にある厥陰・少陽は互いを中気とする。《素問》六微旨大論「厥陰之上，風気治之，中見少陽」〕，中に相火が寄る。したがって《素問》上古天真論に「将軍の官」と称されるのは性質がきわめて剛直であるためで，性質が剛なので肝が病むと常にその勝つ所を侮るために，脾胃が病を受け，脹満・疼痛・泄瀉など種々の症状が現れる。そこで方書には平肝するとあるが，平肝とは扶脾をいう。肝気が横恣〔ほしいままに逆する〕すれば，一時的には平肝治療をしてもよいが長期に用いるべきでない。肝は春に対応し，気化発生の始まりなので，平肝し過ぎると人身の気化は必ず傷損を被る。肝は五行説の木に属し，木性はよく条達するので，肝の治療法は散を以て補とするといわれる（方書には「肝では斂を以て瀉となし，散を以て補となす」とある）。散とは肝の昇発・条達を指す。しかし，昇散を多用すると傷気耗血するとともに気づかない間に腎水を傷って肝木の根を損なうことになる。

　「肝は燥を悪み，潤を喜ぶ」という。燥くと肝体が板のように硬くなり，肝火・肝気がすぐに妄動する。潤うと肝体が柔和になり，肝火・肝気が安寧で静かに活動する。そこで方書では柔肝の治法には潤薬を用いる。しかし潤薬を多用すると，脾胃に有害なので，この方法も一時的にすべきで長く用いてはならない。それなら肝を治療することは悪いのかよいのか？

　《内経》では「厥陰治せざれば，これを陽明に求む」とし，《金匱要略》には「肝の病を見て，……当に脾を実すべし」と記される。この2人の医聖とも，その道理は同じであり，実際治肝の道は1つしかない。惜しむらくは漢唐以来，この理を明確にしたものはいないことである。黄坤載のみがその理を深く解明して「肝気は昇すべし，胆火は降すべし。しかし脾気が上行しなければ，肝気は昇らない。胃気が下行しなければ胆火は降りない」と述べる。この言葉はうまく言い得ており，《内経》《金匱要略》の精奥をまことに窺っている。このことから，治肝をした

ければ，昇脾降胃し培養中宮すべきで，中宮の気化を確実にして，肝木の自理（自分で処理する）に任せ，時に理肝薬を少量用いても調理脾胃剤中の輔佐薬にする程度を越さぬようにすべきである。その理由は，本来五行の土は金・木・水・火の四行を包括し，脾胃は土に属すのでその気化の敷布も金・木・水・火の諸臓腑を包括するからである。そこで脾気が上行すれば肝気は自然にこれに随って上昇し，胃気が下行すれば胆火は自然にこれに随って下降する。また《内経》の厥陰の治法に，「その中気を調えるに，これをして和平せしむ」の言葉がある。「その中気を調える」とは昇脾降胃を指し，「これをして和平せしむ」とは昇脾降胃すると肝気がおのずと和平になることを指す。張仲景の著した《傷寒論》には《内経》の主旨を十分にくみ取り，厥陰の治法に呉茱萸湯を用いる。厥陰と少陽の臓腑は互いに依存するので，厥陰から少陽の治法に推し進める小柴胡湯がある。この２つの方剤中の人参・半夏・大棗・生姜・甘草はいずれも調和和胃の要薬である。さらに小柴胡湯では柴胡を主薬とするが，《本経》には柴胡は「腸胃中の結気・飲食積聚・寒熱邪気・推陳致新を主る」とある。《本経》の文を熟読すれば，柴胡もじつは陽明胃腑の薬で，少陽を兼治するだけであるとわかる。肝胆の病を治したければ，《内経》と張仲景を手本にしないわけにはいかない。

　ただ肝の病では，脾がよくないだけではない。およそ驚癇・癲狂・眩暈・脳充血など西洋医学で脳気筋病〔中枢神経疾患〕とするものは，いずれも肝経に関係がある。脳気筋〔脳脊髄神経〕は腎に源を発し，督脈から分派する淡い灰白色の筋である。肝はもともと筋を主り，また肝は腎のために気を行らすので，脳気筋病はじつは肝との関係が密接である。これらの証の治療には，五行の「金能く木を制す」の理を取り入れるべきで，鉄錆・鉛灰・金銀箔・代赭石（代赭石は酸化鉄の化合物でやはり金属を含有する）のような五金の品を多用して鎮肝し，羚羊角・青黛・白芍・竜胆草・牛膝（牛膝は味酸で肝に入り，よく血火を引いて下行させ，脳充血を治療する要薬であり，大量に用いると奇効がある）のような清肝・潤肝薬を佐とし，肝経の風を平定して火を熄すと，中枢神経系

も正常化して種々の病に至らない。当面，即効しなくても，脾胃調補薬で佐ければ，金属および寒涼薬を長期に服用しても弊害がない。さらに諸証に痰涎を挟有することが多いが，脾胃の昇降が円滑になると痰涎は自然に消える。

　また緊急を要する病で，病因のすべてが肝ではないが「急は則ち標を治す」ためにまず肝に着目すべき証が，元気が虚して上脱寸前の証である。病状は大汗が止まらず，あるいは少し止まっても再び発汗して寒熱往来の証があったり，危篤状態で目が上転して瞳が見えなかったり，無汗で心中がゆらゆらして人の支えを要したり，同時に喘息があることが多い。この場合は大量の斂肝薬で肝の疏泄を妨げれば元気が脱する寸前にある流れを制止できる。汗が止まって怔忡・喘促などの症状が漸次癒えれば，その後じっくりとその他の治法を試みる。山茱萸（《本経》で山萸肉が主治する寒熱はこの証である）は大量2両まで用い，斂肝して補肝し，人参・代赭石・竜骨・牡蛎などでこれを輔ける。第三期第1巻来復湯の後にこの方で挽回した衰絶証を数例記載したので参考にされたい。

　つまり肝胆の作用は，脾胃と互いに助け合って成立している。五行理論によると，木は土を侮り，木はまた土を疏す。飲食物を消化できず，健脾暖胃薬100剤を服用しても効果がないものを治療したことがある。診ると左関脈が極度に弱く，肝陽不振と知り，黄耆（黄耆の性は温昇，肝木の性も温昇である，同気相求むの意味があり補肝の主薬である）1両・桂枝尖3銭を投じると数剤で癒えた。また黄疸治療で，左の関脈が特に弱ければ，大量の黄耆を煎じて，《金匱要略》黄疸門の硝石礬石散を服用すれば癒える。こうしたことがその明確な証拠である。さらに胆汁は小腸に入って小腸を助け食べ物を消化するがこれも木よく土を疏すの理である。小腸は火に属すが胃腑と一体となって連携するので土ともいえる。胆汁は肝内の静脈の血が変化して胆に注ぐもので，実際には胆汁は甲乙木気のすべてを得る。そこで小腸に胆汁があると胃で消化できなかった食べ物を化し，その疏土の効能はいよいよ迅速になる。また西洋医学では肝内には静脈が集まり，肝が腫大したり肝内に熱があ

ればそれぞれの静脈が凝滞壅脹することが多いという。そこで肝鬱を疏達する薬は柴胡・川芎・香附子・生麦芽・乳香・没薬などのどれでも選用し，さらに桃仁・紅花・樗鶏・䗪虫などの活血薬で佐けるべきで，それに加えて瀉熱薬で佐けるのがよい。しかし，いきなり大涼の薬を用いてはならないのは，瘀滞した血が涼薬で凝滞し，かえって消散しにくくなる恐れがあるためであり，連翹・茵蔯・川楝子・山梔子（山梔子を末にして焼酒で溶いて塗ると赤青黒く腫痛する打撲部位を治すことから瘀血を除くのがわかる）などの涼に散を兼ねる薬を選べば証に適合する。

また最近孫総理が京都協和医院で療養し，西洋人医師に肝膿瘍だから手術をして薬で洗浄すべきだといわれ，開腹すると肝臓は木のように硬く肝膿瘍ではなかった。そこで中医の柔肝の治法がまさに適切な治療であるとわかる。当帰・芍薬・柏子仁・玄参・枸杞・阿膠・鼈甲のような柔肝薬のいずれを選んで用いてもよく，佐薬として活血薬も使えばよい。活血薬中では化瘀生新の田三七が最重要薬物で，煎服する湯薬の他に細末で1日3回毎回1.5銭〜2銭を別に服用するほうがよい。木のように硬い肝体が，そのうち柔らかくなる。

また《素問》蔵気法時論には「肝急に苦しめば，急ぎ甘を食してこれを緩める」とある。いわゆる「急に苦しむ」とは，気血が急激に肝内で併存し，肝臓が急迫して弛緩しにくい状態になって機能失調に陥ることである。まさに急迫するときは肝体がやはり木のように硬いが時期が過ぎると回復する。したがって治法は大量の甘緩薬で急を緩めると病はおのずと癒える。肝体が長期に木のように硬くなったものを治療するのとは異なる。以前《山西医誌》24期を読むと，燥熱峻烈の薬を服用し過ぎて急に痙厥になり角弓反張して口から血沫を吐した患者が載っており，現代の賢人・喬尚謙が《内経》の主旨を遵守して，ただ大量の甘草一味を続けて煎服させて数日で全治させたが，よく《内経》を読みこなしたといえる。しかしこの証がこの治法でも治癒しなければ，羚羊角・白芍のような涼潤薬を加えたり，さらに朱砂（細末にして送服）・鉄銹のような鎮重薬を加えるのもよい。

【新擬和肝丸】

　肝体木硬，肝気鬱結，肝内血管閉塞，および肝木横恣〔ほしいままに逆する〕して脾土を侮克するものを治す。症状は脇下脹痛・肢体を貫くような痛み・飲食減少・嘔吐・呑酸・ゲップが止まらない・しゃっくりの頻発・頭痛がして目が脹る・眩暈・瘈瘲など種々の証が現れる。

　粉甘草（細末）5両　生白芍（細末）3両　青連翹（細末）3両　肉桂（粗皮を去り細末）1.5両　冰片（細末）3銭　薄荷冰（細末）4銭　朱砂（細末）3両

　以上の七味の薬で，先の六味の薬を混ぜ合わせて水で練って梧桐子大の丸にして陰干しする（日に晒してはならない）。朱砂でまんべんなく被覆し，堅実光滑になるようにつとめないと気が抜ける。毎回食後1時間後に20〜30粒を日に2回服用する。病が急で激しければ空腹時に服用するとよい。あるいは2回服用後，就寝時にも1回服用するとさらによい。症状がない場合に，ただ健胃消化薬として用いる場合は食後1時間に10粒服用すればよい。

　数年来，肝の病が非常に多くとくに女性に目立つ。医者は習慣的に開気薬の香附子・青皮・枳殻・延胡索および昇気薬の柴胡・川芎を用いるが，続服すると肝病は除かれずにしばらくすると元気が弱って支えられなくなり，後に良医にめぐりあえても挽回して救うのは非常に難しい。このようなことはまことに慨嘆すべきである。本方は甘草の甘で緩肝し，芍薬の潤で柔肝し，連翹で気分の血を散じ（単用すると肝気の鬱結治療に特に効果がある），冰片・薄荷冰で血管の閉を通じ（香で通竅し，辛で開瘀するので血管をよく通じる），肉桂で肝木の横恣を抑え（木は桂を得ると枯れるので平肝する），朱砂で肝中の相火の妄行を制し（朱砂は水銀を含有するので肝中に寄る相火を鎮める），さらにこれらを合わせて丸にすると味が辛香甘美で醒脾健胃して飲食を増加させ，また薬性

が平和で，上焦を清して下焦を温める（この薬を服用するとはじめは涼感があり，薬が下焦に至ると温性に変わる）。したがって一切の肝の病で他薬を服用しても癒えないものは，この薬を徐々に服すと自然に奏効する。

◆ 腎弱で作強できないものの治法を論ず

《内経》〔《素問》霊蘭秘典論〕に「腎は作強の官，技巧出ずる」とある。腎の機能は，男子では作強であり，女子では技巧である。しかし，必ず男子に作強の能力がなければ，それを受けた女子に技巧の機能はない。そこで子孫を欲しいと願う場合は，もとより女子の経血を調養すべきであり，重要なのは男子の精髄を補益することで，これが作強の根基〔根源〕である。方書には助腎薬として海馬・獺腎・蛤蚧などが収載されるがこれらは男子の一時的な作強の助けにはなり得ても，じつはいずれも傷腎の品で本来安易に試みるべきではない。鹿茸はいずれの方書にも補腎の要品とあるが，腎陽を補うにとどまり，長期に服用すればやはり弊害を生じる。鹿角を煎熬した膠を《本経》では白膠というが，薬性は陰陽ともに補って大いに腎臓を益する。そこで《本経》では白膠を上品に列し，鹿茸は中品に列するに止める。かつて治療した50歳近い男は，左下肢に寒を受けて痛むので毎日鹿角膠3銭を口に含んで溶かして服用するように教えた（鹿角膠が左下肢の痛みを治す理由は活絡効霊丹に詳しい）。2カ月後に再び会うと，その男は「鹿角膠を半月服用すると下肢は痛まなくなったのですが，これを服用してから新たに勃起症が現れたので薬をやめました」と言う。私は「それは病気ではない，これを服したおかげで腎臓が壮実になったのだ」と言った。これをみても鹿角膠の働きを知り得る。相火が非常に衰えて下焦がよく冷えるものは，生硫黄（前三期合編第8巻の生硫黄を服する法を参照されたい）を併用してもよい。鹿角膠を口に含んで溶かして服用し，食前ごとに生硫黄末を3分服用し，効果をみて徐々に増やし服用後少しすると少し温まる感じがあれば適量である。

また腎の形体はただ左右に1個ずつあるだけではない。腎の卦は坎 ☵ であり，坎は上下が陰すなわち左右の腎であり，その中画は陽すなわち両腎の中間にある命門である。《難経》によれば，命門は男では蔵精，女では系胞の場である。胞は即ち胞室であり，腎系と同じく命門に連絡している。西洋の生理学の新しい考え方では，そこを副腎髄質といい，射精器官であるともいうがこれは西洋医学も中医学も同じである。また副腎髄質の分泌物質をエピネフリンというが，これは鶏子黄〔鶏の卵黄〕中に含まれるので，エピネフリン欠乏に用いる。この説は私が試してみて確かに信用がおける。方法は生鶏子黄2〜3個を白湯に混ぜて服用する。茹でると効果がなくなるので茹でてはいけない。

私は強腎方を一方創製した。

◆ 強腎瑞蓮丸

心を除いた建蓮子を末にして焙熟し，さらに豚と羊の脊髄を合わせて桐子大の丸にし，毎服2銭，1日2回服用する。常服すると大いに強腎の効果がある。

脊椎がある場合は，すべて脊椎中に必ず1つの袋があり，これが督脈である。その中に蔵される液，すなわち脊髄液には西洋医学のエピネフリンがあり，したがって腎臓の作強を助ける。さらに督脈の袋は脳に上通し，角と脳は相互に連絡があって，鹿角は最大の角であることから，その督脈が強いことがわかる。これが鹿角膠で補腎し，豚・羊の脊髄で補腎する理由は同じである。

また腎は骨を主る。人の骨を骸骨と称するのは果物に核〔種〕があるのをいうようなものである。果物のなかでも胡桃ほど核〔種〕の大きなものはないので，胡桃仁は最も補腎によい。酸味のものを食べると歯がしくしくと痛むものは，胡桃仁を食すとすぐに癒える。歯牙は骨の余であり，腎が歯を主るので，このような効能は胡桃仁が補腎することの明

らかな証拠である。古方では腎経虚寒治療に，補骨脂と併用して木火相生の妙ありといい（胡桃は木に属し補骨脂は火に属す），腎経虚寒による瀉泄・骨痿・下肢疼痛のいずれの治療にも効果がある真の良方である。

枸杞子も強腎の要薬で，俗諺に「家を千里隔てれば，枸杞を食すなかれ」といわれる。しかし，もともと夢遺の病があるものが単服久服してしばしば勃起するのはよくない。ただ山茱萸と同服するとその弊害がなくなる。

紫梢花〔淡水海綿，甘・温・無毒，益陽渋精〕は，房術の薬であると人々は皆考えているが，これは大いに下焦を温補することを知らない。すべての下焦虚寒による泄瀉で他薬を服用して治らなくても，紫梢花を服用すればすぐに治ることから紫梢花が大いに腎中の元気を補うことがわかる。長期に服用すると全身が強壮になる。服用して上焦に熱を覚える場合は，佐として少量の生地黄を用いるとよい。しかし丸や散ならよいが湯剤にして煎服するのはよくない。かつて治療した40歳過ぎの男は，身体が羸弱で脈象は細微であり，時に瀉泄を患って性生活ができなかった。紫梢花を末にして2.5銭ずつ1日2回服用させ，さらに随意に枸杞子5～6銭を嚼服させると，2カ月後には急に身体が強壮になり，泄瀉・痿廃はすべて癒えた。再診すると脈も大きく好転していた。さらにそれまで元気がなく知力が日ごとに衰えていたが，この薬を服用後は日ごとに回復してくるのがわかった。

◆ 夢遺を治する法を論ず

夢遺の病は，最も腎経を虚弱にする。夢遺を取り除かないかぎり，毎日補腎薬を服用しても益はない。竜骨・牡蛎・山茱萸・金櫻子などの固渋薬は，服用するとやはり効果があるが，結局は確実な効きではない。これは脳筋〔脳髄〕が軽動妄行する病であり，西洋薬の臭剝〔臭化カリウム〕・抱水〔抱水クロラール〕などの中枢神経麻酔薬は，少量なら鎮静剤として用いてよい。さらに竜骨・牡蛎と同用すれば難なく奏効する。私には常用方があるので，以下に記載して医界諸氏に公表しよう。

煅竜骨1両，煅牡蛎1両，山茱萸2両を合わせて細末にし，さらに西

洋薬の臭剝 14 g に煉蜜を加えて 100 丸つくり，睡眠前に 7 丸服用すれば，2 カ月で病は完治する。

第五期第4巻

　この巻は人の官骸〔躯体〕，咽喉，肢体および腹内の病を論じる。原文はすべて医学誌報に登載した文である。すでに上梓された《医学衷中参西録》との相互の見解が，論中で論じられる病についてすべて備わっていない箇所については，前四期《医学衷中参西録》を参照していただきたい。

◆ 脳充血による目疾の治法を論ず

　私が知り合いの盲人数人に，盲目になった理由を尋ねた。全員が目を病んだときには同時に頭痛が続き，医者は頭痛を治せず，そのため目が結局治癒せずに盲目になったという。そこで目は脳につながっており，その頭痛が止まないのは脳に充血の病があるからであると悟った。古の方書には脳充血を治す方がないので，脳充血の頭痛に遭遇するとだれも治せないのである。頭痛があって病が目に及べば，病の本は脳に在り，病の標が目に在る。病の本を治さないなら，どんな目の治療の妙薬があろうと，やはりかきまわして沸騰を止める〔一時しのぎ〕ようなものである。私が奉天にいたときに，高等検察庁書記官で40歳過ぎの徐華亭は左目が赤く腫れて痛み，西洋人が設立した病院に入院して数日治療したが，腫れも痛みもますます悪化した。痛みが脳にひびき，一晩中眠れない。翌朝みると，目の上にはすでに肉螺〔肉芽〕を生じ，目睛をひどく遮っていた。脈は沈部は有力であるが，浮部は舒暢せず，自分で胸中が満悶し，さらにひどく熱っぽいと言う。調胃承気湯加生石膏1両半，柴胡2銭を投じると燥糞を若干下して，満悶と熱はすぐになくなったが，

目の腫れと痛みは変わらなかった。再び脈を診ると，洪長に変わり依然として有力である。このとき目の腫れ痛みは脳に連なっており，腫れ痛みがあるものは必ず脳に充血があって，脳が病んで目に波及するのによる。急いで私が創製した建瓴湯（方は第三巻脳充血証は予防し得るを論ず篇中に記載した）を投与して1剤を服用すると目と脳の腫れ痛みはすぐに大半癒えた。さらに2剤服用するとすっかり治った。目に生じた肉螺は服薬だけでは治癒できない。私が創製した磨翳薬水（方は第三期第8巻に記載した）を点眼すると，1カ月余りでその肉螺は跡形もなく消えた。

【附録】磨翳薬水：生炉甘石1両（細かく碾いて篩にかける）；硼砂8銭，胆礬2銭，薄荷葉3銭，蟬退（すべての足はつけたままとし土を除く）3銭。まず薄荷葉と蟬退を茶碗1杯に煎じ，炉甘石・硼砂・胆礬を乳鉢に入れて混ぜ，数万回磨りおろし，磨りつぶした薬をすべて水で飛出し，水ごと瓶中に貯える。使用するときには薬を入れた水を点眼し，回数は日に6～7回とする。

◆ 伏気化熱による目疾の治法を論ず

実熱証の目疾で，その熱が涼薬を何度服用しても解さずに，目疾がそのために長期に治癒しないものは，大抵がすべてその原因が伏気化熱の後に，目に熱が移ったものである。丙寅の季春〔1926年陰暦3月〕私は滄州から天津にきて，道〔省の下の行政単位〕長官珍籩胡のところにいた。門番の弟の李汝峰は，紡績工場の学生であるが，目を病んで長期に治らなかった。眼瞼が赤く腫れ，胬肉〔翼状片〕が角膜にかぶり，目が覚めると角膜が激しく腫れ痛んだ。また同時に耳が聞こえなくなり，鼻が塞がって，見ることも聞くこともできなくなり，わずかな距離を歩くにも人の助けを要した。脈は左右ともに洪長で非常に実である。心中には非常に熱感があり，舌は白苔で中心がすでに黄色く，以前から大便は硬く乾いていたが，頻回に西洋薬を飲んだので大便は日に1回あった。冬に寒邪が伏し，春陽を感じて熱が化して，その熱が上攻し，目と耳鼻

はいずれもその衝突にあっていると知った。大剤白虎湯で陽明の熱を清し，さらに白芍・竜胆草を加え同時に少陽の熱を清した。病人は「もともと工場には西洋医がいますが，外部の人の薬を服薬させません。今その薬を何度飲んでも治らないので，こっそり先生の治療を受けにきました。丸剤や散剤であればなおよいのですが，絶対に工場内では湯薬を煎じて服用できないのです」と言う。私は「たやすいことです。私には自製の眼治療の妙薬があります。あなたに1包渡しますからこれを服用すればすぐに目は治癒します」と言い，すぐに予め碾いていた生石膏細末1両半を与えて，分けて6回分とし，日に3回服用し，白湯で服用させ，服用後も白湯をたくさん飲ませて，汗がにじむようにした。薬を持ち帰った後，3日してやってきたときには，眼疾はすでに8～9割か治っており，耳聾と鼻閉はいずれも癒え，心中にすでに熱感はなく，脈は和平であった。さらに生石膏細末1両を与え，6回で服用するようにさせたところ，服用し終わるとすっかり癒えた。生石膏細末を与えるとはっきり言わなかったのは，生石膏とわかればあえて服用しない恐れがあるからである。その後しばしば伏気化熱が原因で目を病むものに遭遇すると，この方で治療したがいずれも効いた。

◆ 郭炳恒が小児耳聾口啞の治法を問うに答える

　小児の聾と啞は，相互に関係する証である。小児は必ず大人の言葉を聞いて学習して話せるようになるので，小児がまだ言葉を話す時期以前や話し始めるころに急に聴力を失うと必然的に話せなくなる。そこで本証の治療では，聾を専ら治療すべきである。しかし聾証には治療可能なものと不可能なものがある。不可能なものは鼓膜損傷である。可能なのは耳中の核絡閉塞である。良質の磁石を1個口中に含み細い鉄線を耳に入れると磁鉄の気を相互に感じるので，このように12日間すると耳の閉塞が通じる。通じなければ，口に鉄塊を含み，耳を磁石で塞ぎ，12日間すると耳中の閉塞が通じるはずである。

◆ 鼻淵治法を論ず

《内経》〔《素問》気厥論〕には「胆熱が脳に移れば則ち辛頞鼻淵となる」〔《素問》には頞は頞とあり，鼻根部を指す〕とある。頞は鼻が脳に通じる径路である。辛頞は頞に刺激を感じることである。鼻淵は淵のように鼻から濁涕が流れて尽きないことをいう。病名は鼻淵であるが病巣は頞にあり，頞中の粘膜の炎症から腐敗糜爛して病変が脳に及ぶ。病標は上にあるが，病本は下であるから《内経》では胆熱が移るという。臨床症例を検討すると熱は胆経からくるだけではなく，必ず他経からもくることを知った。熱が甚だしい場合には，常に陽明胃腑からくる。胆経の熱は大抵内傷積熱により，胃腑の熱は大抵伏気化熱による。臨床では脈が弦有力なら，用薬は竜胆草・白芍で肝胆の熱を清し，少量の連翹・薄荷・菊花などで助け，熱を宣散して外感の拘束を防ぐとよい。脈が洪有力なら，用薬は生石膏・知母で胃腑の熱を清し，やはり少量の連翹・薄荷・菊花を加えてこれを助けるとよい。さらに濁涕が常に流れるのは毒性を含有するので，金銀花・甘草・天花粉などをいずれも適宜加えるとよい。慢性化して陰虚になり脈数なら，あらゆる滋陰退熱薬をいずれも適宜用いるとよい。後世の方書では本証治療に必ず温熱薬である蒼耳子・辛夷を用いるがこれは明らかに《内経》の主旨に背く。《内経》に胆の移熱と明言するからには，温薬で治療すべきではない。さらに頞辛く鼻淵と明言しているので辛温薬で頞をますます辛くするのを助長すべきでないのはさらに明確である。発症初期には，外感拘束ならまず表散薬を投じるとよいが辛涼に止め辛温を用いるべきではない。そこで私は本証で脈がやや浮であれば必ずアスピリン1g程度で発汗させて解表しかつ退熱する。拙著《医学衷中参西録》第四期の石膏解中に大量の生石膏で本証を治癒させた症例が数例あるので参考にされたい。また本証の便方として絲瓜絡の煎湯を服用しても小効がある。鼻淵諸薬を水の代わりにその湯で煎じると奏効し効きもすばやいはずである。

◆ 自分自身の歯痛治癒経過を述べる

　私はもともと歯痛病はなかった。丙寅〔1926年〕12月末，天津から帰郷するため早朝6時から駅で乗車を待ち，夕方5時になってようやく乗車できた。このため風寒感冒になり外表にやや拘束感を覚えた。家に着いてからまた中国式オンドルの上で眠り込んで急に心中に熱感を覚え，ついで左の歯に痛みが出た。外表を解せば内熱が消えるので歯痛も自然になくなると考え，アスピリン1.5g（常用量は1gである）を服用すると微汗が出て心中の熱もやや退き歯痛も軽くなったが，2〜3日すると心中にまた熱感が増して歯痛も激しくなった。方書には上顎歯齦は足陽明経，下顎歯齦は手陽明経に属するとある。私は以前から患者の歯の治療で熱をもつ場合は，通常大量の生石膏に少量の宣散薬を佐として陽明を清すとその歯痛はすぐに癒えた。そこで生石膏細末4両，薄荷葉1銭半を煮出して2回に分けて服用し，1日で1剤を用いた。2剤飲むと，内熱はすでになくなり，痛みもすぐに軽減した。翌日は重症患者の往診に応じて遠方にでかけた。その日は積雪3尺の一面の雪で，異常なほど厳しい寒さだったので，再び外感を受けた。はじめに甚だしい体表の拘束感があり，歯痛もいっそう激しかったが，心中には却って熱感がなかった。すぐに麻黄6銭を単味で用い（私は元来身体が強壮なので，薬はしばしば常用量の倍量用い，他人の治療と同じようにはしない），就寝前に煎じて服用したが汗が出ないので，続けて煎じ滓を再び煎じて服用したがまだ汗が出ず，眠って夜半になると汗が出始め，やや体表が緩むように感じたが歯痛は相変わらずである。激しいときは気が左側をめぐって潮のように上り，痛みが上顎を突き通し熱感も覚え，時にはその気が分かれて錐で刺すような痛みになる。そこでこの証は気血が熱とともに上衝し，左頬に滞留していて，さらに上昇して脳に至ればすぐに脳充血となるのは確かだと合点した。すぐに懐牛膝と生代赭石各1両を煎じて服用すると，痛みはすぐに癒えて，まったく痛まなくなった。さらにこれまでの頭部顔面にあった畏風もなくなり，再発もしなかった。私

がかつて創製した建瓴湯方は，第3巻の脳充血証は予防できることを論じた篇にあり，脳充血証治療に非常に効果がある。その方中では大量の牛膝・代赭石を用いるが，ここではこの2薬のみを用いて歯痛を治療し，さらにこのように捷効がある。これはまことに歯痛を治療するものにとって，1つの新たな手がかりとなり得るので，詳しく記載した。

◆ 結胸の治法を論ず

　結胸証には内傷外感の別がある。内傷結胸は，大抵寒飲が噴門の間に凝結し，胃気を抑圧して上達させず，飲食物を隔てて下降させない。乾姜8銭，代赭石1両半，厚朴・甘草各3銭を用いてこれを開くべきである。幼児の場合は，脾胃陽虚，寒飲填胸，飲食物を嘔吐して慢驚〔小児のひきつけ〕になるなどは，いずれも寒飲結胸証である。治療は庄在田〔清・庄一夔〕の《福幼編》にある逐寒蕩驚湯〔胡椒・炮姜・肉桂各1銭，丁香10粒を用い，合わせて搗いて細かい粉末にする。竈心土〔伏竜肝〕3両を煮た湯の上澄みで薬を茶碗0.5杯以上に煎じ，頻回にこれを注ぎ入れる（薬はすべて搗き砕き，長く煎じてはならない。肉桂も長く煎じることを忌む，3〜4回沸騰させればよい）〕がよい。これでも寒痰が開かず，嘔吐が止まらなければ，方中の胡椒を倍の2銭にする。寒飲結胸ではなく，頑痰結胸や熱痰結胸のために胸中の気化が阻塞されて昇降ができず，甚だしければ呼吸が障害されれば，危険が差し迫っているので，緊急手段として硼砂4銭を白湯に溶いて服用しその痰を吐出するのがよい。頑痰の場合は，さらに栝楼仁2両・苦葶藶3銭（袋に包む）を煎じて飲ませその痰を滌蕩〔洗い清める〕すべきである。熱痰の場合は，方中に芒硝4銭を加えるとよい。胸中の大気下陥があり寒飲結胸を兼ねる場合は，最も難治な証である。かつて治療した50歳近くになる趙姓の女性は，急に昏倒して言葉が出ず，呼吸困難が激しくほとんど息ができず，脈は微弱な遅であった。病歴を尋ねると，身体が羸弱で非常に寒さに弱く，常に胸中に満悶感があり，短気〔息切れ〕もある。日頃の体質と現在の症状から病態を判断すると，大気下陥に寒飲結胸を兼ねている

ことに疑問はない。しかしこのときは痰厥になりそうな病勢で，農村に住んでいるので薬を取りに行く猶予がなく，すぐに胡椒2銭を搗き砕き2～3沸煎じ，上澄みを取って口に注ぎ入れた。間もなく胸中で音がして呼吸が急に楽になった。ついで乾姜8銭を茶碗1杯に煎じると，このときはすでに自分で飲めた。間もなく呼吸はますます楽になり，気分もややすっきりしたがまだ話すことができず，しばしば欠伸をし，10数回呼吸するたびに必ずため息をつくので，寒飲は除かれたが大気下陥がまだ回復していないのがわかった。そこで私が創製した回陽昇陥湯（前三期合編第4巻：生黄耆8銭・乾姜6銭・当帰4銭・桂枝尖3銭・甘草1銭）を投与した。数剤を服用すると欠伸もため息も消失し，次第に話せるようになった。　**按**：この証では，はじめ乾姜だけで寒飲を除き，代赭石・厚朴を佐薬にして降下しなかったのは，寒飲結胸に大気下陥を兼ねるからである。もし弁証が不確かで誤治すれば，必ずたちどころに危険な状態になるので，この証の考察には細心の注意が必要である。

　外感病の結胸は，傷寒にも温病にもある。傷寒では降すのが早いと結胸になり得るし，温病では降すのが早くなくても結胸になる。いずれも内陥した外感の邪と胸中の痰飲との膠漆で，傷寒・温病を問わず治法はいずれも同じである。《傷寒論》の大陥胸湯および大陥胸丸はどちらも外感結胸治療の良方で，病状の軽重深浅を見極めていずれかを用いるとよい。私が創製した蕩胸湯（炒してすぐに細かく搗いた栝楼仁2両・生代赭石細末2両・紫蘇子6銭，重症なら芒硝5銭を加える。茶碗半杯に煎じて徐々に飲み下す）も適宜加減し諸陥胸湯および丸の代わりにするとよい。

　また内傷結胸と外感結胸が重なると，最も危険な結胸証になる。奉天にいたころに治した40歳余りの刑務所科長・座景山は，心下に痞悶杜塞があり飲食物が下行しないので，往診を受けたが効果はなかった。ついで日本人の病院に入院して1週間治療したがやはり無効だった。次第に起床できなくなり，腥臭のある痰を吐き，意識が混濁した。再び医者に診察を頼むと，肺病になっているうえに胃病まであり治療できないと

いわれた。家族のものが恐れおののき手をこまねくのを，たまたま友人の斐雲峰がみて，以前腸結証を患いやはり飲食物を下行できなかったのを私が治してやったので，代わりに紹介して往診を頼んできた。脈は左右ともに弦，右は弦有力であり，舌苔は白厚微黄で，肌膚に触ると熱く，心中を問うとやはり熱感があり，冷たいものを食べたがり，大便はすでに4～5日間出ていなかった。自分で「心中が異常に満悶して，すでに数日食べ物を食べられず，吐いた痰は腥臭があるだけでなく，冷たい感じがする」と言った。私は再三考えて温病結胸とわかった。しかし脈が洪で有力ではなく，弦で有力であり，さらに吐いた痰が臭うのに冷たいのはなぜなのか？ もともと寒飲があれば，平素の脈は弦で，平素吐く痰もやはり冷たい（平素は注意していないので感じていないが，温病で咽喉が熱をもつと痰が冷たく感じる）はずであり，温病の熱がこれと混じり合い，脈は弦ではあるが有力で，痰は涼ではあるが温病の熱の薫蒸を受けて腥臭を発するのである。栝楼仁・代赭石細末各1両，玄参・知母各8銭，紫蘇子・半夏・党参・生姜各4銭を処方し，煎湯で硫苦4銭を冲服させると，1剤で胸中がすっきりと開き，食べられるようになり右脈は前より柔和になり，舌苔は白くなったが，心中にはまだ熱感があり，痰は臭わなくなったがまだ冷たく感じた。そこで前方の前の4味を半分にし，当帰3銭を加えると服用後大便が下り，心中はますますすっきりした。ただし時として涼痰が下からわき出し，逆行して上衝すると全身に汗が出た。そこで改めて代赭石・党参・乾姜各4銭，半夏・白芍各3銭，厚朴・五味子・甘草各2銭，細辛1銭を数剤連服させると，寒痰も消失した。　**按**：この証はもともと寒飲結胸と温病結胸が合併したもので，はじめの方中では温病結胸に重点があり生姜1味だけが寒飲結胸の治療薬である。この2つの証の病因は涼と熱で，もともと同時治療は難しい。方中の生姜を乾姜に改めれば温病の熱は必ず退かない。生姜の性質は熱ではあるが，涼薬と併用すればじつは熱を散じることができる。温病の熱が退いてから，乾姜を大量に用いて寒飲を除けばよい。病勢の緩急を判断して先後分治し，状況に気を配り一方に気を取られて他

をおろそかにすることがなければ，順を追って奏効する。

◆ 腸結治法を論ず

　腸結〔腸閉塞〕は最も緊急を要する証で，常に命にかかわる。常々嘔吐をしたり，生冷の食べ物や硬いものを食べたり，怒った後に飽食するといずれも腸結になることがある。閉塞部位は十二指腸や小腸が多く，幽門であることもある。腹痛や嘔吐があればとくに難治である。開結薬を投じても薬力で開かぬうちに吐出してしまう。またはじめは吐かなくても服用した薬が閉塞部位に至ると通過できないので逆に上逆して吐出する。そこで本証治療で最も重要なのは服用した薬を吐かせないことである。私は本証で嘔吐が激しく8〜9日間ほとんど飲めないものに，代赭石細末5両を使用し，さらに篩にかけて取った微細粉1両を残り4両の煎湯で服用させると，嘔吐が止まり結もすぐに開く。きわめて重篤な結証〔閉塞証〕には本方を思い切って使うとよい。妊婦の悪阻嘔吐にもこれを用いるとよい（前三期合編第2巻参赭鎮気湯後に数症例あるので参考にされたい）。妊婦悪阻はどんなに嘔吐しても命に別状はないというものがあるが，経験が未熟なものの言葉である。

　本証に罹患し至急通下したい場合は，代赭石細末3両・芒硝5銭の煎湯で甘遂細末1.5銭を服用させると服用後2時間半で結はすぐに通下する。その後本方を知った医者は月余に及ぶ腸結を治療しやはり1剤で癒えた。後に聞くとこの医者は，自分自信が腸結に罹患し，本方の煎湯半分で甘遂を半分服用し薬力は下行したが結が開かずになお吐出したので，続けて残りの半分を服用したがまもなくやはり吐出してついに助からなかったそうだ。このことから，用薬の方法というのは大胆過ぎれば当然失敗が多いが，小心過ぎても事を誤ることが多いことがわかる。まして甘遂の性質は多少にかかわらず初回服用では吐かないが，続けて服用すると代赭石を併用して助けても必ず嘔吐してしまう。そこで《医学衷中参西録》の蕩胸加甘遂湯（前三期合編第3巻癲狂門）では大剤大承気湯加代赭石2両の煎湯で甘遂細末2銭を送服させるが，方の下に「1剤で

癒えない場合には3日間空けなければ再服してはならない」と注意書きを入れている。これは緩徐に服用して正気の休養をとるとともに連服による嘔吐を避けるためである。代赭石をこれほど大量に用いることができるのは，鉄と酸素の化合物で，薬性が非常に和平だからで，補血に優れ気分を傷らず，大量に用いても無害である。ただ薬局の代赭石は酢で処理してから煆いて細かく挽く。この方法では酸素が不十分なので，そのまま生を用いるほうが効果的である。石類薬であるが，鉄錆と似ており（鉄錆も鉄と酸素の化合物である）生代赭石細末を服用しても胃腸障害はまったくおきない。方中の甘遂の薬性が猛烈過ぎることを嫌うなら，前三期第3巻の硝菔通結湯は薬性が非常に穏和である，ただし薬をつくるのにやや手間が必要である。方は芒硝6両・鮮莱菔〔大根〕8斤を使用し，芒硝を鍋に入れて水で溶かし，さらに莱菔を切片にして数回に分けて鍋に入れて煮込む。十分に煮えたら莱菔片をつまみ出して，さらに生の莱菔片と入れ換え，何度も換えては何度も煮込む。用意した莱菔片を必ずしも全部使う必要はないが，ただ煮汁の残りが大碗1杯ほどになり，舐めてみてあまり鹹味がなくなればできあがりである。舐めてみてまだ鹹味が強ければ少量の涼水を混ぜてさらに生莱菔片を加えて1回煮込むとよい。2回に分けて服用する。1回服用後3時間しても効果がなければ，再び2回目を服用させる。

　私は郷里にいるときに，この方を用いて危険な腸結の証を何度か治癒させた。本方の後には治験の2症例がある。その後奉天で腸結証に数回あったが，いずれも本方で治癒させた。かつて40歳余りの警務所科員・孫俊如を治療した。彼はもともと医学生の試験を担当しており医学に精通していた。腸結になってから自分で諸薬を用いて結を開こうとしたが，どんな猛烈薬を服用しても薬が結した部位に下行するとすべて反転上逆して吐出した。病勢が危険になって診療を求めてきたので，この湯をつくって服用させると全部服用しないうちに治癒し，治癒後非常に喜んで神方であると称賛した。また50歳近い測量局科員・劉敷陳は腸結を患って10日以上治癒せず腹部の疼痛が激しく水を飲んでもすぐに

吐いた。やはりこの方をつくって半分服用させるとすぐに結が通じて下した。たまたまそのお嬢さんが痢証にかかっていたので，余った半分を服用させると痢もすぐに治癒した。敷陳は喜んで，「先生には私の命を救っていただいたうえに娘までお助けいただきました。この方はもともと腸結を治すうえに痢まで治すとはなんと素晴らしい方を創られたのでしょう」と言った。この湯は純粋な萊菔の濃汁であり微鹹であるが気味が非常に良好で，さらに食品に混ぜて食べやすくすることも可能なので，他の薬を服用すると必ず吐いてしまう場合でもこの湯ならば吐かずにすむ。そのうえ，芒硝は軟堅開瘀の作用が峻烈であるが萊菔濃汁と混ぜ合わせるので，服用後も開破の作用を感じずに結が自然に開く。

また丁卯孟夏〔1927年陰暦4月〕，私が用事で天津から出かけてたまたま小さな駅に着くと，そこに祝運隆君というその地方の良医がいた。初対面のときから旧知の間柄のような印象で「数年来《医学衷中参西録》を愛読しておりますが，書中の処方を使うたびにどれも奏効します」と語った。彼の話によれば，そこの商務会長で60歳過ぎになる許翁が結証になり，どんな薬も効果がなく病勢がきわめて悪化し，すでに葬儀の準備をしていた。運隆は脈に根があるのを診て「この湯を服用すればまだ治癒できる」と言うと，病人の家族は薬剤が多すぎるといぶかった。運隆が「病勢はきわめて悪いので一刻の猶予もならない。薬剤が多すぎるのが嫌なら3回に分けて服用すればよい。病が癒えれば全部服用する必要はなく，これが慎重にして大胆に行うということである」と言い，ついに自らの監視のもとでこの湯をつくらせた。2回服用すると結が開いて通下し，意識も急に回復して健康を取り戻した。

◆ 肢体痿廃の原因および治法を論ず
　　附：起痿湯・養脳利肢湯

《内経》〔《素問》痿論〕には五臓のどこが病んでも，痿を生じることがあると記載される。後世の方書では，中風によるとして，風が左に中(あた)れば左が偏枯〔片麻痺〕して痿廃〔運動麻痺〕になり，風が右に中れば

右が偏枯して痿廃になるという。あるいは気虚によるとして，左の手足の偏枯痿廃では必ず左半身の気が虚し，右の手足の偏枯痿廃では右半身の気が必ず虚しているという。痰瘀によるとしたり，血瘀によるとするものもある。風寒湿が合併して痹を生じ，痹が甚だしければ全身の痿廃を引き起こすとするものもある。痰瘀・血瘀・風寒湿痹によるものは，いずれも経絡を阻塞する。西洋医学では中枢神経が知覚・運動を司ると唱え，肢体痿廃はすべて中枢神経の損傷によるというものもある。私の平生の経験から，中西の説はいずれも廃すべきではない。日ごろの経験を以下にあげて証明してみよう。

私が郷里にいたころに，1頭の豚の両前足が急に動かなくなり，臥したままで飼育しなければならなかったが，半月たつと徐々に治ってきた。さらに10日余りして豚を解体すると，肺の表面に治ったばかりの瘡痕が歴然としており，治りかけてはいたがすっかり治ってはいなかった。事物になぞらえて人体を判断すると，これは《内経》でいう肺熱が肺葉を焦がして痿躄〔足なえ〕を生じたものである。このように五臓に病があればいずれも痿を生じることが間違いではないとわかる。

また，奉天〔遼寧省瀋陽の旧称〕で治療した30歳近い婦人は，夏の夜に風の吹き込む窓辺に寝ていて半身が麻木〔知覚障害〕し，麻木側の肌膚が痩せ衰え，次第にその側の手足が動かなくなって偏枯になったものである。脈は左が正常，右が微弱無力であり，麻木は右側であった。これは風邪が経絡を侵襲したために，経絡が閉塞して互いに貫通しなくなったものである。早期に風邪を除かなければ慢性化して痿廃に至る。そこで生黄耆2両（黄耆を用いるのは「大風を去る」との《本経》記載による），当帰8銭（当帰を用いるのは，血が活きれば風はおのずと去るからである），羌活・知母・乳香・没薬各4銭，全蝎2銭，全蜈蚣3匹を処方し，1剤を煎服すると軽減し，さらに数剤を服用すると全治した。これは中風が痿廃を起こす確かな証拠である。

また，私の邑〔村〕で治療した60歳過ぎの老女は，平素から気虚のためによく短気〔息切れ〕があったが，たまたま働きすぎて急に四肢が

痿廃し，横臥したまま起き上がれず，ますます息切れが強くなった。脈は両寸が非常に微弱で，両尺は重按するとまだ根があった。胸中の大気が下陥して全身を斡旋できないと判断し，生黄耆1両，当帰・知母各6銭，升麻・柴胡・桔梗各1.5銭，乳香・没薬各3銭を処方し，1剤を煎服させると息切れはすぐに消失し，手足を少し動かせるようになった。さらに原方にやや加減して数剤を服用させると全治した。これは気虚が痿廃を生じるはっきりした証拠である。

　また，私の邑の50歳の老女は，仲冬〔陰暦11月〕に突然昏倒して意識がなくなり，胸中に痰があるようで呼吸がひどく苦しそうで，脈は微細で消え入りそうなうえ非常に遅緩であった。家人が「平素からよく心中が冷えるといい，咳をして粘調な痰を吐いていた」と言うので，胸中に平素から寒飲があるところに，さらに冬の厳寒の気を感受し，寒飲がますます凝結して杜塞したと判断した。急いで胡椒3銭を搗き砕き2～3沸させ濃汁半杯以上を口に注ぎ入れると，呼吸が急に楽になった。ついで乾姜6銭，桂枝尖・当帰各3銭を3剤連服させると，呻吟して次第に身体を動かせるようになったが，左の手足はまだ動かせなかった。ついで助気消痰活絡の剤で治療すると，左手足も次第に回復した。これは痰瘀から痿廃になる明らかな証拠である。

　また，本邑の未婚女性は，もともと虚弱なところに医者が補斂の薬を使い過ぎ，月経が止まり両下肢が痿廃し，次第に押さえても搔いても痛痒を感じなくなった。六脈すべてに渋象があり，すべての経絡に瘀血で閉塞があると判断した。私が創製した活絡効霊丹〔当帰・丹参・乳香・没薬各5銭〕に牛膝5銭・紅花1.5銭・䗪虫5匹を加え，数剤を煎服させると月経が通じ，両下肢が屈伸できるようになり知覚が戻ってきた。さらに生黄耆・知母各3銭を加えて数剤を服用させると，立てるようになった。しかし，これらの症状はすみやかに全治するものではないので，湯剤を丸剤に代えて長期間服用させて自然に回復させた。これは血瘀が痿廃を引き起こす明らかな証拠である。

　族兄〔族兄弟は同族中で高祖父すなわち曾祖父の父を同じくするも

の〕の世珍が，冬期に両下肢が痛みクルミ大の腫れ物がいくつかできた。彼が言うには「若いころから身体が丈夫で，冬でもよく半分凍った水に入って魚を捕っていた。ある日ちょうど魚を捕っているときに急に北風が吹いて寒さが骨身にこたえたので，すぐに家に帰って休んだが，しばらく両下肢が痛くて立っていられず，熱い中国式オンドルの上に横臥してさらに厚着をした。数日後，痛みが骨に達し，皮膚は逆に麻木不仁〔知覚麻痺〕になり，次第に両下肢が動かなくなった。その後医者の治療を受け，同時に熱く焼いた酒粕で熨しをすると，痛みと知覚麻痺は次第に回復し動くようになったが，両下肢とも真っ直ぐに伸ばせなかった。ある人に，椅子に座って足裏で円い木製の棍棒を踏み転がすことを続けると，下肢を真っ直ぐに伸ばせるようになると教えられた。いわれたようにやり春になって暖かくなると，両下肢がようやく元どおりに回復した。しかし30年たった今でも厳寒の時期には下肢が痛み，熱薬を数剤服用してようやく治まる。下肢にできたできものは，当時の冷えが凝結したものであるが，いまだに消失しない」と語った。私が「この病気はまだ病根を除くことができる。しかし，寒が骨にあり草木薬では奏効させることができず，鉱物薬を服用する必要があるのは，骨中には多量の鉱質を含むからである」と言った。まず生硫黄細末5分を毎日2回食前に服用させ，効き目を確かめてから徐々に増量して服用後心中が微かに温かくなるのを適量とすると，予想どおりこの方で下肢の痛みの病根は除かれた。これは風寒湿痺が痿廃を起こす明らかな証拠である。

　西洋医学ではこの証は中枢神経と関係があるというが，私にも確かに経験がある。もともと中枢神経傷害の原因は大抵脳の充血による。脳の充血が極に達すると脳内血管破裂に至ることがあり，破裂が甚だしければ血管からの出血が止まらず，意識がなくなって覚醒することはない。血管が破裂せず血管内に充満した圧力で血が管壁から滲み出たり，わずかの破裂で出血が少なく自然に止血した場合は，血管外に出た血が左側の運動を司る神経に粘滞すると右の手足に痿廃を生じ，右の運動を司る神経に粘滞すると左の手足に痿廃を生じるのは，神経は本来左右相互

に保持管轄しているからである。この証はすべて臓腑の気血が熱を挟んで上衝しており，《内経》〔《素問》調経論〕にいう「血の気と并びて上に走る」の大厥である。必ず激烈な頭痛があって心中に必ず熱感を覚え，脈は必然的に洪大あるいは弦長有力である。《内経》にこの証は「気反れば則ち生き，反らざれば則ち死す」とあるのは，気が反れば気が下行して血も下行することになり，血管が破裂していないときはさらに破裂する恐れがなくなり，たまたまわずかに破裂していても気血が下行するために自然に治癒するからである。気が反らなければ，血は必ず気によって上昇し続けるので，破裂していない血管も破裂に至ることがあり，破裂していればさらに出血が増す。私は《内経》の主旨を仔細に考察し，この証を治す方には大量1両ほどの懐牛膝で脳内の血を引いて下行させ，清火降胃鎮肝薬を佐薬にして気と火が再び一緒になって上衝しないようにすべきであると考えついた。数剤の服用で激烈な頭痛も必ず癒え脈も必ず和平になる。さらに化瘀薬で脳内の瘀血を化し，気血を宣通して経絡を暢達する薬物で助ければ，肢体痿廃はおのずと徐々に癒える。ただし，脳充血による痿廃は危険な証であるから，はっきり弁証しないで，病初期に気虚と誤認して王勲臣〔王清任，《医林改錯》の著者〕の補陽還五湯のように大量の補気剤を用いたり，中風と誤認して千金の続命湯のように大量の発表薬を用いると，ますます気血の上行を助長して危急状態に陥る。薬を用いて脳充血が治癒しても肢体痿廃が残る場合は，少量の人参・黄耆で気分を補助するべきであるが，必ず鎮肝・降胃・清熱・通絡の薬で助けなければ効果を得られない。私が創製した2つの方剤を以下に記載して医界の人々の採用に備えたい。

◆ 起痿湯

脳充血による肢体痿廃を治す。脳充血が治癒して脈象が和平で肢体がなお痿廃しているものは，長期に服用すると自然に治癒する。

生黄耆4銭　生代赭石（細かく挽く）6銭　牛膝6銭　天花粉6銭

玄参 5 銭　柏子仁 4 銭　生白芍 4 銭　生没薬 3 銭　生乳香 3 銭　䗪虫（大きいもの）4 匹　製馬銭子末 2 分

　合計 11 味。はじめの 10 味の煎湯で馬銭子末を服用する。渣を煎じて再服するときにも，馬銭子末 2 分を服用する。

◆ 養脳利肢湯（ようのうりしとう）

　起痿湯と同じ証を治す。あるいは起痿湯を数剤服用し肢体を動かせるようになり，なお力が入らない場合に服用する。

　野台参 4 銭　生代赭石（細かく挽く）6 銭　牛膝 6 銭　天花粉 6 銭　玄参 5 銭　生白芍 4 銭　生乳香 3 銭　生没薬 3 銭　威霊仙 1 銭　䗪虫（大きいもの）4 匹　製馬銭子末 2 分

　合計 11 味。前の 10 味の煎湯で馬銭子末を服用する。渣を煎じて再服するときにも，馬銭子末 2 分を服用する。

　上記の 2 方は，私が新たに創製した方で非常に効果的で奏効することが多く，一症例を提示して明らかにしてみたい。

　天津の南馬路南東興大街の永和廠〔材木屋〕社長の賀化南は，脳充血証で左上下肢が急に痿廃し，脈は左右ともに弦硬で長，脳中の痛みと熱感があり心中が異常に煩躁した。脳中の痛みと熱感があるので建瓴湯を投与し，さらに異常な煩躁に対し天花粉 8 銭を加えた。3 剤を連服すると，左半身の筋骨に痛みを感じたが，それまで左半身は麻木して知覚がなく，このときになって知覚が出てきたのであって，脈の弦硬もやや軽減した。そこで原方にやや加減して数剤を服用させると，脈は和平に近くなって手足がやや動くようになり，それまで人の手をかりていた寝起き寝返りが，自分でできるようになった。そこで起痿湯に改めた。数剤服用すると，手足の運動に徐々に力が入るようになったが，脈の弦硬がやや増し，これまでの服薬で消失していた脳中の痛みと熱感が現れた。これは昇補に働く黄耆が合わないためである。原方の黄耆を除いて数剤

を服用させると，左手でものを持ち左足で立てるようになり，頭部にもまったく痛みや熱を感じなくなり，脈はすでに和平であった。そこでまた黄耆を加え，方中の天花粉を8銭にし，天門冬8銭を加えて6剤連服させると，杖を使ってゆっくり歩けるようになったがまだ力が入らない。ついで私が創製した養脳利肢湯を数剤服用させると心中にまた熱感が出てきたので，天花粉を8銭にし帯心麦門冬7銭を加え，10剤連服させると全治した。

按：この証の原因は，脳の充血だけでなく脳の充血が極まって溢血を生じたことである。充血・溢血が治癒しても痿廃が治らないのは，それまでに溢出した血が脳内に滞留するとともに全身の経絡に閉塞があるので，方中には通気化血の薬を多く用いた。これらの薬物を長期に服用すると気血を損傷する恐れがあるため少量の人参・黄耆で補助し，さらに玄参・天花粉で人参・黄耆の熱を解消し，代赭石・牛膝で人参・黄耆の昇を防ぎ，十分に検討して完璧を期したといえる。しかし，服用後になお熱感を覚えたり脈がやや弦硬に変わる場合は，人参・黄耆を減量したり涼薬を多く加え，細かく検討して病機と密接に合わせれば治癒できる。これら2方中の薬物が平均すると涼に偏するにもかかわらず，服用するとなお熱感を覚えるのは，人参・黄耆が補って熱を生じることと，この証では臓腑の熱が気血を挟んで上衝することに起因するためである。

◆ 病因が涼熱それぞれ異なる四肢疼痛の治法を論ず

従来から下肢痛は必ずしも上肢痛を伴わず，上肢痛は必ずしも下肢痛を伴うわけではない。上下肢が同時に痛む場合は，疼痛の原因は大抵同じである。私の40年間の臨床経験で上下肢同時に痛むものを治癒させたことは数え切れないが，ただ一人奉天で治療した老女は，上下肢同時に痛んだが上肢痛と下肢痛の病因がそれぞれ異なっていたので，広く医界の諸氏に認識いただくために以下にその症例を詳しく記載する。

奉天の西塔郵務局局長・佟世恒の57歳になる御母堂は仲冬〔陰暦11月〕次第に四肢が痛むようになり，医者にかかって30余剤の薬を服用

したにもかかわらず，やがて寝たきりになって寝返りもできず昼夜痛みが止まらず，正月〔陰暦1月〕初旬に診察を依頼してきた。脈は左右いずれも浮で有力，舌上にはわずかに白苔があり，外感の熱が同時にあると知った。アスピリンは外感病の汗を発し，肢体疼痛も治すので，1.5 gを砂糖水で服用して発汗させた。翌日診ると，「汗が出ると痛みがやや軽減して一人で寝返りできるようになった」と自分で言ったが，脈はまだ有力である。そこで連翹・天花粉・当帰・丹参・白芍・乳香・没薬を投与すると両上肢の痛みは大半癒えたが，下肢の痛みが増強した。「両下肢は温めると痛みが軽くなるので，熱薬を飲めば痛みが癒えるはずです」と自分から言うので，当帰・牛膝・続断・狗脊・骨砕補・没薬・五加皮に改め，2剤服用させると下肢痛は軽減したが，上肢痛がやはり増強した。これは同じ患者で下肢は冷えを嫌い，上肢は熱を嫌っているのである。下肢が冷えを嫌うのは，痛みが必ず凝結した涼により，上肢が熱を嫌うのは凝結した熱によるからである。再三思いめぐらしたが，じつに処方が難しい。脈を仔細に診ると，これまでの熱象はすでになく，左関脈は重按無力である。そこで，上熱下涼は肝木がやや虚し同時に肝気に鬱滞があるので，肝中に寄る相火を下達できなくて両下肢の冷えを嫌がり，上焦に鬱した火が肝虚のために敷布できなくて両上肢の熱を嫌がると気づいた。かつて治療した友人・劉仲友は左上肢に常に熱感があり，肝脈が虚しかつ鬱したので，補肝兼舒肝の剤を投じると癒えた（前三期第4巻曲直湯に詳しい）。これらの症例から，上熱下涼をひっくり返す仕組みは肝木の調補のみにあることがわかる。そこで，また山茱萸1両，当帰・白芍各5銭，乳香・没薬・続断各4銭，連翹・甘草各3銭を処方し，毎日1剤を煎服させ，さらに毎日アスピリン1gを3回に分けて服用させると数日で全治した。方中の大量の山茱萸は木気を最も完全に受け，酸斂とともに大いに条暢の性質を有し，補肝かつ舒肝する。山茱萸は《本経》に「逐寒湿痺」と記載があるが，四肢が痛んだのはやはり必ず痺して通じない部位があった。さらに当帰・白芍・乳香・没薬を佐使薬にしたので，きわめて即効的に奏効した。

◆ 余姚〔浙江省寧波市の地名〕の周樹堂が母のために疼風証治法を問うに答える

《紹興医報》62号に所載の症例を詳しくみると，かつて罹患し，いったん治癒した膝の腫痛が，再発して膝・踝・趾骨がすべて発赤腫痛し，腫脹は臀部にまで波及し，眼痛もある。これは心肝いずれにも鬱熱があって関節経絡の間にも風湿熱が同時にあり，血脈の流通を阻塞して腫痛を生じたものである。その後胡天中君，張汝偉君の回答で論じた病因と治法をみるといずれも非常に優れ，私がいまさら意見を述べるには及ばないように思える。私はこれまでこうした証にも中薬のみを用いてきた。後に日本の医学雑誌で急性関節リウマチ（熱性歴節風）にしばしばアスピリンを用いるのをみて，一つ一つの治療した症例を考察し，以後しばしばアスピリンを試し，さらに中薬でコントロールするときわめて優れた効果を得た。奉天で治療した幼児は本証に罹患して重篤になり気息奄奄の状態であったが，数日しても息があったので，当院に担ぎ込んできたがやはり治癒した（前三期第4巻熱性関節疼痛にアスピリンを用いる治法に詳しい）。このことからアスピリンの薬性は和平に近く，試して効果があり原材料がはっきりしているので中薬と併用することに問題はない。以下に創製した方を記載し使用に備える。

> アスピリン1.5g　生山薬1両　鮮茅根（皮を除いて切刻む）2両
> 山薬と茅根を茶碗3杯に煎じて，1日3回に分けて毎回アスピリン0.5gを服用する。1回目の服用で全身に汗が出れば，2回目のアスピリンは減量する。翌日は3回すべて少量でよい。アスピリンを1日3回に分服して1回微似汗を得るようにし，毎回すべて汗を出してはならない。このように服用するとほぼ20日間で治癒する。

按：アスピリンの原材料は楊柳皮中にあり，西洋ではさらに製造に硫酸を用い，性質が涼で散に働き，風熱による肢体関節の腫痛治療には最

もよい。さらに生山薬で滋陰し多汗による傷液を防ぎ，鮮茅根で退熱して湿熱を引いて小便から出す。

◆ 肢体に寒を受けた疼痛は坎離砂で熨すべしおよび坎離砂製法を論ず

　薬局で売る坎離砂は酢をかけると自然に発熱し，寒を受けて上肢・下肢が痛むものに熨しをすると非常に効果があるのに，医者でもなぜそうなるかを知らないものが多いが，じつは物質の化学反応にほかならない。　**按**：坎離砂は鉄粉を原料にしてつくられ，製造方法は鉄粉を紅く煅いて，すぐに酢を吹きつけて冷まし，陰干しにして貯蔵する。使用するときは再度酢と混ぜ合わせて湿らすとすぐに発熱する。火は酸素がないと着火しないが，鉄粉を紅く煅いて酢を吹きつけて消すと，鉄粉中に本来ある酸素が鉄中に永く留まる。酸素は酸素ガスで，酢の味はきわめて酸っぱく酸素を大量に含有する。酢を紅く煅いた鉄に吹きつけて冷ますと酢の中の酸素もすべて鉄の中に入る。使用時に酢をかけるとそれまで閉じ込められていた酸素がすぐに反応して発熱する。これで寒による痺痛部位を熨すと凝寒を駆逐するだけでなく血脈を流通する。血脈は酸素を得ると赤くなり，血脈の瘀滞も除かれる。

　　【訳注】本邦の「使い捨てカイロ」も，鉄が空気中の酸素と反応して酸化第二鉄に変わる化学反応（$Fe + 3/4O_2 + 3/2H_2O \rightarrow Fe(OH)_3 + 96kcal/moL$）を利用する。鉄がさびるときに発生する熱を利用するもので，使用時にこの反応を如何にすばやくしかも適度な温度と持続を維持できるかに工夫がある。桐灰化学のホームページにわかりやすい解説がある。

◆ 宗弟相臣が右上肢疼痛の治法を問うに答える

　記載された症例の上肢痛は熱に因るとするが，再三考えてみても，原因は絶対に熱ではない。経絡に瘀滞があるために熱を生じ，辛涼薬を少し服用すると軽減したように感じる。本証は純粋に経絡の病で経絡治療

を重視し、臓腑を兼顧すべきである。これは臓腑から経絡に薬力を布達させたいからである。西洋医学では急性の関節疼痛に通常アスピリンを用いる。しかし、アスピリンを使用する場合は中薬の健運脾胃・通行経絡の薬で助けるべきである。服用してきた方剤を仔細にみるとどれもよいのに効果がないのは、大抵用いた開痺通竅薬が少ないためである。ここで以下に一方をつくる。

> 白朮末（薬局では麸炒〔油分をとる〕が多いが、これはよくないので生を購入し自分で炒熟する。大小の塊を2回に分けて炒って細かく挽く）1両、乳香末・没薬末（いずれも生を購入し、粗挽きして紙を敷いた鍋に入れてあぶって溶かしてから取り出して陰干しして細かく挽く）各4銭、朱血竭細粉（研磨前は外皮が黒く、研磨すると朱砂のように赤くなれば本物である）3銭、当帰身末（紙に包んで炉辺において乾かしてから細かく挽く）7銭、細辛細末・香白芷細末各1.5銭、冰片細末（樟脳を昇華生成したもの、必ずしも梅片を用いなくてもよい）3分、薄荷冰細末3分
> 以上を混ぜ合わせて瓶に密封して貯蔵し、毎服1.5銭を絡石藤（俗に爬山虎といい、レンガ壁上に蔓延して鬚根で壁にへばりついて落ちないのが本物）の煎湯で1日2回服用する。

方意は、白朮が主薬で健脾開痺し（《本経》に白朮は逐風寒湿痺とある）、佐薬として白芷で祛風し、細辛で祛寒、当帰・乳香・没薬・血竭で通気活血し、冰片・薄荷冰で透竅し通絡する。さらに脾は四肢を主り、その気化は先ず右を行る（右関脈で脾を判断するのがその証拠である）ので、右上肢はとくに脾が主る。丁氏の薬理学書によれば、没薬は脾胃を養い、温通の性質で気血瘀疼を治すだけでなく白朮を助けて脾胃を健補するので、本証にとくに適する。アスピリンは初回に0.5g服用して汗がにじむ程度にするのがよく、以後は毎日2回服用させて注意して必ずしも汗を出させない。服用順序はどうでもよいが、自製した末の

薬と交互に与えるとよい（その後の書簡によると方法どおりにして治癒した）。

◆ 偏枯を治すものは王清任の補陽還五湯を軽用すべからずを論ず

　現在偏枯を治療するものの多くは気虚説を重んじ，習慣的に《医林改錯》の補陽還五湯〔生黄耆・当帰・赤芍・地竜・川芎・桃仁・紅花〕を用いる。しかし，この方を用いて効くときもあれば効かないときもあり，さらに往々にしてこれを服用後すぐに死亡する場合もあるのはなぜであろうか？　肢体運動の中枢は元来脳髄神経であり，脳髄神経が運動を司るために，脳内の血管がこれを濡潤し，胸中の大気がこれを安定的に維持する。時として脳内の血管が過度に充血し，甚だしければ破裂すると脳髄神経に波及して運動を司る通常の機能を果たせなくなる。また胸中の大気が過度に虚損したり，さらには下陥するに至れば脳髄神経を安定的に維持できなくなり，やはり運動を司る通常の機能を果たせない。この二者は一方は虚，一方は実になると，同じく偏枯証を呈するが，病因には天地の開きがあるので，薬を誤投すれば必然的にたちまち重篤化する。そこで本証に臨む場合は，脈を子細に診るのは勿論であるが，さらに病が発症する前の状況を詳しく尋ねなければならない。脈が細弱無力であったり，あるいは時に呼吸短気を自覚し，発症後に心熱・頭痛などの症状がなければ補陽還五湯で通常効果があり，効果がなくてもまず何らかの弊害に至ることはない。脈が洪大有力あるいは弦硬有力で，さらにそれまで頭痛・眩暈があり，発病時さらに頭痛・眩暈がますます激しく，あるいは同時に心中に熱感がある場合は，必ず過量の血が上昇して脳内の血管充血が激しく，管壁を隔てて血液が滲出したり，管壁が少し裂けて若干の血液が流出しており，漏れた血液が左側で運動を司る神経に粘滞すると右半身が偏枯になり，右側で運動を司る神経に粘滞すれば左半身が偏枯になる。この場合は私が創製した建瓴湯（方は第五期第3巻にある）を投与すると，1～2剤で頭痛・眩暈はすぐに癒える。継続

して服用させ，さらに化瘀活絡の品を加えると肢体の症状も次第に癒える。このような治法を知らずに，ただ王勛臣〔清代の医家。王清任〕の補陽還五の説を確信して，方中に大量の黄耆を用いると上昇する血はますます増加し，脳内の血管は必ず破裂して止まらなくなる，不注意なことである。私の論に納得できなければ，前車の鑑〔先人の失敗は，後人の戒め〕は医案で証明できる。

　村の孝廉〔科挙の郷試合格者，挙人とも称する〕の某君は，60歳過ぎに偏枯になったが重症ではなかった。城中の某医に往診を頼もうとしたが会えなかった。ちょうど津門で開業していた老医が帰ってきたところで，家に訪ねてきて自分から治療を申し出た。その薬を服用するとすぐに昏睡に陥り半日ほどたって死亡した。後に家人が処方を持って私に質問したが，方は補陽還五湯を模倣し大量の黄耆8銭を用いてあった。そこで間違いなく脳の充血過度で偏枯になったと知った。こんな薬さえ服用しなければ死ぬこともなかったろう。

　また直隷〔中華民国当時の省で，現在の河北省の一部の相当〕の商品陳列所長・王仰泉は少し口眼が歪斜し，左半身がわずかに不自由で，時に頭痛や眩暈があるので治療した。脈は洪実で右に顕著で，脳に充血があると知った。尋ねると心中に時に熱感があるというので，建瓴湯を20数剤服用させると全治した。王君は治癒後非常に喜んだが，一転して考え込むと急に悲しそうに「5番目の私の弟が以前やはりこの証を患い，医者が人参・黄耆の剤を投薬しましたが結局亡くなりました。これまでは不治の病によるもので用薬の誤りとは思っていませんでしたが，今先生が用いた方をみて以前の方は大変な誤りであることを知りました」と私に告げた。2つの症例と王君の話から，偏枯を治療する場合は補陽還五湯を軽々に用いてはならないことは，いよいよ明白ではないか。しかし，本証にあうとすぐに，中風として羌活・防風でこれを発するのも，ますます血の上行を助けるので，その弊害は人参・黄耆を誤用するのと同じである。本証では外感を同時に受ける場合があるが，必ず外感の熱邪が陽明に伝入してから病根を激動したための急劇な発症なの

で，外感を挟有といっても，やはり発表薬を投与すべきではない。

◆ 徐韵英が腹疼の治法を問うに答える

少年には以前から痃癖〔脇肋部位や臍傍部位に急に筋脈が現れて痛む病〕があり，急に下腹部に脹痛を生じた。開気行気薬を主として何度も服薬したが，効かなかったり効いたにしても再発し，脈は無力である。私の考えでは，推量するに開気行気薬を再び用いるべきではない。最近，奉天の立達医院で経験した腹痛治療の2症例を参考のため以下に詳しく記載する。

一例は門下生の張徳元である。下腹部に以前から寒積があったが，飲食不摂生で腸結〔腸閉塞〕で大便が出ず，下腹部に脹痛があって2日間飲食できなくなった。蓖麻子油で下すと，便が3回出たが脹痛は変わらなかった。さらに温暖下焦剤を投与したが，服用後も熱感はなく脹痛も変わらない。仔細に脈を診ると，沈無力で，問診すると微かに短気を覚えるという。胸中大気下陥を疑い，まず柴胡2銭の煎湯を試しに飲ませると，脹痛がやや軽減した。そこで生黄耆1両，当帰・党参各3銭，升麻・柴胡・桔梗各1.5銭を煎じて1剤服用させると脹痛がすっかり消え，呼吸も楽になったが，口中が乾燥するという。そこで原方から升麻・党参を除き，知母3銭を加えて数剤連服させると全治した。

もう一例は奉天女子師範の史姓の学生である。下腹部の疼痛が非常に強く，左右の脈はいずれも沈無力である。気血凝滞を疑い，当帰・丹参・乳香・没薬各3銭，莱菔子2銭を煎服させると，疼痛はますます激しくなり，短気を覚えた。再診すると脈はいよいよ沈弱である。そこで昇陥湯（生黄耆6銭・知母3銭・柴胡1.5銭・桔梗1.5銭・升麻1銭）に改めると1剤で癒えた。これも大気下陥であり，下腹部を圧迫すると痛み，破気すれば痛みはますます悪化し，大気を昇挙すると痛みは自然になくなる。

痃癖による痛みと考えるなら，私の経験から痃癖を除くよい方法が1つある。故郷にいたころだと思うが，下焦虚寒の治法を聞かれ，補かつ温性の鹿角膠3銭を毎日服用させた。1カ月余りして会うと，「服薬

すると著効し，そのうえ意外な効き目もありました。下腹部に以前から非常に硬い積聚があったのをつい言い忘れていましたが，鹿角膠を連服するとすっかり消えました」と言う。鹿角膠は温補の性質を具備するが，血脈を通じる働きもあり，林屋山人〔清代の医家，王惟徳，字は洪緒。《外科証治全生集》を著す〕の陽和湯〔温陽補血・散寒通滞，熟地黄・白芥子・鹿角膠・姜炭・麻黄・肉桂・生甘草〕ではこれで硬疽を除くので効果がある。さらに喩氏〔清代の医学者，喩昌，字は嘉言〕の《寓意草》には，袁聚東の痞塊危証の治験があるので参考にされたい。

◆ 腰痛治法を論ず

方書には「腰は腎の府，腰疼すなわち腎まさに憊んとす」とある。「腰疼すなわち腎まさに憊んとす」は確論であるが，「腰は腎の府」というのは研究不足である。なぜなら，腰の痛む部位はすべて背中にあり，ここは督脈が主る。督脈は背中の脊髄管腔で，下方で命門穴と連絡し，副腎臓である（したがって腎の府と称すべきではない）。腎虚では，督脈が必ず虚すから腰が痛む。本証の治療には補腎の剤を使用し，督脈に入る薬物を引薬にすべきである。以前に益督丸を創製して徐々に服用させると腎虚の腰痛は予想どおり1カ月余りで癒えた。

【付録】益督丸

杜仲4両（酒に浸して黄色く炮じる）　菟絲子3両（酒に浸して蒸熟する）　続断2両（酒に浸して蒸熟する）　鹿角膠2両

はじめの3味を細末にして，水に溶かした鹿角膠で大豆大の丸にする。毎服3銭を日に2回服用し，服用後には熟胡桃肉を1個嚼服する。

諸家の本草書にはいずれも杜仲は炒して細かい繊維を切って用いるというが，調べると杜仲を炒して炭にしても繊維は切れておらず，こう

した製法はとくによろしくない。そこで本方では生杜仲を黄色く炮じる程度にする。胡桃肉は本来補腎の良薬であるが，脂肪分を含有しすぎて丸剤には不適なので，服薬後に単服する。

　気虚が同時にあれば，黄耆・人参の煎湯で丸薬を服用する。血虚が同時にあれば，熟地黄・当帰の煎湯で丸薬を服用する。

　瘀血による腰痛は，重すぎるものを持ったり，高いところから落ちたり，足を踏み外してふらついて転んだりして，背部に瘀血が生じて痛む。治療は活絡効霊丹（第三期第4巻，当帰・丹参・乳香・没薬各5銭）加䗪虫3銭を煎服するが，葱白を引薬にするとさらによい。

　依蘭〔松花江下流の吉林省の地名〕鎮守使の李君の弟である天津保安隊長・李雨霖は数年腰痛が治らなかった。たまたま鎮守使署書記の賈蔚青が天津に治療を求めて来院していたので，その紹介で診察をした。激しいときには心中に常に満悶があり軽いときには痛みがあるようなないような感じで綿々と続いたが，必ず数日は痛みがないことがある。脈は左が沈弦，右が沈牢で，「この病気になって3年経ち，数百剤の薬を服用しても結局痛みが軽減しない」と言う。これまでに服用した処方をみると，同一ではなかったが大抵は補肝腎・強筋骨の薬物で祛風薬が混じることもあった。《内経》の「通じれば則ち痛まず」の記載から考えると，これは通じていないから痛む。さらに脈が沈弦・沈牢で心中に常に満悶があることから，関節経絡に必ず瘀滞があって通じていない部位があるのがわかる。そこで利関節通絡の剤を創製し，同時に補正の薬物を用いてこれを助けた。

　生山薬1両　枸杞子8銭　当帰4銭　丹参4銭　生没薬4銭　生五霊脂4銭　穿山甲（炒して搗く）2銭　桃仁2銭　紅花1.5銭　䗪虫5匹　三七（細かく搗く）2銭
　以上11味のはじめの10味を大碗1杯に煎じた湯で三七細末を半分服用する。煎じ滓を再煎するときに，同様に残りの半分を服用する。

これを3剤服用すると腰が痛まなくなり，心中の発悶も消えて脈がこれまでより緩和になって専ら沈はなくなった。そこで原方の穿山甲を去り胡桃肉4銭を加えて10剤連服させると，身体が軽爽になったように感じた。再診すると脈は六部調和がとれ腰痛もその後はすっかりよくなった。このことから，外見的に痩せ衰えていない腰痛は大抵関節経絡の不通で，明らかに痩せ衰えた腰痛は肝腎に虧損があるといえる。

　婦女子で月経のたびに腰痛がある場合がある。いつも呼吸すると短気〔息切れ〕があり，冷たい飲食を嫌がる30歳過ぎ女性を治療した。月経中はいつも腰の内部に抜け落ちるような痛みがあった。脈象は無力で至数はやや遅い。胸中の大気が虚して下陥しかけているので短気があり，月経中は気血が下注して大気もこれにともなって下陥するので腰の内部が下墜して痛む。生黄耆1両と桂枝尖・当帰・生没薬各3銭を処方し，7～8剤を連服させると症状はすぐに癒えた。

　また月経中に腰痛とともに腹痛がある婦人を治療した。脈に渋があるので，血分に瘀滞があると判断し，当帰・生鶏内金各3銭，生没薬・生五霊脂・生黄耆・天花粉各4銭で治療し，数剤連服させると全治した。

◆ 足趾出血の治法

　親戚の30歳過ぎの嬸（しん）（叔父の妻）が右足第1趾の爪角の隠白穴〔足太陰脾経〕のあたりから急に赤黒い血が流れ出たので，紐できつく巻いたところ出血は止まったが脹れて堪え難いほど痛んだ。治療を求めて外科に行くと，「これは血箭というもので，最も難治である」といわれ，薬を服用したが少しも効かない。当時私は20歳になったばかりであったが，診察すると脈は洪滑有力であり，血分に実熱があると判断した。尋ねると思ったとおり灼熱感があるというので，生地黄1両，天花粉・生白芍各6銭，黄芩・竜胆草・甘草各2銭を数剤服用させると全治した。

◆ 骨雷治法を論ず

　骨雷の証は他の書物でみたことがなく，明代末期の銭塘銭君穎国賓

著《経歴奇証》にあるだけである。鎮江の銭青藜は中年で病はなかったが，ある日足跟後部〔かかとの後方〕が響き，数日すると次第に響きが頭に達し，ついには雷鳴のように轟いた。医者は何の病気なのかわからなかった。たまたま私が南に帰省する途中で京口〔江蘇省で長江と大運河が交差する地点にある〕に停泊させられたときに，青藜とあずまやで会い，この証の話が出たので，私は骨雷であることを教えた。脈を診ると腎脈だけが尤大で挙按してはじめて現れ，按じるとほとんど触れない。これは腎敗で，下から上に響くのは，足少陰腎経の脈は足の小趾に起始し，下って足心を斜走して然谷に出て内踝を循って上行するためで，さらに腎は骨を主り，虚すと髄が空になり，髄空になれば鳴る。骨が鳴り響いて，かかとから上行して頭に至るのは，雷が地上にさく裂して天上に鳴り響くようなものである。六味丸に紫河車膏，虎骨膏，猪髄，枸杞，杜仲方を指示し，翌年冬に再び京口を訪れて尋ねるとすっかり治癒していた。

◆ 黄雨岩が接骨方を問うに答え，併せて結筋方に論及する

　接骨の方は非常に多いが，効果があって迅速であるものが，ただ一方あるので諸医界の皆さんに公にしよう。方は甜瓜子〔マクワウリの種〕，生菜子〔レタスの種〕各１両，小楡樹の新鮮な嫩白皮１両にさらに真脂麻油〔ゴマ油〕１両を加えて，合わせて泥状に搗いて，患部に塗布して布で巻いておく。半時間以内に，骨がつながったように感じたら，すぐに薬を除去する。そうしなければ骨が接いだところに節ができる恐れがある。このやりかたを知ってから，門人の李子博がかつて馬の治療に用いて素晴らしく効いたので，人を治療して効かないはずはないと思った。さらに試みるのは数刻の間でよいので，もし効かなければ，再び他の方を用いても遅くはない。

　人の筋骨が互いにくっついているが，骨は剛くて折れやすく，筋〔腱と靱帯を指す〕は強靱で離断しにくい。したがって方書では接骨治療の方は非常に多いが，接筋の方は非常に少ない。諸家の本草書の多くは旋

覆花が断裂した筋をつなぐことができるという。《群芳譜》は葍根〔ヒルガオの根〕が断裂した筋をつなぐという。私は根を試したことはないが，旋覆花については邑中で牛馬の断筋治療に用いて非常に効果がある。その方ははじめは秘伝として伝えられなかった。耕作していると，牛馬は驚くと駆けだし逃げ回り農具にぶつかって脚の筋を断裂することが多く，作製した薬を塗って2カ月すると必ず治癒した。のちになって私がその家族のために病気を治すと，はじめて詳しくその方を述べた。さらにこの方は仙人から伝授されたもので，本来は人を治療するものだが，何に用いても効かないものはないという。そこでその方を以下に詳しく記載する。

　旋覆花細末5～6銭に白蔗糖1両ほどを加え，茶碗半杯ほどの水を混ぜ煮つめて膏をつくる。冷えるまで待って，麝香を少量加え（麝香はなくてもよい），布の上に塗り広げて患部に巻く。10日たって薬をめくり取ると，筋の両端にほんの小さな塊ができている。さらに薬を貼り替えると，その2つの小さな塊がすぐに1つにつらなり，断裂した箇所がつながる。もし筋の断裂が関節部位にあれば，やはり対策を講じる必要があり閉じたままとして関節を屈伸させないようにしないと，筋がつながらない。

　按：《外台秘要》には急続断筋方がある。旋覆花の根をよく洗って搗き潰して創傷部位に貼付し，1日2回換えて，治癒したらやめ，根は新鮮なものを搗き潰して用いる。薬局には新鮮な旋覆花の根はないので，後世になると便宜上その花を用いたが，薬性も近いのでうまく奏効する。旋覆花は各地にあるが，多くは湿地に生える。高さは2尺ほどで，葉は綿柳（籠を編む柳である）のようで，多くは斜めに紋がある。6月に黄色い花が咲き，円形で花瓣は糸ように細く，小銅銭大の大きさなので，金銭菊ともいう。

第五期第7巻

　この巻は，痰飲・咳嗽・水臌・気臌・吐血のもろもろの雑症について論じ，多くは前四期と関係する新たな見解である。血臌治療・疔治療・癩治療・革脈の治療については，これまでの論を補った。婦人科・小児科についても論じており，これまでに述べた諸篇と合わせて参考にしてもらいたい。最後に狂犬病，感電外傷，外傷救急について附したがいずれも救命術である。

◆ 台湾の厳坤栄が友に代わって痰飲の治法を問うに答える

　相談のあった症例を詳しくみると，この証は甚だしい寒飲結胸証であるとわかる。拙著《医学衷中参西録》の理飲湯〔白朮4銭・乾姜5銭・桂枝尖2銭・炙甘草2銭・茯苓片2銭・生白芍2銭・橘紅1.5銭・厚朴1.5銭〕が本来この証に合う方剤であるが，薬味と分量をやや変更するほうがよい。いま以下に処方を記すのでお使い下さい。方は生黄耆1両，乾姜8銭，白朮4銭・桂枝尖・茯苓片・炙甘草各3銭，厚朴・陳皮各2銭を煎じて服用する。方剤の意味は黄耆で胸中の大気を補う。大気が壮旺になれば，水飲を運化するのは，張仲景が「大気一転し，その気（水飲の気を指す）すなわち散ず」である。黄耆は乾姜・桂枝と協同し，さらに心肺の陽も補助し，心肺の陽が充足するのは，中天に太陽が輝いて靄が自然に晴れるようなものである。さらに白朮・茯苓で脾湿を理し，厚朴・陳皮で胃気を通じ，気が順行すれば湿は消えて，痰飲は自然に除かれる。炙甘草は味がきわめて甘いので辛辣味の乾姜で調え，乾姜は甘草があればその熱力が長く持続すると同時に熱力が緩和されて猛烈にな

らない。

　按：この方は《金匱要略》の苓桂朮甘湯に黄耆・乾姜・厚朴・陳皮を加えたもので，私が創製した理飲湯去芍薬でもある。原方の芍薬は，寒飲証では真陽を迫して外越させ，全身が灼熱したり，激しく真陽が上竄して目眩・耳聾になる場合があるので，酸斂苦降の白芍で上竄外越する元陽を収斂させて根に帰す（しかし必ず温補薬と同時に用いないと効果がない）。本証にはもともとこれらの症状がないので白芍を用いない。原方の黄耆は，痰飲が開くと気の不足を覚えるので加える。ここで，はじめから大量の黄耆を使用したのは，寒飲固結は20余年に及んでおり，強力な黄耆がなければ諸薬を斡旋して効果を上げることができないからである。

　按：本方は上焦の陽分を強力に補助するが，人の元陽の根底はじつは下焦にあるので，さらに生硫黄を同時に服用させて下焦の陽を培養するといっそう迅速に奏効する。東硫黄〔日本産の硫黄〕を使用してもよいが，挟雑物のない純黄色の硫黄を選ぶようにする。熱力の減少に関係するのは硫黄の品質のみである。用量は初回に細末1銭とし，熱感を覚えなければ徐々に増量する。1日の極量は0.5両まで可能で4〜5回に分けて服用する。湯薬と同時に服用する必要はなく，服用後でも服用前でも構わない。

　【附：質問の原文】

　かねて尊著《医学衷中参西録》を拝読しております。掲載諸方はすべて詳しい解説があるので，毎回方法に照らして試用すると必ず効果があります。ただ私の友人が寒飲喘嗽を患いましたので方に照らして治療いたしましたが効果がありません。本人の口述からすると病因は，20歳の6月に戦火をこうむり，山沢中に閉じ込められて丸5昼夜飲まず食わずの状態で，家に帰ると急いで井戸水を汲み，小さな桶1杯飲んだところ，21歳の6月になると，すぐに大喘を発症したそうです。1昼夜して二陳湯加乾姜・細辛・五味を服用してやや落ち着いたが，それから痰飲喘嗽が持病になりました。服薬は大燥大熱ならばよいが，涼剤は少し

ずつ服用しようとしても咽を下りない。誤ってこれを服すると，すぐに喘発作がおきて，咳で大量の水飲が出てようやく治まる。小便は1時間に5～6回で白い水のようであるが，喘がないときは小便も正常である。飲食は肉や蔬菜にしても燥熱の品が必要で，粥湯や菜湯はあえて食べようとしない。このように燥熱を好んで冷湿を嫌い，病状は暑い時季にはやや安定するが，霜が下りるころになると毎朝喘発作があり，必ず巳時〔午前9時から11時〕になると痰飲を若干吐いてようやくやや安定する。あるいは煮え滾った湯を飲んでも，咳をして痰飲を数口出て胸膈がややすっきりする。現在に至るまで27～28年である。最近は藜蘆散の吐法や十棗湯の下法を用いたが，どちらも痰飲数升が出ても証は相変わらずである。《金匱要略》の痰飲篇および寒水に関した方剤を数10回以上服用させても証は変わらない。この証はすでに歳月がたっているが，必ず治療法があると思います。なにとぞ良方を賜りますようお願いします。根治できましたら，感謝に堪えません。また《医学衷中参西録》に記載の生硫黄を服用する方法では，日本の硫黄は服用できますでしょうか。

【附：服薬治癒後の感謝の手紙】

ご教授の手紙をいただき，授けていただいた妙方で友人の奇異な宿病を治療したところ，4～5剤を連服させると呼吸がすぐに楽になりました。その後方法どおりに7～8剤を服用させると寒飲が除かれ喘証は全治致しました。二豎〔病魔：豎は子供の意味。「病膏肓に入る」の故事より〕は薬が駆逐し，ついに無何有〔何もない自然の〕の郷に戻ってきました。いただいた大恩に報えるものもなくお恥ずかしいのですが，ちょうど歳暮をお届けする時季ですので，当地で製造される柑餅2壺を謹んで郵送させていただき，いささかのお礼とさせていただきます。なにとぞご負担とされずにご笑納下さいますように伏してお願い申し上げます。

◆ 張汝偉が令尊〔御尊父〕の咳嗽治法を問うに答える

第9期（杭州医報）収載の医案によると，もとに失血陰虧の状態があれば，用薬が証に合わないわけではなくても，大して効かないのは薬

力のせいではない。こうした証の治療には，目標をはっきりさせて薬を2～3味に限定し，思い切って使わなければ効かない。そのために，ここに2種類の方剤をつくってみた。

　第1方は熟地黄2両，炒薏苡仁1両である。薏苡仁は生を購入し，自分で濃い黄色になるまで炒し，炒したらすぐにこれを搗いて粗い粒子にする。この2味を1煎目は茶碗2杯に煎じ，2煎目は1杯半に煎じ，これを混ぜて1日量にし，3回に分けて温服する。処方の意味は，大量の熟地黄で真陰を大滋し，大量の熟地黄が胃にもたれる恐れがあるので健胃利湿の薏苡仁で佐けて滞泥する熟地黄を行(めぐ)らす。かつて隣村の武生に住む李佐亭の70歳になる御母堂には若いころから労疾があったが，年をとるにつれてますます激しくなり，次第に喘嗽で夜間横臥できなくなった。細かく切った熟地黄をよく嚙んで1日に1両ほど服用させると，1カ月余りで急に呼吸が深く入るようになり喘嗽が止まり，一晩中安眠できるようになった。数十年も続いていた労疾がある日急に治ったので悪い兆候ではないかと家族は逆におびえ，慌てて私に往診を依頼してきた。六脈は和平で何の病変もないので，「病気は治っている。何もこわがることはない。これは熟地黄のおかげだよ」と笑って家族に言った。以後労疾は非常に軽快して80歳過ぎまで長生きをした。

　第2方は生山薬を挽いて細末にし，毎回1両を冷水に溶いて小鍋で煮て茶湯をつくり，含糖ペプシン8分（糖を含まないペプシンなら適当に量を少なくする）とともに1日2回服用する。食べやすいように砂糖を少量用いてもよい。処方の意味は，山薬で補肺・補脾・補腎し，長期に多服するともたれる恐れがあるのでペプシンで運化する。ペプシンの原料は牛・豚の胃液なので運化作用に富む。　按：山薬は通常の食品であるが，じつは上品に属する生薬であり，本書第三期，第四期には大量の山薬で治癒させた重症例を非常に多く収載しており，虚労喘嗽治療では最も重要な薬物である。貴兄は以前から拙著を愛読しておられるので，思い起こしてみてください。ここではさらにペプシンを併用してその働きを助けるので，いっそう作用は強力になります。

◆ 張汝偉が服薬は有効と謝意を表したのに答える

　本報第17期を読んで，ご尊父が私の創製した処方を服用され有効であったことを知り喜びに堪えない。常用すれば必ず全治する日がくるはずである。確かに熟地黄と炒薏苡仁を併用するが，決して六味丸に倣ってその君薬を取ったのではない（「六味に倣ってその君を取り」と謝辞に書かれている）。古代の地黄丸にもともと用いる乾地黄は現代の生地黄で薬性は涼なので桂・附と相殺して涼熱の調和をはかり，さらに桂は桂枝つまり《本経》の牡桂が使われ，薬力は上昇下達して気分を宣通するので，補薬の山薬や収斂薬の山茱萸があっても滞泥に過ぎることがない。後世に温性の熟地黄に変え，さらに桂・附を佐薬にしたので大寒がないものが服用すると通常は熱性に過ぎることが多い。そこで銭仲陽〔銭乙，北宋の医家〕は六味地黄丸をつくったが，この方は平易に近いが生地黄を薬性が膩である熟地黄に変え，宣通する桂枝・附子をなくしたのに補斂の山薬・山茱萸があるので，固滞して速効がない。そこで私の創製方では，大量の熟地黄はあるが山薬・山茱萸を一切用いず，薏苡仁のみを佐薬にする。薏苡仁は滲湿利痰で薬性が茯苓・沢瀉に似る。茯苓・沢瀉がもともと地黄の輔佐薬であるが，薏苡仁で代用したのは，薏苡仁は通常の食べ物なので甘くてこってりした熟地黄を輔佐し常服しても飽きがこないからである。さらに黄色く炒めると香ばしく，醒脾健胃して中土の気化を壮んにするので，自然に行滞化瘀し，もたれやすい熟地黄も弊害なく長期に服用できる。

◆ 水臌・気臌の治法を論ず

　水臌と気臌はもともと形状が似ている。《内経》〔訳注：《金匱要略》水気病脈証並治にある〕には「その手足を按じ，陥みて起きざるは，風水なり」とある。私の臨床経験から，水証ならすべて腫れた部位を手で圧して凹ませると離しても戻らない。気臌の場合は，手でしっかり圧して凹ませても離せば必ずもとに戻る。ただ，単腹脹の場合には水臌と気

臓のいずれもあり，どちらも鬱した気や水が腹中に積して肌肉に外透しないのが原因で，これをおさえても凹まないことで水か気かの判断は難しい。しかし水臓は必ず小便が少なくなり，気臓は必ず肝胃気滞を自覚するのがはっきりした徴候である。ここではその治法について話を進める。

《金匱要略》では水病を風水・皮水・正水・石水に分けて論じ，風水・皮水は脈浮，正水・石水は脈沈とする。しかし，水病が激しいと脈を取る部位がすべて腫れるため，必ず重按して凹ませなければ脈を取れないので，脈の浮沈を判断すること自体難しい。その治法によれば，脈浮は発汗すべきで，通常涼潤薬を佐とし，脈沈は利小便すべきで通常温通薬を佐とする。したがって，水腫は涼熱に分け，その涼熱は脈の有力無力で弁別すると理解できる。私はこの証の治療に脈が有力ならば，通常まず発汗する。かつて表裏分消湯を創製したので，ここでその方を以下に載録する。

> ### ◆ 表裏分消湯
>
> 麻黄3銭　生石膏・滑石各6銭　アスピリン1g
> はじめの3味の煎湯でアスピリンを服用する。服薬後1時間しても汗が出なければ，さらにアスピリン1gを服用する。服用後も汗が出なければ，目的は発汗であるから，同様に再服する。

麻黄の性質は単に発汗だけではない。徐霊胎〔清代の医家・徐大椿〕は「積痰凝血の中に深く入り，およそ薬力の到らぬところに，よく無微不至〔すべてにいき届く〕」と述べ，したがって服用すれば肌表に外透し，内は小便を利し，水病は汗と小便から解す。ただ薬性が熱に偏るため熱を有する水病には不適なので，生石膏でその熱を解す。また薬力は「無微不至」というが，どちらかといえば上昇に偏るので，滑石でこれを膀胱に引いて下達させると，利水効果がいっそう俊敏になる。アスピリンを用いるのは，本証の患者では肌膚が水で錮閉されて汗が容易に透

発しないが，大量に熱性の麻黄を用いると耗陰する恐れがあるからである。アスピリンは発汗とともに清熱するので，麻黄の佐使として使用すべきで，さらに原物質は楊柳皮液中にあり，もともと中薬と併用しても害がない。

　すでに発汗し腫脹が消退しても完治しなければ，専ら利小便する。利小便の薬では，鮮白茅根湯が最も効果的で，車前子と併用すればさらに効く。記憶では辛酉〔1921 年〕の陰暦 12 月末に，奉天から帰郷すると，隣村の 20 歳の学生・毛徳潤が水腫証を患い医者が 1 カ月以上治療したが，ますます激しくなって頭部顔面全身すべて腫れ，腹は甕を抱いたようで，夜になっても横臥できず，壁に寄りかかって喘いでいた。おそらく腹が異常に腫脹し息を容れる余地がなく，気をほとんど吸入できないので喘になったのである。脈は六部細数で，心中の熱感と小便不利があることから，病が長引いて陰虚になり陽を化すことができず本証になったと判断した。なんとか凍った地面を掘って新鮮な茅根を手に入れるように人に命じ，毎日鮮茅根 6 両を切り刻み，大碗 3 杯の水を加えて小鍋で煎じて 1 回沸騰するとすぐに炉端に移して置き，炉の炊き口の近くで徐々にこれを温めながら半時間待ち，さらに煎じて 1 回沸騰させてから前と同じように炉端に置けば，間もなく茅根がすべて鍋底に沈んで大碗 2 杯の上澄みを得るので，これを 1 日量とし徐々に茶の代わりに温飲させた。さらに生車前子数両を微かに火が通る程度に炒めて，指 3 本でひとつまみを取り細かく咀嚼してから飲み込むようにし，夜間寝覚めたときにもこのようにしておよそ 7 ～ 8 銭を一昼夜で嚼服させた。このようにして 2 日間すると，すでに小便は利したが，腹は相変らず板のように硬く膨脹していた。そこで大きな葱白 3 斤を糸のように切って酢を混ぜて炒め，火が通ったところで熱いうちに布に包んで臍の上に置いて熨し，冷めると同じように鍋に入れて酢を少量加えて炒めて熱いうちに再び熨しをした。夕方から熨しをして就寝前に止めると，一晩で小便が10 数回出て，翌朝腹を触ると常人のようであった。茅根をこのやり方で煎じると，その新鮮な涼潤の性質を取り大いに滋陰清熱する（長く煎

じるとこの効果はない)。滋陰清熱すれば，小便は自然に利する。車前子をこのやり方で服用すると，車輪が絶間なく回転して動くように，力が自然に増強する。機関車が動き始めるときは非常にゆっくりであるが，停まらずに進み続けると，蒸気機関の力が増すわけではないのに，速度が数倍に増すことをみれば，おのずとその理屈がわかる。本証が軽ければ，ゆっくり車前子を嚼服する方法だけでも消腫できて，しばしば奏効する。

按：本証は病が長引いたための陰虚が原因であるが，つきつめると元来陰虚があったのではない。もともと陰虚のある人が，小便不利になり積滞して水腫になった場合は，毎回熟地黄1両半を茅根と同煎して服用するとよい。2回沸騰するだけでは地黄を十分に煎じることができないのが気がかりなら，先に地黄を煮て10数回沸騰させてからさらに茅根を加えて一緒に煮るとよい。車前子については同じように少しずつ嚼服すべきで，1日に4～5銭服用するとよい。

涼〔冷え〕に原因がある水臌は，脈が必ず細微遅弱で，心中に涼感を覚えたり，大便が泄瀉したりする。炒した花椒目6銭を搗きつぶして煎じた湯で生硫黄細末5分を服用するとよい。服用後に温まる感じがなければ，増量して効き目を試すとよい。服薬後しばらくして温まる感じがすれば適量である。利小便の薬は涼性が多いが，花椒目と生硫黄は薬性が温で利小便する。脾胃虚損で水飲を運化できない場合は，健脾降胃薬で治療し，利小便薬を佐薬にするとよい。

まとめると，水臌証は小便が通利していれば生じない。そこで本証の治療には利小便が重要である。ここに平素治癒した小便不利の2症例を記載して，水証治療の参考に備える。

隣村の60歳になる劉姓の老人は，血尿が数日続いた後小便が急に出なくなり，手で下腹部を揉んで圧すると血尿が少し流れ出た。数回やったがあまりの痛さに堪えきれずに，診断治療を求めてきた。脈は沈有力で，当時仲夏〔陰暦5月〕にもかかわらず厚着をして寒がるので，実熱が下焦に鬱し溺管が熱によって腫脹していると判断した。そこで滑石・

生白芍各1両，知母・黄柏各8銭〔寒通湯〕を処方して1剤を煎服させると，小便が通じた。さらに木通・海金沙各2銭を加えて2剤を服用させると全治した。

また奉天省の官庁警護兵であった石玉和が急に小便が出なくなり西洋医学の病院で治療した。西洋医は尿道カテーテルで治療し小便が通じたが，しばらくすると再び小便が溜まってきたので西洋医はまたゴムのカテーテルを留置し，尿が溜まると通じるようにした。しかし，はじめはやや尿が出たものの，そのうち同じように小便が出なくなった。西洋医から治らないと治療を断られ，ついに診治を求めて来院した。脈は弦遅細弱で，自分から「下焦に痛みが甚だしい」と言うので，涼によって小便が凝滞したと判断した。党参・椒目・懐牛膝各5銭，烏附子・広条桂〔肉桂〕・当帰各3銭，乾姜・小茴香・没薬・威霊仙・甘草各2銭を処方し，3剤を連服させると小便が利して腹痛も癒えたので，すぐに薬を停止し毎日生硫黄1銭ほどを2回に分けて服用させ，病後の養生とした。方意は，党参・威霊仙を併用して気虚の小便不利を治し，椒目・肉桂・附子・乾姜を併用して寒による小便不利を治し，また佐として当帰・牛膝・茴香・没薬・甘草の諸薬で，潤してこれを滑らかにし，引いてこれを下し，辛香で透竅し，温通で開瘀し，和中して止痛するなど，多くの薬の相互作用で効果を発揮するので非常に迅速に奏効する。これと前の症例はいずれも小便不利であるが，病因は涼と熱とで天地の違いがあり，治療する場合は証によって処方をつくらねばならない。

また胞系了戻〔尿路が屈曲反転して通じない状態〕による小便不通がある。その証ではたまたま嘔吐咳逆したり，側臥位で欠伸をすると，同じように少し小便が通じる。俗に転胞病といい，妊婦や産後および高所から墜落したものにしばしばこの病がある。私が創製した升麻黄耆湯（第三期2巻にある。生黄耆5銭・当帰4銭・升麻3銭・柴胡2銭）でこれまで数人を治癒させたが，これは胞系を昇提して，正しい位置に戻すのである。

また華元化〔漢末の名医，華佗〕に小便を通じる秘方があり，私は

これを知っていたが，まだ試用したことがなかった。後に杭報を読むと，時の賢人肖介青はこの方に升麻1銭を加えたものを用いて，2日1晩小便が通じなかった令妹および1昼夜小便が通じなかった陶姓の男子を治し，いずれもこれを投じるとすぐに効いたという。方は人参・蓮子心・車前子・王不留行各3銭，甘草1銭，肉桂3分，白果〔銀杏〕12個である。　按：方中の白果は，咳嗽治療に用いる場合は皮をつけたまま搗きつぶして用いるが，これは皮の斂肺作用を利用するからである。利小便治療に用いる場合は皮を除いて搗きつぶすべきで，これはその滑で降す働きを利用するからである。

　気臌については，その多くは瘀滞が脾にあるためである。脾は後天の主で，中央に位置して四旁を運転〔全身上下左右の四方を円滑に運行〕する。脾にはもともと多くの血管があって気化を流通するので，瘀滞が気化を阻むとすぐに腹中に脹満を生じ，長期に及ぶと積して気臌になる。《素問》至真要大論の「諸湿腫満みな脾に属す」である。私が創製した鶏胵湯（第三期2巻にある。生鶏内金・白朮・生白芍各4銭，柴胡・陳皮各1.5銭，生姜3銭）をこれまでたびたび用いて奏効した。方中の意味は，鶏内金で脾の瘀を開き，白朮で脾の運化を助け，柴胡・陳皮で脾気を昇降し，白芍で利小便して蓄水を防ぎ，生姜で竅絡を通じ同時に営衛を和す。薬性はすべてもともと涼でも熱でもない。しかし本証で涼に偏する場合は，肉桂・附子・乾姜を適宜加え，熱に偏する場合は，黄芩・黄連・山梔子を適宜加えるとよい。脈証がすべて実で，数剤を服用しても癒えなければ，煎じた薬湯で細末に挽いた黒丑1銭半を初回に服用するとよい。服用後大便が通じれば病はすぐにやや癒える。しかし原方を数日服用してはじめて1回用いるべきで，連用すると気分を傷る恐れがある。これが水臌・気臌の治法の大略である（前三期第2巻に水臌・気臌治療の方案がいくつかあるので参考にされたい）。

◆ 血臌治法を論ず

　水臌・気臌の他に，いわゆる血臌もある。この証は水臌・気臌に比

べるとはるかに難治である。しかし，この証は非常にまれで臨床経験数10年の医者でも一度も経験しなかったり，遭遇しても水臌や気臌と考えるに止まり，血臌であることに気づかないので本証を論じた方書は少ない。実際，本証の腫脹の形状は水臌・気臌とほとんど区別がつかない。違いは全身体表に静脈が紫紋として現れることである。

　血臌の原因は，多くが力み過ぎて気血を激動したり，暴怒して気を動じ血が気とともに昇って血不帰経になり，またすぐに吐出瀉出しないままついに臓腑に留まって経絡を阻塞し，その結果全身の気化が通じず，三焦の水飲が行らなくなって血臌証が生じる。多くは水臌と気臌を兼ね，瘀血が次第に積満すると，全身の血管すべてに瘀血が充塞し，皮膚の浅いところを走る見えやすい静脈は紫色を呈するようになり，さらに紫色を呈すところから細かい紋が周辺に走り，はじめ2〜3カ所であったものが次第に全身に及んですべてが紫紋になる。静脈が紫色になり始めたときに，身体がまだしっかりしているなら，まず《金匱要略》の下瘀血湯〔大黄・桃仁・䗪虫〕に野台参数銭を加えて下すとよい。腹中の瘀血を下した後に，さらに薬で血管内の瘀血を消去すべきで，利水理気薬を輔薬にする。1カ月ほどの治療で，おおむね奏効する。全身に多数の静脈が紫色に現れるほどの段階になると，必ず甚だしい羸弱を伴うのでいきなり下瘀血湯を投じると瘀血を下した後，逆にもちこたえられない恐れがあるので，私が創製した化瘀通経散（後述する女子癥瘕治法篇中にある）を用いるべきで，さらに適宜三七末を加えて服用したり，利水理気薬の煎湯で服用する。長期に服用しても奏効する。すでに腹中の瘀血は下ったのに，全身の紫紋がまだ消えなければ，丹参・三七末各1銭をさらに山楂子4銭の煎湯に黒砂糖水を混ぜたものを1日2回服用し続けると自然に消失する。

《金匱要略》下瘀血湯：大黄3両（現在の9銭である）桃仁30個，䗪虫20匹足を去り熬る（炒である）。右3味これを末とし，煉蜜に和し四丸となし，酒1升（約4両強）で一丸を煮て，八合を取りこ

れを頓服す。新血を下すこと豚肝の如し。

　按：この方で必ずまず丸をつくり，これを湯にして服用させる理由は，ただ薬汁を服用するのではなく，じつは同時に薬渣を服用するためである。このような服用方法にすると，薬力が緩徐かつ強力になり，腹中に長く瘀滞した血を一服でことごとく下す。この方を用いる場合は，この服用法どおりにしないと効果が得られない。また杏仁の皮は有毒であるが，桃仁の皮は無毒で，皮の色が紅色で活血の力がきわめて大きいので，この方の桃仁は皮付きで生用するのがよいようである。しかし，皮付きの生桃仁を用いる場合は，それが確かに桃仁であるのかをよく調べ，間違って皮付きの杏仁を充てないようにすべきである。䗪虫に関しては，薬局で最も間違いが多い薬であることを第五期第2巻の䗪虫辨に述べており，これを詳しく読めばおのずと䗪虫の真贋を区別できる。

　結論をいうと，血臓を病む場合も，身体がまだいくぶん壮実なら方法どおりに服薬すれば治癒し得る。身体羸弱になっていれば，いきなり瘀滞を除く治療は逆に危険があることも知っておかなければならない。臨床では努めてこのことを説明し，それでも病家が懇願するならば，再びこれを治療してもまだ遅くはない。

◆ 吐血衄血の原因および治法を論ず

　《内経》厥論篇に「陽明厥逆……衄嘔血」とある陽明は胃腑を指す。胃腑は水穀を腐熟し，飲食を伝送するのが役割で，その気化は息息と下行するのが順方向である。時として下行せずに上逆すると胃中の血もこれとともに上逆する。上逆が極に達すると胃壁の膜を圧迫して破裂させ嘔血証を生じたり，陽明の経を循り上行して衄血証を生じる。そこで《内経》に「陽明厥逆……衄嘔血」とある。このことから証の虚実寒熱に関係なく，治療はすべて降胃薬を主体にすべきで，最も強力な降胃薬は代赭石にほかならない。したがって，私の吐衄証治療の処方では，すべて代赭石を重用し，さらに胃気不降の原因を仔細に検討してそれに応

じた輔薬を用いる。ここで用いる処方を以下に詳しく列挙する。

> 【平胃寒降湯】
>
> 　吐衄証で脈が洪滑で重按して非常に実であるものを治す。これは熱による胃気不降である。
>
> 　生代赭石（細かく挽く）1両　栝楼仁（炒して搗く）1両　生白芍8銭　嫩竹筎細末3銭　牛蒡子（搗き砕く）3銭　甘草1.5銭

　これは拙著第3期吐衄門中の寒降湯を少し加減してある。服用後も止血しなければ生地黄1両と三七細末（2回に分けて第1煎，第2煎の湯で服用する）3銭を加える。

　吐衄証は大量の涼薬や炭にした薬で強引に止血してはならない。吐衄がある場合は血不帰経があるので，急に涼薬や薬炭で止めると経絡が瘀塞して止血後かえって血瘀虚労証になる。そこで方中に生地黄1両を加える場合には，三七を加えて止血するととも瘀血を化してこれを輔ける。

> 【健胃温降湯】
>
> 　吐衄証で脈が虚濡遅弱，飲食が胃口に停滞し下行しないものを治す。これは涼に因る胃気不降である。
>
> 　生代赭石（細かく挽く）8銭　生山薬6銭　炒白朮4銭　乾姜3銭　清半夏（温水で明礬味を洗い去る）3銭　生白芍2銭　厚朴1.5銭

　この方も原名は温降湯として前三期吐衄門中にあるが，ここでは分量を少し加減した。方中の芍薬は，肝中に寄る相火に乾姜の温熱が及ばぬようにするためである。

　吐衄証で涼によるものはきわめて少ない。私の40年間の臨床経験で

わずかに2人の子供の症例だけであり，一人は涼による胃気不降で吐血し，一人は涼による胃気不降で衄血した。いずれも温降湯で治癒し，その詳細は原方の後に記載したので参考にされたい。

【瀉肝降胃湯】

吐衄証で左脈が弦長有力で脇下が脹満して痛んだり，しきりに吃逆したりするものを治す。これは肝胆の気火が胃腑に上衝し，胃気不降になったための吐衄である。

生代赭石（細かく搗く）8銭　生白芍1両　生石決明（細かく搗く）6銭　栝楼仁（炒して搗く）4銭　甘草4銭　竜胆草2銭　浄青黛2銭

本方では病因が胆火肝気の上衝であるから，大量の芍薬・石決明・竜胆草・青黛でこれを涼して鎮める。甘草を大量4銭用いるのは，肝の急を緩めるとともに寒涼薬で脾胃が傷れるのを防ぐためである。

【鎮衝降胃湯】

吐衄証で，右脈が弦長有力で，しばしば下焦の気が胃腑に上衝し，飲食が停滞して下らず，あるいはしきりにしゃっくりをするものを治す。これは衝気上衝による胃気不降の吐衄である。

生代赭石（細かく挽く）1両　生山薬1両　生竜骨（細かく搗く）8銭　生牡蛎（細かく搗く）8銭　生芍薬3銭　三七細末2銭（2回に分け第1煎，第2煎の湯で送服）　甘草2銭

方中の竜骨・牡蛎は，単に敛衝のみでなく鎮肝で用いる。衝気上衝の原因は通常肝気と関係があるからである。

【滋陰清降湯】

吐衄証で失血過多になり陰分が虧損して潜陽しないために発熱し，納気しないために喘を生じ，甚だしいと衝気が虚したために上干して，しゃっくり・眩暈・咳嗽になり，心血が不足して怔忡〔動悸，落ち着かず不安感を伴うことが多い〕・驚悸・不眠を生じ，脈が浮数で重按無力であるものを治す。

生代赭石（細かく挽く）8銭　生山薬1両　生地黄8銭　生竜骨（細かく搗く）6銭　生牡蛎（細かく搗く）6銭　生白芍4銭　三七細末2銭（2回に分け第1煎，第2煎の湯で送服）　甘草2銭

本方は前三期吐衄門の清降湯に竜骨・牡蛎・地黄・三七を加えている。原方の主る病と本方のそれとに違いはないが，この数味が加わることでより確実な治療を行える。多数の症例で確実な効果を認めたので原方に薬味を追加した。

【保元清降湯】

吐衄証で血脱に続いて気も脱し，言葉を一息で話せなくなり動くと喘を生じ，脈が浮弦で重按無力なものを治す。

生代赭石（細かく挽く）1両　野台参5銭　生地黄1両　生山薬8銭　山茱萸8銭　生竜骨（細かく搗く）6銭　生白芍4銭　三七細末3銭（2回に分け第1煎，第2煎の湯で送服）

本方は前3期吐衄門にあるが，ここでは少し加減した。

【保元寒降湯】

吐衄証で血が脱したために気も脱し，喘促咳逆・心中煩熱し脈が

上盛下虚のものを治す。

生代赭石（細かく挽く）1両　野台参5銭　生地黄1両　知母8銭　山茱萸8銭　生竜骨（細かく搗く）6銭　生牡蛎（細かく搗く）6銭　生白芍4銭　三七細末3銭（2回に分け第1煎，第2煎の湯で送服）

本方も前三期吐衄門にあるが，ここでは少し変更した。前三期のこれら2方の原方を用いるべきではないというのではなく，どちらを選ぶかは症例によってよく検討すべきである。

以上の諸方を病因に応じて使えば大抵みな奏功する。しかし病機の発現は多岐にわたり病因はこれにしたがってそれぞれ異なる。長期間臨床にたずさわり，吐衄を治癒させた症例をみると時には上記の諸方を用いていないものもあるので，ここでいくつかの症例を呈示する。

奉天〔遼寧省瀋陽〕の警務所長・王連波君の夫人が吐血証を患い，治療のため来院した。脈は微数で按じると実ではなかった。吐血する前に必ず立て続けに咳嗽し，激しいときはこの後すぐに吐血した。症状から咳嗽を先に治癒させれば吐血も自然に癒えると考えた。すぐに川貝母8銭を煎じて上澄みを茶碗4杯に取り，生山薬細末1両を入れてかき混ぜてから粥に煮て数回に分けて服用させた。継続して1日に2剤服用させると咳嗽は急に止まった。以後1日に1剤ずつ服用させると嗽も吐血も癒えた。10日経て，夜中に人にこっぴどく凌辱された夢を見て，ついに夢の中で慟哭して目が覚めるとにわかに病が再発した。必ず肝気に鬱があると知り，調肝・養肝に鎮肝を兼ねた薬物を数剤投与したが効果がなく，さらに夜中に夢で悩み怒った日は必ず激しく吐血した。さんざん考えて，ふと思いついた。平肝の最重要薬である桂は単独で用いると熱に過ぎ，降胃の最重要薬である大黄は単独で用いると寒に過ぎるが，この2薬を併用すれば寒熱互いにたすけて薬性が和平になり，降胃・平肝していずれも欠点がなくなって必ず奏効するはずである。そこで大黄・肉桂細末各1銭を混ぜ，さらに生代赭石細末8銭の煎湯で服用させ

ると吐血はすぐに癒えてその後は悪夢を見ることもなくなった。

　ついで，済南〔山東省の都市〕の金姓の少年も奉天に寓居し身体強壮であったが，急に吐血証になり，脈は左右ともに有力であった。すぐに上記の方を加減して生代赭石細末6銭と大黄・肉桂細末各1銭を混ぜて白湯で服用させると病はたちどころに癒えた。その後この方を何度も用いて効果があったのでついにこれを《医学衷中参西録》の3期に書き記し秘紅丹と名付けた。身体が非常に壮実でなければ，はじめのやり方で服用するほうが穏当である。

　また滄州〔河北省の都市〕・城東路にある村落の馬氏夫人を治した。咳血が3年間癒えず，医者を頼んで治癒してもすぐに再発した。私が診察すると夜間汗が多いので，すぐにまず生竜骨・生牡蛎・山茱萸各1両で汗を止めた。2剤連服させると汗は止まり咳血も癒え，その後長く再発しなかった。ついで遠方に外出していた表弟・張印権が帰郷して間もなく吐血証を患い，はじめは10日あるいは浹辰（しょうしん）〔子の日から亥の日までの十二支一巡，12日間をいう〕の間に数回吐血していたが次第に毎日必ず吐くようになり何度も治療したが効果がないという。脈はほぼ和平であるが，微かに芤象がある。やはり竜骨・牡蛎・山茱萸各1両で治療すると3剤で癒えた。その後この方を同じ村の友人の医師・趙景山と張康亭に伝えたところ，どちらもこれでながく癒えなかった咳血・吐血の症例が治癒した。後にこの方を煎じた湯で三七細末2銭を服用するとさらに早く奏効したので，補絡補管湯と名付けて前三期吐衄門中に載せた。咳血の多くは肺中の絡が破れるためで，吐血の多くは胃中の血管が破れるためであり，破れたところが長く癒えなければ必然的に咳血・吐血証も癒えない。竜骨・牡蛎・山茱萸はいずれも破れたところを斂補し，三七は化瘀生新して破れたところをすみやかに治癒させるので治癒後も再発しない。服薬しても止血しなければ生代赭石細末5〜6銭を加えて同煎して服用するとよい。

　また旧滄州北関に住む40歳過ぎの趙姓の男が吐血証を患った。これまで治癒しては何度も再発してすでに3年目になり，年ごとに病勢が重

くなった。脈は濡で遅，呼吸が虚して呼気が上達しないと感じることが多く，さらに下腹部にしばしば気が下墜するのを覚えた。これは胸中の宗気（大気ともいう）下陥である。《内経》〔《霊枢》邪客篇〕に「宗気は胸中に積し……心脈を貫き呼吸を行らす」とあるが，これは宗気が単に気分を統摂するだけでなく併せて血分を主宰することを意味し，そのため宗気が下陥すれば血分は統摂を失して妄行する。すぐに私が創製した昇陥湯（前三期第4巻：生黄耆6銭，知母4銭，桔梗・柴胡各1銭半，升麻1銭）加生竜骨・生牡蛎各6銭を投じた。2剤服用後呼吸がすぐに楽になり，下腹部の下墜感もなくなった。そこで升麻を減去して生山薬1両を加え，さらに数剤を服用させると吐血証は根治した。　**按**：吐衄証に黄耆・升麻・柴胡・桔梗を最も忌むのは，これらが気の上昇を助け血もこれとともに上昇する恐れがあるからである。病が宗気下陥であると確信したので，思いきってこれを用いたが，必ず竜骨・牡蛎を佐として血の本源を固めなければ血が気とともに上昇する恐れがある。

　宗気下陥による吐衄証はきわめてまれである。私の40年間の臨床で，わずかに趙姓の男一人のみであり，再三考え昇陥湯加竜骨・牡蛎を投じて治癒した。しかしこの方は実際には軽々しく試してみるものではない。津沽〔天津〕近くの南門外に住む30歳過ぎの張姓の男は吐血証を患ったが，医者の処方中の柴胡2銭のために服用後大吐が止まらなくなり，あわてて私に診察を頼みにきた。脈は弦長有力で心中に熱感があり，胃気が熱で降りないと判断した。携えていた薬嚢中に代赭石細末が1両ほどあったので急いで水でその半分以上を服用させた。12分ほど待つと心中が和平になるのを覚えたので，さらに残りを服用させると嘔吐もぴったり止まった。ついで平胃寒降湯で調えると全治した。同じ吐血証でも，時に柴胡で癒え，時には柴胡のためにほとんど生命を危うくすることがわかる。証の考察には細心の注意を払わねばならない。

　婦女の倒経証について，月経期のたびに血が下行せずに上逆して吐衄する場合は，四物湯去川芎加懐牛膝，生代赭石細末で治療するとよい。月経前に数剤続けて服用すれば癒える。しかしこの証にもたまに気陥に

よる場合があるので証に臨んではやはり注意が必要である。かつて吐血の未婚女性と，衄血の若い既婚婦人を治療した。二人とも倒行経証で脈はいずれも微細無力で，気短不足〔息切れがして息が続かない〕して休み，下腹部にしばしば下墜感があったが，いずれも他の止血薬治療では効かなかった。その後再三考え，いずれも月経前に昇陥湯を連服させると数日で全快した。要するに，吐衄証は大抵すべてが熱による気逆で，涼による気逆はきわめて少なく，衝気肝気衝逆を兼ねる場合もすべて熱を挟む。気の下陥による吐衄は1000例中1～2例に過ぎない。

　また天津北寧路材料科委員の30歳近い趙一清は，吐血を病み医者にかかっては治癒したが，食事に硬いものを食べたり，食べすぎるとすぐに再発した。診察すると六脈は和平で重按すると不足があるようである。脾胃の消化が弱く，胃中の出血部位に肌肉を生じてもまだ元に回復しないので，入ってきた食べ物に圧迫されるとそこが傷ついて再び出血するのである。これは脾胃を健やかにし傷を補えば，吐血の病はおおむね根治できる。生山薬・赤石脂各8銭，煅竜骨・煅牡蛎・山茱萸各5銭，白朮・生没薬各3銭，天花粉・甘草各2銭を処方し，これに準じて加減しながら10日余り服用させると病はついに根治した。　按：この方中では赤石脂を重用した。吐衄病の治療で大便不実なら，代赭石の代わりに赤石脂を降胃に用いる。代赭石は降胃して大便を通じるが，赤石脂は降胃するが大便は逆に固める働きがあり，かつその薬性は腸胃の膜を保護して生肌の効能があるので，胃膜が出血して傷がある場合はすみやかに治癒する。赤石脂はもともと陶土であり，宜興茶壺はこれを焼いてつくる。津沽〔天津〕の薬局では通常赤石脂を細粉にして水で練って小さな餅をつくり石炭の火でこれを煅くが，これは陶土を陶瓦に変えることであり，こんなものが薬になるだろうか？　そこで私は天津では赤石脂を処方するたびに必ず生の赤石脂であるむねをはっきり書いた。赤石脂までも生と熟に分けて，このような処方を記したのは実際風雅なことでお笑い種ではあるが。

　問い：吐血・衄血の両証は，方書では治療を分けるものが多い。吐血

は明らかに胃から出るので胃気上逆に疑いはない。今，《内経》の「陽明厥逆……衄嘔血」の語句を遵守して，両証とも同時に論じて，用いる処方も少しも違いがないが，《内経》の言葉が果たして信用できる証拠はあるのですか？　答え：私は平生から医学を研究し，必ず確実な実証があってはじめて書物に著しており，《内経》についても軽々しく信用しているわけではない。少年時代の記憶ですが，外祖家で表兄にあたる弱冠20歳の劉慶甫がしばしば衄血証を患い，はじめは数日に1度の鼻衄であったが，続くうちに毎日鼻衄が出るようになってどんな薬も効かなかった。たまたま近隣に労療を患う少年がいて，一緒に坐ってよく雑談していた。ある日ちょうど鼻衄が出ていたときに，急に泣き叫ぶ声を聞き，その少年が死んだことを知り，にわかに驚懼身震いして鼻衄がぴったり止まり，その後再発することがなかった。これは恐れて気が下ったのである。《内経》〔《素問》挙痛論：怒則気上，喜則気緩，悲則気消，恐則気下。〕にも記載があり，その理由はだれもが知るところである。驚懼で気が下り衄が止まったことから，衄は気逆によることがわかる。吐血と衄血は症状に違いがあっても病因は同じなら，なぜ治療に区別がいるだろう。

　問い：方書に吐衄の治方は非常に多いのに，いま詳論された吐衄の治法がすべて自製なのは，吐衄治療の成方はどれも取るに足らないということでしょうか？　答え：そうではない。《金匱要略》には吐衄治療に瀉心湯がある。瀉心湯は大黄が主薬で陽明に直中して胃気を降し，佐薬の黄芩で肺金の熱を清し肺の静粛の気を下行させて陽明の降力を助け，黄連で心火の熱を清して亢陽を黙化潜伏させて少陰の真液を保ち，瀉して適宜補う。およそ熱による気逆吐衄なら，きわめて危険な状態でもすべてたちどころに止血するので，止血後その病因をじっくり検討してからおもむろに調補しても遅くない。しかし，方中の大量の大黄のために吐衄患者が軽々に服用してくれないので，せっかくの良方が埋もれている。大黄・黄連を併用すると降胃するが通腸しないので，吐衄で身体が極虚にいたっても服用後に断じて泄瀉下脱の弊害が起きないことを知ら

ないのである。これまで吐衄証に遇って，この方を2度処方したが病人の家族はいずれも服用してくれず，ついにやむを得ず別に平胃寒降湯を創製してこれに代えたのであり，これは委曲をつくし，人を救うやり方である。

　また《金匱要略》の柏葉湯方〔柏葉・乾姜・艾葉・馬通汁〕は，寒による気逆の吐血を治す良方である。したがって方中の乾姜・艾葉で暖胃し，馬通汁〔馬糞の絞り汁〕で降胃する。しかし乾姜・艾葉の辛熱は脾胃にはよいが肝胆にはよくないので，服用後肝胆に寄る相火を妄動させる恐れがあるので，鎮肝かつ涼肝する柏葉でこれを輔ける（柏の木のこずえは西北に向き金水の気を得るので，鎮肝涼肝する）。これはいわゆる「節制〔指揮統轄〕の師〔軍隊〕にあるは，まず自ら不敗の地に立ち，しかる後に敵に克ちて勝ちを致す」である。後になって薛立斎〔明代の医家・薛己〕は寒による吐血には理中湯加当帰で治療すべしというが，ただ暖胃を知るのみで降胃を知らず併せて鎮肝涼肝を知らないので，その方は柏葉湯よりはるかに劣る。しかし最近裕福な家では西洋薬を服用することを喜び，中薬は不潔であるとそしり，馬通汁など混じっていようものならますます不潔であると毛嫌いする。そこで私は別に健胃温降湯を創製してこれに代えたのである。

　近年医者は吐衄治療にしばしば済生犀角地黄湯〔《済生方》巻2：犀角・生地黄・芍薬・牡丹皮〕を用いる。しかし，この方はもともと傷寒で胃火熱盛の吐血・衄血に対する方であり，外感のない吐衄に用いれば寒涼に失することは免れず，寒涼で出血を急に止めれば，転じて血痺虚労の病になる。私は寒温の吐衄治療に犀角地黄湯を用いることもあるが，必ずその方の煎湯で三七細末2銭を服用させて血瘀の病にならぬようにする。脈が左右いずれも洪実なら，羚羊角2銭を加えて肝胆の熱を瀉すとうまく止血する。ただ犀角・羚羊角は近年その値段が非常に高騰し偽物が非常に多く，おまけに値段が日に日に高くなっており普済群生〔あまねく一般大衆を救う〕の方とはいえない。

　葛可久〔元代の医家，《十薬新書》を著す〕の十灰散〔大薊・小薊・

荷葉・扁柏葉・茅根・茜根・山梔・大黄・牡丹皮・棕櫚皮各等分〕については，陳修園がこれを疏解〔《十薬神書注解》にある〕しているので，吐衄治療に用いるものも多い。薬炭による止血は，元来吐衄の場合は非常に忌むが，幸いなことに大黄炭（方の下の注釈に灰は性を存すとあるが，これは炭の意味である）があり，その降胃開瘀の力はまだ存在するので，何とか満足できるだけである。本方は軽症の吐衄には奏効することもあろうが，じつは私は未だ用いたことがない。吐衄を治す便方については，吐衄した血を煅いた炭を服用させたり，髪髪〔剃り落とした短髪〕を煅いた炭を服用させるが，この2種の炭はいずれも化瘀生新の力があり，よく血を止めるので，ただ止血するだけで，瘀血を化して新血を生じる能力がない諸薬の炭よりはるかに勝る。

　また方書では血脱はまず益気すべきで，独参湯で治療するとよいというものがある。しかし，血脱は鑑別を要し，血が二便から下脱し脈が微弱無力ならば独参湯を用いるべきであるが，吐衄による血脱にはたとえ脈象が微弱でも用いるべきではない。人身の陰陽は互いに結合し，つまり人身の気血は互いに結合している。吐血・衄血では，陰血が虧損しているために結合力が低下し孤陽浮越の虞があるのに，さらに独参湯でその浮越を助けると気が上奔しやすい（喻嘉言は「気虚欲脱では，ただ人参を服すだけで逆に気を高く昇らせて返せなくなる」という）だけでなく，さらに血も気とともに上奔するので，いっそう吐衄することになる。そこで私が創製した吐衄の治方中では，人参を用いる場合は必ず大量の代赭石で輔けて，その力を下達させる。

　通常の食べ物でも鮮藕汁・鮮萊菔汁には止血作用がある。かつて，吐衄が止まらないものに鮮藕自然汁を大碗1杯温飲させたり（煮炊きしてはならない），鮮萊菔自然汁を大碗1杯温飲させたり，あるいは2つを一緒に服用させて，いずれも奏効した。

　50歳になる堂兄の贊宸が吐血証を患い，医者に治療を頼んだが効果がなかった。脈は滑動で按じると実ではない。当時私は年が若かったので，軽々に処方しようとは思わず，すぐに鮮藕と鮮白茅根4両を切り刻

んで，大碗2杯に煎じた湯を徐々に茶を飲むように温飲させると，数日で全快した。「この湯を飲むまでは，心が虚ろで頼りない感じであったが，飲んでからは薬力が至るのがわかり，手で心を触ると再びもとの位置に復したようで，素晴らしい効き目だ」と自分で言った。数日おいて，また隣村の劉姓の少年が吐血証を患い，脈が有力で心中に熱感があったので，すぐにこの方に鮮小薊4両を加え前のように煮た湯を服用させるとやはり治癒した。そこではじめの方を二鮮飲，後の方を三鮮飲と名付けて，いずれも3期吐衄門中に載せた。

　按：小薊は刺薊，俗に刺児菜，一名青青菜ともいう。若草のときには羹(あつもの)に使える。葉は長く，微かに絨毛があり，葉の周囲に刺があり，茎の高さは1尺ほどで，花は紫で微かに藍色を帯び，形は毛羽だった小さな鞠状である。津沽の薬局ではどこもこれを大薊とするが，じつはこれは間違いである。大薊に至っては塩邑の薬局で売られるものは，その土地では曲曲菜といい，形は蒲公英のようで葉には細かい皺があり，若草のときには生で食べることができて，味が微苦である。茎の高さは小薊の数倍あり蒲公英に似た黄色い花をつける。津沽の薬局では逆にこちらを小薊とするが，形を比べると間違いであるとわかる。かつてこの新鮮なものを採取して吐衄治療に用いたところやはり有効であったが小薊ほどの卓効はなかった。後に漢皋(かんこう)を旅して形状は小薊のようであるが茎・葉・花のいずれも小薊の倍はあるものを見て，真の大薊かどうか疑問であったが，まだ採取して用いる暇がない。後に門下生・高如璧が やはり丹徒にあったときにこれを見つけて新鮮なものを採取し吐衄を治療したらきわめてよく効いたと私に話したが，まだ真の大薊であるのか疑問がある。葉は蒲公英のように細かい皺があり，大薊とはいえないと思う。しかし，じつのところ当て推量ではっきりしないので今各種の新聞紙上に載せており，医学界の博物学に堪能で大薊の真偽をできる方が詳しく指摘して下さることを切望する。

　また按：大薊・小薊を用いる場合は，どちらも新鮮なものを用いるべきである。自然汁を取って白湯の代わりに飲めればさらによい。薬局で

売る乾燥品を用いてもじつは大した効き目がない。

　最近，津沽〔天津〕では吐衄治療に西洋薬を通常併用する。各大工廠〔工場〕にはみな専属の医者がいるが，外科医が煎薬の処方を書くのは不便なので，よく生代赭石細末1両を3包に分け，これに酢酸鉛0.2gを3等分したものを加えて1日量とし毎服1包ずつ白湯で服用させる。脈象が有力で心中に熱感があれば通常1回分の包みに芒硝6～7分を加えて心経の熱を瀉す。2～3日続けて服用させると大抵みな治癒する。

　咳血の証については，上記に載せた医案のなかに関連して論及しているが実際は咳血だけがあるのではない。咳血は肺から出るもので，その詳細な治法はすべて第3巻肺病門中に記載したのでここでは繰り返さない。

◆ 吐血衄血を治すにただ涼薬および薬炭を用い，強いてその血を止めるべからずの論

　吐血衄血治療で，その吐衄を止めるのは難しいことではない。吐衄を止めたために，かえって他疾を生じさせないのが難しい。およそ吐衄の証は，虚であれ，実であれ，涼であれ（この証には時に涼がある），熱であれ，あらかたすべてが胃気上逆（《内経》では「陽明厥逆……衄嘔血」という）あるいは胃気上逆にさらに衝気上衝を兼ね，血が経に帰らず吐衄として出る。治療は，血熱妄行としてきわめて涼な薬を投じたり，黒よく赤に勝るとして炒して炭にした薬を投じる。こうした治法はよく効いて即効するが，すぐに血を止めると，はじめは発悶に似た感じがし，継いで飲食が減少し続いて発熱し労嗽になることがある。これはほかでもなく胃気上逆・衝気上衝のために，締め出された血が離経妄行し，上焦・中焦の血管はことごとく血液で充塞するが，急に涼薬および薬炭で止めると，血管内に充塞する血の大半が凝結して流通できない。これが止血後，発悶・減食に始まり，ついで発熱・労嗽になる理由である。医理に明るいものなら，これが血痺虚労であると知り，急ぎ《金匱要略》血痺虚労門の大黄䗪虫丸，あるいは陳大夫の伝ずる仲景の百労丸（《医方考》炒当帰・乳香・没薬・人参各1銭，虻虫・炙水蛭各14匹，熟大

黄4銭を細末とし煉蜜で梧桐子大の丸にして毎服100丸を黎明時に百労水で送下）を投じ，消除瘀血を主とし気血を補助する薬でこれを輔(たすけ)れば十中六七は救い得る。しかし，これらの証の治療に，このように用薬できるものは通常あまり多くない。発悶をみて理気薬を投じ，食欲減退をみて健胃薬を投じ，労嗽を発するのをみて滋陰補肺薬を投じるならば，こうした治療で実際百に一つも治癒するのは難しい。その由来をたどれば，おそらくただ涼薬あるいは薬炭を用いることしか知らないことが災いの始まりである。しかし涼薬も使えないわけではない。吐血・衄血治療の主方である張仲景の瀉心湯は，黄連・黄芩で清熱するが必ずそれに倍する大黄（原方では黄芩・黄連各1両，大黄2両）で降胃破血するので上焦・中焦の血管の血は締め出されず凝結しないために，黄連・黄連の涼薬も使用できる。葛可久の十灰散〔大薊・小薊・荷葉・扁柏葉・茅根・茜根・山梔・大黄・牡丹皮・棕櫚皮各等分〕のような薬炭も使用できるのは，やはり方中に大黄があるうえに薬性を残すように焼き灰にはせず，止血しつつ降胃破血するのでおおむね意にかなう。私は40年以上の臨床経験で，瀉心湯は常用するが，十灰散は一度も使ったことがない。しかし以前十灰散の意に倣い，血余だけを用いてこれを存性〔薬性を残す〕に煅(や)いて（剃毛した短い毛髪をきれいに洗って鍋に入れて溶けるまで炒し，冷ましてから細かく挽いて篩いかけて用いる。《本経》の髪髪は頭皮の毛のことである）吐衄に用いたが，よく止血するばかりでなく瘀血を化して新血を生じるので十灰散よりもはるかに勝る。

　《金匱要略》の薬方はもとより遵用すべきであるが，古方の意義にかなうなら加減しても構わない。瀉心湯方で，大黄の力がやや猛であるのを畏れるなら，大黄を去り三七で瘀血を化し，代赭石で降胃鎮衝するとよい。以前，創製した方では黄芩・黄連各3銭，代赭石6銭の煎湯で三七細末2銭を送服させたが，黄連の代わりに栝楼仁6銭にするとさらによい。黄連には渋性があり，開蕩胸膈・清熱降胃して引血下行する栝楼仁には及ばない。大黄䗪虫丸を用いたいが水蛭・乾漆の薬性が非常に激しいことを畏れるなら，その意に倣うように生山薬2両・山楂子1両

を煎じた茶碗4杯の薬湯を蔗糖で味加減して1日量とし，1杯飲用するごとに生鶏内金末1銭を服用すれば，補虚を補って瘀を化し，さらに茶として長期に服用すれば自然に効果がある。

　問い：吐衄治療のうちでも別格の良方として奉られる済生犀角地黄湯〔《済生方》巻2：犀角・生地黄・芍薬・牡丹皮〕は純粋の涼薬であるが，これも用いるべきではないのか？　答え：犀角地黄湯はもともと傷寒，温病の熱が陽明の腑に入り，胃気が熱によって上逆し，これとともに血も上逆するものを治すので，胃腑の熱を清すために涼薬を重用せざるを得ない。これは外感吐衄の治方で，内傷吐衄の治方ではない。しかし，もともと犀角の薬性には降胃があり，地黄も逐瘀がある（《本経》には逐血痺とあるが，必ず生地黄を丸薬で服用した場合の効果であり，湯に煎じると効力が減じ，制した熟地黄には逐瘀の力はまったくない）。そこで胃腑実熱の吐衄証に一時的に用いても問題はない。出血が止まれば急いで活血化瘀薬を数剤服用させてその後を善処するとよい。私がこの方を用いるときには陶節庵〔明代の医学者・陶華，《傷寒六書》を著す〕が当帰・紅花を加えた意に倣って薬を煎じた湯で三七細末2銭を送服させる。結局，涼薬を用いるなというのではなく，ただ涼薬を用いるだけで，いかにこれを制御するかを知らないのは駄目だということである。以上に述べた吐衄の治法はその概略に過ぎない。咳血の治法については，またこれとは別で，前三期第2巻で吐血，衄血，咳血の治法を詳しく論じたので参考にされたい。

◆ 吐血衄血証にはときに寒によるものがあるのを論ず

　《内経》では厥論篇に「陽明厥逆……衄嘔血」の記載があり，ここで「陽明」は胃腑を指し，「厥逆」は胃腑の気の上行を指す。胃の役割は飲食物の消化と伝導下行なので，胃気は息息として下行するのが正常である。上行すれば厥逆であり，胃気が厥逆すれば衄血・呕血になるのは，胃気にしたがって血が上行するからである。熱による胃気厥逆は当然多いが，寒による場合もたまにある。壬寅〔1902年〕の歳，邑の北境に

ある私の外祖家の劉仁村に，生徒を訓導に行った。13歳の生徒の劉玉良は1日に4回鼻出血があり，脈を診ると非常に和平で，尋ねると心中には涼感も熱感もないと言う。吐衄証は熱が多く，おまけに小児は少陽の体であるうえに，時季的にも夏であったのでほぼ清涼止血薬を用いたところ，鼻血はますます甚だしくなり脈にも微弱が現れた。寒薬によって胃気が降らず，逆に迫血上逆して鼻血が出ていることに気づき，私が創製した温降湯〔白朮3銭・清半夏3銭・生山薬6銭・乾姜3銭・生代赭石6銭・生白芍2銭・厚朴1.5銭・生姜2銭〕（方は前に論じた吐血衄血の治法中にある）を投じると1剤で癒えた。数日後，また数日間吐血が癒えず，大抵咳嗽によって吐くという14歳の他校の生徒がきた。脈は非常に遅濡で右関脈に最も顕著で，脾胃虚寒で飲食物を運化しないと考えて尋ねるとそのとおりである。吐血証は多くが胃気不降による。飲食物を運化しないのなら胃気は下降していない。咳嗽証は痰飲が肺に入るためである。飲食物の運化が遅れると，必ず痰飲を生ずることが多くなり，痰飲は咳嗽を生じ，咳嗽で気が降らず逆に上逆するのが吐血の原因である。そこでやはり温降湯を投じると1剤で出血が止まり，続けて数剤服用させると飲食物を運化し咳嗽も癒えた。

　最近，瀋陽医学研究会でこのことに話が及び，会友の李進修が「以前に小東関の老医・徐敬亭が理中湯で長年続いた吐血証を治癒させたのは，吐血にも実際寒によるものがあることの明確な証拠である」と述べた。しかし，徐君はただ理中湯で暖胃補胃するのみで，代赭石・半夏を佐薬にして胃気を降すことを知らなかったので，処方としてはまだ手放しでよいとはいえない。ただし，薬局の製薬は決められたとおりにやらないことが多く清半夏としても明礬が残るので吐衄や嘔吐の治療に用いる場合は，明礬味を微温湯で洗い流すべきである。洗い流したら必ず方中に決められた本来の分量のほかに数銭多く加える。これは明礬味を除くためにすすいで減った分の分量と薬力を補うためである。

　また薛立斎〔明代の医学者・薛己〕は，もともと寒による吐血は理中湯加当帰で治療すると説明する。ただ寒によって吐血にいたる理由の説

明がないので，後世その説には反駁がある。したがって医書を著すものは，病の原因を子細かつ明瞭にし，その書を読むものが容易に納得して，疑問を残さぬようにせねばならない。

疑わしい証の場合，名医でも必ず正確に弁証しているわけではないが，投与した処方で甚だしい事故がないのは，じつは方剤が用意周到につくられているので相互にうまいからである。寒による吐衄証は，診断を間違えなければ以上に記載した3つの方のいずれを用いても奏効する。しかし診断を誤った場合でも，私が創製した温降湯なら吐衄を治癒できなくとも増悪することはないが，他の2方を服用した場合は険悪な状態になることは免れにくい。私は自分がつくった処方がいいとうぬぼれているのではない。処方を創始する場合は実際の治療に密接に関係するので熟慮を重ねなければならないということである。

寒による吐衄証だけでなく，寒による便血証もあるが，いずれも多くはない。隣村の高辺務の40歳になる高某は，久しく血尿が癒えず，脈は微細で遅脈，身体虚弱で悪寒があり食欲が減少していた。脾胃虚寒から中気下陥し，黄坤載が「血の便溺より亡うもの(うしな)は，太陰昇らざればなり」と述べた状態であると判断し，乾姜・白朮各4銭，生山薬・熟地黄各6銭，烏附子・炙甘草各3銭を処方して，1剤を煎服させると，出血はすぐに少なくなり10余剤を続服させると全快した。この方中に肉桂を用いなかったのは，血分を動かす恐れがあるからである。

◆ 衝気上衝の病因・病状・病脈および治法

衝気上衝の病は非常に多いが，この病についての知識をもつ医者はきわめて少なく，知識をもっていても多くのものはその病因を見抜いて適切な治法を施すことができない。衝脈は奇経八脈の一つで，脈は胞室の両傍にあり，任脈と互いに連携して腎臓を補佐し，腎の気化と相通じているので，腎虚の人は衝気を収斂できないことが多く，上衝の弊害を生じる。衝脈は陽明胃腑に隷属するので，衝気が上衝すると胃腑の気も正常に息息と下行できず（胃気は息息と下行するのが正常である），時

にかえって上逆し飲食物が阻塞して下行せず多くは痰涎に化す。そのため腹中の膨悶・穢気・吃逆が続いて止まらず，甚だしいと両肋の脹痛・頭目眩暈が現れる。脈が弦硬で長は，肝脈の表れである。衝気上衝証は，本来は腎虚によるが，肝気恣横〔ほしいままに逆する〕によるものも多い。元来怒りっぽい性格の人は肝気が暴発すると衝気・胃気の上逆を助長するので，このような脈を呈する。本証の治療は斂衝鎮衝を主にして降胃平肝薬を佐とすればよい。脈が数で熱を自覚するなら，さらに滋陰退熱薬で補うべきである。私が平生治癒させている本証は枚挙にいとまがないが，最近滄州で続けて数人治癒させたので，症例を詳しく列挙して参考に供する。

18～19歳になる滄州の中学生の安瑰奇は胸脇満悶し飲食が減少して時にしゃっくりがあり，気が痰涎を衝き上げて腹中にゴロゴロと音がし，大便が乾燥し，脈は弦長有力であった。竜骨・牡蛎・代赭石各8銭，生山薬・生芡実各6銭，半夏・生白芍各4銭，芒硝・紫蘇子各2銭，厚朴・甘草各1.5銭の処方をし，1剤服用させると，脈がすぐに柔和になったので，処方をやや加減すると数剤ですっかり癒えた。陳修園は竜骨・牡蛎は治痰の神品というが，これを広範に用いても大概効果はない。ただこの証の痰を治すにはすこぶる効果的である。この痰涎はもともと衝気上衝によって生じるので，衝気を鎮斂する竜骨・牡蛎で痰涎を引導し下行させることができる。陳修園は竜骨・牡蛎は逆上の火，氾濫の水を導引して下らせその宅に帰すので，治痰するというが，その火の逆上・水の氾濫は衝気上衝による。

また天津・南馬廠所に住む陸軍管長の趙松如は，衝気上衝の病があるので治療を求めて滄州にやってきた。この病を得てすでに3年たち，その間あらゆる治療をしたが少しも効かないという。脈と病状はあらかた前の症例と同じであるが，ただゴロゴロいう痰声はなく，尺脈がやや弱であった。そこで前方から芒硝を去って，柏子仁・枸杞子各5銭を加え，数剤服用させるとすっかり癒えた。また滄州・南関の74歳になる男を治療した。性格が落ち着かず常日頃から怒ってばかりいたので衝気

が上衝し，激しいときには下から上衝した気が咽喉を杜塞して，一刻を争う危険な状態になった。脈は左右ともに異常な弦硬である。高齢なので，前の第二方に野台参3銭を加えた。1剤で軽減し，さらに1剤服用すると衝気の上衝はついに止まったので，さらに数剤服用させて病後の養生とした。衝気上衝証の治療には第二方の加減を用いることが多いので，この方を降胃鎮衝湯と名付けた。

【降胃鎮衝湯】

竜骨8銭　牡蛎8銭　代赭石各8銭　生山薬6銭　生苡実6銭　半夏4銭　白芍4銭　紫蘇子2銭　厚朴1.5銭　甘草1.5銭　柏子仁5銭　枸杞子5銭

◆ 火不帰原の治法を論ず

　方書には下焦の火は命門から生じるといい，「陰分の火」と称し，「竜雷の火」ともいうがじつに膚浅の論である。下焦の火は先天の元陽で，気海の元気から生じる。全身を支える働きからいうと元気で，全身を温める働きからいうと元陽である。この気海の元陽は生命の本源で，陰分・陽分の火を問わずすべての根源である。気海の形は鶏冠花を逆さまに懸けたようで，純粋に脂膜が護繞搏結して形成される。その脂膜から出た1本の索状物が下から数えて7節目の椎骨に相連なり，7節を挟んで両側に各々1つの穴があって，これは《内経》に「7節の旁中に小心有り」と記載がある。そして気海の元陽はここから脊椎に透入する。元陽は生命の本であるから，元陽が脊椎に透入するところを命門という。したがって，命門の実際の働きは，気海のために鍵を管理する職に過ぎず，下焦の火はやはり当然気海の元陽に属する。下焦の火が上竄して原に帰らないのも，気海の元陽の浮越である。その病をまとめて火不帰原と称すが，病因は元来いくつかあって治法も病因によって異なる。そこ

で以下に詳細に列記し医界の同人に問いたい。
1. 気海の元気が虚損し，下焦の気化を固摂できずに元陽が浮越するもの。

　脈は尺弱・寸強で浮大無根。症状は頭目眩暈したり，顔面潮紅し耳が熱かったり，心熱怔忡，あるいは気粗息賁がある。

　【治法】山茱萸・生山薬各1両　人参・玄参・代赭石・生竜骨・生牡蛎各5銭

　心中に熱感があれば適宜生地黄・天門冬各数銭を加える。補して斂め，鎮めて安んじれば元陽はおのずとその宅に帰す。方中に代赭石を用いるのは，人参は温補の性が旺盛であるが上向する力が強いので代赭石を併用してその薬力を専ら下行させるためで，さらに代赭石は重墜の性質で竜骨・牡蛎の潜陽を佐ける。

2. 下焦の真陰が虚損し元陽をつなぎとめられずに浮越するもの。

　脈は多くが弦数，あるいは重按無力。証は時に灼熱したり口苦舌乾したり，喘嗽が続く。

　【治法】生山薬・熟地黄各1両　玄参・生竜骨・生牡蛎・生亀板・甘枸杞子各5銭　生白芍3銭　生鶏内金・甘草各1.5銭

　これはいわゆる「水の主を壮んにし，以て陽光を制す」である。

3. 下焦の陰分が虚し，陽分にもやや不足があるため，上焦がしばしば熱し下焦は時に涼を覚えるもの。

　【治法】《金匱要略》崔氏八味丸の熟地黄を生地黄に代え（原方の乾地黄は薬局にある生地黄である），さらに茯苓・沢瀉の分量を3分の2に減すほうがよい。丸剤の1料を分けて湯薬8剤につくり服用する。

4. 気海の元陽が大虚し，下焦にも沈寒錮冷が積聚して元陽を逼迫し，まさに消えかけた火焔が転じて上竄するようなもの。

　脈は弦遅細弱，両寸の浮分が有力に似ることもある。証は心中煩躁不安，上焦は時に灼熱するが下焦は逆に涼感が甚だしく，泄瀉することが多い。

　【治法】烏附子・人参・生山薬各5銭　山茱萸・胡桃肉各4銭　代赭

　　　　　　石・生白芍・懐牛膝各3銭　茯苓片・甘草各1.5銭

　泄瀉があれば代赭石を除く。これは方書にいう引火帰原の法である。方中の芍薬は上焦の熱を解すためではなく，人参・附子と併用して大いに元陽を収斂しその宅に下帰させるためである。しかし引火帰原の法は火不帰原の証すべてに使用するわけではなく，必ず証と脈を確かめて用いる。また必ず薬を冷まし，ぬるくしてから服用すれば上焦の燥熱に害がない。

5．衝気上衝に胃気上逆を兼ね，気海の元陽がこれに伴って浮越するもの。
　脈は多く弦長有力で，右に最も顕著で，李士材〔明末の医家。李中梓〕が《脈訣歌括》に述べた「直上直下」である。本証は胸中に満悶煩熱を覚え，時に吃逆し，痰涎を吐くことが多く，激しい場合は痰火と上衝した衝気が咽喉に杜塞し，ほとんど息ができない。私が創製した降胃鎮衝湯〔衝気上衝の治法中にある〕で衝胃の気を下降させると諸病はおのずと癒える。

　【治法】降胃鎮衝湯
　　　　生牡蛎・生竜骨・生代赭石各8銭　生山薬・生芡実各6銭
　　　　半夏・生白芍各4銭　紫蘇子2銭　厚朴・甘草各1銭半　柏
　　　　子仁・枸杞子各5銭

6．気を使いすぎて，心中に熱を生じ少陽相火（肝胆中に寄寓する相火）を牽動し，上越かつ外越するもの。
　脈は寸関いずれも有力で多くは滑象を兼ね，あるいは脈拍がやや数である。症状は心中が煩躁不安し，たびたび疑惑を生じたり，たびたび憤怒したり，脇下に熱が生じ全身に放散する感じがする。

　【治法】生懐山薬細末6～7銭を煮て粥をつくり，朝のうちに芒硝3
　　　　銭を送服し，夜間は臭剝〔ブロムカリ〕2gを送服する。

　芒硝は鹹寒で心経対宮の薬であり，心経の熱を解し心下の熱痰を開く（本証は心下に熱痰あることが多い），臭剝の薬性も鹹寒で心経の熱を解し，相火の妄動も制する。山薬粥で送服するのは，鹹寒の薬は脾胃を傷害し，さらに津液を耗損するからである。山薬は脾胃を養い，津液を滋

し，これで芒硝・臭剝を送服すれば互済して効果的で，《金匱要略》の硝石礬石散を大麦粥で送服する意図と同様である。

7. 心肺脾胃の陽が非常に虚し，寒飲が中焦に停滞し，かつ膈上に溢れ，心肺脾胃の陽を逼迫して上越すると同時に外越するもの。

脈は六部すべてが弦遅細弱であることが多い。また時には浮大で軟，これを按じると豁然とする〔すっぽりぬける〕ものがある。症状は目眩耳聾があったり，全身に発熱したり，短気を覚えたり，咳喘したり，心中に発熱して新鮮な果物を食べたがり，食べると一転して心中が脹満して病が激しくなる。

【治法】理飲湯

　　　白朮4銭　乾姜5銭　桂枝尖2銭　炙甘草2銭　茯苓片2銭
　　　生白芍2銭　橘紅1.5銭　厚朴1.5銭

数剤を服用後に心中の熱感がなくなり，一転して涼感を覚えるものは芍薬を去る。気の不足を覚える場合は生黄耆3銭を用いる。

按：本証のこのような治法を，方書では「温燥健補脾胃薬は伏在する相火を制す」と説明するが，伏在する相火ではなく，じつは寒飲を温燥薬で一掃するから心肺脾胃の陽がおのずとその宅に安んじることが理解されていない。

以上に述べた火不帰原の証はその病因に違いはあるが，いずれも内傷である。外感証にも火不帰原があり，それは傷寒・温病中の戴陽証である。その症状は顔面紅潮・呼吸が粗い・煩躁不安，脈象は大であるが按じると無力，また多くは寸が盛んで尺は虚である。これは下焦虚寒・孤陽上越の危険な兆候で，寒温中の陰極似陽証とかなり類似するが，陰極似陽では内・外が異なり，戴陽証は上・下が異なる違いがある。

【治法】《傷寒論》通脈四逆湯に葱白・人参を加える。（原方に「面赤きは葱白を加う」とあるが，面赤きとは戴陽証である）

ただ戴陽証は一様ではない。少陰脈のように沈細，あるいは沈細ではないが按じると指の下で豁然と根柢がまったくなくなり，かつ至数が数でない場合は，通脈四逆湯でよいが，脈が沈細で数，あるいは浮大で

数ならば，絶対に通脈四逆湯を用いてはならない。かつて表兄〔表は親族呼称で「内」に対する「外」の意でいとこのうち自分と姓を異にするもの。同じものは「堂」を使う〕の王端亭を治した。年齢は40歳余りで，身体がもともと虚弱であった。傷寒にかかり4〜5日たって診察を頼まれ，診ると脈は関前が洪滑，両尺は無力である。私が創製した仙露湯（生石膏3両・玄参1両・連翹3銭・粳米5銭）を処方し，尺脈が弱いので薬を徐々に飲み下すように言いつけ，1回に一気に温飲させて寒涼剤が下焦を侵すのを予防した。病家は私の言いつけをなおざりにして，いきなりこれを丸まる一気に服用したので，多く冷沫を帯びた滑瀉を数回して，上焦はますます煩躁を覚え，鼻は煙で燻されたように，顔面は火で炙られたようになり，関前脈は以前の倍に，至数は七至になった。すでに戴陽証になったと知り，急いで野台参1両を煎じた茶碗8分目の湯に茶碗半分の童便を混ぜ（5歳以上の男の子の小便を用いる），薬碗を涼水盆中に置いて冷ましてから一気に飲ませた。さらに急いで知母・玄参・生地黄各1両を大碗1杯に煎じた湯を用意しておいた。服用してからは，しばしば脈を診た。30分後には脈が徐々に収斂してきたが脈拍はまたさらに数になるようであったので，急いで用意した薬を飲めるぎりぎりまで温めて徐々に飲み下し1回に1口だけ飲むようにさせ，2時間かけて薬を飲みつくすと全身に微汗が出て癒えた。

按：この証は上焦にもともと燥熱があり，はじめに涼薬を頓服したために，病所を透過して下焦に直達し，上焦の燥熱がそのまま留まったのである。下焦で滑瀉し，元陽が上浮して，ますます上焦の熱を助長し種々の熱象が現れ，脈が7至の数を呈したのである。このときは微量の生姜・附子でもあえて用いないが，人参の単用でも上焦の燥熱が必ず格拒して受けつけないので，薬性が下趨する童便でこれを佐けた。さらに薬が冷めるまで待って一気に飲ませたのは，兵家が掩旗息鼓〔旗を巻いて鼓をやめる〕，衷甲銜枚〔衣服の下に鎧を隠し，声をたてぬように口に枚をくわえる〕してひそかに敵陣を攻めるやり方と同じである。後に脈象が収斂し至数がより数になったのは，下焦では人参の温補の力を得

て元陽が回復したが，上焦は人参で反ってあおられ燥熱がますます増強したためである。したがって，急いで大涼・大潤の薬を熱に乗じて徐々に服用させ，上焦の燥熱を清し，その寒涼の性が再び下焦を侵さぬようにした。このような万難のもとで用薬する場合に，用薬をぴったり合わせるには，やはり熟慮を重ねて知恵を絞らねばならない。上記の火不帰原の治法合計7則にほぼそのほとんどをあげた。

◆ 虚労温病はみな橘紅を忌む説

半夏，橘紅はいずれも利痰の薬であるが，湿寒の痰によく，燥熱の痰には不適で，陰虚で熱を生じた痰，外感温熱の痰には特に使用すべきでない。さらにいうと合わせる薬が適切なら，半夏が使えることもあり，そこで《傷寒論》竹葉石膏湯，《金匱要略》麦門冬湯ではいずれも半夏を用いる。橘紅になるとどんな薬であっても，使用すべきはない。ここで以下に数症例を提示してこれを明らかにする。

本邑の温姓の男は労熱〔虚労発熱〕喘嗽があり，数カ月医師の治療を受けたが，病はますます悪化し，病床から起き上がれず，脈拍は7至に近く，心中は熱してかつ乾燥し，ひっきりなしに喘嗽し，病勢はきわめて危険であった。服用した処方箋が30種類余り重ねてあり，6〜7人の医師の手によるものであるが，方中にはすべて橘紅があり，それ以外は玄参，沙参，枸杞子，天門冬，貝母，牛蒡子，生地黄，熟地黄などの諸薬で，おおよそいずれも証に合っている。しかし，心中がこのように熱して乾燥するのは，明らかに橘紅の弊害である。私は生懐山薬1両，玄参・沙参・枸杞子・竜眼肉・熟地黄各5銭，川貝母・甘草各2銭，生鶏内金1銭半を投与した。1剤を煎じて服用すると，すぐに乾きを覚えなくなった。そこでその方にやや加減して，さらに十数剤を服用させるとすっかり癒えた。

また，奉天商業学校校長である李葆平を治療した。風温証になって，発熱，頭痛，咳嗽がある。医師の往診を頼んで，1剤を服用すると，頭痛がますます激しくなり，発熱や咳嗽も軽減しない。脈は浮洪で長であ

り，陽明の経と府のいずれも熱があると知った。服用した処方をみると，薄荷・連翹などで解表し，知母・玄参などで裏を清しているが，橘紅3銭を入れているので，諸薬の効能はことごとく橘紅のために遮られている。すぐに原方の橘紅を除いて生石膏1両を加えると，1剤で癒えた。

また，滄州にある益盛鉄工廠で翻砂をしている労働者孫連瑞は肺臓に風邪を受けて，咳嗽して痰を吐いていた。医者は散風利痰の剤を投じたがなかに毛橘紅2銭があり，服用後口いっぱいの吐血があり，咳嗽はますます甚だしくなった。脈は浮でやや数，右寸関がいずれも有力である。《傷寒論》麻杏甘石湯方中の生石膏を1両，麻黄を1銭とし，煎じた湯で三七細末2銭を送服した。1剤で出血は止まった。また三七を除き，丹参3銭を加えて，1剤を再服させると痰と咳も癒えた。方中に丹参を加えたのは，経絡中に瘀血が留滞し，後日虚労証を引き起こす恐れがあるので丹参を加えてこれを化した。

以上3つの症例を総合してみると，橘紅は虚労温病の禁忌薬なのは，明らかと考え得るではないか。しかし，医者は習慣的にこれを用い，平生その薬性を研究できていないばかりか，用いて病勢を悪化させてもなお橘紅を誤用した結果であることがわからなければ，一生ぼんやりしたままになってしまわないか。喩南昌〔喩嘉言〕は「彼病みて未だ除かず，わが心はまず瘁う」と言うが，これはまことに仁徳のある人の言葉である。およそわが医学界の同人は，もしその知力心血を惜しまずに常に薬性を詳しく研究し，さらに証に臨んで病機病変を詳しく観察し，人命を救って自己の幸せを造りあげれば，なんと素晴らしいことではないか。

◆ 疔を治すには大黄を重用すべきを論ず

瘡瘍のうちで，疔毒を最も重症とするのは，その毒が臓腑に発しており，経絡だけではないことによる。その脈の多くは沈緊である。緊は毒であり，緊が沈部にあるので，毒は内にあるとわかる。なかでも重いのは鳩尾穴部位に発症するもので，半日疔と称し，半日の間に命にかかわる状態になる。もしこの種の疔毒であり，発現する以前に，心中怔

忡があったり，鳩尾のあたりがなんとなく痛んだり，その部位に強い熱感があったりして，なんとなくそのあたりが腫脹し，脈象に沈緊があれば，鳩尾穴に疔が生じるのを予防すべきで，大剤の解毒清血の品を投じる。大便が実なら，解毒薬中に大黄を入れて下す。疔は次第に跡形もなく消えるはずである。この疔毒が生じてから治療を始めるのでは，治療できないことが多い。

　その他の部位に生じる疔では，元来こうした予防は必要ではないが，他薬で治療しても効かなければ，やはり大量の大黄でその毒を降下するとよい。私が若いころ，同じ郷里で2人のものが疔を患った。1人は後頭部にできて，2日で死亡し，もう1人は手の三里穴にできて，3日で死亡した。そのとき私はすでに処方して治療を始めていたが，まだ郷里で評判はたっていなかった。病人の家族は，年が若いし経験が浅いからとして，依頼してこなかった。後に私の堂侄〔父方の同姓の男のいとこ〕の娘が，口角に疔ができて，痛みが激しく，心中かきむしられるようであった。清熱解毒薬を投じても効かず，脈象は沈緊で大便は3日出ていない。寒温の証で，もし脈象が沈洪なら薬で下すべきであるのは，熱が裏にあるためであるとはっと気づいた。今脈象は沈緊であり，緊は毒があるためで（傷寒の緊脈は寒とするのとは違う），緊かつ沈であれば，毒は裏にあるとわかる。決まりとして寒温の脈の沈洪は，その熱を下すべきだから，疔毒の脈の沈緊もやはりその毒を下すべきである。まして大便が3日出ていない。そこで大黄・天花粉各1両，皂刺4銭，穿山甲・乳香・没薬（いずれも油を除去しない）各3銭，薄荷葉1銭，全蝎蚣大3条を処方して，1剤を煎じて服用させると，大便が通じ，痛みが軽減して心中が落ち着いた。そこで大黄を除いて，さらに1服させるとすっかり癒えた。　**按**：大黄を用いて大便を通じるのは，必ずしも何日も便秘が続いていなくてもよく，およそ脈象が沈緊で大便が滑瀉してなければすべて用いるとよい。もし身体が弱ければ，大黄を斟酌して少量にすればよい。私はこの方を用いて多くの患者を救い，使うとしばしば驚くほど効いたので，これを大黄掃毒湯と名付けた。

友人の朱鉢文が伝授した疔治療の処方は，大黄・甘草各1両，生牡蛎6銭，栝楼仁（搗き砕く）40粒，疔が上にあれば引薬に川芎3銭，上肢にあれば引薬に桂枝尖3銭，下にあれば引薬に牛膝3銭として煎服すればすぐに治癒する。身体が壮実なら，大黄を斟酌して大量に用いるとよい。これも大量の大黄を用いるので，非常に即効性がある。

また第1巻の陳董馨に答えた書篇中に刺疔法があるので，参照されたい。

大黄掃毒湯

大黄・天花粉各1両　皂刺4銭　穿山甲・乳香・没薬（いずれも油を除去せず）各3銭　荷葉1銭　全蜈蚣大3条

◆ 治癩を論ず

癩に関しては，方書にもめったに記載がない。私ははじめのうちは疥癬のようなものと考えあまり注意を払わなかった。戊午〔1918年〕に奉天に来て立達医院で診療をはじめて激しい癩証に数症例遭遇し，数年間本証を患って巨額の薬代を使っても治癒しなかったものが，私の治療を受けていずれも数剤の服薬で全治した。その後，錦州県署伝達処戎宝亭が本証を患い，地元では服薬しても効果がなく，診察を求めて奉天に来て，6剤を服薬するとすぐに癒えた。3年たつとその証が急に再発した。はじめは顔面に生じ，頑癬のような状態で，掻爬すると黄色い液が流れ，掻き破っていないところは皮膚が片状に脱落し，非常に痒くて堪えがたく泣き叫んだ。地元で10数日服薬したが少しの効果もなく再び診察を求めて奉天に来た。脈は洪実で，自分で「心中が異常に煩躁し，夜間は特に甚だしくて皮膚がますます痒くなり心はますます煩躁するので，一晩中眠れない。治らないとなれば堪えられない」と言う。そこで蛇退4本，蟬退・白僵蚕・全蠍・甘草各2銭，黄連・防風各3銭，天花粉6銭，大楓子（皮ごと搗きつぶす）12粒を処方し，脈が洪で心に煩躁があるので生石膏細末1.5両を加えた。茶碗2杯に煎じて2回に分けて温飲させ，3剤を連服すると，顔面の黄色い液が流れていた部位は結痂し，古い痂はみな脱落して瘙痒・煩躁はいずれも大半癒え，脈の洪実も半減した。

そこで石膏を除き，竜胆草3銭を加えて1剤を服用させると，これまで全身にあるようなないような状態であった癩の病変もすべて現れて瘙痒が出てきた。同じように原方のとおりに数剤連服させると全治し，治癒してから病人は心底感激した。先賢は伯牛の疾〔伯牛は孔子の弟子で癩病に罹ったとされる〕とし，古来から先輩学者が癩病と言い伝えていることに，これまで疑いをもっていたが，今では癩病は生命にかかわると知った。方中の薬物については，諸薬いずれも証によって加減し用いても用いなくてもよいが，蛇退は解毒（毒で毒を攻める）だけでなく祛風し，さらに皮で皮に達する妙があるので必須の薬である。大楓子が有毒であることを畏れて服用したくなければこれを減去してもよい。

◆ 方書の貴陽抑陰論を論駁する

「一陰一陽は互いを根とし，天地の気化なり」ということを考えたことがある。人は天地の気化を稟けて生き，人はそれぞれが小天地をもつので，その気化も単独ではあり得ない。そこで，全身の陰陽は相互につながっており，上焦の陽は心血中に蔵され，中焦の陽は胃液中に涵り，下焦の陽は腎水中に存するが，これら心血・胃液・腎水はすべて陰である。この論法でいうと，全身の津・液・脂・膏・脈・腺が存在するあらゆる部位で元陽が存在する。陽は陰がなければ飛越し，陰は陽がなければ凝滞する。陽が陰より盛んになれば熱し，陰が陽より盛んになれば冷える。したがって陰陽に偏盛が生じれば人は病み，陰陽が均衡を保てば人は安泰であり，陰陽が一体化すれば人は生き，陰陽が離解すれば人は死ぬ。貴陽抑陰を論じるものは，「陽が一分でも尽きていなければ死なず，陰が一分でも尽きていなければ仙人〔魂を肉体から遊離させた人。のちには，不老不死の術を体得した人〕ではない」というが，これは夢の中で夢を説く〔現実と幻の区別がつかない〕のと同じである。しかし未病であれば，陰と陽の人体における重要性について優劣はつけがたい。病気になれば，「陽は有余が多く，陰は不足が多い」というのが常である（朱丹渓もこう論じた）。医者は陰陽を調えて和平にすべきで，滋陰

して陽を変化させたり，瀉陽して保陰したりするのがよい場合が常に十中八，九である。そうでないというなら，病態で証明しよう。

　病には内傷と外感の違いがあるが，外感が3分の2を占める。まず外感については，傷寒・温病・疫病はすべて外感病であるが，傷寒が陰経にあたって熱薬を使うべきものは，2～3％もない。温病がまったくの温熱であることに異論はない。疫病にはときに寒疫があるが1～2％である。瘧，疹，痧証，霍乱もすべて熱が多く，暑暍〔暑気あたり〕の病についてはいうまでもない。

　内傷については，内傷病の半分は虚労が占める。「勞」の字は，火からきており患者は大抵みな陰虚陽盛であるが，真の陽盛ではなく陰のみが虚し，陽が相対的に盛んになっただけである。他に吐衄・淋痢・肺病・喉病・眼疾・黄疸・水病・腫脹・二便不利・嗽・喘・各種瘡毒などの諸証が内傷の大半を占め，陽盛陰虚が8～9割である。世の医者たちは臨床の状況にかかわらず，早急な真陰の保持が急務としているだろうか？　病が真の陽虚に属し，補陽薬を使うべき場合でも少量の滋陰薬で佐けるのがよい。上焦の陰分に虚があれば，人参・黄耆を受けつけないし，下焦の陰分に虚があれば肉桂・附子を受けつけない。

　この論文を私が書いたときに，たまたま客人があり，ざっと読んで「医家の貴陽抑陰の説はまことに誤まりで，その非をはっきりと叱責すべきです。陰が一部でも残っていれば仙人にはなれないとする説も合わせて叱責すべきです。しかし，仙家には紫陽とか純陽と号するものがあるが，どう理解すればよいのでしょう？」と質問をしたので，「いわゆる仙とは，神明を凝煉して不滅にせしめる。《内経》に『両精相搏つこれを神と謂う』とあり，道経では『精を煉えれば気に化し，気を煉えれば神に化す』という。いわゆる精とは，やはり陰であり陽である。仙家は修行して内丹をつくり，神明を洞徹〔はっきり悟る〕し，うららかな太陽が中天にかかれば光景が秀麗であるように，自らを紫陽や純陽と号するのは，天空にかかる太陽のようになりたいと憧れるからである。しかし，日は太陽で，地にあっては火で，火は燃焼し，心は酸素を必要

とする（火は酸素がなければ着火しない）。火が上炎するときは水素を具有する（炉心には水素がある）。酸素と水素が結合すると，水になる。火には真水が含まれており，火は本来純陽ではない。さらに日は卦では離☲〔《易・説卦伝》に「離為火，為日，為電」とある〕であり，離は外陽内陰の形態であるから太陽の形態は外に陽があり内に陰を含む。その暗いところにはまだ燃焼する材料がある。さらにこれを証明するには日と月を見比べるとよい。月が太陽の暗い部位に正対すると，太陽光が急劇に減じることからも太陽は真陰を含み，日も純陽ではないとわかる。まして天干〔十干〕の甲乙はいずれも東方の生気で，甲が陽，乙が陰であることはだれでも知っている。仙家が内丹を修業してつくると，これを太甲金丹といわずに太乙金丹というのは，道書は女子のための説法ではなく，男子のための説法であることが多いことによる。女子のための説法であれば陽が陰に資する太甲金丹と名付けるべきであるが，多くは男子のための説法であるから陰が陽に資する太乙金丹と名付ける必要がある。それは結局やはり陰陽互根の理にほかならない。太極朕兆〔前兆〕以来，両儀に分れた少陰・少陽は互いに太陽・太陰に含まれる（太

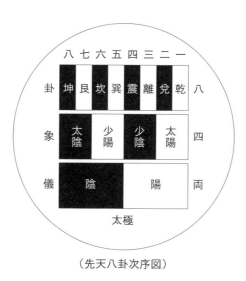

（先天八卦次序図）

陽中に少陰，太陰中に少陽がある）。陰陽互根，陰陽互生である。天地が生じるのはこの理であり，人や物が生じるのもこの理である。医学・仙学もこの理にもとづかないものはない。陰が一分でもあれば人は仙ではないというものは，仙家の太乙金丹を知ってどう解釈するか。私は以前に医学を学ぶものは静座の功を同時に行って哲学を悟るべきであると論じたが，そこで今医学を論じると仙学に及ぶのは，仙学も哲学であるからである。

◆ 虚労証を治すには慎んで汗脱を防ぐべしの説

　人の汗は，天地の雨のようなものである。天地の陰陽が和せば雨になり，人身の陰陽が和せば汗になる。しかし，雨は降りすぎるとよくない。雨が過ぎれば田畑が水没する。汗もかきすぎてはよくない。汗が過ぎると身体が弱る。したがって微汗として解肌すれば，営衛を和し，灼熱を去り，外感を散じ，経絡を通じ，腫脹を消退させ，小便を利し，悪濁を排泄外出して，汗の効用も非常に広範である。流れるほどの大汗をかくと，そのために亡陽したり，亡陰したり，亡陰亡陽となったり，元気が脱したりと，種々の危険が過度な発汗には伏在し，陰虚労熱があればとりわけ甚だしい。虚労証では汗をかきやすく，体表の衛気に虚があれば，ひとたび熱が生じると，すぐに汗が熱とともに外泄される。治療にあたっては滋補薬に生竜骨・生牡蛎・山茱萸を加えて汗を収斂するべきである。汗が少しも出ないものは，皮膚が乾燥して津液が枯渇し陰分の虚が甚だしいために，陽分に応じて汗をつくれず，高熱が出るといっそう皮膚が甚だしく乾燥するので，やはり少量の竜骨・牡蛎・山茱萸を加えて汗が出るのを防ぐべきである。なぜなら，汗が長い間溜まったまま出ないと，服薬して陰分が潤い陽分に呼応できるようになって，突然汗が出ることが多いからである。それが解肌するような微汗ならば病は軽減することもあるが，流れるような大汗になれば必ず病は悪化し甚だしければ不治に至る。したがって虚労証治療では，すべて発汗を防ぐべきである。服薬して脈が好転してきたら特に警戒すべきで，あらかじめ

山茱萸2両・生竜骨1両・生牡蛎1両を購入して備えておくとよい。発汗がせまると，まず煩躁を生じ，同時に全身に熱感を覚えるので，すぐに用意しておいた薬を茶碗2杯に煎じてまず茶碗1杯を温服させる。服用後まだ汗が止まらなければ，さらに1杯を温服させると汗が出ても必ず虚脱することはない。泄瀉が長期間続いて虚した場合に，薬で大便を止めると臓腑の気化が正常である下方向に回復せずに，逆に上昇に転じることがある。この場合も発汗を予防すべきで，あらかじめ薬を購入して備えるか，服用する薬に斂汗薬を併用するとよい。

◆ 翁義芳が吃逆気鬱の治法を問うに答える

　111号（紹興医薬学星期報）に収載された症例を詳しく読むと，とうとう吃逆〔シャックリ〕が治癒しなかったのは，虚に鬱を兼ねるためである。しかし，満腹時に悪化し空腹時に軽減したことから，その病因では鬱が多く，虚は少ないとわかる。鬱がまったくなくなれば，吃逆は止まるはずである。鬱を開くと吃逆が止まるのは，気化が流通すると虚も次第に回復するからである。ただし，虚がある鬱の治療は最も難しく，必ずまったく気化を傷らない薬を使用し，鬱が1分開けば気化が1分回復するようにしてはじめて効果を得る。拙著《医学衷中参西録》記載の衛生防疫宝丹（第五期第6巻霍乱治法を論ずに詳しい。〔粉甘草細末・細辛細末・香白芷細末・薄荷冰細末・冰片細末で丸薬をつくり朱砂細末でまわりを包む〕）は本来霍乱急証治療の方剤であるが，証の寒熱を問わず何度も使用して効果をあげてきた。後に瀋陽の営長〔大隊長〕・趙海珊の兄俊峰が重症の温病にかかり，診察を求めて当院に担ぎ込まれてきた。数日でじきに癒えたが，急に吃逆が始まって昼夜止まらず服薬も効果がなかった。衛生防疫宝丹が行気理鬱に最も効果的であることから，1回に50粒を服用させたところ吃逆はすぐに止まった。また，数日すると奉天督署の警護隊旅団の陳姓の軍人が吃逆証を患い，10日間治らずに眠ることも食べることもできず，何度用薬しても効かないので，旅団付きの医官から家に帰って静養するように勧められて当院に治療を求

めてきた。疲労困憊して，ほとんど持ちこたえられなかった。やはり衛生防疫宝丹で治療し，80粒服用させると1回ですぐに癒えた。このことから，自信を持って衛生防疫宝丹は虚でも鬱でも吃逆治療に奏効するといえる。方中の冰片・薄荷冰は透竅通気の妙薬であり，細辛で逆気を降し，白芷で鬱気を達し，朱砂で衝気の衝逆を鎮め，甘草で肝気の忿激〔いきどおり〕を緩め，吃逆の専方ではないが，一味として吃逆治療の必需品でないものはないので，投与すればいずれにも効果がある。病人に甚だしい下元の虚があれば，生山薬を濃く煎じた汁で服用させるとよい。熱を挟めば白芍・麦門冬の煎湯で服用させ，寒を挟めば乾姜・厚朴の煎湯で服用する。私は数十回用いたが，効かないものはなかった。急いでいて丸薬をつくる暇がなければ，末で服用してもよい。

◆ 癇瘋の論治

【附】癒癇丸・息癇丸

　癇瘋〔癇・癇風と同義〕は最も難治の証で，根蒂がきわめて深いので容易には治らない（この病は誕生前に獲得した先天性のものとの論がある）。私は平素からこの証に対し，磨刀水を単独で用いたり，熊胆を単独で用いたり，蘆薈を単独で使用したり，磁朱丸加代赭石を使用して治癒させたことがあり，あるいは毎日ブロムカリ・抱水クロラールで強制的に中枢神経の発作を抑え徐々に健脾利痰・清火鎮驚の薬物で治癒させた。しかしこうした治法が効く場合も多いが効かないこともあり，まだこの証を把握できていないと感じていた。後に治療した奉天小西辺門外に住む30歳近い王氏夫人は，癇瘋証を患い1年以上医者の治療を受けたが治癒せず，次第に毎日必ず発作をおこし病勢も増悪してきた。発作のはじめは狂ったように笑い，ついで肢体が引きつり意識が昏迷する。脈は滑実で，関前に顕著であった。痰火が充盛し心に上って神不守舎〔心神の擾乱〕をひきおこして，狂ったように笑い，痰火の上衝が続き中枢を迫激し機能失調に陥らせて，肢体が引きつり意識が昏迷するのである。まず私が創製した蕩痰湯〔生代赭石2両・大黄1両・朴硝6

銭・清半夏3銭・鬱金3銭〕を隔日に1剤投与し，3剤を服用させると病勢がやや軽減したので，丸薬に改めた。硫化鉛・生代赭石・芒硝各2両，朱砂・青黛・白礬各1両，黄丹〔鉛丹，鉛の酸化物〕5銭を細末にし，生山薬4両の細末を十分火に焙り，一緒に混ぜ合わせ蜜で練って重さ2銭の丸薬にし，空腹時に白湯で日に2回1丸ずつ服用させたところ，100丸の服用で全治した。

奉天で治療した女子師範学校の劉姓の学生は，もともと癇瘋に罹患していたので，以前に羚羊角に清火・理痰・鎮肝の薬物を加えて治癒させたが，2年たって症状が再発した。再び原方を用いたが効果がなく，この丸薬を投与すると60丸服用して全治した。

また瀋陽の田舎に住む7～8歳の子供が，夜間睡眠中に騒擾不安になり引きつけたような状態になった。これも癇瘋であり，やはりこの丸薬を40丸服用させると全治した。

この丸薬は癇瘋だけでなく神経の病気にも効果がある。奉天の50歳ばかりの陸軍将校・趙嘏妍は，数年来考えがまとまらず情緒が乱れ，意識がぼんやりして自分で判断できなくなり，何度も医者の治療を受けたが治らず，やはりこの丸薬で治療した。ただし，方中の白礬を硼砂1両に改めて100丸服用させると全治した。

この丸薬はしばしば使用して常に効果を得たので，癒癇丸と名付け，白礬を硼砂に代えたものは息神丸と名付けた。

【附】硫化鉛〔PbS〕を製造する方法

真黒鉛〔石墨ではなく鉛を指すと思われる〕・硫黄細末各1斤を用いる。黒鉛〔鉛〕を鉄鍋に入れて融かし，硫黄細末4～5両を融かした鉛の上に撒くと硫黄がすぐに炎をあげるので，急いで鉄のしゃもじでかき混ぜると，熔けた鉛が砂粒状の塊をつくる。塊にならないものは次々に硫黄末をその上に撒き，火が消えないようにして熔けた鉛をかき混ぜ続け，完全に砂粒状の塊をつくるようにする。冷めるのを待ち，鉛灰色の砂粒状の塊を乳鉢に入れて細かい粉にする。乳鉢に餅状に残ったものは除き，それ以外の微細粉は，芒硝半斤を3つに分けて水に溶いたもので

粉を3回以上煮てから薬とする。

　訳註：鉛中毒があるので，現在鉛を用いる方剤を使用することはない。ホウ砂もその毒性のため使用できない。

◆ 癲狂失心の原因・治法を論ず

　人の元神は脳にあり，識神は心にある。健康人では識神と元神が緊密に連繋しているので，もろもろの物事に対し，是非を判断し，少しの間違いもない。時として元神と識神の通路が妨げられると，神明はすぐに機能を果せなくなり，是非を取り違え狂妄して背き本来の感覚情動が発揮できなくなる。これはなぜであろうか？　脳中の元神は体〔形体〕であり，心中の識神は用〔働き〕である。人が神明を用いようとすると，神明は脳から心に達し，神明を用いなければ，神明は心から脳に帰る。心と脳の間に妨げがあれば，神明を用いようとしても神明が脳から心に到達できないので，神明は急に機能を果せなくなる。その妨げとは一体何であるかと考えると，凝滞した痰にほかならない。

　人の神明は陽に属し熱性であるから，心中に釈然としないものがあったり，心配したり，憤ったり，気遣いしすぎて，神明が常に心中に存在すると，必ず心中に熱が生じて，水飲を灼耗し，膠痰を生じ甚だしければ頑痰になる。この痰が心血に随って上行すると，心と脳の通路できわめて容易に凝滞し，凝滞が甚だしければ元神と識神は隔絶されて相互に通じなくなる。

　したがって私は本証の治療にあたって，脈が非常に洪実である場合は，常に大剤の承気湯を使用して大量の代赭石で助け，大黄は1両まで生代赭石は2両まで用いて，これを蕩痰湯〔生代赭石2両・大黄1両・朴硝6銭・清半夏3銭・鬱金3銭〕と名付けた。本証がきわめて重症なら，必ず煎湯に甘遂細末1銭を加え，蕩痰加甘遂湯と名付けている。方はどちらも前三期合編第3巻に収載したのでここでは詳しく論じない。最近天津で治療した河東李公楼の劉姓の女性は，失心病〔精神病〕にかかり，軽いときもあったが大便が硬く便秘するたびに増悪するので，生

代赭石細末を日に2回3銭ずつ服用させ，1カ月以上の服用で大便が硬くて便秘することがなくなると病も治癒した。代赭石は重墜の性質をもち，元神・識神を隔絶する痰を下行させることができる。

また私が故郷にいたときに，非常に激しい失心病にかかった未婚女性を治療したが，薬を飲まず家族も強いて飲ませようとはしなかったので，塩の代わりに朴硝を毎日の飲食に用いたところ，1カ月余りで病は治癒した。朴硝は味が鹹で性は寒であり，本来心経の対宮〔五行では土を中心とし，木と金が，火と水が対宮をなす〕の薬であるから，心経の熱を強力に清し，また開通消化の力により頑痰・膠痰を清するので，服用するとすぐに効果を現す。簡便で使用しやすいので，前三期合編第3巻に記載した。その後，医界の諸賢も「これを用いて有効である」と手紙を寄こすことがしばしばであった。これからみて，癲狂失心が激しい場合には，2つの方を併せて1方にしても構わない。

ただ上記の症例はいずれも癲狂失心の実証である。上盛下虚で下焦の真陰と真陽が連繋せず，さらに肝風内動が加わるのをきっかけに，急激に痰火が上奔して本性を迷乱させる場合がある。治法は前三期合編第3巻に詳しく，かつ治癒させた症例を附しているので参考にされたい。

◆ 革脈の形状および治法を論ず

革脈は病脈のうちでも最も危険な脈であるが，革脈の真象を知らないので気に留めぬことが多く，知っていても治法を知らないものが多い。形状は鼓の革を触れるように，表面は硬く中が空虚で，弦脈であって大で有力である。革脈は弦脈と近く，脈は大であるが洪ではなく（起伏がないので洪ではない），有力であるが滑ではない（中空なので滑ではない）。この脈を推察すれば，真象が得られる。その主病は陰陽離脱し，上下が連携しないから，脈がこのようになり病がまさに変革（これが革脈と名付けられる理由である）しており，きわめて危険な病勢にある〔革には病気が革まる，危篤状態になるの意味がある〕。丁卯〔1927年〕の年天津では革脈証を数回治癒させた。ただ86歳の老女だけは治

療しても治癒しなかったが，年齢のせいである。今ここでとくに最も危険な脈を詳しく以下に記載して，本証治療の嚆矢とする。

　50歳になる外孫の王竹孫は羸弱な体質であったが仲夏〔陰暦5月〕に温病にかかった。心中が熱し煩躁し，急に起き上がり急に寝込み，少しもじっとしていなかった。脈は大で硬，微かに洪を兼ね，舌苔は薄く微黒で黒い部位は斑点のようで，内傷外感併重であると知った。大便は4日間出ておらず，腹中は脹満し触診すると硬いところがあった。家人は「腹中が脹満して硬いのは宿病で，もう半年以上になり，これがあるので身体がますます痩せ衰えてしまった」と言う。宿病は緩徐に治療するのがよく，本証は温熱を清するのが急務と考え，白虎加人参湯を処方し方中の石膏は生を1両半，人参は野台参を5銭とし，方中の粳米に代えて生山薬8銭とし茶碗2杯に煎じて3回に分けて温飲させた。1剤で外感の熱はすでに大半退いて煩躁はやや減退し，落ち着きのない起臥はまだあったが，少し眠ることができた。脈は洪がなくなったが，大硬は同じである。大便はまだ通じず，腹中の脹満はますます甚だしい。そこで生代赭石細末・生山薬各1両，野台参6銭，知母・玄参各5銭，生鶏内金1.5銭の煎湯を服用させると大便が通じた。2時間たつと，腹中が鳴りすでに瘀積〔宿便〕が開通したと感じ，いずれも古い宿便を立て続けに3回下すと，証がにわかに変化し，脈は大で硬，これまでと比べるとほぼ2倍となり，全身の脈管すべてが大きく動き，ほとんど破裂せんばかりである。心中は煩躁し，精神はかき乱れ，しきりに起臥して落ち着かず，じつに筆舌に形容しがたい。家人はおろおろと見回しておびえきっている。私は毅然として治癒すると保証した。すぐに山茱萸，生竜骨各1両半，熟地黄・生山薬各1両，野台参・白朮各6銭，炙甘草3銭を処方した。大碗1杯に煎じた湯を2回に分けて温飲させると，状況はやや安定し，脈も収斂した。その日のうちに，方に照らしてさらに1剤をやると，安臥できるようになった。まもなく，脈は瘀積が下る以前のようになり，腹も軟らかくなったが，心中には時として熱感がある。ついで原方から白朮を去り，生地黄8銭を加えて日に1剤を服用させた。

3剤服用すると，脈象はすでに平和に近いが，大便が数日出ておらず，宿便がすっきり出ていない感じがあった。そこで山茱萸と竜骨をいずれも5銭に減らし，生代赭石6銭，当帰3銭を加えると，また宿便を若干下した。脈にまた大が現れたので，すぐに代赭石，当帰を除いて10数剤服用させるとすっかり癒えた。

◆ 鉄汁と四物湯の補血を比較する問いに答える

　鉄汁に補血作用があるというのは，血液は鉄分を含有し鉄は腹中に入って酸素と化合して酸化鉄を形成し血中の鉄分不足を補うからである。しかし血中の鉄分はわずかに1000分の1であり，鉄汁をたびたび飲んでも血液中の鉄分の不足を補うに過ぎず，一定の値以上に多く加えすぎれば逆に臓腑間に重墜の病〔ヘモクロマトーシスのような蓄積病〕を生じる。このことは私が実験し目の当たりにしている。血球は血液中の重要な構成成分であり，明水〔血清〕は血液中の最大の構成成分であるが，いずれも鉄汁では補益できないが四物湯ならこれらを補益できる。さらに地黄は鉄分を含有するので晒すと色が純黒になる。そこで四物湯は単に血中の血球と血清を補うだけでなく同時に血中の鉄分も補うことがわかる。鉄汁の補血の効用など四物湯に及ぶべくもないではないか。

◆ 四物湯が血中の血球および明水を補う理由を問うに答える

　当帰は色が血のように紅く，液が血液のように稠粘で，微かに血なまぐさい臭気がある。《本経》で煮汁を飲むのが最もよいとするのは，血のような汁液をとることで血分の不足を補うからである。川芎は腹中の水素を引いて上達させ吸入した酸素と化合させて水を生じ，水分が潤えば血脈は自然に滋養される。さらに川芎は芳香で昇清し，辛味で降濁するので，上は頭目，下は血海に至るまで血気を調暢して凝滞を防ぎ，生血の主薬ではないが生血の輔佐薬である。地黄は涼性で液が多く，黒色で鉄分を含有し，真陰を大滋し特に浮越した相火を引いて下行させて上焦燥熱を清するので，心君は陽精〔陰精の間違いと思われる〕の奉を

得ることになり（《素問》五常政大論に「陰精の奉ずるところその人寿し」〔陰精所奉，其人壽。陽精所降，其人夭〕とある），生血の効能がいっそう強力になる。芍薬は春夏の変わり目に開花し，味は酸に苦を兼ね，酸で肝火を斂め，苦で心熱を瀉すので，木火の臓を調養してどちらも熾盛にならないようにし，さらに汁漿が稠粘で滋陰薬でもあり，滋陰して養血する。つまり，当帰・川芎は温性であるが地黄・芍薬は涼性なので調和がとれて性質が和平になる。地黄・芍薬はもっぱら血分を滋養し，当帰・川芎は気分を理す働きもあるために，気血双理して病をなくす。《霊枢》決気篇に「中焦は気を受け，汁を取り，変化して赤になるはこれを血となす」とある。したがって汁漿が濃厚で性味が和平なものはすべて胃から小腸の乳糜管中に達し多くは乳糜汁になるが，これが心に上昇すると変化して血球・明水〔血清〕になる。まして四物湯中の薬物は，さらに養血・調血に働くのであるから血球・明水にならぬはずはない。

◆ 女子癥瘕治法を論ず

女性の癥瘕の原因は，産後に悪露がすっかり出ずに衝任中に凝結したためであることが多く，そこを流れる新血が日ごとにその上に凝滞付着して増大し，次第に蓄積して癥瘕を形成する。癥は実体として触れ，部位が移動しない。瘕は部位の移動があり，触診しても触れたり触れなかったりして実体がないようである。したがって，癥は本来瘕よりも重い。本証が発症後数カ月以内で身体がまだ強壮で，癥瘕があまり硬くなければ《金匱要略》の下瘀血湯〔大黄3両・桃仁20枚・䗪虫20枚熬って足を去る。右三味これを末とし煉蜜に和して四丸となし，酒一升を以て一丸を煎じて八合を取りこれを頓服す〕で下すべきである。しかし《金匱要略》に記載された服用方法どおりにまず丸剤をつくり，さらに湯に煎じて煎じ滓ごと服用しなければ効かない。

病が年余あるいは数年続けば，癥瘕は腹全体に蓄積し鉄石のように硬くなり，月経がなくなり飲食が減少して次第に癆瘵になる。病勢がここ

まで進むと下瘀血湯を投与しても受けつけず，受けつけたにしても瘀血を通下できない。しかし，私が創製した理衝湯（前三期第8巻：生黄耆3銭・党参2銭・白朮2銭・生山薬5銭・天花粉4銭・知母4銭・三棱3銭・莪朮3銭・生鶏内金5銭）で治療し，補と破の薬を併用すれば身体が弱っていてもしっかりしてくる。慢性化して10年以上たつ鉄石のような硬い癥瘕でも，長期に服用すると徐々に消失して跡形もなくなる。理衝湯の項に治癒したいくつかの症例があるので参考にされたい。最近津門で理衝湯を証によって加減し，数人の癥瘕を治癒させた。ここで1症例を以下に記して本証治療の概略とする。

　天津特別1区三義庄の張氏の40歳近い夫人は，「5年前に産後に悪露が出きらず，積滞して橘大〔直径5cm以下で皮の薄いものを橘，それより大きなものを柑という〕の硬塊になり徐々に腫大し，はじめは臍下でしたが現在は臍から3～4寸過ぎています。後から積滞して次第に大きくなった部位は触ると軟らかいのですが，はじめからの塊は鉄石のように硬くそこは非常に冷たく感じます。はじめの頃は痛みがなかったのに，今年になってから痛みます。これまで何度か服薬したのですが少しも効果がなく反って食欲がなくなり身体が弱ってきました。まだ治る見込みはあるのでしょうか？」と非常に怯えたように訴えた。「心配ありません，必ず治ります」と言って，月経がまだあるか否かを聞くと，「これまでは毎月ありましたが，現在あっても月ごとではなく回数が減り，すでに2カ月ありません」と答えた。脈は渋で無力，両尺はとくに弱い。そこで生黄耆4銭，党参・白朮・当帰・生山薬・三棱・莪朮・生鶏内金各3銭，桃仁・紅花・生水蛭各2銭，䗪虫5匹，小茴香1.5銭を処方し，大碗1杯に煎じて温服させた。4剤を連服すると，腹が痛まなくなり病変部の冷たい感じがなくなって食欲が増し，脈もやや回復してきた。そこで原方から小茴香を除いてさらに5剤を服用させると，病変はまだ消失しなかったが周囲が軟化してきた。ただ上焦に微かに熱感を覚えるので，方中に玄参3銭・樗鶏〔俗に紅娘虫という〕8匹を加えてさらに10剤連服させると癥瘕はすっかり消失した。

しかし，必ずしもすべての癥瘕が瘀血に属するのではない。大抵，瘀血が癥瘕になる場合は，必ず妊娠の妨げになり月経がなくなる。妊娠の妨げにならず月経もしばしばある場合は，癥瘕が冷積であることが多い。身体が丈夫なら，十分に炒した牽牛子を挽いて末にしたもの3銭で下すとよい。緑豆粉を煮た糊のような白く半透明な積滞を下すことが多い。身体がやや衰弱していれば，黄耆・人参などの補気薬の煎湯で牽牛末を服用してもよい。この峻攻薬を服用するのが怖ければ，丸薬を徐々に服用して除いてもよい。方は胡椒・白礬各2両に十分に炒した小麦粉を混ぜ，桐子大の丸にして，毎回1.5銭を日に2回服用する。1カ月余り服用すれば癥瘕は自然に消失する。

　病変部位に冷感がある場合は，温暖宣通薬を多服すると積滞も下る。かつて治療した滄州の賈官屯に住む張氏の夫人は，上焦に満悶・煩躁があり飲食ができず下焦が板状に硬く，2カ月も月経がなく，脈は左右とも弦細であった。張仲景は，双弦は寒，偏弦は飲と述べており，このような脈象は上焦に寒飲，下焦に寒積があることは疑いがない。煩躁は仮象で，寒飲が心肺の陽を逼迫して上浮させているためである。乾姜5銭，白朮4銭，烏附子3銭，茯苓片・炙甘草各2銭，陳皮・厚朴各1.5銭を処方し，煩躁があるので反佐として生白芍3銭を加えた。1剤で満悶・煩躁ともに治り，さらに1剤を服用させると食欲が出て，腹が非常に冷えてきたので，すぐに白芍を除去し附子を5銭にした。その後乾姜を半分に減量し，附子を8銭まで増量して10剤以上服用させると日に数回大便があり多くは白色の冷積であった。湯薬を同じように毎日1剤ずつ5日間服用させると，冷積を瀉し尽くして大便は自然に止まった。再診すると脈は滑で尺脈は珠を触れるようで，妊娠と知り薬を止めた。満期に正常児を出産した。附子は胎児を損ねるとする説があるが，本証ではこれほど大量に附子を服用したにもかかわらず胎児が安泰であったのは，いわゆる「故あれば殞する〔損なう〕なく，また殞する〔落ちる〕ことなし〔妊娠中に当然の理由があって峻利薬を用いた場合，薬効は病変部に働き母胎も胎児も害を受けない〕」である。

さらに血瘀・冷積のいずれであれ，日に真鹿角膠4〜5銭（2回に分けて湯煎して溶かして服用する）を長期に服用すると徐々に消退する。鹿角膠は衝任に入って血脈を通じ，さらに督脈に入って元陽を助けるので，瘀血・冷積を問わずいずれも徐々に消失させる。

最近また癥瘕を除き同時に経閉〔無月経〕を通じる方を創製した。炒白朮・天門冬・生鶏内金の等分量を細末にし，癥瘕堅結および月事不通〔無月経〕を治す。毎回3銭を白湯で1日2回服用する。山楂片3銭の煎湯に紅蔗糖3銭を溶かしたもので服用すればさらによい。使用してたびたび効果を収めたので化瘀通経散と命名した。

> ◆ 化瘀通経散
>
> 癥瘕堅結および月事不通〔無月経〕を治す。
> 炒白朮　天門冬　生鶏内金
> 以上3味を細末にし，等分量毎回3銭を白湯で1日2回服用する。山楂片3銭の煎湯に紅蔗糖3銭を溶かしたもので服用すればさらによい。

鶏内金は化瘀の力に優れ，化瘀すればすなわち癥瘕は消失するはずであるが，これまで単独で用いて奏効した例はない。そこで私の創製した理衝湯の原方中には生鶏内金3銭があるが，方後に虚弱者は三稜・莪朮を去って鶏内金を4銭に改めるべきであると注釈がある。この書ははじめ奉天で上梓されたが，奉天税務局長・斉自蕓先生は博学で医学に通じ，この方の注釈どおりに加減して重篤な癥瘕証を治癒した。そこで奉天省長・海泉劉公と相談し，私を奉天に招聘して立達医院を設立した。このことからも癥瘕を消退させる鶏内金の働きは三稜・莪朮にひけをとらないことがわかる。癥瘕を除けば月経が通じることは必定であるが，臨床治験もなしに理屈だけで結論づけたのではない。後に天津に来て，河東駅の近くに住む楊氏の娘が瘰癧を患い，寒涼開散薬を服用しすぎて脾胃

を傷り，食後に脹満して消化できないので，大量の温補脾胃薬に生鶏内金2銭を加えて薬力を運化させた。その後数剤服用すると方剤の変更を頼みに来て，「症状は非常によくなりましたが，はじめてこの薬を服用した夜に月経がすぐに通じました。しかし，前の月経から10日もたっていないのです」と言う。症状にはすでに改善があったので，この言葉を聞いても気にせず方を変更しても生鶏内金は同じく2銭入れた。さらに数剤を服用すると，方を変えるように頼みに来て，「症状はすでにすっかりよくなりましたが，1カ月のうちに3回も月経があり，後の2回は服薬後で量が非常に少ないのです」と言い，再度治療の変更を頼んだ。そこでこれが鶏内金のせいであることに気づき，鶏内金には通経の効能があると確信した。記憶では奉天にいたころに治療した大東関の宋氏の娘は胃に瘀積があり痛んだ。方中に大量の鶏内金を用い，数剤を服用させると二便から血を下して治癒した。これはもとより鶏内金の消瘀の働きであるが，じつは同時に通経の効能も現れている。これらの数症例を勘案すると，鶏内金には抜群の消瘀通経の効能があるのがわかる。この方中に白朮を併用したのは，脾胃が虚弱であれば鶏内金の開通の力に耐えられない恐れがあるからである。さらに陰虚有熱では温燥の白朮を受けつけない恐れがあるので天門冬で助ける。しかし鶏内金は必ず生用しなければ効かず，炒熟すれば無効である。含有する希塩酸で物を消化するので，炒せば希塩酸が飛散して効かなくなる。

◆ 帯証治法を論ず

　女子の帯証は衝任あるいは胞室に現れるが，原因は帯脈が約束〔制御する〕できないことにあるので帯と名付ける。方書では帯下を5色に分けて弁証するが，概括すると大きく赤と白に分かれる。赤は熱が多く，白は涼が多いが，涼熱の弁証をすべて赤白で判断すべきではない。自覚的な涼・熱を仔細に尋ね，脈の遅数や有力無力を参考にして涼熱を判断する。治法は収渋薬とし，化瘀通滞薬で佐けるとよい。私がかつて創製した清帯湯（前三期第8巻。生山薬1両，生竜骨・生牡蛎各6銭，海

螵蛸去甲4銭，茜草2銭）は，証が熱に偏すれば生白芍・生地黄を加え，甚だしい熱には苦参・黄柏を加え，金銀花・旱三七，鴉胆子仁などの防腐の剤を適宜兼用する。涼に偏すれば白朮・鹿角膠を加え，甚だしい涼には乾姜・桂枝・附子・小茴香を加える。

　また私が創製した清帯丸は，十分に煅いた竜骨・牡蛎を等分の細末にして西洋薬のコパイバ・バルサム（コパイバオイルともいう）を混ぜて大豆粒大の丸にし1日2回毎服10丸ずつ服用する。滄州西関の陳氏の婦人は輿入れして久しく子供ができず非常に激しい白帯証があった。この丸を服用するとすぐに癒え，1年もたたぬうちに子供ができた。

　最近《杭州医報》に俗伝の白帯を治す便方が載った。頭根付きの緑豆芽3斤を洗浄し大碗2杯の水を加えて十分に煎じて渣を去り，生姜汁3両，黄蔗糖〔サトウキビの黒砂糖〕4両を加えとろ火で膏状にし，毎朝白湯で冲服する。約12日で1剤を服用し，2剤服用すれば必ず癒える。
按：本方を何度か用いて非常に効いた。

◆ 血崩の治法を論ず

　女子血崩は腎の気化不固による衝任滑脱である。かつて創製した固衝湯（方は三期8巻。白朮1両，生黄耆・山茱萸・竜骨・牡蛎各6銭，生白芍・海螵蛸〔烏賊骨〕去甲各4銭，茜草・棕櫚炭各2銭を煎じた湯で五倍子細末1銭を送服）は，脈象に熱があれば生地黄1両，涼があれば烏附子2銭，大怒のあとの肝気衝激による血崩なら柴胡2銭を加える。2剤服用して癒えなければ棕櫚炭を除き別に湯煎した真阿膠5銭を加えて同服する。服薬後に，熱感があれば生地黄を適量加える。消瘀の力を嫌ってこの方から海螵蛸・茜草を減去し，数剤を服薬したが効かないと，私に診治を求めたものがある。原方を服用させると1剤で癒えたので，医者と病人の家族はどちらも非常にいぶかった。私は「海螵蛸は烏賊骨で，茜草は蘆茹（《詩経》では茹藘）である。《内経》の四烏賊骨一蘆茹丸は雀卵鮑魚湯で送下し，傷肝病でしばしば前後に出血するものを治す。固衝湯中に用いたのはじつは《内経》の主旨を遵守したのであ

る」と言った。

　按：この方で肝気の衝があれば柴胡を加えるとよいが，肝気の衝がなくても柴胡を加えるとよい。せがれの蔭潮が北京で激しい血崩を患う広西の黄姓の婦人を治した。固衝湯を投じても効果がなく，柴胡2銭を加え黄耆を助けて昇提気化して服用させるとすぐに癒えた。このことから肝気衝による血崩でなくても固衝湯方中に柴胡を加えたほうがよいことを知った。

　《傅青主女科》〔清代の医家・傅山の著〕に老婦の血崩を治した方がある。生黄耆・当帰身（酒洗）各1両，桑葉14片，三七細末3銭（薬湯で送服）を煎服させると2剤で止血し，4剤服用すると以後再発しなかった。　按：この方は若い婦女の血崩にも効果がある。しかし生地黄を適量加えるとよい場合が多く，熱がある場合は必ず1両余り加えないと奏効しない。

　また諸城の友人の王肖舫が教えてくれた血崩治療の秘方によると，生の青萊菔〔青い大根〕を搗いて汁を取り，白糖を数匙加えてとろ火で煮込み，絶え間なく飲み続け大碗3杯になると必ず癒えるという。

　按：肖舫はかつてこの方できわめて重い症例を治療し《紹興医報》に載せた。

　また西洋薬の麦角は，もともと麦にカビが付くと発生する小角〔長さ1～5cmで褐紫色三，四稜形〕であり，その性質は非常によく血管を収縮し，あらゆる失血証を治すが，下血に対して最も効果がある。角の最も大きなものでは長さが1寸ばかりあるので，これ1個と乳糖（乳糖がなければ白砂糖に代えてもよい）を合わせて細かく粉にすると，2回服用するぶんをつくれる。私は止血薬に併用して，いつも迅速な効果を得ている。西洋人は麦角流膏も製造している。これはガラスの小管に1gずつ入っており，使用時上腕静脈に注射するが，あらゆる下血証に効果がある。ただ出血がたちどころに止まった後，急いで三七細末を数回，毎回2銭ずつ服用しないとうまくいかない。これをしなければ，血が止まって脈が瘰し労瘵証に変化する〔壊疽性麦角中毒症状〕ことが多いこ

とを知っておかねばならない。

◆ 女子血崩を治すに両種の特効薬有るを論ず

　1つは宿根草で，1つの根から通常数本の茎を生じ，その高さは1尺足らずで，葉は地膚をやや広げたようで，厚さはその倍ほどあり，色は緑でやや蒼みを帯び，孟夏〔陰暦4月〕に小さな白い花を咲かせる。実は杜梨〔コナシ，ヒメカイドウ〕のようで，その色は葉のようで，日がたつと黄色味がかる。多くは住宅付近，道ばた，硬い平地に生え，俗に牝牛蛋と呼び，また臭科子ともいうが，しかし実には臭気がまだない。はじめは薬にすることを知らなかった。戊辰〔1928年〕の孟夏〔陰暦4月〕，私が用事で帰郷した。県治〔〈旧〉の県政府の所在地〕である南関に住む王氏夫人が血崩を患い，服薬しても効果がなかった。人が教えてくれたように，この草の根と実をつけたまま磨り潰して，煮て湯にして飲むと病はけろりと治癒した。その後私が天津に戻ってこの方のことを話すと，門下生の李毅伯が「その方なら以前から知っています。もし黒豆を一握り加えて，水と酒を半々にしたもので煎じるとさらに効果があります」と言った。

　もう一つは一年草の草で，1本の高さが1尺余り，葉は丸くて先がとがり，色は深緑で，季夏〔陰暦6月〕に小さな白い花を咲かせ，5本の黄色い蕊を出し，五味子大の実を結び，実は小ナスのような形で，若いものは緑，熟すと赤くなり，さらに進むと紫がかった黒い色になり，中に甘い汁を含み食べられる。俗に野茄子と称し，山村では山茄子と呼ぶ。奉省の医者はこの草をたくさん採取し陰干しにして用事に備える。もし血崩に遭遇したら，茎や葉や実をいっしょくたにして切り刻んで湯に煎じて飲めばたちどころに癒える。天津にいたときに友人張相臣との話でこの草に及び，相臣が「これは《本草綱目》の龍葵，一名天茄子，一名老鴉晴草がこれである」と言う。しかし，私が《本草綱目》の龍葵を調べると「吐血止まらざるを治す」とあるが，「血崩を治す」とは言っていない。しかし，吐血を治す薬は，通常は同時に下血も治し，三七・茜草

のごとき諸薬がその明らかな証拠である。どこにでもあるありふれた草なのに，このような重病を治せるのは，まことに貴重品とするに足る。

◆ 婦人不妊の治法を論ず

　女性不妊の原因は非常に多いが，経脈が調和し他に病気もないのに長年不妊があるのは，大抵血海の元陽が不足して温度を保てないことによる。冷たい場所に座るのを嫌がる・冷たいものを食べるのを嫌がる・まだ寒い時季でもないのに背部が冷える・遅脈で尺脈無力などはすべてその表れである。葉天士はこれらの証の治療に大量の紫石英を使用することが多いが，これは《本経》を熟読した結果である。《本経》では紫石英は「甘温無毒，主心腹呃逆〔シャックリ，咳逆や嘔逆とするものもある〕，邪気，補不足，女子風寒在子宮，絶孕十年無子」と記載がある。紫石英は性温質重で，色は血のような紫なので衝任に直中して血分を温暖し，受胎しやすくする働きがある。血海虚寒による不妊症治療には，ぴったりの良薬である。ただ近世この薬を使用するものがきわめて少ないので，これを置いていない薬局が多く，備えていたにしても数十年も前の古いものが多い。さらに常用薬物ではないので，たまに用いても真偽を判断できない。そこで私は本証を治療する場合には《本経》の意義に立脚して加減することが多く，紫石英の代わりに硫黄を用いるが効果はさらに速い。硫黄と紫石英はどちらも鉱物で沈重下達の力は同等であるが熱力を比べると硫黄が紫石英に勝る。さらにありふれているので偽者がない。ただ混じりけがない純黄色のものだけを選べば，挟雑物がなく少しの毒性もない。血海虚寒が原因の不妊女性は，食前毎服2〜3分とし，様子をみながら徐々に増量し，服用後まもなく少し温かくなる感じがするのを適量とする。これまで硫黄を使ってきた経験から，1回5〜6分でようやく温かくなるものもいれば1回1銭余り服用しなければ温かい感じがしないものもいる。服用して元陽が充足すれば，身体が丈夫になり自然に妊娠して，生まれた子供も必然的に長命になる。これは私がたびたび経験しているので間違いはない。しかし，硫黄は生を

使用すべきで，手を加えると効かない。前三期第8巻に生硫黄を服用する法があるので参考にされたい。

　また衝脈・任脈に瘀血がある場合も妊娠の妨げになる。《金匱要略》の下瘀血湯〔大黄・桃仁・䗪虫〕で下すとよい。あるいは細末にした水蛭を少しずつ服用しても瘀血を除去できる。しかし，水蛭は必ず生用すべきで炙用すると効かない。以前治療した不妊女性は，丈夫で他に病気はなかったが，臍下に塊があるので，瘀血を疑い，水蛭1両を買ってこさせ，自ら胡麻油で十分に炒めて末にしたものを毎回5分ずつ1日2回服用させたが，すべて飲み終えても効かなかった。その後，生水蛭1両を細かく挽いた粉末に変えて，同じように服用させると，飲み終えないうちに腹の塊が消失して年を越すと男子を生んだ。身体が弱い婦人なら，党参数銭を煎じた湯で水蛭末を服用するとよい。党参を服用して熱感を覚えるものは天門冬を煎じた湯で服用すればよい。《本経》の水蛭にはもともと「婦人無子」を主る（注釈家は瘀血が去れば妊娠しやすいという）とあり，さらに性質が瘀血を化して新血を傷らないのでまことに理血の妙薬である。薬性が猛烈なのではないかと疑われる方は，前三期第8巻理衝湯のあとがきを読めば，疑念は氷解して恐れはなくなるだろう。

◆ 婦人流産の論治

　流産は女性にはよくある病であるが，方書に記載のある保胎の方には必ず効果があるものがまだない。胎児を保護する薬は，胎児に重点をおくべきで，胎児の性情気質を変え，母体の気化を吸収して自らを養うようにさせると，おのずと流産の虞はなくなる。妊婦を補助し，気血を壮旺にして固摂し，母体を強くして胎児を庇うだけでは周到で完全なやり方とはいえない。私の臨床経験から，たびたび流産をするものは身体が丈夫で少しも病気がないものが多い。病弱な身体のものは何度も出産すると身体がいよいよ弱ることを恐れて流産したがるが逆に流産しない。そこで流産するか否かは，すべてが妊婦の身体の強弱によるのではなく，実際は母体の気化を胎児が吸収するか否かを兼顧すべきことを知っ

た。そこで私は 1,100 種類の薬物の中から最もすぐれた流産治療薬として菟絲子を選んだ。なぜなら植物はいずれも根が生命線であるが，菟絲子〔ヒルガオ科のマメダオシ・ネナシカズラの成熟種子〕だけは，はじめは根があるが，作物の上に蔓で絡みついても，風を受けて揺り動かされるとすぐに根が離れ，根が離れた後はますます作物の上に繁茂し，そのために作物は黄色くなって枯れる。これこそ庇護するものの気化を吸収して自らを養うものである。この性質を借りて胎児の性質を変え，胎児が母体の気を吸収するようにすれば流産治療に最良の薬になる。

　私が創製した寿胎丸は大量の菟絲子を主薬にし，続断・桑寄生・阿膠を輔薬（諸薬相互にはいずれも意味があり方剤の下の注解に詳しい）とし，妊娠 2 カ月時の妊婦に徐々に 1 剤服用させれば流産の弊害はなくなる。これは最も流産しやすい女性にたびたび使用していずれも効いたので，確信を持っていえる。陳修園は大補大温の剤で子宮を常に暖めておけば胎児は自然に日ごとに成長するという。彼は夫人が白朮・黄芩を服用して続けて 5 回流産し，その後，四物湯加鹿角膠・補骨脂・続断を服用すると胎児が安泰であったので涼薬が流産をきたすと疑い，熱薬が安胎させると篤信した。しかし黄芩が堕胎に働くのは，涼性が原因ではないことを知らない。《本経》では黄芩は血閉を下すとあるが，血閉を下す薬が胎児を保護するだろうか？　漢唐以前の名医は用薬にあたっていずれも《本経》を遵守するので，経方として用いて弊害を生じることは少ない。宋元以来，諸家は独りよがりになって慢心し，その用薬は時には明らかに《本経》に反するものまででてきた。そこで朱丹渓のような医学者ですらこうした油断をして，信じ難いことに黄芩を保胎薬として使用した。その方を使えば無益なだけではなく反って弊害があるのだが，これを以て近代の名医とした。不思議なのは陳修園は《本経》を篤信するのに，なぜ白朮と黄芩を堕胎に用いるときに，黄芩が血閉を開くのを知らず，薬性が涼だから胎児によくないとしか述べていないのか？結局，胎児が栄養を受けるには至適温度があり，涼に過ぎる薬は当然保胎薬にはなり得ないが，熱に過ぎても保胎薬にはならない。陳修園の平生の用

薬は熱薬を好んで涼薬を避けており，立論にはやや偏りがある。

◆ 難産治法を論ず

　難産治療に大順湯（前三期第8巻。党参・当帰各1両，生代赭石細末1両）を創製し，何度も使用していずれも必ず奏効した。病家は製方の意義がわからないために，これを用いたくても代赭石が多すぎるとこわがるものが多い。代赭石は鉄と酸素の化合物で，性質が非常に和平で，大量の人参・当帰で制御するので2両用いても何の危険もない。丙寅〔1926年〕に天津の胡氏夫人は陣痛が始まって2日しても出産せず，持参の利産薬を服用しても効かなかったが，本方に紫蘇子・懐牛膝各4銭を加えて治療すると，やはり服用後半時間ですぐ出産した。

　この方は私が使用して効いただけでなく，他の医士が使用してもすべて効いた。天門〔湖北省中部の都市〕の友人・崔蘭亭は，「庚午〔1930年〕の仲冬〔陰暦11月〕に，潜邑の張截港に住む劉徳獣の息子の嫁は，陣痛が始まって4日しても出産せず，甚だしいと胎気〔悪阻〕が上衝し意識が混濁して話せなくなり嘔吐が止まらず，何を服用しても受けつけず危篤状態でした。すっかり納棺喪服の準備をして，何も治療法はないので後は死を待つだけでした。ある人の紹介で，方を求めて来院したので，すぐに大順湯の原方に炒爆〔炒って爆ぜさせる〕した冬葵子2銭を引薬として処方を書きました。服用させると嘔吐が止まり，呼吸が整って意識がはっきりしましたが，半日しても胎児の娩出がないので，原方をさらに1剤服用させるとすでに死亡した胎児を娩出しましたが，母体は無事でした。また同年12月上旬に同業の羅俊華の夫人に陣痛が始まり3日たっても分娩せず薬も効きません。家中驚き慌てて往診を依頼してきたので，やはり大順湯を投与すると服して半時間もたたないうちに胎児を娩出し母子ともに無事でした。このことから《医学衷中参西録》は真の救命の書であると知りました」と書簡をよこした。

◆ 女子陰挺の治法を問う鮑槎法に答える

　陰挺証〔子宮脱〕は大抵が肝気の鬱による下陥である。肝は筋を主り，肝脈は陰器に絡し，さらに肝は腎のために気を行らす。陰挺は陰門から筋塊のようなものがとび出した状態で，病は肝気の鬱による下陥に疑いはない。この証は方書の成方を用いても効かないので，私は昇肝舒鬱湯方（第三期8巻。生黄耆5銭，知母4銭，当帰・乳香・没薬各3銭，川芎・柴胡各1.5銭）を創製して用いたところ数剤ですっかり消えた。以後何度も使用してそのたびに効いた。使用した医界の人たちも必ず効果を得ている。津門〔天津〕に寄寓していた邑の友人・邵俊卿は，もともと職業医師ではないが方書を読むのが好きで，なかでも拙著《医学衷中参西録》をしばしば読んでいた。友人の身内に本証を患うものがおり，たびたび医者の治療を受けたが効かない。治療を求められた俊卿が本方で治療すると，やはり数剤ですぐに治癒した。後に私に会ってそのことを述べて不思議がった。この方はすべてありふれた薬でつくってあるが，製方の意図は非常に周到である。方中では黄耆と川芎・柴胡を併用し，補肝して肝を舒暢し下陥した肝気を昇げ，当帰と乳香・没薬を併用し，養肝して肝を調えて鬱した肝気を化し，さらに熱性の黄耆が肝中に寄寓する相火には不都合であるのを恐れ，涼潤滋陰の知母を加えて黄耆の熱を相済して解す。本方は陰挺に特効があるだけでなく，肝気が鬱して虚を兼ねる場合はすべて奏効し得る。

◆ 室女の乾病治法を論ず

　《内経》には「女子二七にして天癸至る」とあるが，いわゆる「二七」とは14歳を指す。したがって14歳の時期が終わるころには室女〔未婚女性〕の月経は通じるのが正常で，その年齢は15歳である。15歳になっても月経がなければ対処すべきである。整った1本の生懐山薬を細かく挽いて篩にかけ毎回1両ないし8銭を煮て茶湯〔粉末を煮てスープ状にしたもの〕をつくり，食べやすいように砂糖で味付けをし，これで鶏内

金5分ほどを服用し，1日2回点心として続けると自然に月経が通じる。これは山薬が血を養い，鶏内金が血を通じるからである。月経がなく飲食が減少し次第に灼熱感が現れる場合も本方で治癒できるが，鶏内金末を1銭まで増量し，茶湯を服用後にさらに天門冬を2～3銭嚼服するとよい。病が重く身体が虚弱で労嗽があれば私が創製した資生通脈湯を用いる。方は生山薬1両，竜眼肉6銭，山茱萸・枸杞子各4銭，炒白朮・玄参・生白芍各3銭，生鶏内金・桃仁・甘草各2銭，紅花1.5銭で，灼熱が顕著なら生地黄1両を加え，咳が止まらなければ川貝母3銭，罌粟殻2銭を加える。この方の後には数例の症例を記載し，本方をそれぞれ加減して用いる。資生通脈湯を服用する場合は，症状が消失したようでも月経が現れなければ，症例にある加減方を参考にされたい。

　上記の諸方以外にも新たな方を創製した。資生通脈湯で症状が癒えたようでも月経が現れない場合は，生懐山薬4両を煮た濃汁で生鶏内金細末3銭を服用するとよい。残った山薬の滓に同じように水を入れて数回煮込んで茶の代わりに長期に飲みつづけると必ず月経が現れる。鶏内金は生用すると月経を通じる最重要薬であるが，大量に用いると気分を損傷する恐れがあるので生山薬を大量4両用いて気分を培養する。

◆ 小児痙病の治法を論ず

　小児は少陽の体である。時候でいえば春で，春気はもとより上昇する。五行では木で，木性は条達を好む。そこで高熱が出ると驚き恐れて，心中の元陽は，通常気血を挟んで上衝して脳をかき乱すので意識がおかしくなり，失神して痙証になる。痙では項部が硬直し，角弓反張したり，四肢が痙攣したりするのもすべてほぼこの範疇にある。この証では治標薬のなかで，蜈蚣（全体を用いるのがよい）がよいのは体節ごとに脳があるからで，西洋薬ではブロムカリあるいは抱水クロラールがよいのは鎮痙作用があるからである。治標薬で急場をしのぎ，すぐにその病因を検索して同時に治本の薬でその病源を清すと，標本併治となって後に再発がない。

癸亥季春〔1863年陰暦3月〕，私は奉天の立達医院にいたが，10日間で温病に痙証を併発した幼児を4人診た。すべて白虎湯で温病を，蜈蚣で痙証を治療し，痙証が激しいものには全蜈蚣3匹を白虎湯中に入れて煎じ，数回に分けて飲ませるとすべて著効があった。（詳細はいずれも薬物講義の「蜈蚣解」の症例にあり，いずれも少し他薬を併用する。しかし重要なのは全員に白虎湯と蜈蚣を併用したことである）また乙丑季夏〔1865年陰暦6月〕，故郷にいたときに，南門裏の張姓の幼児が暑温に罹患して痙証を併発した。痙攣すると呼吸も止まり，日に数回激しく高熱が出て，意識がおかしくなって混乱し，呼ばれた数人の医師全員が治らないとさじを投げた。子供に蔭潮が大剤白虎湯に全蜈蚣3条を加えて，3回に分けて飲ませると，1剤で治癒した。

また丙寅季春〔1866年陰暦3月〕友人に往診を頼まれて，滄州から天津に行った。河東〔山西省南西部〕の俞姓の男児が温を病んで発疹を生じ，全身に高熱を発し，渇いて水を飲みたがり，発疹が出て3日すると，靨〔えくぼ〕に似た感じになった。意識状態は落ち着かず恍惚とし，脈は有力でゆらゆらと動き，いまにも痙を発しそうである。白虎湯に羚羊角1銭半（別に煎じておいて混ぜて服用する。これは発痙予防なのでまだ蜈蚣を使わない）を加えて処方した。薬をまだ煎じぬうちに，ひどい抽搐〔ひきつけ，けいれん〕が始まった。急いで薬を煎じて服用させるとすぐに癒えた。

驚き恐れが原因で痙に至った場合は，清心，鎮肝，安魂，定魄の薬と，蜈蚣の併用がよく，朱砂，鉄銹水，生竜骨，生牡蛎などの諸薬がこれである。熱があれば，羚羊角，青黛を加える。痰があれば，節菖蒲，胆南星を加える。風があれば，全蝎，僵蚕を加える。気が閉塞したり，牙関緊急があれば，まず薬を鼻に吹き入れて嚏〔くしゃみ〕をさせてから，湯薬をそそぎ入れる。

西洋薬のブロムカリおよび抱水クロラールは，中枢神経の麻酔作用があり，本来よく驚を鎮めるので，これでしばらく発症を防いでおいて，ゆっくりと中薬を用いて病の根蒂を除く。壬戌季秋〔1922年陰暦9

月〕，奉天北陵付近の艾姓の子供が瘈証を患った。1日に数回の発作があり，発作時には痙攣が非常に激しく，意識がまったくなくなった。診治を求めて来院したが，脈象は数有力，左は特に顕著で，右は浮滑を兼ねる。肝に積熱，胃に痰飲があり，さらに外感の熱邪を同時に受けてこれを激動したので，痰火が同時に上衝して脳を擾乱して痙攣を発症する。そこでブロムカリ3gの3回分をつくり1日量とした。また生石膏2両，生白芍8銭，連翹3銭，薄荷葉1.5銭を処方して茶碗2杯に煎じた湯を3回に分けて服用させた。毎回ブロムカリを1回服用させておいて湯薬を1回飲ませた。一昼夜，病は反復しなかった。翌朝再診すると脈はすでに和平である。さらに西洋薬1gを飲ませ，煎じ薬の滓を煎じて再服させると，病は全快した。ブロムカリと抱水クロラールはいずれも塩基薬で，平和無毒なので，中薬と併用できる。

◆ 暑い時期の小児の水瀉および瀉から痢に変わり，瘈から痢に転じる場合の治法を胡天宗が問うに答える

　小児は少陽の体で，暑熱に堪えず，よく冷たいものを飲食して暑さをしのぎたがり，不適切な飲食で，すぐに泄瀉をきたすことが多い。瀉が多ければ亡陰し，ますます渇きが強くなってたくさん飲むが，陰分に虚損があると，尿は通常不利し，飲んだ水も結局すべて大腸にいくので，泄瀉はいよいよ甚だしい。この小児の暑い時期の水瀉は難治であるが，処方が証に合えば，治療も困難ではない。方は生山薬1両，滑石8銭，生白芍6銭，甘草3銭を一大杯に煎じた湯を3回に分けて温飲する。1剤で症状が軽減し，2剤ですっかり治癒する。方中の意味は，山薬で真陰を滋すとともに気を固め，滑石で暑熱を瀉すとともに利水し，甘草で和胃するとともに大便を緩（ゆるや）かにし，芍薬で調肝するとともに利小便し，肝胃が調和すれば泄瀉はきわめて容易に癒える。この方は拙著《医学衷中参西録》温病門の滋陰清燥湯である。もともと寒温の証では，陽明の府に深く入ると，上焦に燥熱があり，下焦では滑瀉するが，暑い時期の小児の水瀉では，上焦にも必ず燥熱があるので，これがよい。瀉から痢

に変化し,瘧から痢に転じるものに,この方で治療すればやはり必ず奏効する。なぜか？　暑い時期の熱痢には,天水散を用いるのが最良である。方中には滑石,甘草を用い,もとよりこれは劉河間の天水散である。また芍薬甘草湯で治療してもよく,方中には芍薬,甘草を用い,すなわち仲景の芍薬甘草湯である。さらに瀉から痢に変わり,瘧から痢に転じるものでは,真陰に必ず虧損があり,そうなれば気化は必ず固摂しないので,やはり大量の生山薬で滋陰して気化を固める。したがって,泄から痢に変じたか,瘧から痢に転じたかにかかわらず,いずれにもよい。この薬を服用しても時として効かなければ,白頭翁3銭を加えるとよい。白頭翁はもともと熱痢の要薬である。

◆ 脾風治法を論ず

　脾風の証も小児発痙の証で,方書にいう慢驚風である。慢驚の2字では説明が足りないので,近世の方書では慢脾風と改めたり,ただ脾風と称する。この2つを比べると,この証の原因は脾胃虚寒なので,ただ脾風と称するのが妥当のようだ。というのも小児は少陽の体というが,少陽とはじつは稚陽である。若い草木の新芽はきゃしゃで寒さに弱い。そこで小児は飲食や日常生活でも寒さで具合を悪くすることが多く,病気で涼薬を服用しすぎたり,慢性の瘧や下痢では涼薬を服用しなくても虚によって涼を生じ,次第に脾風の証になる。その始まりは,脾胃陽虚によって寒飲が噴門のところに凝滞し,飲食を阻塞して下行できず,下行しても消化できないので,上では吐いて下では瀉となる。これが続くと,真陰が虚損して灼熱を生じ,寒飲が充盛して身中の陽気に迫り,外浮させて灼熱となり,次第に肝が虚して内風を生じ,脳気筋に波及してついには痙攣,手足のひきつけをおこす。この証は庄在田〔清代の医家,庄一夔〕が《福幼編》で最も詳しく論じ,そこで創製した逐寒蕩驚湯(ちくかんとうきょうとう)および加味理中地黄湯の2方が最もよい。私はこの方剤で多くの患者を救ったが,証によって治法し,よく加減をしてはじめて優れた効果をあげた。いくつかのそうした症例を以下に記載する。

その第一方の逐寒蕩驚湯は，もともと飲食を受けつけないものに胸膈の寒痰を衝開するために設けられた。そこでは薬は搗き砕いてから煎じ，数回沸騰させその薬力をすぐに煎出し，長く煎じて薬効が落ち，寒飲を衝開できないことを避ける。私が治療した6歳の幼児は脾風となり，飲食が咽をくだってしばらくすると吐出して，逐寒蕩驚湯を投じたが効かない。考えてみると，この方は胡椒が主薬であるが，薬局で売っているものは，古くて効かないのかもしれない。食品店で別に胡椒だけを買ってこさせ，倍量の2銭を加えて，他の薬剤と一緒に煎じて服用すると，1剤で寒痰を衝開し，食べられるようになった。ついで加味理中地黄湯を服用すると数剤ですっかりよくなった。

　また5歳の幼児を治療したときは，まず逐寒蕩驚湯で治療すると，食べられるようになったが，滑瀉が甚だしかった。続いて加味理中地黄湯を1日で立て続けに2剤服用させたが，泄瀉が止まらず，続けて服用させた薬もすべて瀉出した。そこで紅高麗参の大きなものの1支を挽いて細末とし，また生懐山薬細末6銭を煮てつくった粥で紅高麗参細末1銭強を服用させた。このようにして日に3回服用すると瀉はついに止まった。翌日は同じようにこの方を用い，脹満することを恐れて服用する粥の中に西洋薬のペプシン6分を混ぜた。このようにして3日服用すると病はすっかり治った。また1歳にならない乳児を治療したことがある。乳を飲むとすぐに吐いてしまい，何度服薬しても吐き出して，額門〔囟門＝大泉門の誤りと考える〕が下陥し，眠ると瞳が露呈し，まさに脾風である。そこで毎回授乳するたびに生硫黄細末一つまみを口の中に入れて乳で飲み込ませると，吐くことが次第になくなり，10日ですっかり治った。庄在田の《福幼編》については，医者は大抵がみなその書を熟読しているが，私が経験した数則を参考にすれば，幼児の脾風証治療は大抵みな治癒できる。

　訳注：逐寒蕩驚湯・加味理中地黄湯については小児風証方を参照されたい。

◆ 幼年温熱証を治すには宜しく予防しその痧疹を出すべし

　幼年の温熱諸証では，痧疹〔発疹〕を伴うものが多い。しかし温熱の病であることは罹患初期にわかる。痧疹の罹患初期では，その毒が通常内伏して表面上には現れず，何日もたってはじめて出ることがあり，あるいは痧疹が出なければ，必ず托表の薬を服用すると出る。予防には，温熱病の治療時に少し体表の痧疹を清する薬を用いるとよい。そうしなければおそらくその毒が内に盤踞結実して発出できず，温熱の病も治せない。私の数十年の臨床経験から，温熱病に痧疹を合併したものを数えきれぬほど治癒させたが，温熱薬中に常に少量の清表痧疹の薬物を加えて，痧疹の毒が内蘊して透出できなくなるのを防いだ。したがって，温熱病で他医の治療を10日受けても癒えず，病勢が危険になってからでも，私が治療して痧疹をうまく発出すると治癒するものがよくある。ここでいくつかの症例を以下に簡単に記して事実を証明する。

　奉天小南関に住む馬氏の幼女は6，7歳で温病にかかり，たびたび医者の治療を受けたが，10日余りで病勢がますます悪化し，あきらめて治療もしなかった。たまたま親戚の家の幼児が重体になり，私を受診して治癒したので，娘の病もまだ治るようだと考えを改め，慇懃に治療を求めてきた。脈象は数で有力，肌膚は熱くてカサカサに乾き，ベッドに臥したまま落ち着きなく寝返りをうち，心中は非常に煩躁しているようである。病が長引いて陰虧になり，外感の灼熱に堪えず，あるいは痧疹の毒が内に伏蔵し，長期に透出しないので，このような病状になった。大便を尋ねると数日に1回である。そこで生石膏細末2両，潞党参4銭，玄参・天門冬・知母・生懐山薬5銭，連翹・甘草各2銭，蟬退1銭を処方し，茶碗2杯の湯に煎じて，数回に分けて温飲させた。続けて2剤服用すると，大熱はすでに退いて，大便は通下したが，精神状態はまだ騒擾不安があるようである。再診すると，脈は，これまでより無力で浮である。病はすでに表に達し，その余熱を発汗して解すべきと考え，西洋薬アスピリン2分強を白砂糖水に混ぜて服用させると，全身に微汗し，

若干の白い痧疹を透出して癒えた。そこで落ち着きなく寝返りをうっていたのは白痧がまだ出なかったためだとわかる。毎日の方剤中にはいずれも透表の薬物があるために，病は表に達しやすく，痧疹の毒も容易に発汗薬によって透出したのである。

また奉天の大南関にある焼鍋胡同に住む劉世忱の5歳になる幼女は全身に発熱があり，上焦は燥渇し，下焦は滑瀉し，長期にわたり精神が昏憒し，きわめて危険な状態で，脈象は数で無力，重診するとすぐに触れなくなった。生懐山薬1両，滑石8銭，連翹・生白芍・甘草各3銭，蟬退・羚羊角（この1味は別煎し，その水を飲む。数回煎じるとなおよい）各1銭半を処方し，茶碗1杯半に煎じ3回に分けて服用させると，全身に白痧を発出し，上焦の煩渇と下焦の滑瀉はいずれも癒えた。

按：この方は第三期第5巻の滋陰宣解湯加羚羊角である。およそ幼年で温熱病にかかってすぐに滑瀉するものは，特に痧疹の毒が内伏して外出しなくなるのを防ぐべきで（滑瀉すると身体が弱り，通常痧疹の毒を托して外出する力がない），この方は清熱止瀉するだけでなく，毒を体表に外出するので，1薬で癒える。

奉天の糧秣〔馬の飼料のまぐさ〕廠科員である王嘯岑の28歳の子供が全身に発熱して，白痧がビッシリと出た。医者の治療がうまくいかず，遷延して10日たち病はますます激しくなった。医者はさらに大青竜湯から石膏を除いたものを投与したがったが，嘯岑は熱性であることで疑いをもち，あえて用いずに，私に往診治療を依頼してきた。全身に発熱があったが大熱ではなく，脈は5至の数で，有力のようであるが洪実ではなく，舌苔は乾いた黒で，言葉がはっきりせず，心中には怔忡〔動悸，落ち着かず不安感を伴うことが多い〕があるようでもあり，煩躁があるようでもあり，自覚的には具合が悪く我慢できなかった。家人によれば，発病前にじつはひどく心配事があり，その後すぐに病になったという。脈象と症状を参考にして，真陰の虧損が内にあり，外感の実熱もあって互いに消耗し，このように舌が乾いて心中が怔忡煩躁したのである。大便を問うと数日出ておらず，便意はあるが出せないようである。

すぐに生石膏細末3両，潞党参5銭，生山薬5銭，知母・天花粉各8銭，連翹・甘草各2銭，生地黄1両半，蟬退1銭を処方して，茶碗3杯に煎じて3回に分けて温飲させて，さらに服薬後には猪胆汁に少し酢を混ぜたもので，浣腸して大便を通じさせるように言いつけた。病人の家族はこれをすべて言いつけたとおりに行った。翌日診ると，大便はすでに通じ，灼熱，怔忡，煩躁はいずれも大半が癒え，舌苔はまだ退かないが乾燥した黒苔はやや改善した。さらに原方の石膏を半分にし，生地黄を1両に変更し，つづけて3剤を服用させると，急に全身に発疹を生じ，大便も通じてその灼熱，怔忡，煩躁はようやくすべて癒えた。その発疹が急に戻る恐れがあるので，さらに毒を開清して，托表する薬とし，数剤服用させて病後の養生にした。　按：この証ではすでに疹が発出しており，本来はその後に再び疹が出ることを予測しないが，毎剤の薬中にすべて透表の薬があるのは，じつはおそらくまだ発出し尽くしていない疹毒が蘊る(あつま)ためで，疹毒が結局発出したが，じつはこの透表の力を得たからである。このように，臨床では仔細に身体を診察し，処方するときはすべて綿密にしなければ，思いがけない効果を得られない。　按：この証は小児科ではないが，温病と疹が同時にあるので，同類とした。さらに温に疹を兼ねる証は小児科だけでなく成人にも時々あることを知ってもらうためでもある。

◆ 瘋犬傷〔狂犬病〕を治す方を論ず

　狂犬病証はきわめて危険で，古方では斑蝥を用いて治癒できるというが，百日間は水を見ることを忌み，銅鑼の音を聞くことを忌み，各種の豆を食べるのを忌み，イチビの生えた土地を通ったりイチビに触れたりするのを忌み，さらに百日は房事を忌まねばならない。上記の忌むことを犯せば，証はやはり反復し，この養生は非常に難しい。歙(きゅう)県の友人胡天宗はこの証を患えば容易に助けられないことを深く憐れみ，かつて《紹興医報》に投稿してよい治療法を募った。これに応じて江東の束子嘉氏がかつて《金匱要略》下瘀血湯で2人治癒したと報告をした。また

続いて江西の黄国材氏の報告では、異人から伝授された一方は大蜈蚣1匹、大黄1両、甘草1両を煎じて服用するもので非常に効くという。服用後病人は、少し安静とし、まもなくまた発症するなら再び同じように服用し続ければ、必ず治癒するのでそうすれば止めてよい。のちに治験の2症例を附した。いずれも狂犬病が発症後にこの薬を服用して治癒したものである。　**按**：この方は実際よい方である。天宗は「俗伝によれば、冬になると土の穴蔵にいる蛇は、口には泥や草をくわえ、春になって冬眠から覚めると、口にくわえていたものを吐きだし、これを嗅いだ犬が狂犬になるというが、この話にも一理ある。というのも犬は嗅覚に優れ、特異的な臭いがあれば、喜んでしきりに嗅ぐために、犬だけがその毒に中る。狂犬になってから人に噛みつくと、蛇の毒が人に移る。方中で蜈蚣1匹を用いたのは、蛇毒を解毒できるからである。またこの証に《金匱要略》下瘀血湯を用いて2人治癒させたと束氏がいうので、この証には必ず瘀血があり、これを下せば治り得るとわかる。方中には大黄1両を用いてその瘀血をすべて下しうるようにし、さらに甘草を1両加えて解毒し、かつ大黄の峻烈な作用を緩和したので、良方になった。このようにこの方はよいが、治癒後にも禁忌が多いのか否かがわからない。もしもやはり禁忌があれば、よいとはいえすべてがよいわけではない。私が奉天にいた当時、その土地に伝わる方を聞いた。その方を用いるものは、全員服用後すぐに何ともなくなり、禁忌も何もない真の良方である。その方は片灰（銃に使う薬品をひいて小片状にしたもので硫黄・火硝・木炭からつくる）3銭、鮮枸杞根3両を煎じて服用する。必ず小便から悪濁のものを若干下して癒える。癒えた後はただ性行為を10日ほど禁じるだけである。しかし薬の服用は早すぎてはならない。咬まれた後5,6日あるいは7,8日して内風が萌動する感じがして、騒擾して落ち着かなくなってから服用すればはじめて効果がある。これは何度も試して何度も効いており、万に一つの事故もない。枸杞根は薬中の地骨皮である。しかし地骨皮は根の表面の皮のみを用いるが、ここでは皮をつけた根っこごと用いる。

また呉県の友人陸晋笙は丁卯〔1927年〕の中秋に津門〔天津〕であったときに，話がこの証に及んだ。晋笙がいうには，狂犬の脊椎骨中にはすべて毒虫〔病原体〕がおり，脊椎骨の脂膜を刮いで，炭化するまで炮じてから服用すると大小便から悪濁のものを下してすぐに癒えるという。族孫〔族兄弟の孫〕がこの証を患ったときに，この方で治療すると果たして治った。しかし，心配なのは，人に噛みついた狂犬を必ずしも捕獲できないことである。

また無錫の友人周小農が，以前《山西医学雑誌》に狂犬咬傷治療の論治を載せた。そこには己卯〔1879年〕は，象邑に狂犬が多く，被害にあったものは治療しても多くは効かなかった。たまたま耕作用の牛も狂犬に咬まれて死亡した。その腹を切り開くと，人頭大の血の塊があり，紫黒色で，触るとゆっくりと動いているようで，その地方では奇妙なことだと驚きを以て伝えられた。張君というものが，これを聞いて悟り「仲景は『瘀熱裏にあれば，その人狂を発す』といい，また「その人狂うが如きものは，血証の諦なり，血を下せば狂乃ち癒ゆる」という。今この証に犯されると，大抵は狂の如く癲の如くとなるが，これを瘀血とせずしてなんであろうか？　そうでなければ，牛の腹の中にあるこの怪しげなものを何と考えるのか？　今自分はその要(かなめ)を得た」，そこで仲景の下瘀血湯を用いてこれを治した。証の軽重，毒が発症の有無にかかわらず，投薬すれば必ず癒える。そこで人にも報告すると，百に1つの失敗もない。そこで用いた方では，古代の分量を今の分量に換算し，やや加減をした。方は大黄3銭，桃仁7粒，地鼈虫（足を除き炒す）7个を合わせて細末にし，蜂蜜3銭を加え，酒を用いて茶碗1杯を7分まで煎じ，滓ごと服用する。もし酒が飲めないものは，水と酒を半々にして煎じて服用してもよい。服用後に大小便から悪濁のものを下すはずである。1日に1剤を服用し，大小便が通常になれば，さらに再び2剤を服用する。大小便にわずかな悪濁もなくす必要がある。この薬を服用するときには，数日の間は禁欲する必要があるが，その他はすべて忌むものはない。もし小児の治療では，薬量を半減する。妊婦でも思いきって服用し

て構わず，決して忌むことはない。　**按**：この方の服用は上記にいろいろ述べたように，まことに優れた方である。張君は牛の腹の中の血塊から理解したが，その功績徳行はもとより計り知れない。惜しむらくはこのことを伝えるのに，ただ姓しかわからず，名が不詳ということだ。

　日本人は狂犬病予防の注射薬をもっており，重さ１ｇのガラスのアンプルに入っていて狂犬病注射薬と名付けている。狂犬病患者がいれば，嚙まれた部位に１アンプルを皮下注射すれば，患わなくてすむ。10日余りの禁欲の必要はあるが，他には忌むものはなく，これも優れた方である。

　香蓀附記：同じ邑の張俊軒が周筱峰君に聞いたところによれば「その親戚の某は，狂犬病治療の秘法を得た。その方は，白い雄鶏１羽の嘴と脚先を爪も含めて切り，その胆，砂袋，翼の先の羽，尾の先の羽を取り，銀朱〔人造の朱砂〕３銭，鰾〔フエ〕鬚３寸を加え，薄い紙３〜４枚で包みこみ，白絹・麻できつく巻き付け，ゴマ油４両をしみ込ませて，火を点けて燃やし，余った油もその上にかけて，焼いて炭にしてから，研末とし，醸造酒で服用する。全身に汗が出ると癒える。癒えた後は10日間性行為を避ける以外は普通にしてよい。何度も治験して効果があり，真の仙方である。

◈ 解触電気〔落雷による感電の救命〕

　平地を深さ２尺掘って，幅と長さは１人が横臥できるようにし，水をまいて湿らせる。人をその中に置き，手足をすべて鉄線で縛り（およそ長い鉄器なら何を用いてもよい），一端は手掌足底につけ，一端は地中に埋めると，感電した電気は四肢の鉄線から地中に入る。その人が気を失っていても，全身に裂傷がなければ救命はできる。どこかに裂傷があっても，頭部顔面が無傷ならやはり救命し得る。これは奉天相伝の方法であるが，非常に理があるようだ。私はかつてこの方法を《紹興医報》の112期〜119期に掲載した。古歙某村報告（原文の署名欄にこの６字がある）によれば，昨年歙〔安徽省にある地名〕で，隣村の湖田に

おいて魚の干物売りが，昼近くに雷に打たれ，瀕死の状態になった。弟はすぐに担いで帰り，自宅前の泥土の上に置いた。貧しいために納棺できず，あちこちに借金を申し込み，ようやく棺桶の用意ができたのは真夜中であった。納棺しようすると，その男が急に覚醒し，みなは驚いて顔を見合わせて不思議がった。後になって感電した気がながく泥の中にいたので引っ張り出されて生き返ったと知った。今，張君の感電を解する方を参照すると，確かに効果があると信じる。まとめると，もし感電して死んだようなものでも，すぐに納棺すべきではなく，張君が掲載した方法に照らして救うべきである。最も良いのは，衣服を脱がせて，泥の穴に仰臥させ同時に鉄線を巻く方法で，これを用いれば救命できるかもしれない。

　この報告の文を読んで，私が里にいた当時のことを思い出す。隣村の星馬村に住む于姓の壮年者が，3人で町の市に出かけた。途中雨に遭い，于は前を歩いており，後を歩いていたものは前に稲光が落ちて，同時に小さな爆竹のような音がしたのを目撃した（雷鳴は遠くで聞けば大きいが，近くで聞くと非常に小さい）。于は瞬時に倒れ，見ると呼吸がなかった。2人のうちの1人が居残り，1人が家に連絡に帰った。家のものが来たときには，于はすでに意識が戻っていた。これも長い時間湿泥の中に倒れていたので電気が出てしまったのである。後に私が会って尋ねたところ，倒れたときにははじめは意識がなかったが，意識が戻ると全身の筋肉や骨が痛く，数日してようやく治ったという。このことから，雷にうたれたら，しばらく湿泥の中に寝かせておけば，救えることがあり，さらに手足に鉄線を巻き付ける方法を用いると，さらに救命が速くなるはずである。頭部顔面に裂傷があれば救いがたいというが，簡単に救命をあきらめずにこの方法で救うべきである。

◆ 重篤な外傷の救急方

◆ 神授普済五行妙化丹

重症外傷を治す。呼吸がすでに止まり，あるいは恐怖感から突然気を失い，甚だしいと呼吸が止まってしまえば，急いでこの丹1厘を，男は左，女は右の目頭につけて，さらに3分を白湯で服用する。服用できなければ，薬を白湯に溶いてそそぎ込むと，瞬時に息を吹き返す。同時に一切の暴病〔突然発症する病気〕，霍乱，痧証，小児のひきつけ，急性結膜炎，壊疽性口内炎，紅白〔膿血〕性痢疾などの証にいずれも効果がある。その方を以下に記す。

火硝8両　皂礬2両　明雄黄1両　辰砂3銭　真梅片〔竜脳〕2銭

合わせて極微細な粉末とし，瓶に詰めて空気が漏れないように密栓する。

この方は天門県の友人崔蘭亭から伝授された。崔君は湖北潜江にある赤十字分会の張港義務医院院長であり，よくこの方で人を救った。そこでその書簡を以下に写し取る。

戊辰〔1928年〕の冬，本鎮〔鎮は中国の行政単位〕に6歳になる呉姓の幼児がいた。牛馬小屋を通ると，1頭の牛が角で幼児の口中を突きとおして耳の周辺まで裂け，出血が止まらず幼児はすでに息が絶えていた。この幼児には祖父も父親もなく，その祖母と母親はこれを聞き仰天して気を失った。急いで救助に駆け付け，すぐに食塩を炒めて丹田に熱い熨をし，妙化丹を目頭に付けると，幼児はすぐに息を吹き返した。さらに妙化丹を祖母と母親の目頭に付けると，まもなく意識が出た。さらに過マンガン酸カリウムで幼児の傷口の内外を洗浄し，表の傷は絆創膏を貼り，縛ってから，内の傷には牛乳を飲ませた。3日後に見るとすでに肉芽が生じていた。さらに毎日過マンガン酸カリウムで洗浄をすると，20日間ですっかり癒え，治癒後は傷痕もなかった。

また民国6年〔1917年〕4月中旬，潜邑の張港で20歳余りの女性が麦を刈る境界で言い争い，不用意な言葉を使ったので，相手に足を持ち上げられて一蹴りされ，地面に倒れて息が絶えた。数人の医師が診て，鼻に薬を吹き入れたり，鷲鳥の羽を突っ込んだり，烏梅を歯に擦り込んだり，いろいろやったが，どれも効果がなかった。問題を引き起こしたものは家族全員が当局に監禁された。その家では謝竜文君に往診を依頼するようにと弁護士に頼んだ。身体は氷のように冷たく，歯を食い縛って，1日余りであるが，その胸はまだ微かに温かい。急いで妙化丹を目頭に付けて，食塩2斤を熱く炒めたものを2包みつくり，丹田に熨をして，代わる代わる取り替えて，暖気で生気を助けた。線香2本をあげるほどの間で，食い縛っていた口が緩み，そこで黒砂糖を白湯に溶いて飲ませるとすぐに息を吹き返した。妙化丹を男は左，女は右の目頭にさすのは，目頭を睛明穴と呼び，この竅が通じれば，すなわち百竅がすべて通じることによるもので，この起死回生の術は，じつは自ら《内経》を熟読して得られたものである。

　また乙丑季夏〔1925年陰暦6月〕上旬，40歳過ぎの劉衣福を治療した。分家争いで，弟から刀で臍下を切りつけられて，腸が飛び出し盆から溢れるほどで，急に上気喘急して，びっしょりと汗をかいた。数人の医師に治療を頼んだが，だれもうまくいかず，そこで私に緊急往診を頼みにきた。診ると状況は危険で，まさに脱〔ショック〕状態なので，すぐに急いで生黄耆・山茱萸・生山薬各1両を用いて，気を固めて脱を防いだ。煎じた湯を服用させると喘は治まり汗が止まった。調べてみると腸は破れて，糞便が流出しているので，すぐにまず過マンガン酸カリウムを水に溶いて，糞便や血液を洗浄し，破れた腸も急いで桑根白皮で糸をつくってうまく縫合した。さらに磺碘〔磺は硫黄，碘はヨード。サルファ剤，ヨード剤か？〕を上に付けて，その腸をゆっくり腹に戻して，さらに西洋の白い糸で腹壁を縫合し，ガーゼに過マンガン酸カリ水溶液を浸ませて，温まるのを待って，その上に重ね，白士林〔殺菌製剤か？〕を磺碘に混ぜて薬綿をつくって，その上に重ね，包帯をずれない

ように巻いて，1日1回交換した。内服には《医学衷中参西録》内托生肌散を湯剤にして，毎日煎じ，煎じ滓も再煎して服用させると，3週間で全治した。

　按：この証では妙化丹をどこにも使用していないが，その傷が重くかつ瀕死でも，救命して治癒できたことから，まことに重傷者治療の手本たり得るので，ここに記した。さらに用いた内托生肌散は瘡毒の潰破後に生肌する方で，およそ瘡が破れた後に潰爛して肉芽が生じるのが遅いものを治し，これを使用するのが最も効果がある。その方は生黄耆4両，天花粉3両，粉甘草2両，丹参・乳香・没薬各1両半を合わせて細末にし，3銭ずつを1日3回白湯で服用する。もし散剤を湯剤にしたければまず天花粉を4両に変更して，1剤を8等分して，1日の間に煎じ滓を再度服用するとよい。その生肌の力は散薬に比べるととくに効果がある。また私が友人の陸普笙の書簡に答えた（後にある），臍下に生じた瘡が破れた後に尿が出るときの方では，この方と比較すると丹参が少ないが，これを用いても非常に効果的で，きわめて険悪な瘡証を治癒させているので参照されたい。

【第五期第7巻】

第3章
症例

虚労喘嗽門

◆ 虚労証・陽亢陰虧

　天津南門外の昇安大街に住む92歳になる張老女が，上焦の煩熱を病んだ。

　病因：平素から健康強壮で，元陽が抜きんでて旺んであり長寿を享受していたが，80歳を過ぎると陰分が次第に衰え，陽分偏盛になって胸間に常に煩熱を自覚するようになり，医師にかかり滋陰薬を多量に服用してようやく癒えた。90歳を過ぎると陰がさらに衰えて陽がいよいよ亢進し，仲春〔陰暦2月〕になり陽気が発生すると煩熱が非常に激しく反復した。哈爾濱〔ハルビン〕〔黒竜江省の首都〕税務局長を勤めていた御令嗣の馨山君は，慈母が高齢になったので民紀10年〔1921年〕に公職を辞して帰郷しよく世話をしていた。彼は拙著《医学衷中参西録》を熱心に読んで高く評価し，診察を依頼してきた。

　証候：胸中が異常に煩熱し，激しいときは部屋にいられなくなり広間に行き戸口に長い間座って庭の空気を吸い込んでいた。時に熱が心を迫して怔忡不寧〔せいちゅうふねい〕になり，大便は乾燥して4～5日に1回になり，甚だしいと薬を飲まないと通じなかった。脈は左右ともに弦硬で，時折結脈が現れたが至数は平常であった。

　診断：証と脈を子細に考察すると，純粋に陽分偏盛・陰分不足の象であるが，この年まで長命であるのは元陽が充足しているからである。このときは陽が偏盛であるが，真陰を大滋して潜陽すべきで，苦寒で瀉してはならない。高齢者に結脈が現れても決して恐れることはないが気分

に不足があることを意味するので，大滋真陰の薬物を主とし少し補気の薬物を加えて脈を調えるのがよい。

処方：生山薬1両　玄参1両　熟地黄1両　生地黄8銭　天門冬8銭　甘草2銭　枸杞子8銭　生白芍5銭　野台参3銭　代赭石（細かく砕く）6銭　生鶏内金（黄色いものを搗く）2銭

合わせて大碗3杯の煎湯を1日量とし，徐々に頻回に温飲する。

方解：方中の意義は，大量の涼潤薬で真陰を滋し，少量の野台参3銭で脈を調える。薬性が温昇である野台参が上焦の煩熱を助長する恐れがあるので，倍量の生代赭石でこれを引いて下行させるとともに，本証ではもともと大便が出にくいので代赭石で胃気を降し大便を通じさせる。鶏内金を用いるのは胃気を助けて薬力を運化するため，甘草は弦硬の脈を緩めかつ涼薬の薬性を調和するためである。

効果：1日に1剤を3剤服用すると煩熱が大いに減じ，脈に結がなくなるとともに柔和になった。そこで方中の玄参・生地黄を6銭に改め，さらに竜眼肉5銭を加えて5剤を連服させると，諸症状はすべて消失した。

◆ 虚労兼労碌過度

天津2区に住む寧氏の40歳近い夫人は，生来虚労があったがたまたま労碌〔あくせく苦労すること〕が過ぎてますます増悪した。

病因：恵まれない境遇と家庭内のいざこざで悩み，飲食が減って次第に虚労になり，臥床して起きられなくなった。さらに，訴訟沙汰で法廷にかり出されて言い争い，半日苦労して帰宅したのち症状が激しく悪化した。

証候：床に伏し眠っているように目を閉じ，呼んでも微かに目を開けるだけでものを言わず，何か言う場合も非常におっくうそうであった。顔色は熱が浮いたようで体温が38.8度あり，「心中に熱感があるか？怔忡〔動悸，落ち着かず不安感を伴うことが多い〕があるか？」と尋ねるとどちらにも頷いた。左脈は浮で弦硬，右脈は浮かつ芤で，いずれも重按すると無力で1息6至であった。2日間で少しの重湯を飲んだだけ

で，大便が数日間なく小便も非常に少量であった。

　診断：脈が左弦・右芤でかつ浮数無根であることから，気血が極度に不足して陰陽がつながっていないことがわかる。陽気が上浮して顔面が熱く，陽気が外越するので身体が熱く，虚労でもきわめて危険な証である。幸いにして呼吸はやや速いが喘にはなっておらず，咳嗽はあるが非常に激しくはないので，治る見込みがあると判断した。気血を培養〔育成〕しさらに気血を収斂する薬物で佐けて，陰陽を相互に連結させれば心配はなくなる。

　処方：野台参4銭　生山薬8銭　山茱萸8銭　生竜骨（搗き砕く）8銭　枸杞子6銭　甘草2銭　生地黄6銭　玄参5銭　沙参〔浜防風〕5銭　生代赭石（細かく挽く）5銭　生白芍4銭

　合わせて大碗1杯に煎じ，2回に分けて温飲する。

　再診：3剤を連服すると，話せるようになって飲食も進み，浮越した熱が収斂して体温が37.6度に下り，心中に熱感がなくなり時に軽い怔忡を自覚したが，大便が1回通じ小便も出るようになったので，原方にやや加減してさらに服用させた。

　処方：野台参4銭　生山薬1両　枸杞子8銭　山茱萸6銭　生地黄5銭　甘草2銭　玄参5銭　沙参5銭　生代赭石（細かく挽く）4銭　生白芍3銭　生鶏内金（黄色いものを搗く）1.5銭

　合わせて大碗1杯に煎じ温服する。

　方解：方中に鶏内金を加えるのは，虚労の証では脈絡に瘀が多いからであり，《金匱要略》にいう血痺虚労である。鶏内金で血痺を化せば虚労の根を除くことができ，さらに野台参と併用すれば野台参の補力を運化して脹満を生じさせない。

　効果：4剤を連服すると，新たに生じた症状は消失したが，平素の虚労はまだ全治しなかった。湯薬の服用をやめさせ，毎日生山薬細末を煮た粥に少し白砂糖を加えて点心〔軽食〕とし，服用のたびに生鶏内金細末を少し飲ませて病後の養生にした。

◆ 伏気化熱による肺労咳嗽証

瀋陽〔遼寧省の省都〕で戸籍登記係をしている32歳の高瑞章は，伏気化熱によって肺に傷害を受け肺労咳嗽証になった。

病因：臘底〔陰暦12月末〕に寒さを冒して戸毎に調査をしていて寒涼を感受し，すぐには発病しなかったが以後汗が出なくなった。ついで心中に次第に熱感を覚え，仲春〔陰暦2月〕に入ると熱が甚だしくなり，食欲がなく咳嗽し徐々に肺労病になった。

証候：咳嗽は昼軽く夜に重くなり，時には咳に喘を兼ね，身体が痩せ衰えて筋骨がだるく痛み，意識が時に朦朧とし，空腹感はあるが食べたくなかった。これまでは心中の熱感だけであったが，今は夕方になると身体が常に熱く，大便が乾燥し小便は濃く少量になった。脈は左右ともに弦長，右は重按有力で，1息5至である。

診断：病因は伏気が化熱して長期に留まったためで，肺だけでなく諸臓腑にも傷害が及んでいる。本人の説明によると，本証は陰暦12月末に寒邪を受けたことが原因であり，そのときすぐに発病しておれば傷寒である。受けた寒邪が非常に軽かったのですぐには発病せず，半表半裏の三焦脂膜中に伏在して気化の昇降流通を阻塞したために，身体から汗が出なくなり心に次第に熱を生じたのである。仲春〔陰暦2月〕になって陽気が萌動すると，春陽に随って化熱して温病が発症するが（《内経》に「冬寒に傷るれば，春必ず温を病む」とある），大熱が暴発して裏から表に達するような温病とは違い，化した熱が三焦脂膜にそって諸臓腑に散漫するだけである。このために，胃が熱邪を受けて食欲がなくなり，心が熱邪を受けて意識が朦朧とし，腎が熱邪を受けて陰虚潮熱を生じ，肝が熱邪を受けて筋骨がだるく痛み，肺が熱邪を受けて咳嗽吐痰するようになって，伏気化熱が外面に現れたのである。本証を治すには，伏気の清熱を主とし津液を滋養する薬物で輔ける。

処方：生石膏（搗き砕く）1両　党参3銭　天花粉8銭　玄参8銭　生白芍5銭　甘草1.5銭　連翹3銭　滑石3銭　鮮茅根3銭　射干3銭

生遠志2銭

　合わせて大碗1.5杯に煎じ2回に分けて温服する。鮮茅根がなければ鮮蘆根で代用してもよい。

　方解：方中の意味は，石膏で伏気の熱を清し，連翹・茅根で熱邪を毛孔から透出し，さらに滑石・白芍で熱邪を水道から瀉出する。天花粉・玄参を加えるのは，実熱を清するのみの石膏とちがって，天花粉・玄参は同時に虚熱を清するからである。射干・遠志は石膏の清肺寧嗽を佐け，さらに利痰定喘する。甘草を用いるのは，涼薬が下趨〔すみやかに下方に移動する〕するのを緩めて寒涼が下焦を侵さないようにするためである。党参を加えたのは白虎加人参湯の方意に倣ったもので，身体が虚弱な場合は必ず石膏と人参を併用しなければ，長期に伏在する熱邪を駆逐して外出することはできない。今の党参が古の人参である。

　再診：4剤を連服すると，熱は3分の2になって咳嗽吐痰も大半消失し，食欲が増し脈も緩和になった。伏気の熱はすでに消退し，残るのは陰虚の熱だけなので，さらに育陰の方数剤を多服すれば全治すると判断した。

　処方：生山薬1両　枸杞子8銭　玄参5銭　生地黄5銭　沙参5銭　生白芍3銭　生遠志2銭　川貝母2銭　生鶏内金（黄色いものを搗く）1.5銭　甘草1.5銭

　合わせて大碗1杯に煎じ温服する。方中に鶏内金を加えるのは，助胃消食だけでなく諸薬の滞泥を化すからである。

　効果：5剤を連服すると症状はすっかり消失したが，夜間になお咳嗽がたまにあるので，湯薬の服用をやめ，毎日生山薬細末を煮た粥に白砂糖を混ぜて点心として服用させ，病後の養生にした。

◆ 虚労咳嗽兼外感実熱証

　撫順〔遼寧省の地名〕の姚旅長の9歳になる令息は，外感実熱が長期間去らず虚労咳嗽証に変わった。

　病因：以前に外感を受けて熱が陽明に入ったが，医者が甘寒薬だけで

清熱したため，治癒した後もわずかな余熱が臓腑に稽留し，長引いて陰分を虧耗し，次第に虚労咳嗽証を生じた。

証候：心中に常に熱感があって時には身体も熱くなり，食欲がなく咳嗽してしきりに痰を吐き，身体が痩せ衰えた。しばしば清熱寧嗽の薬物を服用し，すぐにやや効くがまた反復した。脈は弦数，特に右は弦で硬を兼ねる。

診断：脈の弦数は，熱が長引いて陰が涸れ血液が虧損したためである。右脈が弦で硬を兼ねるのは，以前の外感の余熱がまだ陽明の腑に留滞しているからである。咳嗽し痰を吐くのも，熱が長引いて傷肺したためである。本証の治療は，陽明の余熱を清するのが先決で，熱を清した後にさらに真陰を滋養すれば根治は容易である。

処方：生石膏（細かく搗く）1.5両　党参3銭　玄参5銭　生山薬5銭　鮮茅根3銭　甘草2銭

合わせて茶碗1杯半に煎じ，2回に分けて温飲する。鮮茅根がなければ鮮蘆根でもよい。

方解：この方は，白虎加人参湯の知母を玄参に代えて粳米を生山薬に代え，さらに鮮茅根を加えてある。陽明に長く邪熱が鬱すると白虎加人参湯でなければ清熱できないが，慢性化して陰分に虧損があるので，原方をやや加減して滋陰を兼ねている。鮮茅根を加えるのは，昇発透達の性質があり，石膏と併用すれば清熱に散熱を兼ねるからである。

再診：2剤を煎服すると，身心の熱が大いに減じ咳嗽吐痰も大半消失して，脈も以前より和平になった。外邪の熱はすでに消失したので，さらにもっぱら滋陰薬で，陰分を充足させれば，おのずと余熱は消解すると判断した。

処方：生山薬1両　枸杞子8銭　生地黄5銭　玄参4銭　沙参4銭　生白芍3銭　生遠志2銭　白朮2銭　生鶏内金（黄色いものを搗く）2銭　甘草1.5銭

合わせて茶碗1杯に煎じ温服する。

効果：3剤を連服すると食欲が増し，諸症状はすべて癒えた。

方解：陸九芝(りくきゅうし)は「外感実熱の証で最も忌むべきは，甘寒滞泥の薬物だけを用いる治療である。たとえ治癒しても，常に余熱が稽留して永く臓腑中に錮閉(こへい)されて消散せず，熱が長引くと陰を消耗して次第に虚労を生じ，薬で救えない場合が多い」という。これはまことに見識のある言である。私はこれらの証に対し，虚労が甚だしすぎず脈が有力なら，常に白虎加人参湯で治療し，さらにやや加減して実熱とともに虚熱も除くようにすると，ほぼすべてに必ず奏効する。

◆ 労熱咳嗽

隣村の18歳になる許姓の学生が，季春〔陰暦3月〕に労熱咳嗽証になった。

病因：生来意志が強く，校内の年末期末試験で前茅〔上位の成績で合格すること〕に列したことがないので，発憤して一生懸命勉強し過度に心労し，さらに新婚で年が若いために養生に失敗し，春陽が発動するころに次第に労熱咳嗽証になった。

証候：日晡潮熱(にっぽちょうねつ)〔夕方になると出る高熱。晡は申の刻すなわち午後3〜5時〕し，夜通し灼熱が続き明け方に微汗が出ると灼熱が退いた。昼間の咳嗽はあまり激しくないが，夜は咳嗽で安眠できなかった。食欲が減退し身体が痩せ衰え，動くとすぐに息が切れた。脈は左右ともに細弱で重按すると根がなく，7至を越える数であった。脈が1息7至になれば挽回が難しいのに，まして7至を越えているではないか。なお幸いに摂食量はまだ十分で，大便は乾燥している（このような証では滑瀉がよくない）ので，まだ治せると判断した。真陰を峻補する方剤を，気化を収斂する薬物で佐けて治療した。

処方：生山薬1両　枸杞子8銭　玄参6銭　生地黄6銭　沙参6銭　甘草3銭　生竜骨（搗き砕く）6銭　山茱萸6銭　生白芍3銭　五味子（搗き砕く）3銭　牛蒡子（搗き砕く）3銭

合わせて大碗1杯に煎じて温服する。

方解：五味子を湯剤に入れるのに，薬局では慣習として搗かないが，

その皮の味は酸で核〔種〕の味は辛であり，そのまま煎じると味が酸に過ぎ，服用すると満悶を生じる弊害がある。したがって徐霊胎は，「味が辛である乾姜と同服するのがよい」と述べる。搗き砕いてから煎じると，核の辛味で皮の酸味を打ち消すので，乾姜の配合がなくても満悶を生じない。そこで大量の五味子で嗽を治したければ，搗き砕くように注意するか，病家に点検するように言っておくとよい。甘草を大量3銭用いるのは，方中の五味子だけでなく山茱萸も酸味が強いので，きわめて甘味の甘草で化合（甲己化土〔酸甘化陰〕）するのと，補益の働きが増す（酸は歯にしみるが，甘みを加えるとしみないのが，その証拠である）からである。

再診：3剤を連服すると，灼熱が退いたようで汗が出なくなり咳嗽もやや軽減したが，脈はやはり7至以上である。そこで脈の数は，陰虚だけでなく気虚も兼ねており，力のないものが重荷を負わされると身体がふるえるようなものだと気づいた。そこで真陰を峻補しさらに補気の薬物で輔けた。

処方：生山薬1両　野台参3銭　枸杞子6銭　玄参6銭　生地黄6銭　甘草3銭　山茱萸5銭　天花粉5銭　五味子（搗き砕く）3銭　生白芍3銭　射干2銭　生鶏内金（黄色いものを搗く）1.5銭

合わせて茶碗1杯に煎じて温服する。方中の野台参は満悶を生じる恐れがあるので鶏内金を加えて運化し，さらに甚だしい虚労では脈絡間に瘀滞が多いので鶏内金で経絡の瘀滞をも化す。

三診：4剤連服すると灼熱も咳嗽も7～8割よくなり，脈も6至に緩和した。これは補気が有効である証拠なので，原方にやや加減して数剤を多服すれば根治し得る。

処方：生山薬1両　野台参3銭　枸杞子6銭　玄参5銭　生地黄5銭　甘草2銭　天門冬5銭　山茱萸5銭　生白芍3銭　貝母3銭　生遠志2銭　生鶏内金（黄色いものを搗く）1.5銭

合わせて大碗1杯に煎じて温服する。

効果：5剤を連服すると灼熱も咳嗽も消失し，脈も正常に戻った。湯

剤をやめ，生山薬細末を煮て茶湯にし新鮮な梨の自然汁を混ぜ，点心〔おやつ〕として服用させて病後の養生にした。

◆ 遺伝性の肺労咳嗽証

天津1区玉山裏に住む18歳になる江蘇浦口出身の陳林生は，幼児期から肺労咳嗽証を患っていた。

病因：御母堂に肺労病があり，さらにさかのぼると外祖母〔母方の祖母〕にもこの病があったので，幼児期から遺伝素因でやはりこの病を患った。

証候：本証は，初期のうちは軽く，暑い時期になると普通と変わらなかったが，風邪をひくとすぐに喘嗽が生じた。治療するとすぐに治り，放っておいても2〜3日で自然に治癒した。10歳を過ぎると次第に重くなり，暑い時期にも喘嗽があり，寒くなると悪化し，服薬で軽減したがすぐに反復した。16〜17歳になると症状は増悪し，何度服薬しても効かなかったが，まだ我慢できていた。民紀19年仲冬〔1930年陰暦11月〕に私が診察するころには，症状は堪えがたいほど悪化し，昼夜小机に突っ伏して喘しかつ咳嗽し，痰をひっきりなしに吐いても竭きず，どんな中薬を服用しても少しも効かなかった。ただ毎日西洋医に注射を1本射ってもらうと，咳喘は止まらなかったが当日はなんとか過ごせた。脈は左右ともに弦細，関前は微浮で両尺は重按無根である。

診断：これらの症状は，肺の気化が通暢できないために，気管支に容易に痰がつまり，暑い時期には肺胞が弛緩するので症状がやや軽減するが，寒くなると肺胞が緊縮して症状が増悪するのである。肺中の気化を培養〔育成〕して闔闢〔開閉〕を強化し，さらに肺中の気管支を疏瀹〔塞がったものを通して流れをよくする〕し滞りなく宣通するのが，この病を治療する正規のやり方である。本証では両尺の脈が無根で，肺中だけでなく肝腎にも病があり，病因も遺伝性があるために，一度に治せないので，数段階に分けて治療するとよい。

処方：生山薬1両　枸杞子1両　天花粉3銭　天門冬3銭　生白芍3

銭　三七（細かく搗く）2銭　射干3銭　杏仁（皮を除く）2銭　五味子（搗き砕く）2銭　葶藶子（微かに炒する）2銭　細辛1銭

　11味の薬のうち，はじめの10味を大碗1杯に煎じた湯で三七末1銭を服用し，残渣を再煎して三七末の残り1銭を服用する。

　方解：方中の三七は，肺中の気が窒塞すれば肺中の血もこれに随って凝滞するため，血の妄行を止める聖薬でなおかつ瘀血を流通する聖薬でもある三七を，初回の薬中に加えた。五味子を必ず搗き砕くのは，五味子の外皮は酸に偏り，核中の仁には頗る辛味があるので，酸辛相済けて収斂かつ開通するからである。五味子はそのまま湯剤に入れて煎じるともっぱら酸斂にはたらき，服用後に満悶することがあるが，搗き砕くと乾姜を併用するまでもなく（小青竜湯中には五味子と乾姜を併用するが，徐霊胎は乾姜の辛味で五味子の酸味を調えると述べる），服用後に満悶する弊害はなくなる。

　再診：4剤を連服すると，咳喘ともに3分の2は軽減し，2～3時間横になって眠れた。脈は関前が浮でなく至数は少し減ったが，両尺は無根のようなので，さらに納気帰腎の方をつくった。

　処方：生山薬1両　枸杞子1両　野台参3銭　生代赭石（細かく挽く）6銭　生地黄6銭　生鶏内金（黄色いものを搗く）1.5銭　山茱萸4銭　天花粉4銭　天門冬3銭　牛蒡子（搗き砕く）3銭　射干2銭

　合わせて大碗1杯の煎湯にして温服する。

　方解：人参は薬性が補で微かに昇性があるが，代赭石と併用すると補益の力が湧泉に直達する。咳喘が激しいときは衝気・胃気がこれに伴って上逆するが，代赭石は降胃鎮衝の要薬でもある。方中の鶏内金は，希塩酸を含有するので気管支中の瘀滞を化して閉塞を開くとともに，人参の補力を運化して満悶を起こさない。

　三診：5剤連服すると咳喘は消失したが，脈はなお5至を越え，動くとまだわずかに喘を覚えた。これは下焦の陰分がまだ充足しておらず，陽分と相互に連繋できないからである。真陰を峻補すべきで，陰分が充足すればおのずと陽分と連繋でき，呼吸が上奔しない。

処方：生山薬1両　枸杞子1両　熟地黄1両　山茱萸4銭　玄参4銭　生遠志1.5銭　北沙参〔浜防風〕4銭　懐牛膝3銭　茯苓片2銭　紫蘇子（炒して搗く）2銭　牛蒡子（搗き砕く）2銭　生鶏内金1.5銭

合わせて大碗1杯に煎じ温服する。

方解：諸家の本草書にはいずれも「遠志は味が苦で，補腎する」とあるが，私が嚼服すると酸味が強いうえに明礬味を含むように感じた。後に西洋の薬理学書を読むと，「リンゴ酸を含みかつ軽い催吐薬になる（末を2銭服用すればすぐに嘔吐を生じる）」と記されているので，明礬味を含むと理解できた。酸味かつ明礬味を含むので，肺中に多量の津液を生じて凝痰を化し，理肺の要薬であるとわかる。これは本来肺腎同治の剤なので，肺腎双理の薬を用いるべきである。

効果：8剤を連服すると，歩いても動いても喘を生じなくなり，脈の至数は正常に戻った。そこで湯薬の服用をやめ，毎日生山薬細末を水で煮て茶粥をつくり生の梨自然汁を混ぜ，点心代わりに服用させ病後の養生とした。

◆ 肺労痰喘

天津1区に住み商売をしていた34歳になる徐益林は，肺労痰喘証になった。

病因：20歳のときに競歩遊びで頑張りすぎて肺を傷って喘が生じ，冬になるとさらに咳嗽が出てきた。

証候：平素は喘証ではあるが安静にしていれば何ともなかった。冬になり寒風が急に吹き始めるころ，外出時に風に当たって急に咳嗽が生じた。咳嗽は止まらずに喘も発生し，咳嗽と喘が合併してひどくなり，しばしば医者に頼んで服薬したが治癒せず，夜間は横臥できない。脈は左が弦細で硬，右は濡で沈を兼ね，至数は正常である。

診断：気血両虧(きけつりょうき)に停飲の証を合併している。左脈の弦細は気虚で，弦細に硬を兼ねるのは肝血虚・津液不足である。右脈の濡は湿痰留飲で，濡(なん)に沈を兼ねるのは中焦の気化にも不足があるからである。喘してかつ

嗽があるのは，痰飲が上溢するためである。小青竜湯に滋補の薬を加えて治療した。

処方：生山薬1両　当帰身4銭　天門冬4銭　麦門冬4銭　生白芍3銭　清半夏3銭　桂枝尖2.5銭　五味子（搗き砕く）2銭　杏仁（皮を除く）2銭　乾姜1.5銭　細辛1銭　甘草1.5銭　生姜3片

合わせて大碗1杯に煎じ温飲する。

方解：小青竜湯を用いる場合，喘があれば麻黄を除いて杏仁を加えるのが定石である。外感の熱があればさらに生石膏を加えるべきであるが，本証では外感の熱がないので，ただ麦門冬・天門冬を加えて乾姜と桂枝の熱を解する。

再診：1剤を服用すると喘はすぐに消失し，さらに2剤を服用すると咳嗽も大半癒えて，右脈は沈ではなくなりやや有力になったが，左脈はまだ弦硬に近いので，健胃・養肺・滋生血脈の薬物を処方した。

処方：生山薬1両　生百合5銭　枸杞子5銭　天門冬5銭　当帰身3銭　紫蘇子（炒して搗く）1.5銭　川貝母3銭　白朮（炒す）3銭　生薏苡仁（搗き砕く）3銭　生遠志2銭　生鶏内金（黄色いものを搗く）1.5銭　甘草1.5銭

合わせて大碗1杯に煎じ温服する。

効果：4剤を連服すると，咳嗽はすっかり消失し，脈も調和し正常になった。

◆ 肺労喘咳

天津の新旅社理事で34歳になる羅金波が，肺労喘嗽病になった。

病因：数年前に，肺に風邪を受けて咳嗽を発症したが治療に失敗し，症状はひとまず癒えたが，風邪が肺中に錮閉されたまま去らず肺労喘嗽証になった。

証候：症状は温暖なときには非常に軽く，たまたま喘嗽を生じても半日ですぐに消失したが，冬になると喘嗽が連綿と続き必ず天気が暖かくなってはじめて次第に癒えた。脈は左が弦硬，右は濡滑で，両尺は重按

無根である。

診断：風邪が肺中に長期に錮閉され肺を傷って肺中の気管を滞塞し，温暖なときは筋肉が弛緩し気管も弛緩するので呼吸はなお円滑であるが，寒冷時には筋肉が緊縮し気管も緊縮するので，ついに呼気は容易で吸気が難しい喘が発生し，さらに痰が壅滞するために嗽を生じた。左脈の弦硬は肝腎の陰液不足で，右脈の濡滑は肺胃中に充溢する痰による。両尺が重按にたえないのは下焦の気化の虚損で，固摂できないので上焦の喘嗽がますます増悪する。本証の治療には，まず肺を宣通して鬱した気管を開き，ついで滋陰培気・肺腎双補の剤で病根を除去すべきである。

処方：麻黄1.5銭　天門冬3銭　天花粉3銭　牛蒡子（搗き砕く）3銭　杏仁（皮を除いて搗き砕く）2銭　甘草1.5銭　紫蘇子（炒して搗く）2銭　生遠志（心を去る）2銭　生麦芽2銭　生芍薬2銭　細辛1銭

合わせて大碗1杯の煎湯にして温服する。

再診：2剤を煎服すると喘嗽ともに癒えたが，労働すると微喘が生じた。脈は左がまだ弦硬で，右は濡でこれまでの滑はないが，両尺はなお虚である。症状はすでに去ったが正気がまだ回復していないので，さらに培養〔育成〕の剤で根本的な治法をはかる。

処方：野台参3銭　生代赭石（細かく挽く）8銭　生山薬1両　熟地黄1両　生地黄1両　茯苓2銭　枸杞子6銭　天門冬6銭　山茱萸5銭　紫蘇子（炒して搗く）3銭　牛蒡子（搗き砕く）3銭

合わせて大碗1杯に煎じ温服する。

方解：人参は補気の主薬であるが，上昇の力を兼具する。喩嘉言は「気虚で上脱しそうな場合に，これだけを用いると逆に気が高じて返らないので，喘逆の証には人参を軽用してはならない」と述べるが，大量の代赭石で人参を引いて下行させると，一転して納気帰腎し下焦の気化を壮旺にして固摂する。本方中で人参・代赭石を併用するのは，肺気を引いて帰腎したいだけでなく，両尺の脈が虚なので下焦の気化を培補したいからである。

効果：10余剤を連服すると，労働しても喘を生じなくなった。脈は

左右ともに調和して病的なところがなく，両尺は重按しても虚がないので，代赭石を2銭に削減し多服させて病後の養生にした。

◆ 肺労喘嗽兼不寐証

天津1区の竹遠裏の50歳近くになる于姓の老女は，痰のある咳嗽と微喘があり，さらに不眠症に悩んでいた。

病因：夜間眠れないため心中に常に熱感を覚え，熱が長期にわたって肺を傷り痰の多い咳嗽と微喘が生じる。

証候：以前から夜間不眠で，明け方になってようやく少しまどろむことができた。その後咳嗽が止まらず痰が壅盛し，さらに喘が生じて安臥できず，明け方になっても眠れなくなった。そのため心中の熱感がますます激しくなり，食欲がなく大便は乾燥して4〜5日に1回になり，20日間で困憊し，しばしば服薬しても効かなかった。脈は左が弦かつ無力，右は滑で無力で，5至を越える数である。

診断：真陰が虧損し心腎が相済できないので眠れず，長引いて心血が耗散し心火がさらに容易に妄動して肺金を上鑠して，痰を伴った咳嗽と喘が生じる。本証の治療には大滋真陰を主にすべきで，真陰が足りれば心腎が自然に相交し，水が火を済けるので火は妄動しない。真陰が足りれば自ずと納気帰根し，気息が下達して呼吸が調う。さらに肺腎は母子関係の臓であり相互に連属するので，子が虚せば母に損傷をあたえ，子が実すれば母に有益である。真陰が充足すると，肺金が心火の鑠耗を受けないだけでなくさらに子臓の腎陰による津液の滋潤を受けるので，肺金が正常に清粛下行して痰と咳嗽は治療しなくても癒え，清火潤肺・化痰寧嗽の薬物で助けるとさらにすばやく奏効する。

処方：沙参1両　枸杞子1両　玄参6銭　天門冬6銭　生代赭石（細かく挽く）5銭　甘草2銭　生白芍3銭　川貝母3銭　牛蒡子（搗き砕く）1銭　生麦芽3銭　酸棗仁（炒して搗く）3銭　射干2銭

合わせて大碗1杯に煎じて温服する。

再診：6剤を連服すると，咳・喘・痰が8割方軽減し心中に熱感がな

くなり，食欲が戻って夜間数時間眠れ，大便も乾燥しなくなった。脈の至数は正常に戻ったが，六部を重按するとなお実せず，左脈にはまだ弦があった。なお真陰を峻補して病根を除く，いわゆる「上の病には諸々下を取る」方法にした。

処方：生山薬1両　枸杞子1両　沙参8銭　生地黄6銭　熟地黄6銭　甘草2銭　生代赭石（細かく挽く）6銭　山茱萸4銭　生白芍3銭　生麦芽3銭　生鶏内金（黄色いものを搗く）1.5銭

合わせて大碗1杯の煎湯にし温服する。

効果：2剤を連服すると諸症状がすべて消失したので，珠玉二宝粥〔生山薬2両・生薏苡仁2両・柿霜餅8銭〕を点心〔おやつ〕として服用させて病後の養生にした。

問い：二方に用いた薬物で，滋陰潤肺・清火理痰・止嗽の薬物はだれでも納得できるが，二方中に代赭石・麦芽を用いさらに生用するのは，なぜか？　**答え**：胃は中焦に位置し飲食を伝送する働きを担うので，胃中の気が息息と下行するのが正常である。気が息息と下行すれば衝気の上衝は阻まれ胆火は下降し大便も規則的に下通し，痰の壅滞・咳嗽・喘逆もこれによって次第に軽減する。降胃の薬物としては代赭石が最も優れるが，代赭石は鉄と酸素の化合物で，煅くと鉄と酸素が分離して劣化するので，二方に用いた代赭石は必ず生代赭石を使用する。麦芽は炒用すると消食に働き，生用すると肝気の昇達に働く。人身の気化は左昇右降で，代赭石で降胃ばかりすると重墜下行の力が肝気の上昇を阻害することがあるので，方中の代赭石で降胃し，麦芽で昇肝すれば，自然の気化にしたがって正常な左昇右降に戻る。

◆ 肺病咳嗽吐血

塩山出身で天津1区に住んで商売をしている26歳の張耀華は，肺病になり咳嗽吐血が生じた。

病因：商売で心労が重ったうえに新婚で養生に失敗し，ついに労嗽を患った。その後推拿〔中国式按摩〕を2日間受けたところ，咳嗽は少し

も軽減せずに逆に吐血の証が加わった。

証候：続けざまに咳嗽してから吐血し，痰中に血が混じるか血液だけを吐き，あるいは咳嗽に喘を兼ねた。夜間は横臥できず心中に熱感があり，食欲が減退して大便が乾燥し小便は濃くて出にくかった。脈拍は5至以上で，左脈は弦で無力，右脈は浮取で有力のようだが尺部は重按すると急に無力になった。

処方：生山薬1両　党参3銭　生代赭石（細かく挽く）6銭　生地黄6銭　玄参6銭　三七（細かく挽く）2銭　天門冬5銭　山茱萸5銭　生白芍4銭　射干3銭　甘草2銭

合計11味のうちはじめの10味を大碗1杯に煎じた湯で三七末の半分を服用し，煎じ滓を再煎した湯で残りの半分を服用する。

再診：2剤を服用すると血を吐かなくなり，さらに2剤を服用すると咳嗽・喘も大いに軽減し，大小便が普通に出るようになり，脈に根が出てこれまでの浮弦ではなくなった。そこで原方に少し加減をして再服させた。

処方：生山薬1両　党参3銭　生代赭石（細かく挽く）6銭　生地黄6銭　枸杞子6銭　三七（細かく挽く）1.5銭　山茱萸5銭　沙参5銭　生白芍3銭　射干2銭　甘草2銭

合計11味のうち，はじめの10味を大碗1杯に煎じた湯で三七末の半分を服用し，残渣を再煎した湯で残りの半分を服用する。

効果：5剤を連服すると症状はすべて消失し，脈が正常に回復したが尺部を重按するとまだ実ではない。そこで方中に熟地黄5銭を加え，数剤を再服させて病後の養生にした。

◆ 肺病の咳吐膿血

天津・估衣街の文竹斎社長で32歳になる葉鳳桐は，肺病を患い咳吐膿血が生じた。

病因：発病する前の数カ月は心中に常に熱感があり，次第に肺病になった。

証候：最初に熱感を覚えたときに，何度も涼薬を服用したが熱が退かず，大便は乾燥し小便は少量で濃かった。後に次第に咳嗽が生じ，ついで痰中に血を帯び，その後痰と血が混じり合いさらに膿血が混じるようになった。脈は左が弦長，右は洪長で，左右とも重按するときわめて実である。

診断：伏気が化熱し陽明の腑に竄入（ざんにゅう）したのである。医者は病因がわからず，心中の熱感をみて甘寒滞膩の薬物を多用し，熱を稽留させ出路を閉ざした。長期化して肺を上燻し肺結核になったのが咳嗽の原因で，結核が潰爛してついに膿血を吐したので，必ずまず胃腑の熱を清し，再び上昇して肺を燻じないようにすれば肺病は治癒する。ただし，この熱は伏気が化した熱であるから，軽剤では除去できないので，まず外感実熱の剤を投与すべきである。

処方：生石膏（細かく搗く）1.5両　党参3銭　生山薬6銭　天花粉6銭　金銀花4銭　鮮蘆根4銭　川貝母3銭　連翹2銭　甘草2銭　三七（細かく搗く）2銭

合計10味のうち，はじめの9味を大碗1杯に煎じた湯で三七末1銭を服用し，残渣を再煎した湯で三七の残り1銭を服用する。

方解：本方は白虎加人参湯の方意に倣（なら）い加減した。方中の知母を天花粉に，粳米を生山薬に代えているが，方意は白虎加人参湯と変わりはなく，胃腑に長期に積した実熱を清する。さらに金銀花・三七を加えて解毒し，蘆根・連翹で引いて上行させ，肺胃双理の方剤である。

再診：3剤を連服すると膿血を吐かなくなり，咳嗽は少しおさまり，大便の乾燥と小便が濃く少ないのもなくなった。ただ心中にはまだ熱感があり，脈もなお有力であるので，さらに清肺瀉熱の方剤を投与した。

処方：天花粉8銭　北沙参〔浜防風〕5銭　玄参5銭　鮮蘆根4銭　川貝母3銭　牛蒡子（搗き砕く）3銭　五味子（細かく搗く）2銭　射干2銭　甘草（細かく挽く）2銭

合計9味の薬の，はじめの8味を大碗1杯に煎じた湯で甘草末1銭を服用し，残り滓を再煎した湯で残りの1銭を服用する。方中の五味子は

必ず搗き砕いて煎じないと，満悶を生じることが多い。方中の甘草は紅色でも黄色でも構わないが，挽いて細かくならなくても絶対に鍋で炮じてはならない。炮じるとすぐに薬性が変化して方中に甘草を用いる意味がない。この薬を用いる際には，自らの監視のもとで挽くか，はじめに挽いた末を篩にかけて取ってもよい。

効果：5剤を連服すると諸症状は消失したが，心中に熱感があるときは，脈がいつもより有力である。病後の養生のために，生山薬を細かく挽いて毎回7～8銭あるいは1両ほどを茶湯で煮て離中丹を1～1.5銭（自分で加減させる）服用させ，点心として用いた。その後この方を2カ月服用すると，脈がようやく平常に回復し心中にも熱感がなくなった。離中丹〔生石膏細末2両・甘草細末6銭・朱砂末1.5銭〕は私が創製した方で，益元散〔金元四大家の一人，劉完素（河間）の《宣明論方》にある〕の滑石を石膏に代えたものである。滑石は湿熱に，石膏は燥熱によい。北方の地では熱は燥を兼ねることが多いので，益元散を変えて離中丹とし，上焦の実熱に用いており迅速に効く。

問い：伏気化熱は本来温病を生じ，外感をうけてすぐには発病しないが，急に温病になる。本証では伏気が化した熱が，どうして温病にならずに肺病を生じたのか？　**答え**：侵入した伏気は三焦脂膜中に伏在するが，伏気に多少があり，多ければ化した熱は重く，少なければ化した熱は軽い。化した熱が重ければすぐに温病になり，化した熱が軽ければ三焦脂膜を循行して各臓腑に竄入する。私は50年間の臨床で子細に経験し肝胆に竄入すれば目を，腸中に竄入すれば下痢を，腎中に竄入すれば虚労を病み，肺中に竄入すれば咳嗽を生じ長期にわたると肺病を引き起こし，本証のように胃中に竄入すると吐衄を生じ，熱が肺を上燻すると肺病を生じることを知った。本証で心中にはじめに熱感を覚えたときに，伏気が化熱して胃に入ったことに医者が気づかず一般的な涼薬で治療したので効かなかったが，白虎加人参湯を投与していればすぐに効いたであろう。白虎湯ではなく白虎加人参湯を用いるのは，本証はすでに数カ月を経過し慢性化しているので気化に虚損があり，人参と石膏を併用し

なければ深陷した熱邪を托して外出できないからである。

◆ 肺病咳吐痰血

　天津の河東にある永和材木店の支店長で30歳余りの喬邦平が，咳吐痰血証になった。

　病因：以前にたまたま肺に風邪を受け，服用した薬が不適切であったため咳嗽を患い，慢性化して咳血を生じた。

　証候：すでに1年近く咳嗽が続き，服薬するとかえって次第に増悪し，痰中に血が混じるようになった。その後時に嘔血したが，まだひどく吐くことはなかった。心中に常に熱感があり，大便は常に燥結したが，幸いに食欲がまだあり，身体も羸弱（るいじゃく）していない。脈は左が和平に近いが，右の寸関が滑実である。

　診断：症状と脈から考えると，以前の外感の熱が長期に肺胃に留まり，金畏火刑（きんいかけい）で長期の熱邪によって肺金が傷られて咳嗽が生じ，胃腑では長期の熱邪によって胃壁の膜が腐爛し血管に波及して嘔血を引き起こしたものである。大便の燥結は，熱邪が腸中に下輸するとともに，熱邪によって胃気が上逆し伝送が失調したからである。本証の治療には，肺胃の清熱を主にし養肺降胃の薬物で助けるのがよい。

　処方：生石膏細末2両　粉甘草細末6銭　鏡面朱砂細末2銭
　混ぜ合わせて毎回1銭5分ずつ服用する。

　又方：生山薬1両　生代赭石（細かく挽く）8銭　天門冬6銭　玄参5銭　沙参5銭　天花粉5銭　生白芍4銭　川貝母3銭　射干2銭　児茶2銭　甘草1.5銭　三七（細かく挽く）2銭

　合計12味のはじめの11味を煎じた湯で三七1銭を服用し，渣を再煎して残りの三七1銭を服用する。

　毎日午前10時に散薬を1回服用し，就寝前にさらに1回服用し，湯薬は夜間にはじめの1回を煎服し，翌朝2番煎じを服用する。

　効果：3日服薬すると，咳血・吐血いずれも消えた。咳嗽は変わらないので，原方から沙参を除き生百合5銭・米殻〔罌粟殻（おうぞくかく）〕1.5銭を加え

てさらに4剤を服用させると，咳嗽は消失し熱感がなくなり大便の燥結がなくなった。散薬は午前中1回だけの服用にし，湯薬中の代赭石を半減してさらに数剤服用させ，病後の養生をした。

【第六期第1巻】

気病門

◆ 大気下陥兼小便不禁

　35歳になる陳禹延は，天津の東四里沽人〔沽は天津の別称〕で，天津で商売をしていたが，孟冬〔陰暦10月〕に大気下陥兼小便不禁証になった。

　病因：生来病弱で呼吸の気が上達しない感じがよくあるので，何度も診察を求めてきたが，私が創製した昇陥湯を服用させると軽快した。その後，遠方に出て働きすぎたうえに身体を冷やして急に激しく再発し，大気下陥だけでなく小便不禁になった。

　証候：胸中の気が一息ごとに下墜するように感じ，努力して息を吐いても気が上達しにくく，下墜した気が少腹〔下腹部〕までくると小便を我慢できなくなり，さらに下焦がひどく冷え，肢体に力が入らず，脈は左右いずれも沈濡で，とりわけ右の寸関に顕著である。

　診断：重度の胸中大気下陥である。胸中の大気は一名宗気といい，《内経》では「胸中に積し，もって心脈を貫き，呼吸を行らす」という。心肺はいずれも膈上にあり，周囲を大気が包みこんで支えあげ，心血の循環と肺気の呼吸は大気が主る。大気下陥証では大気が虚して下陥し，心血を循環させる力がなくなって，脈が沈濡で遅になり，肺気の呼吸が停止しかけているので，努力して息を吐き出そうとしても上達しにくい。これだけでなく，大気は膈上にあるが実際には全身を斡旋し三焦を統摂しており，下陥して地位を失い無力になると，全身を斡旋できないので肢体がだるく力が入らず，三焦を統摂できないので，小便を我慢できず

に失禁してしまう。下焦の冷えが甚だしいのは，体外から受けた寒涼が大気下陥とともに下焦に至るからである。本証はきわめて危険な状態にあるので，下陥した大気を引き上げて本来の位置に戻すために大量の剤を用い，さらに下焦を暖める薬を併用して寒涼を除くべきである。

処方：野台参5銭　烏附子4銭　生山薬1両

茶碗1杯の湯に煎じ，温服する。これを第一方とする。

処方：生黄耆1両　生山薬1両　白朮（炒）4銭　山茱萸4銭　萆薢2銭　升麻1.5銭　柴胡1.5銭

合わせて大碗1杯に煎じて温服する。これを第二方とする。

まず第一方を服用し，その後1時間半たってから第二方を服用する。

効果：薬を用法どおりにそれぞれ2剤服用すると，下焦の冷えと小便不禁は消失したが，呼吸にまだ気分不足を感じ，肢体の重だるい感じはなくなったがまだ力が入らなかった。そこで第二方のみを用い，方中の柴胡を除いて桂枝尖を1銭半加え，数剤を連服させると呼吸が順調になった。さらに方中の升麻・桂枝をいずれも1銭に改め，5剤服用させると身体はふだんのように健康になったので，服薬をやめた。

問い：この二方は相前後して服用し，間隔を長くあけるわけではないが，二方を一方にまとめると都合が悪いのか？　**答え**：下焦を温暖する薬を効かせたければ，すみやかに下行させたほうがよく，昇げる薬を用いて昇提しないほうがいい。二方を併せて一方にすると，附子と升麻・柴胡を併用することになり，上焦に必ず煩躁を生じ，下焦の寒涼はかえって除去できない。先に第一方を服用すると，人参の助けを得て附子の熱力の布達が最も速くなるので，間隔を長くあけなくても下焦の寒涼は大半がなくなる。さらに人参・附子・山薬を併用すれば下焦の気化を強固に維持することができ，小便不禁も収摂できる。このとき下焦では，人参・附子・山薬の培養〔育成〕を受けてすでに一陽が来復し，徐々に上昇の兆しが生じている。下陥した大気はこれだけでは上昇しないが，すでに上昇の基礎はできている。そこで続けて第二方を服用し，黄耆と升麻・柴胡を併用すると，昇提の力がきわめて強いので，この力を借り

て下陥した大気を昇提できる。高山に登ろうとする人を押し上げたり引っ張り上げたりすれば，たとえ手足がひ弱でも難なく頂上に登れるようなものである。なお，1時間のうちに附子の熱力は下焦で融化しているので，升麻・柴胡の昇提を受けても上昇して煩躁を起こすことはない。以上のように，二方を併せることができない理由，および二方を前後続けて服用する利点は明らかであろう。

　問い：萆薢の性質について，《名医別録》に「失溺を治す」とあるのは縮小便〔小便を少なくすること〕の意味で，甄権〔隋唐の医家〕が「腎間膀胱宿水を治す」といったのは小便を利すことである。第二方中では明らかに萆薢を用いて小便不禁を治そうとしており，《名医別録》の説に従っているが，甄権の説には従えないのか？　答え：二書が論じる萆薢の性質は正反対であり，私が《名医別録》に従い甄権に従わないのは，実地に験してきたからである。以前，小便不通証を治療したことがあり，その患者の淋疼〔炎症による排尿困難と排尿痛〕に対し医者が萆薢分清飲を2剤投与したところ，小便がついにポタポタとしか出なくなってしまった。10日後私が頼まれて診察したが，すでに死の床が用意してあり，気息奄奄の状態でまったく意識がなく，脈は糸のように細く，1息9至であった。私は病人の家族に「この証は小便が通じていないが，今夜はまだ大丈夫である。もし小便が通じればすぐにも危うい」といった。病人の家族は再三にわたって懇願し「小便が通じるならたとえ危険があっても，決して先生を怨んだりしません」と言うので，やむを得ず大滋真陰に少し利小便の薬を佐として処方した。薬を口にそそぎ入れると間もなく小便が通下したが，果して予想どおりすぐに脱〔ショック状態〕になった。このことから，萆薢の働きはやはり縮小便であり，決して利小便ではないことがよく理解できる。また，薬局にある萆薢はよく偽って土茯苓を充てており，土茯苓の効能は利小便であるから，萆薢が本物でない恐れがあれば，方中に萆薢を用いなくてもよい。それにしても，薬方の名がすばらしくても薬が拙劣である場合は医者が誤ることが多く，萆薢分清飲がこれである。萆薢分清飲は，萆薢が縮小

便するだけでなく，益智仁の渋と烏薬の温が小便を不利にする。かつて，水腫に用いて水腫がかえって悪化したり，淋証に使用して痛みが悪化したものをみたことがあり，このような処方は厳しく排斥すべきで，方書に再び記載しないようにして，医学の障害になる兆しを除かなければならない。

　問い：人身の血は，気に随って運行するので，心血の循環は大気が主るというのは理にかなっているが，肺の呼吸に関しては，西洋医学の実験で延髄が関係することが明らかである。《内経》では呼吸もやはり大気が関係するということを遵守するなら，西洋医学の実験はやはり頼るに足りないのか？　答え：西洋医学の実験は信頼に足るが，《内経》が論ずるところも確かに信じ得る。蒸気機関車にたとえると，延髄は車輪で，大気は水火の蒸気であり，車輪がなければ機関車は動くことができないが，水火の蒸気がなくても機関車は動けない。《易》は「形而上はこれを道と謂い，形而下はこれを気〔《易》の繋辞伝では「器」である〕と謂う」という。西洋医学は形而下に重点を置くので，すべて実際に目でみようとするが，中医学は形而上に重点を置くのでみえているものからみえないものを推察することが多い。《内経》は「上気足らざれば，脳これがために満せず，耳これがために苦鳴し，頭これがために傾き，目これがために眩む」というが，上気はすなわち胸中の大気である。《内経》のこの文を詳しく分析すると，脳は大気が斡旋する領分にあって，しかも延髄は脳と連続しているのだから，延髄だけが大気が斡旋する領分にないといえるだろうか？　このように延髄が呼吸を司る原動力はやはり大気であることがわかる。《内経》と西洋医学は本来相反するものではなく，医学の進歩を望むならば中医学と西洋医学に広く通じ，科学の先導によって哲学をはじめ，哲学の助けによって科学を窮め，臨機応変に考えを一心に行らせば，自ずと医学の頂上を極めることができる。

◆ 大気下陥

　山東恩県人の32歳になる李登高は，天津河東瑞安街に住み人力車を引く仕事をし，大気下陥証になった。

　病因：空腹なのに食事をする暇がなく，空腹のまま7～8里〔3.5～4キロメートル〕走り回りついにこの病になった。

　証候：息切れがし，心中に熱感があり，食欲がなく，肢体が重だるくて力が入らず，少しでも動くとすぐに気短〔息切れ〕して呼吸がしにくかった。脈は左が弦で硬を兼ね，右は寸関いずれも沈で無力である。

　診断：胸中大気下陥で，肝胆に鬱熱がある。胸中の大気は後天の宗気で，先天の元気に代わって全身を主持するが，必ず水穀の気がこれを養わなければならない。本証では空腹を我慢して働きすぎたために大気が下陥した。右脈の寸関の沈無力がその明らかな証拠である。家族全員の生活すべてが彼一人の労働に頼っており，気陥して働けなくなるとすぐに食べられなくなることが心配で，肝胆が鬱し相火が急激に大量に蘊結した。左脈が弦で硬を兼ねるのが明らかな証拠である。私が創製した昇陥湯を用いて胸中の大気を昇補し，涼潤薬で肝胆の熱を清するとよい。

　処方：生黄耆8銭　知母5銭　桔梗2銭　柴胡2銭　升麻1銭半　生白芍5銭　竜胆草2銭

　効果：薬を2剤連服すると，諸症状は瞬く間に消失した。

◆ 大気下陥身冷

　天津東門裏の東箭道に住む40歳になる宋氏婦人が，仲夏〔陰暦5月〕に大気下陥し全身が冷える証になった。

　病因：生来身体が弱く，よく気分不足を自覚していたのに，たまたま力をふりしぼって重い物を運んだことが原因で，ついに呼吸短気〔息切れ〕して全身が冷えた。

　証候：呼吸時呼気が上達しない感じが多く，暑熱の時候にもかかわらず，前袷（まえあわせ）の長い服を着ていてもまだ寒がった。午前中はまだ軽かった

が，午後になると次第に激しくなり，必ず努力してやっと呼吸できる状態で，外套を着込んでもまだ寒さに震え，少ししか食べないのに消化できなかった。脈は関前が沈細で無力，関後は多少力があるがやはり沈で，1息4至に足りない。

診断：上焦で心肺の陽が虚損し，胸中大気下陥を兼ねる。心肺陽虚のために，全身に悪寒があり食べた物を消化できず，胸中大気下陥のために，呼吸短気がある。午前中は気化が上昇するので症状が軽く，午後は気化が下降するので症状が激しくなる。回陽昇陥湯（方は前三期合編第4巻）に党参を加えて強力に補助する。

処方：生黄耆8銭　野台党参4銭　乾姜4銭　当帰身4銭　桂枝尖3銭　甘草2銭

合わせて大碗1杯の湯に煎じ温服する。

効果：薬を3剤連服すると呼吸が楽になり，短気のときに全身が冷えることもなかったが，夜間睡眠時はやはり厚着して覆う必要があった。飲食は消化できるようになり，脈象も大いに好転した。原方から党参を除き，乾姜・桂枝をいずれも2銭に改めさらに山薬8銭を加え，数剤を服用させて病後の養生をした。

説明：心は君火で全身の熱力の命運を司る。肺は心と同じく膈上に居して相互につながっており，血脈の循環も一息一息相通じているので，心と相互に助け合い同じく上焦の陽気を主る。この陽気は上焦にあるが，じつは中天に輝く太陽が地上を照らすように熱力が中焦に浸透し，胃中の飲食を腐熟させ，さらに下焦に浸透して命門の相火を旺盛にする。内は臓腑を温め外は全身を暖めるのは，じつはこの陽気が散布護衛宣通するからである。ただし，心と肺はいずれも胸中にあって大気が包み込んで支えあげており，この陽気の散布護衛宣通する原動力もじつは大気に頼っている。この証は心肺の陽にもともと虚があり，それまで大気の保護を受けて支えられていたのが，大気が下陥し保護を失ったために，虚寒の症状がにわかに露呈したのである。処方は胸中の大気の昇補を主とし，心肺の陽の培養〔育成〕を輔としたが，病と薬が細部までぴったり

合ったので，服用するとすぐに奏効した。

◆ 大気下陥兼消食

26歳の李景文は北平大学の学生で，大気下陥兼消食証になった。

病因：2年前からよく呼吸短気を覚えたが，はじめは気に留めていなかった。ついで学内の授業で頭を使いすぎて短気がますます激しくなり，さらに食欲が増して食べる量が倍増し，消食の証〔過食症〕になった。

証候：呼吸時に吸気はやや楽であったが呼気には努力を要し，夜間寝入って1時間ほどすると，気が上達しない感じがして服を羽織って起坐せねばならず，しばらくして呼吸が少し楽になるとようやく再び眠りにつけた。1日に4回食事しても空腹がおさまらず，空腹時に急いで食べないとすぐに怔忡（せいちゅう）〔動悸，落ち着かず不安感を伴うことが多い〕を覚えた。さらに心中が常に熱っぽく，大便は乾燥し小便は濃く少量，脈は浮分が無力，沈分がやや実で，至数はやや遅である。

診断：胸中大気下陥で同時に伏気化熱があるので消食証になった。大気下陥のために，脈の浮分が無力，伏気化熱のために沈分がやや実である。伏気化熱があるのに脈が逆にやや遅なのは，大気下陥では本来遅脈が多いからである。胃中に熱があると食べ物を消化するのが早いが，大気下陥のために胃気が非常に速く下降するときも大食になる。今，大気下陥だけでなく，兼ねて伏気化熱が胃中に侵入しているので，1日に4回食事をしてもまだ腹が空く。胸中の大気を昇補し，寒涼の品で伏気化熱を清すれば，短気と消食はどちらも難なく癒える。

処方：生黄耆6銭　生石膏（細かく搗く）1両　天花粉5銭　知母5銭　玄参4銭　升麻1.5銭　柴胡1.5銭　甘草1.5銭

合わせて大碗1杯の湯に煎じ，温服する。

再診：薬を4剤連服すると，短気は大半癒え発熱と消食もかなり治癒したので，原方をやや加減して再服させた。

処方：生黄耆6銭　天花粉6銭　知母6銭　玄参6銭　山茱萸3銭　升麻1.5銭　柴胡1.5銭　甘草1.5銭

合わせて大碗1杯の湯に煎じ，温服する。

方解：方中に石膏を除いたのは，残存する伏気化熱が多くないからである。石膏を除いたのに天花粉・知母などの涼薬を大量に加えたのは，もともと温補の黄耆による熱を相殺する目的であるが，ここでは同時に伏気が化した余熱を清するためもあって大量に加える。前方の他に山茱萸を加えたのは，大気が四散するのを収斂し，いったん上昇した大気を再び下陥させないためである。さらに，山茱萸は木気を最も濃厚に得ており，酸斂のなかに十分条暢の性質を具えるので，伏気の熱が残っていても使用してかまわない。

効果：この薬を4剤連服させると，病変はついにすっかり癒えた。湯薬の服用を中止し，生黄耆・天花粉の等分の細末を1日に2回3銭ずつ服用させ，病後の養生とした。

問い：脈の遅数は人身の熱力と関係し，熱力が過盛であれば数に，熱力が微弱なら遅になるのが原則である。本証では伏気化熱があるのに，大気が下陥しているので脈は遅であるが，どうして脈の遅数と大気がこのように関係するのか？　**答え**：胸中の大気は宗気とも称し，実際には全身を斡旋する作用があるので大気といい，後天の生命の宗主であるところから宗気ともいう。《内経》では「宗気は胸中に積し，以て心脈を貫き，呼吸を行らす」というが，《内経》の文言を深く考えると，肺葉の開閉も心の拍動も大気が司っていることがわかる。大気が下陥してその機能が失調すると，肺だけでなく心の拍動も影響を受けて脈は遅になる。

◆ 大気下陥兼疝気

38歳になる天津の塩道公署科員の陳邦啓が，大気下陥兼疝気証になった。

病因：はじめは心配しすぎて次第に気分が鬱した感じであった。その後よその土地で執務しあくせく働きすぎて，ついに呼吸すると短気を自覚するようになったが，なお気にとめなかった。続いて疝気〔ヘルニア〕を患い下墜して痛むようになり，ようやく来院した。

証候：呼吸時に気短して上達しがたい感じが多く，労作時にますま

す甚だしかった。夜間横臥して1時間ほど眠ると息苦しくなり，服を羽織って起坐して，しばらくの後に呼吸が楽になってから，再び眠ることができた。ヘルニアが下墜して痛むのは気分と関係があり，呼吸が苦しくなるとヘルニアの下墜痛が必ず強くなった。脈は関前が沈で無力，右に顕著であり，至数はやや遅であった。

診断：脈と証を参考にすると，呼吸の短気・ヘルニアの下墜はいずれも胸中大気下陥による。胸中の大気は，本来後天の生命の宗主（そこで宗気ともいう）で，先天の元気に代わって権力を行使し，全身を斡旋し三焦の気化を統摂する。大気が下陥すると，肺は開閉を調節できなくなって呼吸短気となり，三焦の気化が統摂を失ってヘルニアが生じ下墜する。下陥した大気を昇補して本来の位置に戻せば，呼吸の短気とヘルニアの下墜痛は難なく癒える。

処方：生黄耆6銭　天花粉6銭　当帰3銭　荔枝核3銭　生没薬3銭　生五霊脂3銭　柴胡1.5銭　升麻1.5銭　小茴香（炒して搗く）1銭

合わせて大碗1杯の湯に煎じ，温飲する。

再診：3剤を連服させると短気は大いに改善したが，人と多く対話するとやはり短気を覚えた。ヘルニアはほどなく上昇し，時に下墜することはあっても痛まなくなり，脈象も大いに好転した。この薬は証に合ってはいたが，服薬した効果がまだ不十分なので，原方に少し加減して再服させた。

処方：生黄耆6銭　天花粉6銭　山茱萸4銭　当帰3銭　荔枝核3銭　生没薬3銭　生五霊脂3銭　柴胡1.5銭　升麻1.5銭　砂仁（搗いて砕く）1銭

合わせて大碗1杯に煎じて温服する。

効果：4剤を連服すると，呼吸に短気はなくなったがまだ気分不足を自覚し，ヘルニアも大いに軽減したが完治ではない。そこで，原方の山茱萸を除き柴胡・升麻をいずれも1銭に改め，党参・天門冬各3銭を加え，数剤を多服させて病後の養生をした。

◆ 衝気上衝兼奔豚

　45歳になる張継武は天津の河東吉家胡同に住む商人であるが，衝気上衝兼奔豚証になった。

　病因：初秋のころに赤白痢証を患い，医者が2回大黄で下したところ，痢は癒えたがこの証になった。

　証候：毎晩丑から寅の刻に移るころ〔午前3時ごろ〕になると，気が下焦から熱を挟んで上衝し，中焦にくると熱苦しく心中煩乱し，10数分するとその気が上に出てゲップになり，これとともに熱が消えた。脈は和平に近いが，両尺はやや浮で按じると実ではない。

　診断：痢に対し，大黄を連服して下して下焦の気化を傷った（やぶ）ために，下焦の衝気が腎中の相火を挟んで上衝した。丑寅の交わるころに上衝するのは，陽気が上昇する時刻に相当するからである。張仲景の桂枝加桂湯加減を用いるとよい。

　処方：桂枝尖4銭　生山薬1両　生芡実（搗き砕く）6銭　清半夏（3回水洗する）4銭　生白芍4銭　生竜骨（搗き砕く）4銭　生牡蛎（搗き砕く）4銭　生麦芽3銭　生鶏内金（黄色のものを搗く）2銭　黄柏2銭　甘草2銭

　合わせて大碗1杯の湯に煎じ，温服する。

　効果：薬を煎じて2剤服用すると，症状は大半改善した。ついで，原方の桂枝を3銭に改めさらに山茱萸・甘枸杞子各4銭を加えて3剤連服させるとすっかり癒えた。

　説明：気逆は降すべきで，気鬱は昇げるべきであるが，本証では衝気が相火を挟んで上衝しているので，昇降いずれも施せない。桂枝は一薬で昇降の性質をともに具え，昇げるべき気は昇げ，降すべき気は降し，まことに天性独特のもので不可思議な妙薬である。山薬・芡実は補腎し下焦の気化を収斂する。竜骨・牡蛎も収斂の品であるが，正気を収斂し邪気を留めないので，本証の初期に用いても過度に収斂する恐れはない。この4薬を併用すれば，下焦の気化を培養〔育成〕し鎮安できる。

白芍・黄柏を用いるのは，黄柏は腎中の相火を，白芍は肝中の相火を瀉し，さらに熱性の桂枝に涼性の二薬を配合すれば，涼熱相殺して，はじめて奏効する。麦芽・鶏内金の配合は，諸薬の力を運化するためである。甘草は肝の急を緩め，肝木が衝気を助けて相火を上昇させるないようにする。服薬後に病が大半癒えると，すぐに桂枝を減量し，山茱萸・枸杞子を加えたのは，肝腎を壮旺にしてみずから病根を一掃させるためである。医界の同人で，桂枝のもつ昇降の妙用を疑うものがあれば，前三期合編第2巻の参赭鎮気湯の項で桂枝を単独に用いて治癒した症例をみれば了解できる。

◆ 胃気不降

　大城王家口の40歳近い王祐三夫人は，しばしば嘔吐し，大便が長期間出ない状態が，数年間続いた。

　病因：夫人は生来荒々しい性格で，意にそわないことの多い境遇にあり，次第にこの証になった。

　証候：食後に食べ物が胃中に停滞し，気が上衝して食べ物の下行を阻むような感じがあり，そのために大便が10日も出ないことが多かった。大便が何日も出ないとよく嘔吐するので，しばしば止嘔・通便の薬を服用し，その繰り返しであった。祐三は以前私が腹中の冷積を治癒させたことがあり，ついに夫人を連れて天津に診察を求めてやってきた。脈は左右いずれも弦，右脈は弦かつ長，重按すると非常に実で，至数は平常である。

　診断：弦は肝脈，弦かつ長は衝脈である。弦長の脈が右に現れ，按じて非常に実なのは，胃気上逆の脈でもある。肝・胃・衝の三経の気化すべてが有昇無降になれば，下焦では便秘し，上衝では嘔吐になる。瀉肝・降胃・鎮衝の剤を用いれば，大便は順調になり嘔吐は止む。

　処方：生代赭石（細かく挽く）0.5両　生白芍6銭　柏子仁6銭　生山薬6銭　天門冬6銭　牛膝5銭　当帰4銭　生麦芽3銭　茵蔯2銭　甘草1.5銭

合わせて大碗1杯の湯に煎じ，温服する。

効果：1剤を服薬すると大便がすぐに通下したので，原方にやや加減してまた数剤を服用させると，大便は毎日1回になり，食べても胃中に停滞しなくなって，以後はすっかり癒えた。

問い：麦芽は生用すると肝気を昇げ，茵蔯は青蒿の若芽でやはり昇発の力をもつ。本証の原因は臓腑の気が有昇無降になったことなのに，なぜさらに麦芽と茵蔯を用いたのか？　**答え**：肝は将軍の官で，中に相火を寄し，その性質は最も剛烈で，無理矢理押さえつけると反発を呼び起こす。麦芽・茵蔯は肝気を舒暢するので過度に昇提させず，肝木の性質に順じて肝気を柔和にし反発を呼び起こさない。

◆ 肝気鬱兼胃気不降

天津の鼓楼東に住む52歳の姚景仁は，商売をしていて，肝鬱胃逆証になった。

病因：大勢の自活しない親戚に毎月気を配って援助し，また数カ所にもっている店舗に気を配り神経をすり減らして，この証になった。

証候：腹中の気が下から上衝し，胃脘満悶・胸中煩熱・脇下脹痛を生じ，よくしゃっくりが出て時に嘔吐し，大便は硬くて便秘した。脈は左が沈細，右は弦硬で長で左よりも数倍大きい。

診断：肝気が鬱結し，衝気が上衝し，胃気不降になっている。肝気鬱結のために，左脈が沈細である。衝気上衝のために右脈が弦長である。衝脈は上って陽明に隷属するので，衝気上衝が止まなければ容易に陽明に迫り胃気は下降しない。嘔吐吃逆・胃脘満悶・胸間煩熱は，衝気と胃気が一緒に衝逆している明らかな証拠である。脇下脹痛は肝気鬱結を示す。胃気は本来一息ごとに下降し食べ物を伝送して下して大小便にするが，胃気が下降しないので大便が燥結する。舒肝・降胃・安衝の剤を投与する。

処方：生代赭石（細かく挽く）1両　生山薬1両　天門冬1両　麦門冬（芯を去る）6銭　清半夏（3回水洗する）4銭　竹茹（砕く）3銭

生麦芽3銭　茵蔯2銭　続断2銭　生鶏内金（黄色のものを搗く）2銭　甘草1.5銭

大碗1杯の湯に煎じ，温服する。

方解：肝は左を主って気は昇り，胃は右を主って気は降る。肝気不昇になれば，先天の気化が肝によって上達されず，胃気不降になれば，後天の飲食が胃によって下輸されない。本証の病根は，昇るべきものが昇らず，降るべきものが降らないことである。したがって，方中では生麦芽・茵蔯で昇肝し，生代赭石・半夏・竹筎で降胃して安衝する。続断は補肝して肝気の上昇を助ける。生山薬・麦門冬・天門冬は潤胃補胃して胃気の下降を助ける。鶏内金を用いるのは，化瘀止痛して諸薬の力を運化させるからである。

再診：上方を随時加減して20余剤連服させると，肝気が昇り，胃気が降って，左右の脈ともに平安になり諸症状は消失した。ただ肢体に力が入らず，飲食の消化があまりよくないので，補気健胃の剤でさらに治療した。

処方：野台参4銭　生山薬1両　生代赭石（細かく挽く）6銭　天門冬6銭　麦門冬6銭　生鶏内金（黄色いものを搗く）3銭　生麦芽3銭　甘草1.5銭

大碗1杯の湯に煎じて温服する。

効果：3剤を煎服すると，食事を多く摂れるようになり，体力が次第に回復した。方中に枸杞子5銭・白朮3銭を加え，さらに数剤服用させて病後の養生とした。

説明：身体の気化は本来左昇右降であるが，降胃の代赭石だけを用い，昇肝の麦芽を用いなければ，長期にわたると肝気を鬱遏する弊害を生じる。本証ではもともと肝気の鬱結があるので，なおさらである。これが方中に代赭石と麦芽を用いた理由であり，代赭石・麦芽いずれも生用する。諸家の本草書で麦芽を炒用するのは丸散にするためで，湯剤に入れるなら炒用すべきではない。生を煮汁にして飲めば消化作用は一段と大きい。

問い：昇肝には柴胡が最も効くが，この方中に柴胡を用いずに生麦芽を使用したのは，別に理由があるのか？　答え：柴胡は肝気を昇提する力が非常に大きいが，適切に用いないと，下行すべき胃気までも昇提して上逆させてしまう。かつて陽明厥逆吐血（《内経》でいう「陽明厥逆衄嘔血」の陽明は胃腑を指し，六経を論じて手経か足経かをいっていなければ，すべて足経を指す）を患うものがあり，はじめはあまり激しくなかったが，医者が誤って柴胡数銭を用いたとたんに，ひどい吐血が止まらなくなり，すぐに痰壺がいっぱいになって，今にも危険な状態になった。薬を取りに行く猶予がなかったが，たまたま若干の生代赭石細末を持っていたので，急いで湯で送下させたところ，ほぼ1.5両を服し終えるとようやく吐血が止まった。これは柴胡が同時に胃気を昇提して上逆させる明らかな証拠である。ましてこの証にはもともと胃気不降があるではないか？　生麦芽なら昇肝するが，胃気の下降を妨げることはない。萌芽が発生する麦芽の性質は，肝木と同気相求めて，肝気の鬱結を宣通し開き解いて自然に上昇させる。柴胡のように昇提のみに働くのではない。

◆ 胃気不降

　掖県〔山東省東部で山東半島北西の県〕の50歳になる任維周夫人は胃気不降証になり，維周が天津で商売をしていたので，診察を求めて天津にきた。

　原因：家族が多く夫が家を出て働いており，家族のいざこざはすべて自分が苦労しなければならないために，肝火が動じることが多くついにこの証になった。

　証候：食べると胃中に停滞して下行しにくく，さらにときどき気が火を挟んで上衝するのを覚え，口が苦く舌が腫れ目眩・耳鳴し，よくげっぷがあり悪心・嘔吐しそうで，胸膈が煩悶し，大便は6～7日にようやく1回あるいは通利薬を服用しなければ通じず，小便もすっきりとは出なかった。脈は左が弦硬，右は弦硬で長で，一息5至近い。4年間しばしば服薬して効果がなかった。

診断：肝火と肝気がいっしょになって胃腑に衝激するので，胃気が一息ごとに下行して食べ物を伝送できなくなり，慢性化して胃気が下行しないだけでなく逆に上逆し，さまざまな症状が現れた。治療は降胃理衝するとともに滋陰清火の薬で助けるべきである。

処方：生代赭石（細かく挽く）1.5両　生山薬1両　生白芍6銭　玄参6銭　生麦芽3銭　茵蔯2銭　生鶏内金（黄色いものを搗く）2銭　甘草1.5銭

合わせて大碗1杯の湯に煎じ，温服する。

効果：毎日1剤を服薬すると，3日後には大便が1日に1回出て，小便もすっきり出るようになった。上焦の症状もすべて軽減し，再診すると脈は柔和である。そこで，代赭石を5銭に減じ柏子仁5銭を加え，数剤を連服させるとすっかり癒えた。

【第六期第1巻】

血病門

◆ 吐血症

　天津特別第1区三義庄に住み，商売を営む35歳の張煥卿は，吐血症が1年以上治らなかった。

　病因：もともと度量が小さく気短な性格で，気苦労があるうえに意にそわぬことがあって，ついに本証になった。

　証候：初回大量に吐血し，何度も医者の治療を受けて吐く量は少なくなったものの，ついに根治しなかった。毎日1～2回心中の熱が上衝するのを覚えると，すぐに1～2口吐血した。慢性化して身体が羸弱し臥床したまま起き上がれなくなり，たまに支え起こして少し坐らせると微喘することもあった。幸いに食欲がまだ良好でやや軟らかい便が日に2～3回あり，脈は左が弦長で重按無力，右が大かつ芤脈で1息5至である。

　診断：およそ吐血が長期間治癒しない場合は，胃気不降で胃壁に傷があり出血部位を再生治癒できないことが多い。脈から判断すると，左脈の弦と右脈の大は肝気浮動に胃気上衝を挟有する状態を現しており，そのため吐血時に熱の上逆を覚える。脈の弦無力は，病が長期化したための気化の虚で，大に芤を兼ねるのは失血過多である。呼吸に時に喘を生じたり，大便が日に数回あるのも気化が虚して摂納できないためである。本証の治療には，清肝降胃・培養〔育成〕気血・固摂気化の方剤を投じるのがよい。

　処方：赤石脂1.5両　生山薬1両　山茱萸8銭　生竜骨（搗き砕く）

6銭　生牡蛎（搗き砕く）6銭　生白芍6銭　生地黄4銭　甘草2銭　三七2銭

　合計9味のはじめの8味を煎じた湯で三七末を服用する。

　方解：降胃薬では代赭石が最も優れ，私は吐衄治療には必ず用いる。本方中に赤石脂のみを大量に用いるが，代赭石は鉄と酸素の化合物で重墜の力が非常に強いので，降胃だけでなく作用が下焦に達して大便も通じ，本証では大便不実なので代赭石を用いないほうがよい。赤石脂は大量に用いると，やはり胃気を下降させて下焦に至るが，粘滞なので大便を固渋し同時に生肌〔創傷修復〕に働いて壊破出血した腸壁部位を早期に治癒させるので，本証には最適である。最も不思議なのは，天津の薬局の赤石脂には意外にも煅いたものと煅いていないものがあることである。石薬を煅いて用いることが多いのは，硬い材質を軟らかくするためである。赤石脂はもとが粉末陶土で，材質は非常に軟らかく宜興人はこれを焼いて瓦器をつくる。天津の薬局の煅赤石脂は赤石脂に水を加えて泥状にし，石炭コンロに入れて陶瓦にしたものである。こんな製法の薬を湯剤に入れても治りはしないが害になることもない。しかし，赤石脂を湯剤に入れることは少なく，丸散に入れることが多い。赤石脂を煅いた陶瓦でつくった丸散を用いたりすれば，その傷胃敗脾の病は言い尽くせない。そこで私が天津で診療していた当時は処方中に赤石脂があれば必ず薬名の前に「生」の字を書き足して煅いたものと区別した。お笑い種といわざるを得ない。

　効果：2剤を服用するとすぐに吐血しなくなり，喘息が落ち着いて大便もこれまでのように頻繁ではなく，脈もより和平になったが，心中にはまだ時に熱感があった。そこで原方の生地黄を1両に改め，さらに熟地黄1両を加えて3剤連服させると諸症状はすっかり癒えた。

◆ 咳血兼吐血証

　隣村の王氏に嫁に行った父方の姪・住姑が30歳になる乙酉仲春〔1885年陰暦2月〕に吐血証を患った。

病因：姪の婿で考廉〔科挙第一次試験合格者，挙人ともいう〕である筱楼が家を離れて教鞭をとっていたので，家庭内の悶着をひとりで処理せねばならず心労がかさみ，そのうえ生来身体が弱かったので春陽が発動する時期になってついに吐血した。

証候：はじめは咳嗽すると痰に血が混じる程度であったが，その後口一杯ほど吐血するようになった。吐くときには心中に熱が上衝するのを覚え，1昼夜に2〜3回吐いて激しいときには茶碗半杯ほど吐いた。2日後，精根尽きて緊急往診を依頼してきた。心中がふらふらして上脱寸前だと自分から訴え，両頬が発赤して顔面に熱感があり，脈は左が浮で動，右は浮で濡，両尺に根がなく5至を越える数である。

診断：本証は肝腎の虚が極に達し，陰分と陽分がつながらないきわめて危険な状態なので，すぐに処方投薬して虚脱を防ぐ。

処方：生山薬1両　生地黄1両　熟地黄1両　山茱萸1両　生代赭石（細かく挽く）1両

強火で茶碗2杯に煎じた湯を2回に分けて温服する。

効果：薬を煎じてまだ服用しないうちに，また1回吐血し，その後急に呼吸が止まって目を閉じ意識がなくなった。診ると脈は変わりなく拍動があるので蘇生できると判断した。約4分間で呼吸がようやく戻り，薬を2回服用するとそれ以後吐血しなくなった。原方をさらに1剤服用させ3剤服用したところで，原方に党参3銭・天門冬4銭を加えて数剤連服させると次第に身体も回復した。ついで生山薬を細かい粉にして毎回8銭を煮て茶湯をつくり砂糖を少量混ぜて生代赭石細末5分を服用させ，点心として用いて病後の養生にした。

◆ 吐血兼咳嗽

天津の裕大紡績工場理事の24歳になる王宝森が，咳嗽吐血証を患った。

病因：生来身体が弱く，少し風邪気味になるとすぐに咳がでたが，たまたま咳嗽がまだ癒えないうちに心労がかさみ心中に熱感を覚え，ついに吐血するようになった。

証候：はじめは咳嗽もまだ軽かったが，吐血後はますます咳嗽が激しくなった。最初は痰中に血が混じる程度であったが，ついで一度に吐血するようになり，心中に熱感を覚え呼吸がやや喘ぎ脇下が痛み大便が乾燥した。脈は関前が浮弦で，両尺は重按不実，左右いずれもそのようで，5至を越える数である。

診断：本証では肺金が傷損し，肝木が横恣〔ほしいままに逆する〕し，さらに胃気不降・腎気不摂を兼ねる。肺金が傷れたために咳嗽して痰中に血が混じり，胃気不降によって血が気に随って昇り胃中の血管が破裂して一度に大量吐血する。脇下が痛むのは肝気横恣の明徴である。脈が上盛下虚で呼吸に微喘があるのも腎気不摂の明徴である。治療には平肝降胃・潤肺補腎すべきで，臓腑を培養〔育成〕調整すれば，病はおのずと癒える。

処方：生山薬1両　生代赭石（細かく挽く）6銭　生地黄1両　生白芍5銭　天門冬5銭　枸杞子5銭　川貝母4銭　生麦芽3銭　牛蒡子（搗き砕く）3銭　射干2銭　三七細末3銭　粉甘草細末2銭

以上12味のはじめの10味を大茶碗1杯に煎じ，その湯で三七と甘草末の各半分を服用し，滓を再煎した湯で残りの半分を服用する。

効果：1剤を服用すると吐血はすぐに癒えて他の症状も軽減した。その後，原方を随時加減して30余剤連服させると咳嗽もようやく完治して身体も次第に壮健になった。

◆ 吐血兼咳嗽

天津の南海にある義聚成鉄工場の理事で28歳の孫星橋は吐血兼咳嗽証を患った。

病因：天津の南小站にある支工場で管理者をしており，若干受注した政府の仕事が労働者不足で納期が遅れる恐れがあり，いらいらして心中に火を生じついに吐血咳嗽になった。

証候：吐血が始まってからすでに2年たち，医者の治療で治っても再発を繰り返し，少しあくせく働くと心中に熱感が生じて，すぐにまた吐

血した。さらに頻回に咳嗽し，咳をして痰を吐くとやはり血が混じることが多かった。肋下にはよく刺痛があり，咳をすると痛みがますます甚だしく，口中が乾き，心中にもしばしば灼熱感があり大便は乾燥していた。脈は左が弦硬，右が弦長でいずれも重按すると実ではなく1息5至に近い。

診断：本証で左脈の弦硬は，陰分虧損で肝胆に熱があるからである。右脈の弦長は，衝気上衝に胃気上逆の合併である。衝気・胃気が逆しているので胃壁の血管が破裂して吐血と咳血を生じる。脈を重按すると実でないのは血が不足し気も不足しているからである。口に津液がなく身体は灼熱し大便が乾燥するのは間違いなく陰血不足の表れである。治療は清肝降胃・滋陰化瘀の方剤をつくる。

処方：生代赭石（細かく挽く）8銭　生地黄1両　生白芍6銭　玄参5銭　川楝子（搗き砕く）4銭　生麦芽3銭　川貝母3銭　甘草1.5銭　三七細末2銭

以上10味のはじめの9味を大茶碗1杯に煎じた湯で三七末半分を服用し，煎じ滓を再煎した湯で残りの半分を服用する。

方解：私は，吐血治療に大量の生地黄を用い，必ず三七でこれを助けるが，これは生地黄が最も涼血にすぐれ血熱妄行を治すが，妄行した血が涼で凝滞すると経絡を瘀塞する恐れがあるからである。三七は瘀血を化し，生地黄と併用すると止血後に弊害を残すことがない。さらに本証で肋下が痛むのは，もともと瘀血があるからで三七はぜひとも必要である。

再診：3剤を連服すると吐血はすっかり癒え，咳嗽吐痰しても血が混じらず，肋の痛みも大半癒えて灼熱はなくなったが，口の中はまだ乾いており脈も弦のままであった。真陰がまだ不足していると判断し，さらに滋補真陰の方剤で治療した。

処方：生山薬1両　生地黄6銭　枸杞子6銭　生白芍4銭　玄参4銭　生代赭石（細かく挽く）4銭　生麦芽2銭　甘草2銭　三七細末2銭

服用方法は前方と同じ。

効果：5剤を連服すると病はすっかり癒え脈も回復したので，三七を

去り生地黄を熟地黄に代えて数剤を多服させて病後の養生にした。

◆ 吐血証

　天津で北寧鉄道の査察を担当していた浙江省出身の32歳になる馮松慶は，吐血証を患い長い間治らなかった。

　病因：不本意なことが多い境遇で，さらに仕事で心身ともに疲れ果ててついに本証になった。

　証候：吐血はすでに2年間たち，治癒しては何度も再発した。発症するときには胃中の気化が通じず，満悶して熱感を覚え大便が滞塞すると，すぐに吐血と同時に咳嗽し何度も痰を吐いた。脈は左が弦長，右が長で硬を兼ね，1息5至である。

　診断：本証は肝火が衝気・胃気を挟んで上衝し，血もこれに随って上逆し，さらに同時に失血が長引いて陰分が虧損したものである。肝火熾盛で左脈が弦長となり，肝火に衝気・胃気を挟むので右脈が長で硬を兼ね，失血が長引き真陰が虧損したために脈が弦硬だけでなく数を兼ねる。これには瀉肝降胃の方剤にして大滋真陰の薬で佐けるとよい。

　処方：生代赭石（細かく挽く）1両　玄参8銭　生地黄8銭　生山薬6銭　栝楼仁（炒して搗く）6銭　生白芍4銭　竜胆草3銭　川貝母3銭　甘草1.5銭　三七細末2銭

　合計10味のうちはじめの9味を大茶碗1杯に煎じた湯で三七細末を半分服用し，滓を再煎した湯で残りの半分を服用する。

　効果：毎日1剤を煎服すると，はじめの1服後から血を吐かなくなり3剤服用すると咳嗽も癒えて大便が順調に出るようになった。脈は左右いずれも柔和になり，尋ねると心中の悶熱はすっかり消失したというので，栝楼仁・竜胆草を除き生山薬を1両にして数剤を多服させると吐血の病は以後永久になくなって根治した。

◆ 吐血証

　天津の南門西沈家台に住み商売を営む30歳過ぎの張姓の男がたまた

ま吐血証を患った。

病因：男は酒好きで必ず毎日飲酒するうえに節度を知らなかった。はじめは酒量が過ぎると胸間に煩熱を覚えたが，その後酒を飲まなくても煩熱を覚えるようになりついに吐血に至った。

証候：初期の吐血はあまり激しくなく，始まると痰血が混じったものを咳で吐出し，鮮血のみを吐くこともあったが1日数口に過ぎなかった。その後医師に頼んで柴胡3銭を含む処方を服薬したところ，半時間すると大量の吐血が止まらなくなり慌てて私に往診を依頼してきた。患家に着くと吐いた血はすでに痰壺に溢れ，さらにひっきりなしに嘔吐し続けており，すぐにも止血しないと危険な状態である。幸いに携帯していた薬嚢中に生代赭石が1包あり，まず温水で5銭を服用させると嘔吐がやや緩んだので，間もなくさらに5銭を服用させるとすぐに止血して吐かなくなった。脈は弦芤，5至を越える数で，左の寸脈は揺揺として動揺しているようである。心中の怔忡〔動悸，落ち着かず不安感を伴うことが多い〕を尋ねると「怔忡が甚だしく，ほとんど我慢できない」と答えた。

診断：本証は当初は酒，ついで薬が原因で悪化し，臓腑の血がほとんど出尽くした。なお幸いに至急止めることができたので，急いで湯薬を服用させて養血して胃気を降し，心気を保って真陰を育むべきで，数剤連服すればどうにか血を再び吐かなくなる。

処方：生山薬1両　生代赭石（細かく挽く）6銭　玄参6銭　生地黄6銭　生竜骨（搗き砕く）6銭　生牡蛎（搗き砕く）6銭　生白芍5銭　酸棗仁（炒って搗く）4銭　柏子仁4銭　甘草1.5銭　三七細末3銭

本方の前の10味を煎じた湯で三七を2回に分けて用い，最初に煎じた湯と2煎目の湯で服用する。

効果：毎日1剤を3日続けて服用すると吐血しなくなり心中に怔忡がなくなった。脈に芤も動もなくなったが至数はまだやや数であるので，生地黄を熟地黄に代えてさらに数剤服用させ病後の養生にした。

【第六期第1巻】

血病門（2）

◆ 大便下血

　天津の河東に住む天津統税局科員で32歳になる袁鏡如が大便下血証になった。

　病因：それまで過度の心労で心中に時に熱感があったが，さらに友人との宴会で酒を飲みすぎ，ついに本証になった。

　証候：孟夏〔陰暦4月〕から下血が始まり6カ月たっても止まらず毎日6～7回腹中が痛むとすぐに便所に行かねばならなかった。心中に時に熱感があり食欲がない。脈は浮であるが実ではなく芤に似るが芤脈のような硬さはなく，両尺の沈分はきわめて虚で，至数は数気味である。

　診断：本証で便意をもよおすと腹が痛むのは，腸に潰瘍糜爛があるからである。心中に時に熱感があるのは，陰虚で熱が上浮するためである。脈が芤に近いのは失血過多である。両尺がきわめて虚なのは，長期の下血で陰が不足しさらに下焦の気化も固摂できないからである。これには化腐生肌の薬物で腸中の潰瘍糜爛を治し，滋陰固気の薬物で下焦の気化を固摂すれば大便下血は治癒する。

　処方：生地黄1.5両　熟地黄1両　竜眼肉1両　山茱萸6銭　樗白皮5銭　金銀花4銭　赤石脂（微紛にする）4銭　甘草2銭　鴉胆子（仁実のもの）80粒　生硫黄細末8分

　以上10薬のはじめの8味を煎じた湯で鴉胆子・硫黄各1両を服用し，煎じ滓を再服するときに同様に残りの半分を服用する。硫黄を生で用いる理由は前三期合編第8巻に詳しい。

方解：方中で鴉胆子・硫黄を併用する理由は，鴉胆子は下血治療にはよいが，本証の脈は両尺がきわめて弱く，単独で用いると寒涼に過ぎる恐れがあるので少量の硫黄を加えてこれを助けた。さらに腸中の脂膜は長期に下血すると腐敗して毒性物質をだしやすいので，いずれも消毒除菌に働く鴉胆子・硫黄を用いた。また腹痛下血がすでに半年も治癒しないのは，日本人・志賀潔がいうところのアメーバ赤痢に似る。硫黄はアメーバ赤痢の要薬でもある。

再診：前薬を３剤連服すると下血は癒えて心中の熱感もなくなり，脈はこれまでの浮がなくなり至数は正常になったが，大便はまだ１日４～５回溏瀉する。健胃固腸の方剤を投じるべきである。

処方：炙黄耆３銭　炒白朮３銭　生山薬１両　竜眼肉１両　生麦芽３銭　神麹３銭　茯苓片２銭

合せて大茶碗１杯の湯に煎じて温服する。

効果：５剤を連服すると大便が溏瀉せず日に１回の排便になったので，すぐに湯薬をやめた。生山薬細末を煮て粥をつくらせ，白砂糖を混ぜ点心として服用させて病後の養生にした。

◆ 大便下血

膠済路警察委員で36歳になる高福亭が大便下血証になった。

病因：寒い時季に出張して仕事をし，冷えた室内で寝て，ベッドも布団も非常に冷たく，すぐに本証になった。

証候：毎日数回下血し，血液だけを下したり大便が混じったり，大量だったり少量だったりで，下血は夜間に多く，腹が痛むとすぐに厠に行かねばならないので夜間は眠れないことが多かった。脈は遅で芤，両尺はとりわけ重按に堪えない。すでに症状が２年余り続き，温補下元薬を服用するとやや軽減したが，結局は根治できずに慢性化し身体が次第に羸弱してきた。

診断：極度の下焦虚寒で，気化は固摂ができずに血が下陥する。これまでに服用した方剤をみるといずれも草木の薬物である。これらは質が

軽浮で温暖の働きが下達しにくいので，温暖に収渋の薬性をもつ鉱物薬を投じる。

処方：生硫黄（純黄のもの）半斤　赤石脂（純なものの粉末）半斤

以上の2味を合わせ細かく挽いて篩にかけ，まず空腹時に7〜8分を日に2回服用し，効果をみて徐々に増量し，服用後間もなく腹中が少し暖まる程度にする。

効果：毎回2銭服用すると腹中がようやく温まり下血も次第に少なくなった。10日余り服用すると身体が次第に丈夫になり夜間は安眠して厠に行かなくなった。1カ月余り服用すると根治した。

方解：硫黄は温暖下達の性質を有し，下焦を温補する第一の良薬で生用するのが最もよい。薬性に潤大便（本草書には大便を軟らかくし尿量を増加すると記され，西洋医学では軽瀉薬とする）があるため，大便滑瀉には不適なので粘膩収渋の赤石脂で助ければ有用で弊害がなくなる。

◆ 大便下血

天津公安局の用務員崔氏の13歳になる子供が大便下血証になった。

病因：仲夏〔陰暦5月〕の炎天下で球技の試合，競歩をして体力を消耗しすぎ，さらに炎暑のためにすぐに大便下血になった。

証候：毎日大便は必ず下血し，排便時には程度の差はあっても腹が痛み，痛みが激しいときには必ず下血量も多く，すでに1年余り続いていた。飲食が減少し，身体が痩せ衰え，顔色が黄白で血の気がなく，脈拍は6至で，左脈は弦で微硬，右脈は濡で無力である。

診断：本証は脾虚で統血できないために血が下陥して腹部に至り，痛みがあるのは腸中に必ず損傷して潰瘍糜爛となった部位がある。脾胃を健補し，同時に腸中の潰瘍糜爛を調養する薬にするとよい。

処方：生山薬1両　竜眼肉1両　金銀花4銭　甘草3銭　鴉胆子（皮を除き種が充実したものを選ぶ）80粒　三七（細末に挽く）2.5銭

以上6味のはじめの4味を煎じた湯で三七・鴉胆子各半分を服用し，滓を再煎した湯で残りの半分を服用する。

効果：方法どおりに2回服用すると，下血は根治した。

◆ 大便下血

阜城建橋鎮〔河北省にある〕出身で湖北督署秘書をしていた45歳の杜澧芑が大便下血証になった。

病因：かつて事務仕事で心労がかさみ排便のたびに下血し服薬して治癒したことがある。用事で郷里に帰ったとき，ちょうど甚だしい猛暑で，そのうえに心労がかさんで以前の症状が再発し，何度も治療を受けたが治らなかった。そこで天津に来て西洋医の病院に入院して治療を受けた。西洋医は排便後の出血は内痔であるといって服薬させたが出血が止まらないので，私の治療を求めて転院してきた。

証候：排便とともに下血し，量が多いが痛みや下墜感がなく，心中に熱感があり食欲不振がある。脈は左が弦長，右は洪滑である。

診断：これは心労で生じた内熱が，肝経に寄寓する相火を牽動して肝不蔵血になり，さらに溽暑〔蒸し暑さ〕の熱が加わって血の妄行をきたしたものである。清心涼肝すると同時に消暑熱の方剤とし，少量の培補脾胃の薬で佐けるとよい。

処方：生地黄1両　白頭翁5銭　竜眼肉5銭　生山薬5銭　知母4銭　秦皮3銭　黄柏2銭　竜胆草2銭　甘草2銭

合わせて大茶碗1杯に煎じて温服する。

再診：1剤を煎服すると出血がなくなり，2剤服用すると下腹部がやや冷たく感じた。脈を診ると弦長と洪滑がいずれも減退していたので，半清半補の方剤を処方して改善を図った。

処方：生地黄1両　熟地黄8銭　山茱萸5銭　竜眼肉5銭　白頭翁5銭　秦皮3銭　生白芍3銭　地骨皮3銭　甘草2銭

合わせて大茶碗1杯に煎じて温服する。

効果：1剤を煎服すると食欲が急に出てきて腹痛がなくなったので，原方を数剤多服させて下血の根治を図った。

◆ 瘀血短気

塩山城西八里庄〔河北省〕出身で左官職人をしている25歳の劉書林は瘀血短気を患った。

病因：他所に出かけて建築工事中に力を出して重い物を持ち上げたとき脇下に痛みを覚え，数日して痛みはひいても脇下に何か呼吸を妨げるものを感じた。

証候：体格はもともと頑丈であったが，その後症状が半年ほど続いて徐々に痩せ衰え，常に右脇下に呼吸の気を妨げるものを覚え，人と話をするにも半句言うと止まって気が上達するのを待ってまた話し始めることが多く，たまたま怒るとますますひどくなった。脈は和平に近いがやや弱くのびやかではない。

診断：これは力を出しすぎて，肝経で不帰経の血が経絡の間に瘀滞し，呼吸が昇降する通路を阻塞したものである。幸いに脈はやや弱いが安定しているので，ただ化瘀血薬で徐々に瘀結を化せば呼吸は自然に順調になる。

処方：三七4両

細末に挽いて1.5銭ずつを生麦芽3銭を煎じた湯で日に2回服用する。

方解：三七は血の妄行を止める聖薬で，瘀血を化す聖薬でもあり，さらに瘀血を化して新血を傷らないので，単独で長期に服用しても害がない。これは薬のなかでも特異な薬物で，その神妙さはとうてい人知の及ぶところではない。私はこれで長期に積滞した瘀血を除くことが多くいずれも奏効している。麦芽はもともと消化を助ける薬物で，生麦芽を煎じて服用すれば肝気を舒暢するとともに化瘀する。試みに生麦芽を大理石（石膏である）の上に置いておくとその根が曲がったところは大理石がくぼむが，これは根に希塩酸を含む生麦芽による力で，希塩酸は瘀血を化す働きもある。そこでこれを煎じた湯で三七を服用する。

効果：4日間服用すると鼻孔から一筋の紫血が出て呼吸がこれまでより安定し，それから三七を飲み尽くすとすっかり治癒した。

問い：人の呼吸は肺で行われるが，今肝経に瘀血が積滞すると呼吸を妨げるというのはなぜか？　**答え**：生理学からいえば，呼吸は衝任に達し，方書にも心肺から呼出して肝腎に吸入されると記される。吸気も呼気も肺にあるなら上記の説はいずれも廃すべきなのだろうか。心・肺・肝は本来一体となって互いに連携し下では衝任にも連絡がある。心肺は相互に連絡があるが，動脈と静脈の二種類があって動脈は下行し静脈は上行する。肺は呼吸を動かすための装置であるが呼吸は肺だけが行うのではないので，吸気は動脈から下達し，呼気は静脈から上達し，気の上達下達にかかわらずいずれも肝経を通過する。そこで肝経に血が瘀塞すると呼吸の昇降が妨げられる。これにもとづいて呼吸を論じると肺の関与が多いのは当然であるが，心肺相互の連絡系も呼吸系の一部をなす。

【第六期第２巻】

脳充血門

◆ 脳充血頭痛

　北平〔北京〕大陸銀行総理の52歳の談丹崖は，脳充血頭痛証に罹患した。

　病因：生来有能で精力的で，10数カ所ある支店の多くは自分の手で設立し，大変苦労をしたためについに脳充血頭痛証になった。

　証候：臓腑間でよく気が上衝する感じがあり，頭がすぐに痛み甚だしいときには眩暈が生じ，その夜は頭痛が増悪して眠れなかった。医者の治療を2年間受けたが効果がなく，次第に言葉がいいにくくなり手足も不自由になって，飲食物が胃口に停滞して下行せず，心中に常に熱感があり大便が乾燥する。脈は左右ともに弦硬で，関前は有力であるが両尺は重按すると無力である。

　診断：弦は肝脈で，弦硬有力の場合はどの部位に現れてもすべて肝火過昇である。肝火が過昇になると衝気・胃気を引き動かしてともに上昇させることが多いので臓腑間によく気が上衝する感じを覚える。血は気によって行るので，気の上昇が続くと血の上昇も続き，脳内の血管に過度の充血をきたして痛みを生じる。夜間に痛みが激しくなるのは，脈が上盛下虚で陰分にもともと不足があるために夜間に増悪するためで，ときに眩暈を起こすのもそのせいである。心中によく熱感があるのは，肝火が熾（さか）んになると心火も熾んになるからである。飲食物が下行せず大便が乾燥するのは，衝気が胃気を挟んで上衝し，胃が飲食物をすみやかに大腸に伝送できないためである。言語・四肢が不自由になるのは，脳内

血管に過度の充血を生じて運動神経中枢に障害をきたすのである。これに対しては，鎮肝降胃安衝の剤で引血下行し，同時に清熱滋陰薬で助けるべきである。また肝は将軍の官で中に相火を蔵しており，強引に鎮定しようとすれば必ず反発をまねくことを理解し，舒肝の薬物を兼用し性質を従順にさせて引くとよい。

処方：生代赭石（細かく挽く）1両　生地黄1両　牛膝6銭　枸杞子6銭　生竜骨（搗き砕く）6銭　生牡蛎（搗き砕く）6銭　山茱萸5銭　生白芍5銭　茵蔯2銭　甘草2銭

合わせて大碗1杯に煎じて温服する。

再診：4剤連服すると，頭痛は大半消失し夜間4〜5時間眠れるようになり，諸症状もすべて軽減した。脈の弦硬も減り，両尺を重診すると根があるので，原方にやや加減して再服させた。

処方：生代赭石（細かく挽く）1両　生地黄1両　生山薬8銭　牛膝6銭　生竜骨（搗き砕く）6銭　生牡蛎（搗き砕く）6銭　山茱萸5銭　生白芍5銭　生鶏内金（黄色いものを搗く）1.5銭　茵蔯1.5銭　甘草2銭

合わせて大碗1杯に煎じて温服する。

三診：5剤連服すると頭痛がなくなり一晩中安眠でき，諸症状はすべて消失した。ただし，銀行の管理事務がやや過度になると頭痛がし，脈もやや弦硬の感じが現れ，心中にも時として熱感があるので，滋陰清熱の剤で治療した。

処方：生山薬1両　生地黄8銭　玄参4銭　北沙参〔浜防風〕4銭　生白芍4銭　山茱萸4銭　生珍珠母（搗き砕く）4銭　生石決明（搗き砕く）4銭　生代赭石（細かく挽く）4銭　牛膝3銭　生鶏内金（黄色いものを搗く）1.5銭　甘草2銭

合わせて大碗1杯に煎じて，温服する。

効果：6剤連服すると，管理事務を行っても頭が痛まず脈も和平であった。そこで湯薬の服用をやめ，生山薬細末を煮た茶湯に白砂糖を混ぜ食べやすいようにして生代赭石細末1銭ほどを毎日服用させ，点心〔おやつ〕として服用することで病後の養生にした。

説明：脳充血は西洋医学の病名であるが，じつは《内経》に記載されている諸厥証であり，後世の方書にある内中風証でもあり，前三期合編第7巻の鎮肝熄風湯および第五期第3巻の建瓴湯で詳細に論じたので参考にされたい。西洋医学でいう脳充血証には3種類がある。軽症は脳充血で，血が血管中に充満してはいるが血管外には出ておらず，頭痛に時として眩暈・軽度の口眼歪斜・軽度の肢体不利などを兼ねるのみである。重症は脳溢血で，血管内に血が過度に充満しているために分枝した細血管から少量溢出したり，血管内の圧力が過大であるために血管壁から少量滲出し，しみ出た血が知覚神経中枢に付着して知覚を障害したり運動神経中枢に付着して運動に影響するが，適切な治療を行えば知覚・運動とも徐々に回復する。さらに重篤なものは脳出血で，血管の充血が極に達して突然破裂するので，必ず突然昏倒して意識が喪失する。やや軽症で血管の破裂が軽く出血してもすぐ止まるときは，徐々に覚醒する。自然に覚醒しないときは，急いで引血下行の薬で覚醒させるべきである。しかし，覚醒しても知覚の遅鈍と肢体の痿廃は免れられない。この証は適切に治療すると次第に治癒するが，まったく後遺症を残さないものは1～2％にすぎない。各種の治法については第五期第3巻に詳しく論じたので参考にされたい。

◉ 脳充血頭痛

　天津1区の李氏の30歳過ぎの妻が，脳充血頭痛証になった。
　病因：生来，心にゆとりがなくせっかちで，家の仕事で悩み常に暗火〔人にいえぬいらいら〕を起こしてこの証になった。
　証候：頭痛が左・右・両側などに生じ，激しいときには呻吟する。心中によく熱感があり時に煩躁し，眩暈を伴うこともあり，大便が燥結して通下薬を服用しないと出ない。脈は左右ともに弦硬で長，重診すると甚だ実である。中西医の診治を2年受けたが少しの効果もなかった。
　診断：左脈の弦硬で長は，肝胆の火の上昇である。右脈の弦硬で長は，胃気不降で上逆があり衝気上衝を兼ねる。左右の脈ともに弦硬なの

は，じつは陰分にも虧損がある。臓腑の気化が有昇無降であると，気に随って昇る血が多すぎてついに脳を充塞し，脳内血管内圧が過高になり痛みを起こす。これは《内経》〔《素問》調経論〕の「血と気並び上に走る」の厥証であり，西洋医学でいう脳充血証である。大便が燥結して出ないのは，胃気不降で伝送が失調しているからである。心中に煩躁があるのは，肝胃の火が上昇するせいである。頭部に時として眩暈があるのは，脳の充血が過度になり神経を障害するからである。これに対しては，臓腑の熱を清し，臓腑の陰を滋し，臓腑の気を降し，脳内の充血を引いて下行させるのがよい。

処方：生代赭石（細かく挽く）1.5両　牛膝1両　生山薬6銭　生地黄6銭　天門冬6銭　玄参5銭　生白芍5銭　生竜歯（搗き砕く）5銭　生石決明（搗き砕く）5銭　茵蔯1.5銭　甘草1.5銭

合わせて大碗1杯に煎じて温服する。

方解：代赭石は鉄と酸素が化合したもので，重墜下行の性質をもち降胃・平肝・鎮安衝気に働き，下行する力で燥結した大便を通じ，少しも開破の弊害がない。方中に大量1.5両を用いたのは，本証は大便燥結が過度で服薬しなければ通下しないからである。大便が通じなければ胃気が下降せず，肝火の上昇と衝気の上衝は胃気不降によって激しさを増すことが多いので，本証の治療では大便を通じることが重要で，服薬して大便が自然に通じると症状の大半は消失する。牛膝は下肢の病変に対する要薬で，気血を引いて下行させる。《名医別録》《千金翼方》ともに「牛膝は脳中の痛みを除く」とするが，気血を引いて下行させ脳内の充血を軽減するからである。私は平生脳充血の証には必ずこの2薬を併用し，いずれも大量に用いる。玄参・天門冬・白芍は，退熱に兼ねて滋陰するので用いる。竜歯・石決明はいずれも肝家の薬で，肝火を収斂し，肝風を鎮熄して肝火上昇の勢いを緩める。山薬・甘草は和胃に働き，金石薬を胃に適合させ，白虎湯に甘草・粳米を用いるのと同じ意味をもち，さらに山薬は滋陰し甘草も緩肝に働く。茵蔯を用いるのは，肝が将軍の官で性質が剛果〔剛毅で果断〕であり中に相火を寄すので，単に平肝鎮

肝の薬物を用いると反発の力を惹起することが多いからである。茵蔯は青蒿の若い苗で，少陽初生の気を稟け（春の最も早い時期に生じる）て，肝木と同気相求めるので，最も肝木の性質に順応するとともに肝熱を瀉し，李時珍の《本草綱目》に「頭痛を治す」とあるように，肝木の性質に順応して反動に至らせないだけでなく，脳を清涼にする要薬でもある。諸薬を集めた方剤は長期に服用すれば非常に効果がある。

再診：20余剤（随時加減した）を連服させると，頭痛はなくなったが，夜間眠れないときには痛んだ。心中の熱感と煩躁は消失し，眩暈も起きなくなり，大便は定時に自然に排泄し通下薬を再服する必要はなくなった。脈は前より和平であるがまだ弦硬をおびており，真陰を滋すように心がけて病根を除くとよい。

処方：生代赭石（細かく挽く）1両　牛膝8銭　生山薬8銭　生地黄8銭　玄参6銭　枸杞子6銭　山茱萸5銭　生白芍4銭　柏子仁4銭　生麦芽3銭　甘草2銭

合わせて大碗1杯に煎じて温服する。方中の麦芽は，諸薬が滞膩するのを宣通し，かつ生用すると肝気を調和する。前方の茵蔯と同じ考えで用いている。

効果：さらに20余剤（随時加減した）を連服させると，病は全治して脈も和平になった。

◆ 脳充血頭痛

天津・北馬路西首の于氏の22歳になる妻が，脳充血頭痛証になった。

病因：月経が平素から過少で調わず，大便が燥結して降下薬を服用しないと出ず，次第に臓腑の気化が有昇無降になり，この証になった。

証候：頭痛が非常に激しく，いつも夜間眠れず，心中によく熱感があり，たまたま肝火が動じると眩暈が生じ，胃内に飲食物が停滞して消化せず，大便は6～7日秘結し通下薬を服用しなければ出ない。脈は左右ともに弦細有力で長，至数は毎分80である。医者に頼んで長期に治療したが効果がなかった。

診断：陰分が虧損して下焦の気化による固摂ができないために，衝気が胃気を挟んで上逆し，また肝も陰分が虧損して水不滋木となるので肝中に寄る相火が妄動し，肝気上衝を助長する。そこで臓腑の気化が有昇無降になり，心から脳に注ぐ血が上昇の気に迫られて脳内の血管に充満し，痛みや眩暈を引き起こす。飲食物が消化せず大便が行らないのは，衝気・胃気ともに上逆するからである。月経が不定期でかつ過少なのは，衝は血海で肝は衝任の気を行らし，脾胃も生血の源で，これら諸経がすべて機能失調を起こしているので，月経が不定期かつ過少になる。《内経》に「血上に菀（鬱に同じ）すれば，人をして薄厥せしむ」とあるのは，上昇の気に血が逼迫されて厥〔意識障害〕を引き起こすことをいう。本証で治療を急がなければ薄厥を生じるので，急いで降胃鎮衝平肝の剤を用いるとともに滋補真陰の薬で補助し，上昇する気血の方向を下行に転じて薄厥を生じないようにする。

処方：生代赭石（細かく挽く）1両　牛膝1両　生地黄1両　枸杞子8銭　生山薬6銭　生白芍5銭　生竜歯（搗き砕く）5銭　生石決明（搗き砕く）5銭　天門冬5銭　生鶏内金（黄色いものを搗く）2銭　紫蘇子（炒して搗く）2銭　茵蔯1.5銭　甘草1.5銭

合わせて大碗1杯に煎じて温服する。

再診：4剤を連服すると，諸症状は軽減し脈もやや柔和になったが，大便が6日たっても通じなかった。本証はまず大便が正常になってはじめて病変が癒えることを考え，代赭石を増量しさらに他薬もやや加減して大便が通じるようにした。

処方：生代赭石（細かく挽く）1.5両　牛膝1両　天門冬1両　黒胡麻（炒して搗く）8銭　枸杞子8銭　生竜歯（搗き砕く）5銭　生石決明（搗き砕く）5銭　紫蘇子（炒して搗く）3銭　生鶏内金（黄色いものを搗く）1.5銭　甘草1.5銭　柿霜5銭

合わせて12味のうち，前の11味を大碗1杯に煎じ，柿霜を溶かして温服する。

三診：5剤連服すると，大便が1日おきに1回出るようになり，諸症

状はすべて8〜9割消失し，月経がきたがまだ多くはなかった。脈はなお弦硬をおび，真陰がまだ充足していないと知ったので，原方にやや加減しさらに滋陰生血の品を加えた。

処方：生代赭石（細かく挽く）1両　牛膝8銭　枸杞子8銭　竜眼肉6銭　生地黄6銭　当帰5銭　玄参4銭　沙参4銭　生山薬4銭　生白芍4銭　生鶏内金（黄色いものを搗く）1銭　甘草2銭　生姜3銭　大棗（手で開く）3個

合わせて大碗1杯に煎じ温服する。

効果：4剤連服すると，心中にまったく熱感を覚えなくなり，脈も非常に和平になり大便が毎日1回になったので，方中の玄参・沙参・生代赭石を8銭に改め生山薬を6銭にし，数剤を多服させて病後の養生とした。

◆ 脳充血兼下肢痿弱

天津・金鋼橋の傍にある徳興材木店の理事で38歳の崔華林が，脳充血兼両下肢痿弱証になった。

病因：材木を買いつけに遠方に出かけ，数日して帰宅したが，身心ともに極度に疲れてついにこの証になった。

証候：はじめはよく頭痛があって時に眩暈がし，心中に熱感があり，飲食物が停滞して大便が燥結したので，医者に治療を頼んだが効果はなかった。ある日早起きして寝台からおりると下肢に力が入らず床にへたり込み，人が助け起こして床に座らせてしばらく休ませると，自分で杖にすがって起きあがりゆっくり歩けたが，時に転倒しそうであった。脈は左が弦で非常に硬，右は弦硬かつ長である。

診断：左脈の弦硬は，火を挟んだ肝気の上昇である。右脈の弦硬かつ長は，胃気上逆に衝気上衝を兼ねる。臓腑間の気化が有昇無降となり，血が気に随って昇り脳に充満すると痛みや眩暈を起こす。脳の充血が過度になると，微細な血管から血が溢血したり，血管壁から少しずつ血が滲み出した血が運動を司る神経に付着すると，重症では肢体が痿廃し，軽症でも肢体が軟弱無力になり，本証のように急に床にへたり込む。心

中の熱感・飲食物の停滞・大便の燥結も，すべて気化が有昇無降になったためである。平肝清熱・降胃安衝により臟腑の気化が過度に上昇しないようにし，さらに脳内に過度に充満した血を導引して下行させれば，諸症状は自然に癒える。

処方：生代赭石（細かく挽く）1両　牛膝1両　生地黄1両　生珍珠母（搗き砕く）6銭　生石決明（搗き砕く）6銭　生白芍5銭　当帰4銭　竜胆草2銭　茵蔯1.5銭　甘草1.5銭

合わせて大碗1杯に煎じて温服する。

再診：7剤連服すると，諸症状は大いに軽減し，脈も大いに緩和したが，歩行には杖が必要で正常には回復しておらず，心中には時に熱感があった。そこで原方にやや加減し通活血脈の薬で佐(たす)けた。

処方：生代赭石（細かく挽く）1両　牛膝1両　生地黄1両　生白芍5銭　生珍珠母（搗き砕く）4銭　生石決明（搗き砕く）4銭　丹参4銭　生麦芽3銭　土鱉虫5匹　甘草1銭

合わせて大碗1杯に煎じて温服する。

効果：8剤連服すると，正常に歩けるようになり全治した。

◆ 脳充血兼痰厥

天津・東門内の謙益に住み商売をしている49歳の駱義波は，脳充血兼痰厥証になった。

病因：平素からよく頭暈があって時に痛み，慢性化して精気が次第に衰え，言語も次第にたどたどしくなった。ある日会員同士で外出して飲食しすぎ，帰宅後腹を立て怒りのために肝火が動じて突然昏厥(こんけつ)した。

証候：閉眼し意識がなく呼びかけても応えず，喉に痰がつまり呼吸はわずかに通じていた。脈は左右ともに弦硬かつ長，重按して有力で，本証は痰厥だけでなく素因に脳充血があると判断した。

診断：平素頭暈して痛んでいたのは，脳充血の症状である。知覚中枢が脳充血で障害を受けて精気が不足し，運動中枢が脳充血で障害を受けて言語がたどたどしくなった。また脳充血の人では臟腑の気が上逆する

ことが多く，胃気が逆すると飲食物が停積して下行しなくなり，肝気が逆すると痰火を伴って上干しやすくなる。飽食したうえに怒ったために急に痰厥になった。差し迫った危険な状態で，薬を用意する余裕がないので，手技によって治療すべきである。

手技：痰厥治療の手技は，手指で天突穴をつく。天突穴は結喉〔喉仏〕下方の頸窩にあり，頸と胸の境界にあたる。右手親指の先端を天突穴につけ指の腹側を外方にし，爪を頸部にぴったりつけて下方に突き（内側に向けて喉を押してはならない），突いては離して爪の先で下向き外向きにひっかくようにし，つまった痰を動かすとともに喉に痒みを起こさせて嗽を出させ，さらに手指で喉仏をつまんで痒みと嗽を出やすくさせるのがよい〔《医碥》によれば，古人は有声無痰を咳，無声有痰を嗽，有声有痰を咳嗽と区別し，咳は痒みにより起こり嗽は痰を出すために生じるとした〕。この手技を8分間くらい続けると咳嗽嘔吐した。痰と食べた物を茶碗3杯ほど吐出すると，急に覚醒し，「心中に熱感があり頭目が脹って痛むので，これから頭の充血を治療してすっかり治して欲しい」と言う。私が創製した建瓴湯を脈にもとづきやや加減して用いた。

処方：生代赭石（細かく挽く）1両　牛膝1両　生地黄1両　天花粉6銭　生白芍4銭　生竜骨（搗き砕く）5銭　生牡蛎（搗き砕く）5銭　生麦芽3銭　茵蔯1.5銭　甘草1.5銭

生鉄銹濃水〔磨き取った鉄錆を入れた水〕で茶碗1杯に煎じて温服する。

再診：3剤を服用すると，心中に熱感がなくなり頭痛・目脹もとれたが，歩くと頭が重く足が軽い感じがして，足底に綿を踏んでいるようである。脈は前より和緩で上盛下虚のようで，原方にやや加減し滋補の品を加えた。

処方：生代赭石（細かく挽く）1両　牛膝1両　生地黄1両　枸杞子8銭　生白芍6銭　山茱萸6銭　生竜骨（搗き砕く）5銭　生牡蛎（搗き砕く）5銭　柏子仁（炒って搗く）5銭　茵蔯1.5銭　甘草1.5銭

生鉄銹濃水で大碗1杯に煎じて温服する。

効果：5剤を連服すると症状はすっかり消失した。代赭石・牛膝・地

黄をすべて8銭にし，数剤服用させて病後の養生にした。

◆ 脳充血兼偏枯

　天津東門内の李家大院に住んで商売をしていた46歳の孫聘卿は，脳充血証でついに偏枯〔半身不随〕になった。

　病因：生来心にゆとりがなくせっかちなうえに不遇で，肝火を触動することが多くこの証になった。

　証候：発症以前からよく頭痛があり，しょっちゅう眩暈を覚えた。ある日たまたま腹を立てて突然昏倒し，間もなく意識は戻ったが左の手足が動かず，半身の知覚が麻痺し言語がたどたどしかった。医者にかかり10カ月服薬し，手はやや動くようになったが指を握ると伸ばすことができず，足は立てるようになったが歩くことができず，言葉はたどたどしいままで，さらに数カ月服薬したが症状に変化はなかった。脈は左右ともに弦硬で右に顕著で，年余の服薬にもかかわらず脳充血はまだ除かれていなかった。心中の熱感と脳中の痛みを聞くと，「心中に熱を覚えるときがあって胃口に上衝し，熱がさらに上昇すると脳中が痛むのですが，最初のときのような激しい痛みではありません」と答え，大便は2～3日に1回という。症状と脈から，脳中にまだ充血があることは疑いない。

　診断：この証の初期は脳充血だけでなく脳溢血も兼ねていた。溢出した血が左側にある運動神経中枢に付着すると右半身痿廃をきたし，右側にある運動神経中枢に付着すると左半身痿廃をきたすのは，神経が交差して反対側の半身を司るからである。病初期には脈の弦硬が特に激しかったことから，充血が極に達し頭痛・眩暈から溢血に至って機能障害を生じたのである。現在の証と脈を参考にすると，脳中の溢血はとうに癒えているが脳充血の病根がまだ除かれていないのは確かである。脳充血の治療に意を注ぎ通活経絡の薬で助けるべきである。

　処方：生山薬1両　生地黄1両　生代赭石（細かく挽く）8銭　牛膝8銭　生白芍6銭　柏子仁（炒して搗く）4銭　炒白朮3銭　乳香3銭

没薬3銭　䗪虫（搗く）大4匹　生鶏内金（黄色いものを搗く）1.5銭　茵蔯1銭

合わせて大碗1杯に煎じて温服する。

再診：7剤連服すると脳中の痛みはなくなり，心中に微熱があるときに左半身の肌肉に弛緩する感じがあるが，これまでのような知覚麻痺はない。言葉もたどたどしいのがややとれ，便通はこれまでよりよくなった。弦硬であった脈は7〜8割改善したので，さらに左手足の痿廃治療に意を注いで処方した。

処方：生黄耆5銭　天花粉8銭　生代赭石（細かく挽く）6銭　牛膝5銭　乳香4銭　没薬4銭　当帰3銭　絲瓜絡3銭　䗪虫（搗く）大4匹　地竜（土を除く）2銭

合わせて大碗1杯に煎じて温服する。

三診：30余剤を連服（随時やや加減した）すると，伸びなかった左手が伸びるようになり，歩けなかった左足は足をあげて歩けるようになった。そこで病人が「もっとたくさん服薬すれば元どおりになるでしょうか？」と聞くので，「この病は初期にすぐに治療すれば40余剤の服薬ですっかりよくなるのだが，今はすでに年余に長びいており，数100剤服用しても完治できないのは，関節経絡にすでに長期に瘀滞があるからである。しかしさらに数10剤多服すればまだ治せる」と答え，原方にやや加減して神経を鼓舞し，さらに神経に有効な策を講じた。

処方：生黄耆6銭　天花粉8銭　生代赭石（細かく挽く）6銭　牛膝5銭　乳香4銭　没薬4銭　当帰3銭　䗪虫（搗く）大4匹　地竜（土を除く）2銭　鹿角膠（細かく挽く）2銭　三七（細かく挽く）2銭　製馬銭子末3分

以上12味のうち，前の9味を大碗1杯に煎じた湯で後の3味の半分を服用し，渣を煎じて再服するときに残りの半分を服用する。

方解：方中に鹿角膠を用いたのは，左半身の引経薬になる（理由は活絡効霊丹に詳しい）〔人身は左が陽で右が陰，鹿は斑竜といわれ純陽であるから，鹿角膠は左に入り右には入らない。《礼記》に「左青竜，右

白虎」とあり，これにもとづいて用薬し奇功をたてた〕とともに，鹿角は督脈から生じ脳髄を補益して中枢神経を滋養するからである。三七を用いたのは，関節経絡に長期に積した瘀滞を融化するからである。製馬銭子を使用したのは，神経を鼓舞して活発にさせるためである（馬銭子を製する方法は前三期第7巻振頽丸の項に詳しい）。

　効果：30剤を連服すると，以前より手足の挙動が楽になり，たどたどしかった言葉も大いに改善し，努力すれば戸外に出て仕事ができるようになった。そこで湯薬をやめ，毎日生山薬細末を煮た茶湯に食べやすいように白砂糖を混ぜ，生鶏内金細末3分ほどを服用させ，点心〔おやつ〕として用いて病後の養生にした。山薬で気血を補益し鶏内金を少し加えて瘀滞を化した。

　説明：脳充血証では黄耆を最も忌むのは，薬性が補に昇を兼ねるからである。気が上昇すれば血も必ず上昇し，脳内に充満した血がますます充満し，脳内の血管を圧排して溢血に至らせ，甚だしい場合には破裂して出血し，薬では救えないことも多い。脳充血が治癒しても肢体痿廃が癒えないのは，すべて経絡に瘀塞があり血脈が流通しないためである。このときに瘀塞を化して血脈を通じるうえで黄耆の助けを得るのはかまわないが，脳中にはもともと充血があり，昇補の黄耆が血の上昇を助ける恐れがあるので，方中に生代赭石・牛膝を加えて血の上昇を防ぎ黄耆を牽制する。また黄耆は温性であり，温で補うことで熱を生じる恐れがあるので，大量の天花粉で温性を調えている。

【第六期第2巻】

腸胃病門

◆ 噎膈（いっかく）

　天津鍋店街にある老徳記西洋薬局の理事で50歳になる盛雋卿が噎膈証になった。

　病因：境遇が常に不遇で，そのうえに短気な性格で常に肝火を動じやすくついにこの証になった。

　証候：病初期にはときに飲食が痞える程度であったが，その後常時痞えるようになって，ようやく医者に治療を頼んだ。半年服薬し，10数人医者を代えてもすべて効果がなく逆に病勢が増悪したので，不治の病だと自己判断して服薬をやめた。たまたま友人である孝廉〔科挙の郷試合格者〕の何翼雲（何子貞公の曾孫〔何紹基は清末の詩人，画家，書法家。字を子貞〕）が天津に来ていた。彼は博学で医学に通じ，拙著《医学衷中参西録》を読んでいたので，私に治療を求めるように熱心に勧めた。六脈は細微無力で，ビスケットを少し食べさせようとしても必ず薄い粥状になるまで噛まないと飲み下せず，嚥下時にたまたまひっかかるとすぐに少し痰の混じったものを嘔吐した。ただ粳米を煮てとろみのあるスープにすると痞えなかった。大便は羊の糞のように燥結して容易に下行しなかった。

　診断：楊素園は「この病と失血は異証同源で，血が暴来すれば胃壁の膜を衝き破って吐血になり，緩来すれば胃壁を衝き破ることができず上脘のあたりに瘀滞し食道が狭窄して噎膈になる」と述べる。西洋医学では胃癌と名付けるが，いわゆる癌は山の岩石のようにでっぱった形状

である。これと楊氏の説は符合しており，瘀血からの病であるのは疑いがない。脈が非常に弱いのは食が少なすぎて気血両虧になったのである。羊糞のような便結も飲食物減少と同時に胃気虚弱で輸送下行しないためである。これには瘀血を化し同時に血を引いて下行させ，さらに気血を培養〔育成〕する薬で輔ければよい。

処方：生代赭石（細かく挽く）1両　野台参5銭　生山薬6銭　天花粉6銭　天門冬4銭　桃仁（皮を除いて搗く）3銭　紅花2銭　土鱉虫（搗き砕く）5匹　三七（細かく搗く）2銭

合わせて9味のうち，はじめの8味を大茶碗1杯に煎じた湯で三七末半分を服用し，渣を再煎して服用するときに残りの半分を服用する。

方解：方意は桃仁・紅花・土鱉虫・三七で瘀血を除き，大量の代赭石1両で血を引いて下行する。野台参・山薬で胃中の気化を培養〔育成〕し，開破の薬を服用しても傷害を受けないようにする。胃液が枯槁〔枯渇する〕すれば瘀滞した血がますます乾結するので，天門冬・天花粉の涼潤の力で胃液を滋し，さらに補薬の野台参のために熱が生じるのを防ぐ。

効果：2剤服用すると食べられるようになり，5剤服用すると大便が正常になった。そこで代赭石を8銭に減量しさらに数剤服用させると，飲食量は増したがまだ胃口の痞塞感がすっきりしない。そこで三七を4銭に倍増して2回に分け，続けて4剤服用させると大便から若干の膿血を瀉下して症状はすっかり消失した。

説明：噎膈証のうちで，痰飲に原因がある場合は，胃口に痰囊を生じている（喩嘉言は《寓意草》中で窠囊（かのう）という）。本方から土鱉虫・三七を去り清半夏4銭を加えると数剤で癒える。胃上脘が枯槁萎縮して噎膈を生じる場合は，本方から土鱉虫・三七を去り代赭石を8銭にしさらに当帰・竜眼肉・枸杞子各5銭を加えて長期に服用させれば治癒する。胃上脘に瘤贅を生じて噎膈になった場合（第五期第3巻中の胃病噎膈治法篇中にその治法を詳しく論じた）は，非常にまれであるが他の噎膈に較べてきわめて難治である。瘤贅は胃の下脘に生じて反胃になるものが多

く，胃の上脘に生じて噎膈になるものは100例中1〜2例もない。

◆ 反胃吐食

天津・河北出身の56歳になる商人・鎮景三は，反胃吐食証になって半年癒えなかった。

病因：はじめは夏期に瓜を食べすぎて脾胃を損傷して食が細くなり，その後さらに不遇な境遇で抑鬱状態が続いて反胃証になった。

証候：非常に消化力が減退し，食後胃中に停滞したまま下行せず，次第に悪心を覚えやがて気が下から上衝する感じがするようになり，そうなるとすぐに食べた物を吐出するようになった。何度も医師の治療を受け，暖胃降気薬を服用するとやや癒えたがまた再発しすでに1年余り遷延していた。身体羸弱で脈は左右ともに弦長だが按じると実ではない。

診断：本証で飲食を消化できない原因が脾胃虚寒なのは明らかだが，脾胃虚寒では食後泄瀉しやすいのが通常で，食が下行せずに嘔吐するのは衝気上衝があって同時に胃気を迫して上逆させるからである。温補脾胃の薬を主とし降胃鎮衝の薬で輔けるとよい。

処方：生山薬1両　炒白朮3銭　乾姜3銭　生鶏内金（黄色いものを搗く）3銭　生代赭石（細かく挽く）6銭　炙甘草2銭

合わせて大茶碗1杯に煎じて温服する。

効果：薬を煎服すると，飲食が下行する感じがして嘔吐しなくなり，翌日午前に大便を2回下した。再診すると脈に以前の弦長がないので，下元気化不固があり代赭石の鎮降作用に堪えられないと判断し，すぐに代赭石を除き赤石脂5銭（初回の煎湯と2回目の煎湯で2回に分けて送服する）と紫蘇子2銭を加えて，毎日1剤を10剤連服させるとすっかり治癒した。赤石脂を末で服用させたのは，代赭石に代わって降胃鎮降するうえに下焦を固渋する働きがあるので服用しても滑瀉しないからである。

◆ 胃脘疼悶

　天津10区の宝華裏に住む徐氏の30歳近い妻が胃脘疼悶証になった。

　病因：もともと南方の出身で，嫁に出てから夫に随って長く北方に住むようになり，遠く郷里を懐かしむばかりで里帰りもできず，いつも憂鬱でこの証になった。

　証候：中焦の気化が凝鬱して飲食が停滞して下行しにくく，時に吃逆しそうになるがさらに苦しいだけで上達せず，甚だしければ蓄積が極まって綿々と痛みが続いた。病初期は気分がすっきりしないだけだったが，3年間服薬治療すると症状がますます悪化し，身体も次第に羸弱し，呼吸が息切れして，口には唾液がなく常に渇き，大便が常に乾燥した。脈は左右いずれも弦細，右脈は牢の感じもある。

　診断：《内経》には脾は思を主る〔「在蔵為脾，……在志為思，思傷脾」《素問》陰陽応象大論〕とあるが，本証では思いが過ぎて脾を傷り，脾不昇・胃不降になったのである。脾気が上昇しないので，口に津液〔唾液〕がなく吃逆して上達できず，胃気が降りないので，飲食が停滞し大便が乾燥する。治療にあたっては，脾胃を調養して正常な脾昇胃降の状態にもどせば中焦の気化が円滑になり疼痛脹満は消失し，食べる量も増えて諸症状はなくなる。

　処方：生山薬1両　枸杞子8銭　生黄耆3銭　生鶏内金（黄色いものを搗く）3銭　生麦芽3銭　玄参3銭　天花粉3銭　天門冬3銭　生白芍2銭　桂枝尖1.5銭　生姜3銭　大棗（切り開く）3個

　合わせて大茶碗1杯に煎じて温服する。

　方解：本方は山薬・枸杞子・黄耆・生姜・大棗で中焦の気化を培養〔育成〕し，麦芽で昇脾（麦芽は生用するとよく昇げる）し，鶏内金で降胃（鶏内金は生用するとよく降す）し，桂枝は昇脾に降胃を兼ね（昇がるべき気を昇げ，降るべき気を降す），また玄参・天花粉で生姜・桂枝・黄耆の温熱作用を調えて薬性を和平にするので長期に服用しても弊害がない。

再診：薬を5剤連服させると諸症状はすべて大いに軽減したが，胃の痛みはまだすっきりせず右脈も牢の感じがあった。痛む場所から推量すると瘀血凝滞があるはずなので，昇降気化薬に消瘀血薬を加えた処方を再びつくった。

処方：生山薬1両　枸杞子8銭　生黄耆3銭　玄参3銭　天花粉3銭　生麦芽3銭　生鶏内金（黄色いものを搗く）2銭　生白芍2銭　桃仁（皮を除き炒して搗く）2銭　三七（細かく挽く）2銭

合わせて10味のうち，はじめの9味を大茶碗1杯に煎じて三七末の半分を送服し，渣を煎じて再服するときに残りの半分を送服する。

効果：4剤を連服すると胃中が落ち着いて痛まなくなり，諸症状はすべて消失して体格も次第に強壮になり脈も正常になったので，原方をさらに数剤服用させて病後の養生にした。

問い：薬物の性質にはもともと昇性があるものには降性はなく，降性があるものには昇性はないのが原則である。なぜ桂枝は上昇かつ下降する性質をもつのか？　**答え**：樹枝の形状には鹿角型と蟹爪型の2種類があり，鹿角型は陽に属し，蟹爪型は陰に属す。桂枝はもともと鹿角の形状であるうえに，性質が温である。温は木気でその春木の気を最も厚く得るために昇性がある。しかし味は非常に辣で，辣は金味で秋金の味を最も厚く得るので降性がある。しかし昇と降を兼ねるのは，天性独特のもので気味のみで推測できるものではない。さらに「昇るべきなのに昇らない気が桂枝で昇り，降るべきでなのに降らない気が桂枝で降る」と私がいうのは経験から得たものであるが，じつはやはり《傷寒論》《金匱要略》を読んであらかじめ了解していたのである。《傷寒論》《金匱要略》で桂枝を用いた方を選びすべて通覧すれば，自ずと明確になって疑問点はなくなるであろう。

◆ 冷積腹疼

大城王の家族で天津の商人である50歳の王祐三は，少腹〔下腹部〕が冷えて疼き長期に服薬しても治らなかった。

病因：幼いころから習慣的に中国式オンドルで寝ていたが，天津で商売するようになってからは住居が寒く飲食にも無頓着だったのでついに本証になった。

証候：少腹に時に下墜感があり，寝るときは湯たんぽで臍下部を暖めないと疼いて眠れなかった。熱薬をたびたび服用したが上焦がすぐに煩躁し，2年たっても治癒しなかった。脈は左右ともに沈弦で至数はやや遅である。

診断：両尺が沈弦で，冷えと下墜感があることを考えると，腸中に冷積があるはずで，温通薬で下すべきである。

処方：私が創製した通徹丸（牽牛頭末に水を混ぜて秫米〔粟〕粒大の丸にする）3銭を早朝空腹時に服用させる。

効果：3時間たつと，腹中の痛みがより激しくなったようだったが，間もなく緑豆糊を煮てつくった涼粉〔ところてんのような食べ物〕のようなものを若干下して疼痛も下墜感もすっかり消失して冷えもなくなった。ついで温通化滞の方を処方しさらに数剤服用させて病後の養生にした。

◆ 腸結腹疼

天津の泥沽出身で25歳になる商人の李連栄は，仲春〔陰暦2月〕に腹結作疼証（腹に塊ができて痛む）になった。

病因：たまたま腹を立てて肝気を激発し，ついに飲食が腸中に停滞し腫塊を形成して下りなくなって痛んだ。

証候：食べ物が腸中で一塊になり，常に切るような痛みがあり20数日間大便が通じなかった。はじめのうちはまだ食べ物を受けつけていたが，やがてまったく受けつけなくなり水を一口飲んでも吐出した。医者に頼んで服薬したが，どんな薬も飲み込もうとするとすべて吐き出した。脈は左右ともに微弱であるが，幸い至数は正常で按じるとなお根底があるので救えると判断した。

療法：これらの症状を治すには，必ず止嘔薬と開結薬を併用しなければ病変部位に直達しない。また必ず内外兼治すべきで，そうしないと長

期に停滞する結塊のすべてを下行できない。

処方：硝菔攻結湯（前三期合編第3巻，浄朴硝4両・鮮萊菔切片5斤を用い，萊菔〔大根〕片を朴硝をといた水で数回に分けて煮込み，十分に煮えたら萊菔をとりだし，生萊菔片を換えて煮終わると，大碗1杯の濃汁を得るので，これを3回に分けて服用する）で生代赭石細末を送服する。煎湯を3回に分けて服用（50分毎に1回）し，合計して代赭石末1.5両を服用する。それ以外に，葱白4斤を千切りにして酢で炒め熱いうちに布に包んで患部に熨しをし，冷めたら交換する。また，山茱萸2両を茶碗1杯に煎じさせておき，結が開いて下した後に飲ませて虚脱を防止する。

効果：夜間8時から服用させ夜半に薬をすべて服用し，炒した葱を外用して熨しをすると，翌朝8時に燥糞20個を下しそれに続いて溏便を排泄した。すっかり下ったことを知り，すぐに山茱萸湯を飲ませるとすっかり治癒した。虚が甚だしい場合は，結が開いて大便をもよおしたときに，まず山茱萸湯を服用させるとよい。

◈ 腸結腹疼兼外感実熱

瀋陽の60歳過ぎになる張姓の老女は，小南門外の風雨台の傍に住んでいたが腸結腹痛と同時に心中に熱感があった。

病因：もともと肝気病があり，怒りによって肝気が発動するといつも大便不通になり必ず瀉薬を服用しないと通下しなかった。今回も持病が再発したが嘔吐して薬を受けつけないために症状が長期化して癒えなかった。

証候：胃と臍の間に実際に積があるようで，常に痛んで按じるとますます痛みが激しく，表裏ともに熱感を覚え悪心嘔吐があった。何度も医者にかかって服薬したが咽を下るとすぐに吐出した。大便はすでに10日以上なく，水分が入らなくなって7～8日たっていた。脈拍は5至で，左右ともに弱いが右関脈だけは重按すると有力のようで，舌は黄苔で中心は黒に近い。「病初期に冷えたことがないですか？」と質問すると，

「10日ほど前に，2日間身体が冷えて3日目になると熱に変わった」と答えた。

診断：証と脈から考えて，陽明胃腑に外感実熱が蘊(こも)っているはずで，そのために表裏ともに熱があり，腸結で通じないので胃気が下行できず，ついに熱とともに逆して上行し嘔吐になった。本証の治法は鎮降薬で止嘔し，鹹潤薬で結を開き，さらに補益薬で助ける。止嘔開結しても正気を傷らないようにしてはじめて病にうち勝って救済できる。

処方：生石膏（細かく挽く）1両　生代赭石（細かく挽く）1両　玄参1両　党参4銭　芒硝4銭　生麦芽2銭　茵陳2銭

合わせて大茶碗1杯に煎じて温服する。

効果：1剤を煎服すると嘔吐が止まって結が開き，燥糞を若干通下し，表裏の熱はいずれも軽減して食べられるようになった。脈にはまだ余熱があったのでさらに滋陰清熱の方を処方して数剤を服用させて病後の養生にした。

【第六期第2巻】

頭部病門

◆ 頭疼

病因：もともと羸弱し，商売であくせく働き物事がうまくいかないことが多く，心肝の火が常々妄動してついに頭痛になった。

証候：頭痛で起きあがれなくなってすでに2カ月が過ぎ，毎日午前中は軽いが，午後になると次第に増悪して夜間は痛みで眠れず，鶏鳴の後に痛みが次第に軽くなり少し眠れた。心中に時に熱感があり食欲が減退した。脈は5至で，左脈は弦長，関脈は弦で硬を兼ねるが，右脈はほぼ和平である。

診断：脈象から考え，肝胆の熱が脳に上衝して痛みが起きたのは明らかである。肝火を清し肝陰を養い肝逆を鎮め，昇清降濁薬を兼用して脳を正常にすべきである。

処方：生白芍8銭　柏子仁6銭　玄参6銭　生亀板（細かく挽く）6銭　竜胆草3銭　川芎1.5銭　菊花1銭　甘草3銭

合わせて大碗1杯に煎じて温服する。

効果：1剤を服用すると症状は7～8割消失し，脈もより和平になったので，竜胆草を1銭に減らしてさらに2剤を服用させると全治した。

問い：川芎は気分を昇提する薬で，この頭痛は肝胆の熱の上衝が原因なのに，さらに川芎で昇提すれば熱がますます上衝するのではないか？　川芎を服用して効いたのはなぜか？　**答え**：川芎は清気を上昇させる薬で，清気とは水素である。化学的には，どんな気であっても水素の中では必ず下降する。人の臓腑にはもともと水素があり，川芎は水素

を上昇させて脳に至らせるので，脳中の熱濁の気が自然に下降して頭痛は癒える。

◆ 眼疾

　20歳になる文安出身の李汝峰は，天津の恒源紡績工場の見習をしていて眼疾にかかり久しく治らなかった。

　病因：工場の建物は狭いのに人数が非常に多く，換気が不十分なうえに仕事が忙しくて眼疾になった。

　証候：眼瞼が紅く腫れ，肉芽が瞳全体を覆いつくし，瞳が腫れ痛んで目が見えないだけでなく耳も聞こえず鼻もつまり，見ることも聞くこともできず，わずかに移動するにも助けを必要とした。脈は左右ともに洪長で按じると非常に実で，心中には強い熱感を覚え，舌には白苔があるが中心はすでに黄色い。これまで便秘であったが，西洋薬を数回服用すると大便は毎日2回あった。

　診断：本証はまず外感伏気が長期に積して化熱し，さらに春陽の萌動と屋内の空気の濁りで伏気が激動して陽明に竄入(ざんにゅう)し少陽にも入ったもので，《傷寒論》陽明篇中のいわゆる少陽陽明である。そこで脈が洪実になり，熱が上衝してついに目痛・鼻塞・耳聾に至ったのである。伏気の熱を清すれば諸症状は消失するはずである。

　処方：大剤の白虎湯で陽明の熱を清し，さらに白芍・竜胆草を加えて少陽の熱を清するつもりであった。病人は「工場にはもともと西洋医がいて，外部の人の薬を服用させません。今回は何度も西洋医の薬を服用しましたが次第に増悪するので，こっそり先生の治療を受けに来ましたから，丸散なら服用できますが工場内で湯薬は絶対に服用できません」という。私は「それは簡単なことだ。私がつくった眼病治療の妙薬があるので，貴方にあげましょう。それを服用すれば必ず治る」と答えて，あらかじめ挽いた生石膏の細末2両をあたえ，「6回に分けて毎日3回白湯で服用し，服用後は白湯を大量に飲んで少し汗が出るようにすればよい」といいつけた。

効果：3日して再び来院すると，眼疾はもう8〜9割癒え耳聾・鼻塞も治り，心中に熱感がなくなり脈も和平である。さらに生石膏細末1.5両を与え，同じように6回で服用させ，薬を服し終わるとすっかり治癒した。生石膏を投薬することをはっきりいわなかったのは，はっきりいうと服用しない恐れがあると考えたからである。

◆ 目病乾疼

天津の東興街にある永和材木店で働いている34歳の崔振之が，眼乾を患いときどき痛んだ。

病因：以前に外感の熱が陽明の腑に伝入し，服薬の多くが甘寒の薬物であったために外感の邪を除くことができず，邪を胃中に痼閉(こへい)して長い間消散せず，その熱が上衝してついに眼疾をきたした。

証候：両目が乾渋〔乾燥して異物感がある〕し時に瞳が脹痛し，次第に物がかすんで見え，心中に常に熱感を覚え，大小便が出にくくなった。脈は左右とも有力で，右関脈は重按すると洪実である。何度も服薬して2年近くになるが，少しも改善しなかった。

診断：外感の熱が裏に伝入した場合に最もよくないことは，甘寒滞泥の薬だけを用い外感の邪を痼閉して退去できなくしてしまうことで，陸九芝(りくきゅうし)〔清代の医家，陸懋修(りくぼうしゅう)〕は「このような治法をとれば，その当座は癒えても後に癆瘵(ろうさい)を引き起こすことが多い」と述べた。この症例はもともと体質が強壮であったので，労瘵(ろうさい)〔癆瘵と同じ。結核など伝染性のある慢性消耗性疾患〕にならずに眼疾を発症したが，医者が外感の余熱を清さずに漫然と眼疾の薬で治療したので，長びいて治癒しないのである。私の創製した離中丹（益元散〔滑石・炙甘草・辰砂〕の滑石を石膏に代えたもの）に清熱托表薬を補佐とし長期に内蘊した邪熱を引いて外出させると，眼疾は癒えるはずである。

処方：離中丹1両　鮮蘆根5銭　鮮茅根5銭

3味のうち，後の2味を3杯に煎じて3回に分けて温服し，毎回離中丹3銭強を服用して1日量とする。鮮蘆根・鮮茅根の一方しかなければ，

倍量の1両にして用いてもよい。

効果：このようにして服用させると，3日目には心中の熱感がなくなったので離中丹を半減し，また数日服用させると目の乾渋脹痛がすべて消失し，大小便も正常に出るようになった。

◆ 歯痛

天津東門裏2道街に住む30歳余りになる王姓の商人が，歯痛を病んだ。

病因：商売のことで気をつかい，さらに友人と連日宴会をして，ついにこの証になった。

証候：激しい歯痛で飲食しづらく夜も眠れなくなり，あらゆる歯痛の薬を服用したが効果がなく，すでに20日以上になる。脈は左は正常であるが，右は弦長で按じると有力である。

診断：これは陽明胃気不降である。上顎歯齦は足陽明胃に，下顎歯齦は手陽明大腸に属す。胃気不降があれば腸中の気も必ず降らず，火が気に随って昇ると血も気に随って上昇し，歯齦で火と血が合わさって痛みを引き起こすので，歯痛のときは歯齦の肉が腫れて熱をもつことが多い。胃気を降すと同時に上逆する血を引いて下行させ，さらに清熱薬で助けるとよい。

処方：生代赭石（細かく挽く）1両　牛膝1両　滑石6銭　甘草1銭
煎服する。

効果：1剤煎服すると歯痛がすぐに消失したので，原方に加減してさらに1剤を服用させ病後の養生にした。

説明：歯痛に代赭石・牛膝を用いた方書をみたことはないが，私自身かつて歯痛となりこの2薬で治したことがある〔第五期第2巻〕。その後胃気不降による歯痛には，方中に必ずこの2薬を用いている。陽明胃腑に実熱があれば，生石膏数銭を加えることが多い。

【第六期第2巻】

肢体疼痛門

◆ 脇痛

　安徽出身で天津1区に住む60歳の陳錫周が脇下に痛みを感じた。

　病因：生来慈悲深い性質で，喜捨が大好きで仲間とともに金銭を寄付して貧民のために粥を施す施設をつくり，そのうえに万事自ら管理してあれこれと働きすぎてついに脇が痛むようになった。

　証候：痛みは右脇であったり左脇であったり，時には両脇が痛み，医者は平肝・舒肝・柔肝の方法で治療したがどれも効かなかった。遷延して年余にわたり病勢が次第に増悪し，痛みが激しいと意識が混濁した。脈は左が微細で按じるとすぐに触れなくなり，右脈はほぼ和平であるが，拍動の力はやや弱い。

　診断：肝は脇下に位置し，属性が木で条達をこのむ。これは肝気が虚弱で条達しないために，脇下に鬱して痛みを生じたものである。痛みが左や右にあるのは，《難経》に「肝の臓たる，その治は左にあり，その蔵は右脇右腎の前にあり，胃に並び脊の第九椎に著す」（《医宗金鑑》刺灸篇〔清・呉謙らが勅命により編纂〕はこの数語を引用〔第四十二難の「肝重二斤四両，左三葉右四葉，凡七葉」に続いて上記の数語がある〕するが，現在の《難経》にこの文は見当らずだれかに削除されたものなのかよくわからない）と記載がある。「蔵」は肝の位置する部位であり，「治」は肝気が行る部位である。これによって，肝は右に位置し，その気化はまず左を行ることがわかる。左の痛みは肝気が行る部位の鬱であり，右の痛みは肝気の位置する部位の鬱である。痛みが激しいときに意

識が混濁するのは肝経の病と神経はもともと関係があるからである（肝は筋を主り，脳髄神経は灰白色の筋であるから，肝経の病と神経は関係がある）。本証の治療は，肝気の補助を主とし，昇肝化鬱の薬で助ける。

処方：生黄耆5銭　生白芍4銭　玄参4銭　乳香（炒す）3銭　没薬（炒さず）3銭　生麦芽3銭　当帰3銭　川芎2銭　甘草1.5銭

合わせて大茶碗1杯に煎じて温服する。

方解：方書に「肝虚に補法なし」とあるが，これは見識のある意見とはいえない。《周易》には「同声相応じ，同気相求む」とあり，私は以前この理由を推論して黄耆こそ補肝の主薬であると確信した。なぜなら，黄耆には温・昇の性質があり，臓腑中で温・昇の性質を具えるのは肝木である。したがって各臓腑の気虚を補う黄耆が肝経の気虚を補う際には，さらに同気相求の妙があるので，方中ではこれを主薬にする。しかし，薬性がかなり温性であり，大量に用いると肝気を補うが同時に肝火を助長する恐れがあるので，滋陰涼潤の芍薬・玄参で助ける。乳香・没薬は肝気の鬱を融化し，麦芽・川芎は肝気の鬱を昇達する（麦芽は生用すると昇達に働く）。つまり融化・昇達のいずれも経絡を通行し，通じると痛みがとれる。当帰を用いるのは，肝が蔵血の臓であるから，補肝気してかつ補肝血をしたいがためである。さらに当帰は甘味多液で生血に働くが，温性で同時に辛味もあるので気分を調和する。甘草は，肝の急を緩めるが，甘草・芍薬を併用すると腹痛を治し，さらに脇痛も治す。

再診：4剤を連服すると，脇痛は大半癒えて，時に痛んでも強くはなかった。脈は左で重按すると有根で，右も以前より有力である。しかし，これまで脇痛で減退していた食欲が相変わらず増えないので，原方にさらに健胃消食薬を加えた。

処方：生黄耆4銭　生白芍4銭　玄参4銭　白朮3銭　乳香（炒す）3銭　没薬（炒さず）3銭　生麦芽3銭　当帰3銭　生鶏内金（黄色いものを搗く）2銭　川芎2銭　甘草1.5銭

合わせて大茶碗1杯に煎じ温服する。

3診：4剤を連服すると，脇下が痛まなくなり，飲食も以前より増加

し，脈は左右ともに調和がとれて病的な変化はなくなった。ただ患者は両下肢の筋骨がしっかりしないと感じ，これは病が長期に続いた結果なので，舒肝健胃・強壮筋骨の薬でさらに治療した。

処方：生黄耆4銭　生山薬4銭　天花粉4銭　胡桃肉4銭　白朮3銭　没薬3銭　当帰3銭　麦芽3銭　麦門冬3銭　生鶏内金（黄色いものを搗く）2銭　鹿角膠3銭

以上11味のはじめの10味を大茶碗1杯に煎じ，さらに別に湯煎した鹿角膠を混ぜて温服する。

効果：10剤連服すると次第に身体がしっかりしてきたので，湯薬の服用をやめて生山薬細末7，8銭〜1両を水で溶いて煮て茶湯をつくり，食べやすいように蔗糖で味をつけ点心にして服用した。服用後さらに熟胡桃肉〔クルミ〕2〜3銭を嚼服して病後の養生をすると，宿病は全快した。

◆ 脇下痛兼胃口痛

天津2区に住む吉林出身の県長官・斉斐章は，50歳で脇下が痛み同時に胃口も痛んだ。

病因：もともと肝気が条達しにくいほうであったが，商売で損をしたうえに借金まで背負い込んで肝気が激動し，ついに脇下が痛むようになり遷延して胃口まで痛んだ。

証候：はじめ痛みは必ず申酉の刻〔午後3時〜7時〕に現れ毎日ではなかったが，その後次第に毎日痛むようになり，さらに四六時中痛んだ。しばしば医者に頼んで服薬したが，開破薬を服しすぎて脾胃を傷り，飲食物を消化できず痛みが激しいと必ず胃中にも痛みが及んだ。脈は左が沈弦微硬，右は弦無力で1息5至に近い。

診断：左脈の弦硬で沈は，肝経の血虚火盛で肝気鬱結もある。右脈の弦無力は土が木に傷れ脾胃の蠕動健運が失したためである。脇痛が申酉の刻に始まるのは，肝は木に属し申酉の刻は金に属すので，木が金に遭遇する時刻になると気化がますます抑圧されて〔五行で金克木の関係〕

舒暢できないからである。《内経》には「厥陰治さざれば，これを陽明に求む」とある。厥陰は肝，陽明は胃であり，《内経》の微旨〔奥深い意味〕を遵守して治療し，脾胃を健補し中焦の気化を滞りなく運行させ，さらに少量の理肝薬で助けるなら，胃痛が癒え脇下の痛みも癒えるはずである。

処方：生山薬1両　枸杞子6銭　玄参5銭　麦門冬（帯心）4銭　白朮3銭　生白芍3銭　生麦芽3銭　桂枝尖2銭　竜胆草2銭　生鶏内金（黄色いものを搗く）2銭　厚朴1.5銭　甘草1.5銭

　合わせて大茶碗1杯に煎じて温服する。

再診：4剤を連服すると胃痛がなくなり脇下の痛みも大いに軽減し，さらに毎日痛むことはなくなり痛んでも間もなくおさまった。脈にも和緩が現れたので，原方にやや加減してさらに服用させた。

処方：生山薬1両　枸杞子6銭　玄参4銭　麦門冬（帯心）4銭　白朮3銭　生白芍3銭　当帰3銭　桂枝尖2銭　竜胆草2銭　生鶏内金（黄色いものを搗く）2銭　醋香附子1.5銭　甘草1.5銭　生姜2銭

　合わせて大茶碗1杯に煎じ温服する。

効果：5剤を連服すると脇下の痛みはすっかり治り，肝脈も平常どおり和平になったので湯薬の服用をやめて，毎日生山薬細末1両ほどに水を加えて茶湯をつくり，食べやすいように砂糖で味付けし，生鶏内金細末2分ほどを一緒に服用させて病後の養生にした。

問い：人の手足には陽明経と厥陰経のどちらもある。《内経》では厥陰・陽明というだけではっきり足経とも手経とも明確にしていない。なぜそれが足厥陰肝，足陽明胃であるとわかるのか？　**答え**：これには決まりがあり，《内経》を熟読すればおのずとわかる。人の足経は長く手経は短いが，本来足経が手経を統括する。《内経》では六経を論じる場合に，足経とも手経ともいっていなければすべて足経を指し，手経を論じる場合には必ず手の某経と明言する。このことは単に《内経》のみならず《傷寒論》の六経分篇でも明確に手経・足経と指示がなければ，記載のある諸方は大抵すべて足経で立法してある。

問い：理肝薬は柴胡が第一であり，肝気の鬱結を舒暢する。今回の脇痛治療の2方には，いずれも桂枝を用いて柴胡を用いないのには何か別の意味があるのか？　答え：桂枝と柴胡はいずれも理肝薬であるが，性質に違いがある。本証のように痛みが脇下に始まるのは，肝気が鬱結して舒暢しないからである。これが続くと脇痛が胃中にも波及して痛むが，これは肝木の横恣〔ほしいままに逆する〕によるもので五行相克の所勝〔木克土〕である。柴胡は肝気の鬱を舒暢するが，肝木の横恣を平定できない。桂枝は気が温昇（温昇は木気である）であり，肝気の鬱結を舒暢して脇痛を治し，辛辣（辛辣は金味である）な味でさらに肝木の横恣を平定するので，胃痛も治る。ただ薬性が温に偏り，肝血虚損で熱がある場合にはよくないので，特に竜胆草を加えて調整し，性質を和平にすると有益無害である。これだけでなく，私がこの二方を創製した要旨は昇肝降胃にほかならず，桂枝の妙用はただ昇肝の要薬であるだけでなく降胃の要薬でもあるからである。《金匱要略》の桂枝加桂湯は腎邪奔豚で上干して中焦を直透するものを治すが，方中では桂枝が主薬であることが降胃に働く明らかな証拠である。さらに遡って《神農本経》では桂枝が上気咳逆および吐吸（吸いこんで根に帰さずにすぐ吐出する，後世にいう喘である）を主ると記載があり，桂枝が肺気を降すことをいうが，必ず胃気が息息と下行してこそ，肺気は邪魔されずに下達する。経旨を仔細に解釈すれば，桂枝が有する降胃の効用は上気咳逆吐吸を治すにも有用であることはますます明白である。肝気が昇り，胃気が降るのは，正常な気化の昇降で，身体の自然な気化に順じて調養すれば，病があるものでも自然に治る。これが2つの方で柴胡を用いずに桂枝を用いた理由である。

◆ 脇痛

隣村の西楼庄に住む40歳近い李姓の婦人が脇下痛の証になった。

　病因：平生から肝気不舒があり，急に怒りが爆発し，突然脇下が痛くなった。

証候：両脇下が突き上げられるように激しく痛み，呻吟し続けた。左脇の痛みが特に強く，人に手でさすってもらうとやや痛みが軽減した。心中には時に熱感があり，悪心があって嘔吐をもよおし，脈は左右ともに弦硬である。

診断：これは肝気・胆火が相互に助長して横恣し，上昇しようとして膈を透れず脇下に鬱して痛みを生じたものである。肝気を平し，胆火を瀉せば痛みはとれる。

処方：川楝子（搗き砕く）8銭　生白芍4銭　生没薬4銭　生麦芽3銭　三稜3銭　莪朮3銭　茵蔯2銭　竜胆草2銭　連翹3銭

鉄錆びを磨きとった濃い水で大茶碗1杯に煎じて温服する。

方解：方中の川楝子・白芍・竜胆草で気と火を引いて下降させ，茵蔯・生麦芽で気と火を引いて上散させる。三稜・莪朮で気と火の凝結を開き，連翹・没薬で瀰漫した気と火を除く。鉄錆水で煎じるのは，金の余気を借りて木である肝胆を鎮めるためである。

効果：1剤を煎服すると痛みが急に止まったが，まだ気分がすっきりしないので，川楝子・三稜・莪朮を半分に減し，さらに柴胡2銭を加えると1剤で全治した。

◆ 腰痛

遼陽出身で34歳になる天津保安隊長・李雨霖が腰痛証になった。

病因：公務で心労がかさみ数日食欲がなかったところへ，がんばって遠方で重要な仕事を取り仕切ってこの証になった。

証候：痛みが激しくなると身体を動かせず，軽いときも痛みに似た感じが綿々と続き，数日痛みのないこともあったが，立腹したり働きすぎると激しく痛んだ。心中が常になく胸苦しく，脈は左が沈弦，右が沈牢で，1息4至強である。それまでに服用した方剤をみると，同じではないが大抵はほかでもなく補肝腎・強筋骨の薬物で，ときに祛風薬を混ぜており，「発病初期から今に至るまですでに3年たち数百剤を服用したが痛みは結局軽減しない」と自分で言う。

診断：《内経》には「通じれば則ち痛まず」とあるが，本証は「痛むは則ち通じず」である。肝腎が虚弱であると脈は必ず細数になる。今左脈が沈弦，右脈が沈牢であり，これは腰の関節経絡に瘀滞して通じない気があることは疑いがないので，利関節・通経絡の方剤を創製して治療した。

処方：生山薬1両　枸杞子8銭　当帰4銭　丹参4銭　没薬4銭　生五霊脂4銭　穿山甲（炒して搗く）2銭　桃仁（皮を去り搗き砕く）2銭　紅花1.5銭　土鱉虫（搗き砕く）5匹　三七（細かく挽く）2銭

以上11味のはじめの10味をまず大茶碗1杯に煎じた湯で三七の半分を服用し，煎じ滓を再煎する際に残りの半分を服用する。

効果：3剤連服すると腰が痛まなくなり心中の発悶もなくなった。脈に力が出てきたもののまだ回復しないので，原方から穿山甲を去って続断・生白芍各3銭を加えて数剤連服させると脈が回復して病も根治した。

説明：医者は治療に際してあらかじめ先入観をもたずに診療にあたり仔細に病因を分析せねばならない。方書では「腰は腎の府」であるから腰痛は腎臓虚衰としたり，また「肝は筋を主り，腎は骨を主る」ことから腰痛は筋骨の病なので肝腎が主ると述べる。腰痛を治療する場合は，先にこうした説が念頭にあるので，必ず補肝腎の薬物を多用する。調べると肝腎虚による腰痛証は非常に少なく，気血瘀滞によるものが頗る多い。懸命に重い物を担いだための腰痛では特に瘀証が多い。かつて重い物を担いで腰痛になった男の治療に三七・土鱉虫を等分に合わせた細末を毎日2回服用させたところ3日で全治した。またある男は物を持ち上げるのに力を入れすぎて腰痛が半年治らず，痛むところに急に瘡を生じた。背骨の脇にやや赤みのある杯をひっくり返したような形状をした直径7寸大の瘡であった。腰痛が半年も続いた後に瘡が出ており必ず根底が深いからよくなる保証はないと外科医にいわれ，転医して私に治療を求め20日間の治療でようやく治った（詳細は前三期合編第8巻内托生肌散にある）。しかし腰痛初期にやはり三七・土鱉虫を服用して瘀滞を開いておれば，後にこんな危険なことにはならない。またある女性は月

経のたびに腰痛が特に激しく，脈を診ると気分が非常に虚していたので四物湯中に黄耆8銭を加えて数剤服用させると痛みが治った。またある婦人はあまり激しくはないが痛みが綿々と続き，脈から下焦虚寒と判断して温補下焦の薬で治療した。さらに湯薬以外に生硫黄細末1銭を日に2回服用させて合計4両の硫黄を服用すると根治した。同じ腰痛であっても原因はさまざまで，治療するものは膠柱鼓瑟〔琴柱をニカワづけにして動かなくすれば，音調を変えることができなくなる。融通のきかないことのたとえ〕ではいけない。

◆ 腿疼〔下肢痛〕

隣村の啓蒙塾の教員をしていた30歳過ぎの竇英如が，孟冬〔陰暦10月〕に下肢痛証になった。

病因：生来弱く常に下焦が冷えるのを嫌っていたが，ある日旅行中に寒い部屋に非常に薄い夜具で寝たために朝起きると下肢に痛みがあった。

証候：初期のころは痛みもそれほどではなかったが，たびたび医者の薬を服用しても効かなかった。その後豚の頭を食べてから痛みが急に激しくなり，両下肢がつかえず夜は痛みで眠れなかった。脈は左右とも弦細無力，特に両尺に顕著で至数はやや遅である。

診断：本証は下焦の相火虚衰で寒さに侵されやすいが，脈を仔細に分析すると同時に気虚で全身に気が充足していない。そこで気が四肢に布達して薬力を運化できないので，服用した薬が本証に合っていても効果を表すのが難しい。本証には相火を助けて外寒を除き，さらに気分補益薬で気分を壮旺にすると薬力を運行して効果を表す。

処方：野台参6銭　当帰5銭　牛膝5銭　胡桃仁5銭　烏附子4銭　補骨脂（炒して搗く）3銭　乳香（炒す）3銭　没薬（炒さない）3銭　威霊仙1.5銭

合わせて大茶碗1杯に煎じて温服する。

再診：5剤を連服すると下肢痛はやや軽減したがやはり下肢を使えず，脈はこれまでよりやや有力であった。心中を尋ねると「この熱薬を多剤

服用しても熱くならない」と言うので，痛みが両下肢にあることを考え，熱性の重質薬で諸薬の働きを引いて病変部位に下達させなければ効かないと判断した。

処方：野台参5銭　牛膝5銭　胡桃仁5銭　烏附子4銭　炒白朮3銭　補骨脂（炒して搗く）3銭　乳香（炒す）3銭　没薬（炒さず）3銭　生硫黄細紛1銭

以上9味のはじめの8味を大茶碗1杯に煎じ，これで硫黄末5分を服用し，煎じ滓を再煎するときに残りの半分を服用する。

効果：8剤を連服すると，下肢痛は顕著に軽減し杖をつけば歩けるようになり，脈は調和し異常がなくなり，心中にわずかに熱感を覚えた。そこで湯薬をやめて，毎日生山薬細末7～8銭ほどを煮た茶湯で青娥丸〔《太平恵民和剤局方》胡桃肉・補骨脂・杜仲・大蒜〕3銭を1～2回服用させると服用後1カ月余りで両下肢がまったく痛まなくなり普通に歩けるようになった。

問い：豚肉は普通の食べ物なのに，豚の頭の肉を食べて下肢痛が激しくなったのはなぜか？　**答え**：豚肉は苦寒有毒とする説があり各家の本草書にも記載されたことがある。研究すると肉は苦寒でも有毒でもないが，豚の頭部の肉には鹹寒開破の性質（豚は鼻先で土を掘り起こして溝をつくるので，開破の性質をもつ）があり，大便燥結を通じるが，鹹寒と開破はどちらも虚寒の下肢痛にはよくないので，これを食べた後で下肢痛が激しくなったのである。

【第六期第2巻】

腫脹門

◆ 受風水腫

邑の北境の常庄に住む劉氏の30歳過ぎの夫人が，風を受けて水腫になった。

病因：もともと農家で当時孟夏〔陰暦4月〕の時季は非常に忙しく，飯が炊きあがると再び野良に食事を送り届けた。飯を炊くときの熱で汗をかいたまま届け，途中で風を受けてその後すぐに水腫証になった。

証候：腹が非常に脹満し，頭部顔面全身ことごとく腫れあがり，両目は腫脹して開けられない。心中に熱感があり，全身の汗孔が閉じて汗が出ず，大便は乾燥し小便は濃くて少量であった。両手の腫れが甚だしく脈診ができないのでしばらく押していると水分が周辺に散じてようやく脈が現れた。左脈は弦かつ硬，右脈は滑で頗る実で，1息5至に近かった。

診断：《金匱要略》では水証の脈を弁じて，「風水脈浮」というが，本証の脈の部位では浮腫が顕著で脈の浮沈を弁じようがない。しかし彼女が「汗をかいて風を受けた後になった」と述べた話から，これが風水であることに疑いはない。左脈の弦硬は，肝胆の鬱熱で，右脈の滑実は風が体表を束し胃中にも次第に熱を生じたためである。大便が乾燥し，小便が濃く少量なのは，いずれも肝胃の熱による。《金匱要略》の越婢湯加減で治療するとよい。

処方：生石膏（細かく搗く）1両　滑石4銭　生白芍4銭　麻黄3銭　甘草2銭　大棗（切り開く）4個　生姜2銭　アスピリン1g

中薬7味を合わせた大茶碗1杯の煎湯ができあがる前に，まず砂糖水

でアスピリンを服用し，全身に汗が出るのを待って（汗が出ない場合はさらに 1 g 服用する），煎湯を温服すると汗が必ずますます多量になり，小便が利して浮腫はすぐに消失する。

再診：方法どおりに薬を飲み終えると，全身から汗がびっしょり出て心中に熱感がなくなり，すぐに利尿がついて腹脹と全身浮腫ともに大半癒えて，脈が和平に近くなったので，さらに滋陰利水剤で残った浮腫を除いた。

処方：生白芍 6 銭　生薏苡仁（搗き砕く）6 銭　鮮白茅根 1 両

生薬 3 味のはじめの 2 味をまず煎じて 10 数回沸騰させ，白茅根を加えてさらに 4〜5 回沸騰させて大茶碗 1 杯の煎湯を温服する。

効果：10 剤連服すると浮腫はすっかり消失したので，毎日鮮茅根 1 両だけを数沸したものを茶代わりに飲ませて病後の養生にした。

問い：前方中では麻黄 3 銭で発汗するのに，なぜ先にアスピリンを服用させて発汗しておく必要があるのか？　**答え**：麻黄を 3 銭使えば発汗するが，石膏・滑石・芍薬で制御されると発汗の力が急減し，まして肌膚に浮腫が甚だしい場合は特に汗が透出しにくい。汗が出にくいからといって，さらに麻黄を加えるのは麻黄が熱性かつ燥性なのでやはりよくない。アスピリンの原料は楊柳皮の樹液中にあり，涼性で発散し発汗だけでなく清熱もあるので，麻黄の前に用いれば麻黄が奏効しやすい。

問い：風邪が人の皮膚を侵襲するとなぜ小便が不利して水腫になるのか？　**答え**：小便は膀胱から出るが，膀胱は太陽の腑である。襲入した風邪が経から腑に伝入すると，膀胱は機能失調に陥って小便不利になる。麻黄は太陽の腑にある風邪を排除し，石膏・滑石がさらに太陽の腑にある熱を清して助け，服薬すれば汗が出て小便が自利する。まして本証では肝にも蘊熱があり，《内経》〔《素問》〕刺熱篇に「肝熱病むものは小便まず黄す」とあり，肝と小便はやはり大いに関係する。方中で兼用する白芍は肝熱を清すので利小便にはますます好都合である。薏苡仁・茅根も利小便を補佐する薬物で，これらを集めた方剤であるから必ず効果がある。

◆ 陰虚水腫

隣村の霍氏の 20 歳余りの夫人は陰虚から水腫証になった。

病因：陰分虚損が原因で常に灼熱感があり，次第に小便が不利して水腫になった。

証候：頭部・顔面・全身すべて浮腫があり，手で押さえるとむくんだところが凹んでもとに戻るのにしばらくかかった。日晡潮熱〔周期的に夕方に出る高熱。晡は申の刻，午後3〜5時〕があり，心中にも熱感がある。小便が濃くて渋り，一昼夜で1回しか出ない。脈は左が弦細，右は弦かつ微硬で，6至の数である。

診断：本証は陰分虚損が原因で虚熱に傷られて腎に炎熱を生じ，水分を濾過して利小便できない。さらに左脈の弦細は肝の疏泄作用の減退で，これが小便不利をまねき，右脈の弦硬は胃の蘊熱の下溜〔したたり下る〕で，これも小便不利をおこすので積滞して水腫になる。大滋真陰の薬物で陰分を充足させると，自然に退熱して腎炎が癒え胃熱は消退する。肝木は腎水の涵濡を得て疏泄作用も充足し，さらに利小便の薬物で助けて嚮導するので，小便が必然的に通利し蓄積した水腫も容易に徐々に消失する。

処方：生山薬1両　生地黄6銭　生白芍6銭　玄参5銭　枸杞子5銭　沙参4銭　滑石3銭

合わせて大茶碗1杯に煎じ温服する。

再診：4剤を連服すると小便が出て，頭部・顔面・全身の浮腫は半分近く消失し日晡の発熱もなくなったが，心中にはまだ熱感があることがあり脈はやはり5至を越える数なので，陰分がまだ充足していないと知った。真陰を補うことを重視し，少し利水の品で助けるのがよい。

処方：熟地黄1両　生白芍6銭　生地黄5銭　枸杞子5銭　柏子仁4銭　玄参4銭　沙参3銭　生車前子（袋に入れる）3銭　茯苓片2銭　鮮白茅根5銭

以上10味のはじめの9味をまず煎じて10数回沸騰させ，さらに鮮茅

根を入れて 4 〜 5 回沸騰させてから大茶碗 1 杯の煎湯を温服する。鮮白茅根がなければ鮮蘆根で代用してもよい。これら二方とも大量の白芍を用いるのは，白芍は滋陰かつ利小便する性質があるためで，本来陰虚で小便不利する場合の主薬である

効果：6 剤を連服すると，浮腫はついにすっかり消失し脈も平常に回復したので湯剤をやめて，生山薬細末 1 両程を煮て粥をつくらせ新鮮な梨の自然汁を少し混ぜて点心として服用させ，病後の養生にした。

◆ 風水有痰

遼寧の大西関出身の 50 歳になる商人・馬朴臣は，風邪を受けて浮腫に痰証を併発した。

病因：秋の終わりに商売で遠方に出かけ，いろいろ苦労し風邪を受けてついにこの証になった。

証候：腹脹があって全身に浮腫があり，喘息迫促し咽喉と胸の間に痰が杜塞する。舌苔は淡白，小便は濃く出渋って少なく，大便は 1 日おきに 1 回で，脈は無火で微浮なので，風水と考え《金匱要略》の風水の治方を遵守して治療した。

処方：生石膏（細かく搗く）1 両　麻黄 3 銭　甘草 2 銭　生姜 2 銭　大棗（切り開く）4 個　アスピリン 3 分

以上 6 味のはじめの 5 味を大茶碗 1 杯に煎じ，アスピリンをといて温服し，布団を被って汗を出す。

方解：この方は越婢湯原方にアスピリンを加えたものである。当時初冬で北方の天気は寒涼なので汗が出にくく，おそらく越婢湯だけでは汗が出ないので，発汗と同時に解熱に働くアスピリンで助けた。

再診：薬を服用後に汗が全身から出て喘息が急になくなったが，他の症状に変化はなく，新たに心中が熱く渇いて食欲がない。脈にはやはり火象はないが，おそらく痰飲が多く湿が勝るため，ここでは捨脈従証して清熱の重剤で治療すべきである。

処方：生石膏（細かく搗く）4 両　天花粉 8 銭　薄荷葉 1.5 銭

合わせて大碗1杯に煎じ，何回にも分けて徐々に温飲させる。

三診：服用後，熱渇痰涎すべて大半癒え，小便も増え食欲も出たが，全身浮腫と腹脹は大して軽減しない。ここでは利小便して全身浮腫を除くことを重視し，さらに少し理気の薬物を加えて腹脹を除くとよい。

処方：生石膏（細かく搗く）1両　滑石1両　地膚子3銭　丈菊子（搗き砕く）3銭　海金沙3銭　檳榔3銭　鮮茅根3銭

合わせて大茶碗半分に煎じ，2回に分けて温服する。

丈菊〔ヒマワリ〕は俗に向日葵というが，詳細に調べると向日葵は衛足花〔冬葵〕に属し，丈菊と呼ぶべきではない。丈菊子は《本草綱目》に収載はないが，淋疼を治し利小便するので方中に用いた。

効果：2剤を煎服すると小便が大いに通じて浮腫脹満いずれも消失したので，方中の石膏・滑石・檳榔をすべて半減し3剤を連服させると全治した。

【第六期第2巻】

黄疸門

◆ 黄疸兼外感

　天津の北大関下首の66歳になる蘇老女が仲春〔陰暦2月〕に黄疸証になった。

　病因：意に添わぬことがあり怒りで肝火が動じ，さらに外感を薄受してついに全身が黄色くなり疸証を生じた。

　証候：全身が橘のように黄色く球結膜が最も顕著で，小便は衣服を染めうるほど黄色く，大便は白く乾いて出にくく，心中が熱っぽく渇いて，食欲がない。脈は左が弦長有力かつ非常に硬，右も有力微浮で，舌苔は薄く白で津液がない。

　診断：これは肝中に以前から蘊熱があり，さらに外感で束されて熱が増強し，胆管が腫脹して胆汁を小腸に輸送できなくなり，血中に溢出して血とともに全身に運ばれくまなく黄色くなったものである。血に随って運行した残りは，やはり水飲に随って滲出し膀胱に入るので小便も黄色い。大便の色が白いのは，胆汁が小腸に入って食べ物を消化しないので大便も胆汁の色がないからである。《金匱要略》の硝石礬石散は本来女労疸治療の専方である。私は通常あらゆる疸証をこれで治療して効果を得るが，服用する煎薬を証に随って変更する必要がある。原方は大麦粥で服用するが，本証の肝胆の脈は非常に盛んであるから肝胆を瀉す薬物の煎湯で服用する。

　処方：浄火硝（微細粉にする）1両　皂礬（微細粉にする）1両　大麦面（炒る）2両（なければ小麦粉で代用してもよい）

水でといて桐子大の丸にして，2銭ずつ1日に2回服用する。これは硝石礬石散を散ではなく丸に変更したものである。

湯薬：生山薬1両　生白芍8銭　連翹3銭　滑石3銭　山梔子2銭　茵蔯2銭　甘草2銭

合わせて大茶碗1杯に煎じて初回の丸薬を服用し，2回目の丸薬は残渣の煎湯で服用する。さらに本証では舌苔が白っぽく，右脈が浮のようなので初回服用1時間後さらにアスピリン1gを服用し全身に微汗を出させてまだ残る表証を解した。

方解：硝石礬石散を服用すると時に嘔吐があることを考慮し，散を丸に変えてこの弊害をさけた。また方中の礬石を白礬と考えるものが多いが，ここで方中に皂礬を用いたのは，本方後に「病は大小便に随て去る，小便は正黄，大便は正黒……」の数語があることによる。「大便は正黒」を解釈して瘀血下行というが，瘀血下行ならば紫黒であるはずなのになぜ「正黒」なのか。皂礬を服用すれば大便は必ず「正黒」になることが，礬石が皂礬である明確な証拠である。また《本経》を考察すると，硝石は一名「羽涅〔あるいは〈うねつ〉〕」といい，《爾雅》〔前2世紀ごろ成立。前漢の儒家たちが従来から伝承された古典用語の解説をまとめた辞典〕では「涅石〔あるいは〈ねつせき〉〕」というが，涅とは黒く染めるもので礬石は黒色に染めるための必需品で，皂礬であって白礬ではないことは疑いがない。さらにこの病は肝胆に発し，皂礬は硫酸が鉄を変化させたもので，化学者はこれを硫酸鉄と名づける。方中に礬石を用いたのは「金よく木を制す」の意味で胆汁の妄行を制すからである。また西洋医学書を読むとやはり黄疸治療に鉄を含む薬を多く用いており，中西医学理論を広く参照すれば礬石が皂礬であって決して白礬でないことはさらに疑いはない。

再診：4剤を連服し，アスピリンを1回服用すると全身に汗が出て，心中にこれまであった渇と熱がなくなり，飲食が進み大便が黒くなり黄色い小便がやや淡くなって，全身の黄ばみも消退し，脈もこれまでより和緩になった。毎日同じように丸薬を1銭5分ずつ2回服用させ，湯薬

をやや加減した。

湯薬：生山薬1両　生白芍6銭　生麦芽3銭　鮮茅根3銭（新鮮な茅根がなければ鮮蘆根で代用してもよい）　茵蔯2銭　竜胆草2銭　甘草1.5銭

合わせて煎じた湯で丸薬をこれまでどおり服用する。

効果：5剤を連服すると，全身の黄染が3分の2に減じ黄色の小便も日ごとに軽減し脈は平常のように和平になった。そこで服用をやめさせて，毎日生山薬・薏苡仁を等分にし細かく挽いてから煮て茶湯をつくり新鮮な梨と新鮮な荸薺〔クログアイ。カヤツリグサ科の水生植物〕の自然汁を混ぜ入れ，点心として服用させて20日間たつとついに病は全治した。

問い：黄疸証について，中医学では病は脾から発するといい，西洋医学では病は胆から発するという。この症例ではすべて病は胆から発するとして論治するが，中医学で病は脾から発するというのは信用できないのか？　**答え**　黄疸証は脾に起因したり胆に起因したりで，黄疸の原因に違いがあるために，張仲景の黄疸治療の方法はそれぞれに異なり，たとえば硝石礬石散は元来胆に起因するものを治す。その礬石に皂礬を用いるのは平肝胆の要薬であるからである。硝石は確かに火硝で，味は非常に辛で，辛は金味なので礬石と併用するとさらに相互に作用が増強する。かつ西洋医学にいう胆石による黄疸に，硝石礬石散は胆石を除き，鉤虫による黄疸にも，硝石礬石散は併せて鉤虫をも除くので，製方の妙はまことに人の想像も及ばない。これだけでなく，張仲景は各種の疸証に対し茵蔯を多用する。茵蔯は青蒿の苗であり〔茵蔯はキク科カワラヨモギ，青蒿はキク科カワラニンジンで，元来植物が異なる。茵蔯を青蒿の嫩苗とするこの見解は著者独特のものである〕，少陽最初の気を受けて氷雪がまだ溶けないうちに芽を出し，色が青く涼性で香気があり最も少陽の腑に入り清熱舒鬱し消腫透竅するので，本来少陽の主薬である。張仲景が黄疸証は胆にも起因するのを知らないなら，なぜこのようにしばしば少陽の薬物を使うだろうか？　そこで明代の終わりには南昌〔江

西省の省都〕の喩氏〔明清代の医学者，喩昌。字は嘉言，《医門法律》《尚論》《寓意草》を著す〕が現れ，張仲景の用薬の奥旨を深く考察した。彼は銭小魯の酒疸を治療した1症例で「胆の熱汁が外に溢れて次第に経絡に滲出し全身が黄色くなり云々」と率直に述べているが，明らかに黄疸が胆経に起因することを示すのではなかろうか。

◆ 黄疸

奉天陸軍連長〔中隊長〕の32歳になる王級三は，季秋〔陰暦9月〕に黄疸証になった。

病因：行軍に出て夜はテントで野営しながら刻苦勉励したうえに寒さに曝され続け，1カ月余りするとついに黄疸証になった。

証候：全身が非常に暗く灰色がかった黄色になり，飲食が減少し肢体がだるくて力が入らず，未消化便のような大便が必ず日に2回あり，脈は沈細で左脈は特に顕著でほとんど触れない。

診断：これは脾胃肝胆両傷の病で，刻苦勉励して過度に寒涼に曝され，脾胃が傷れて飲食が減少し消化できないため，肝胆が傷れて胆汁が胆管中に凝結し，腸に運ばれ飲食を消化できず，逆に胆嚢から滲出して血流に随って全身を行って黄疸を呈したものである。これには《金匱要略》の硝石礬石散で胆管の凝結を除くべきで，健脾胃・補肝胆薬の煎湯で服用させる。

処方：硝石礬石散で丸薬（前の症例を見よ）をつくり，1日2回2銭ずつを以下の湯薬で服用させた。

湯薬：生黄耆6銭　炒白朮4銭　桂枝尖3銭　生鶏内金（黄色いものを搗く）2銭　甘草2銭

合わせて大茶碗1杯に煎じて，1回目の丸薬を服用し，2回目の丸薬を服用するときに残渣をもう一度煎じて服用する。

再診：5剤を連服すると飲食が増加し消化もきわめて良好になり，体力がやや増強し，全身の黄色味が半減して脈も大いに好転した。同じように丸薬を1回に1銭5分を日に2回服用させ，送服させる湯薬をやや

加減するのがよい。

湯薬：生黄耆6銭　炒白朮3銭　当帰3銭　生麦芽3銭　生鶏内金（黄色いものを搗く）2銭　甘草2銭

合わせて大茶碗1杯の煎湯にして，1回目の丸薬を服用し，2回目の丸薬を服用するときは同じように残渣を煎じて用いる。

効果：6剤を連服すると全身の黄色味は7割に消退し，身体も次第に強壮になり脈も平常に回復した。丸薬を1回に減らし，湯薬中から白朮を去って生山薬5銭を加え，さらに数剤を服用させて病後の養生とした。

◆ 黄疸

天津城裏の草廠庵の傍に住む32歳の范庸吾は，商人で義商匯豊銀行を経営していて黄疸証になった。

病因：連日の宴会で友人と酒を飲み過ぎてついにこの証になった。

証候：全身・顔面・目すべて黄色くなり，飲食は減退し時に嘔吐して心中に常に熱感があり，小便が非常に濃く，大便は白くて乾燥して出にくく，脈は左が弦で有力，右は滑で有力である。

診断：これは脾に湿熱が蘊有しているために，胃を助けて食べ物を消化できず湿熱が胃に転輸されて胃気が上逆（嘔吐がおきる）し，胆火もこのために上逆（黄坤載〔清代の医学者・黄元御。《素問懸解》《霊枢懸解》などを著す〕は「胃気が下降しなければ胆火は下らない」という）し，胆管が腫脹して胆汁を小腸に輸送して食べ物を消化できなくなり，ついに血中に溢出して黄疸になったものである。本証の治療には，胃気を宣降し，脾湿を除き同時に肝胆の熱を清すと黄疸は自ずと治癒する。

処方：生代赭石（細かく挽く）1両　生薏苡仁（細かく挽く）8銭　茵蔯3銭　山梔子3銭　生麦芽3銭　竹筎3銭　木通2銭　檳榔2銭　甘草2銭

湯に煎じて服用する。

効果：1剤を服用すると嘔吐はすぐに止まり，食べられるようになったので，さらに2剤を服用させると通常に飲食できるようになった。そ

こで薬をやめて 10 日間静養させると黄疸はすべて消退した。

【第六期第 2 巻】

痢疾門

◆ 痢疾転腸潰瘍

　滄県楊家石橋出身の商売人・楊晴渓は35歳の季秋〔陰暦9月〕に下痢が始まり腸潰瘍証になった。

　病因：以前天津で耀華紡績工場を経営し，損をしたうえに借金まで背負い込んで廃業し，心中懊憹して次第に内熱を生じ，肝胆の熱が下迫して痢疾になった。痢は長引いて癒えず，さらに腸に潰瘍を生じた。

　証候：初期のころの下痢は後重と腹痛を伴い，1昼夜に17〜18回下し，下した便は多量の鮮血を帯びた赤い痢で，時に白い痢があった。医者に頼んで2カ月以上治療したが，病はますます増悪し，下したものは次第に液状血便になって脂膜を混じ腐敗色を呈して生臭い臭気を有した。腹が痛むたびにしばらく厠に入らねばならないことが1昼夜に20数回もあり，身体が羸弱し，口中が乾き，心中には怔忡〔不安を伴う強い動悸〕があった。脈は左右ともに弦細，左は弦に硬を兼ね脈拍は毎分92回である。

　診断：これは痢が長期に癒えず，腸中の脂膜が腐敗し，そのために潰瘍糜爛を生じ，脂膜の混じった液状血便ばかりを下すもので，西洋医学でいう腸潰瘍である。脈の弦細は気血両虧，左脈の弦硬は甚だしい肝腎陰虧である。口渇と心中の怔忡は，いずれも下血過多の結果である。気血を培養〔育成〕し解毒化瘀生新の薬で助けるとよい。

　処方：竜眼肉1両　生山薬1両　熟地黄1両　金銀花4銭　甘草3銭　三七（細かく挽く）3銭

以上の6味のはじめの5味を煎じた湯で三七末の半分を服用し，残り滓を再煎した湯で残りの半分を服用する。

方解：竜眼肉は脾胃補益薬で，また心血を生じて怔忡を癒し，さらに腸風下血を治すので，本証に最適の主薬である。山薬も脾胃を補い，また上焦で肺気を益して下焦で腎気を固め，多量の蛋白質を含有し滋陰養血にすぐれ，気血両虚にはまことに当を得た薬である。熟地黄は単に腎陰を補うだけでなく，馮楚瞻〔明清間の医学者・馮兆張。小児科に精しく《錦嚢秘録》を著す〕が「腎中の元気を補う」と述べたように，気血双補の薬でもある。この3味を併用すると，長期に気血が虧損していても，次第に回復させて気血を壮んにするので肌肉がついて潰瘍糜爛が治癒する。さらに佐薬の金銀花・甘草で解毒し，三七で化瘀生新して，危機に瀕した証を挽回する。

再診：3剤を煎服すると症状が大いに軽減し，大便は1昼夜に3～4回になり，形状のよい便も時に出るようになり，心中の怔忡はとれて，脈はまだ弦であるが左は従前のような硬ではない。服用した薬が効いたので原方にやや加減しさらに数剤を服用させたが，相変わらず1日数回便に血が混じる。本証の下痢は非常に長いので赤痢アメーバ（これについては三期の痢疾門に詳しい）が内に伏蔵しているかもしれないと考え，この菌を除く薬を方中に加えて処方した。

処方：竜眼肉1両　生山薬1両　熟地黄1両　甘草3銭　生硫黄（粉末）8分　鴉胆子（実になったものの皮を除く）60粒

以上の6味のはじめの4味を大茶碗1杯に煎じた湯で鴉胆子・硫黄末各半分を服用し，煎じ滓を再煎するときに残りの半分を服用する。

方解：方中の鴉胆子・硫黄は，鴉胆子は血痢の要薬で，同時に大小便の下血を治し，硫黄はアメーバ赤痢原虫治療の要薬で，2薬を併用すれば涼熱助け合って性質が和平になり迅速に奏効する。

三診：2剤煎服したが，大便は相変わらず血と便が混じったものが1日数回ある。そこで鴉胆子と硫黄を併用するとアメーバ赤痢原虫には効くかもしれないが，鴉胆子は化瘀作用が非常に強く硫黄も大便を滋潤す

る薬物（本草書には大便を潤し，小便をよく出すとし，西洋医学では硫黄は軽瀉薬とする）であるから，鴉胆子・硫黄では原虫を駆除できても本疾患の根治は難しいと考えた。そこでこの2薬を除き，方中に脂膜を保護し大便を固渋する薬物を加えた。

処方：竜眼肉1両　生山薬1両　熟地黄1両　赤石脂（細かく搗く）1両　甘草3銭　三七（細かく挽く）3銭

以上6味のはじめの5味を大茶碗1杯に煎じた湯で三七細末半分を服用し，煎じ滓を再煎した湯で残りの半分を服用する。

効果：5剤を連服すると，下血証はすっかり癒え，口中の乾きはとれて，毎日軟便を2〜3回下したが，排便時にも腹は少しも痛まなかった。毎日1両ほどの生山薬を挽いた細末で茶湯をつくり砂糖で食べやすく味をつけて点心として服用させ，大便が長期に固まるようにした。

◆ 痢疾

天津1区慧文裏に住む張氏の5歳になる幼女が孟秋〔陰暦7月〕に痢証になった。

病因：暑い日に瓜を貪り食って脾胃を傷り，秋に入るとはじめは泄瀉しその後痢になった。1日に10数回下し，赤白半々くらいで下墜感があり腹が痛んだ。何度も服薬したが治癒せず，身体はますます羸弱し，脈は弱く左脈がやや右より力があった。

診断：左右の脈がいずれも弱いのは気血両虚であるが，左脈の力が右よりやや勝ることから，肝胆の虚に熱を挟むために，痢が慢性化して治癒しないと知った。しかしこの熱は純粋な実熱ではないので，過度に涼薬を用いてはならない。虚が熱を挟むと，虚は補も受け付けない。必ず瀉熱を兼ねた補薬を用いて，肝胆の虚熱を治癒させれば痢もおのずと癒える。

処方：鴨肝1個

食べ物として調理し，煮てから日に2回服用する。

効果：方法どおりに鴨肝〔アヒルの肝，中国語では鴨はアヒル，カモ

は野鴨という〕を煮て食べると2日ですっかり癒えた。この方法は私が遼寧で友人の斎自芸君（北京出身で広範な学識があり医学にも通じ，当時瀋陽税務局長であった）から教えてもらった。李時珍の《本草綱目》を読むと，鴨肉は涼性で痢を治し，鴨卵の塩漬けも痢を治すとするが，いまだかつて鴨肝に言及したものには遇わない。しかし痢病は，肝火が腸を下迫することが多い。鴨肉が涼であることから考えると鴨肝も涼であろう。本症例では病初期は瀉泄しその後痢になって，身体が羸弱したことから，肝経に熱がありかつ虚があることがわかる。鴨肝で肝熱を瀉すのは，鴨肝で肝虚を補うことになり，いわゆる臓器療法であるから迅速に奏効する。さらに美味で食べやすいので服薬に苦しむ子供には最も適している。

◆ 痢疾

　　天津1区に住む私塾の教員で，棗強〔河北省にある地名〕出身の50歳の鄭耀先は，孟秋〔陰暦7月〕に下痢証になった。

　病因：連日心労がかさみ，心中に熱感を覚えて瓜を多食し，ついに痢疾になった。

　証候：腹痛・後重があり下痢は赤白半々で1昼夜に7〜8回あり，脈は左が弦で有力，右は浮で濡，重按すると実ではない。発症してすでに8日たち，飲食が減少して手足がだるく力が入らない。

　診断：症状と脈から判断し，心労から肝胆に熱を生じ，生冷な食べ物で脾胃を傷り，冷熱が互いにぶつかり合ってついに痢になったものである。肝胆の熱を清し，脾胃の虚を兼顧する。

　処方：生山薬1両　生白芍1両　当帰6銭　薏苡仁（炒す）6銭　金銀花4銭　竹筎（砕く）3銭　甘草3銭　生姜3銭

　合わせて大茶碗1杯に煎じ温服する。

　再診：2剤を服用すると腹痛・後重ともになくなり，下痢の回数も減って白痢だけになった。さらに脈を診ると左脈はすでに和平であるが右脈はこれまでどおりなので，さらに温補脾胃の方剤を投じて治癒を期した。

処方：生山薬1両　炒薏苡仁5銭　竜眼肉5銭　山楂子3銭　乾姜2銭　生白芍2銭

合わせて大茶碗1杯に煎じ温服する。

効果：2剤服用すると，痢はすっかり癒えた。

説明：脾胃を温補したいのに芍薬を用いたのは，肝胆の温補によってさらに熱が生じるのを防ぐためである。山楂子は白痢が停滞するのを化し，さらに甘草と同用すると酸甘化合（甲己化土である）し，健運脾胃の効能がある。

◆ 噤口痢（きんこうり）

天津1区に住む安徽の蒙城出身で56歳になる施瑞臣が，噤口痢証になった。

病因：家族が多く友人の家に居候をしていて故郷に帰れなかった。後に友人の家が旅費を工面して帰らせてくれたが，道路が不通になり日夜焦燥して頻りに肝火を動じた。ちょうど孟秋〔陰暦7月〕にあたり，心熱があるので涼を求めて瓜を多食して下痢をわずらった。

証候：1昼夜に14〜15回の下痢があり，鮮血を帯びることが多く後重が非常に激しかった。腹が痛むとすぐに厠に行かねばならず，排便後しばらくすると痛みがようやくやや癒えた。発病して5日過ぎると少しも食欲がなくなり1日に無理して粥を数口飲むだけだった。脈は左が弦で硬，右は弦で浮，脈拍は5至で心中に熱感があり常に悪心があった。

診断：これは肝火熾盛，肝血虚損でさらに胃気挟熱上逆を兼ねるので，下痢が非常に激しく，さらに口を固く閉じて食べない。滋陰清熱・平肝降胃薬で治療する。

処方：生白芍1両　生山薬1両　滑石7銭　白頭翁5銭　秦皮3銭　砕竹筎3銭　甘草3銭　鴉胆子（皮を除いた実）50粒

まず砂糖水で鴉胆子仁を丸ごと服用し，さらに残りの薬を大茶碗1杯に煎じて温服する。

再診：方法どおりに2剤を服用すると，痢中に鮮血がなくなり，回数

は3分の2に減った。左脈はこれまでより和平になったが，右脈はまだ浮弦である。依然として飲食できず心中にも熱感があるが，これまでのような悪心はなくなった。さらに胃腑を清する薬を用いると必ず食べられる。

処方：生山薬1.5両　生石膏（細かく搗く）1.5両　生白芍6銭　白頭翁4銭　秦皮2銭　甘草2銭

合わせて大茶碗1杯に煎じ2回に分けて温服する。

効果：1剤を煎服するとすぐに食べられるようになり，痢がなくなり1日4～5回の泄瀉に変わったので，生山薬細末を煮て粥をつくらせて少し砂糖で味付けして服用させると3日ですっかり癒えた。

問い：石膏は外感実熱治療の薬であるが，本証ではまだ外感の挟雑がないのになぜ方中に石膏を用いたのか？　**答え**：石膏は陽明胃腑の実熱治療の要薬で，元来外感であろうがなかろうが関係はない。陽明胃気は息息と下行するのが正常であるが，熱があると胃気が下行せずに上逆することが多く，胃気が熱を挟んで上逆するので悪心・嘔吐・食欲不振になることが多い。清熱だけで胃気を降さなければ，治療しても容易に効果は現れない。石膏は性質が涼で質が重く（湯に煎じても沈重の力がある），涼で実熱を清し，重で気逆を鎮めるので，胃気に実熱の上逆を挟んで食欲不振をきたす場合は，石膏を服用するとすぐに奏効する。石膏は外感実熱治療を専らとして内傷実熱治療に用いるべきでないというなら，近代の名医である徐氏〔徐霊胎〕，呉氏〔呉又可〕の医案中でいずれも大量の石膏を用いて内傷実熱を治癒させた症例は，参考にならないといわれるのか？

【第六期第3巻】

大小便病門

◆ 泄瀉兼発灼

　天津の南唐官屯出身の商売人で42歳の胡益軒は，孟秋〔陰暦7月〕に泄瀉兼灼熱病になった。

　病因：兄が痢証で病死し，店のことや兄の出棺葬儀のことをすべて一人で取り仕切り，悲嘆にくれて心身ともに憔悴し，ついに大便が泄瀉して全身に熱感を生じた。

　証候：一昼夜に14～15回下し，下すときはまず腹痛があり，下した後にますます痛みが増ししばらくするとようやく癒えた。毎日午後1時になると全身に熱感を覚えたが激しくはなく，夜間3時を過ぎるとまた次第に癒えた。脈は六部ともに弱で両尺はとりわけ甚だしい。

　診断：本証は下焦虚寒および胸中大気虚損である。下焦の寒が甚だしいと下焦の元陽を迫して上浮させ，胸中の大気の虚が甚だしいと常に収摂できずに衛気が外浮する。元陽の上浮と衛気の外浮が同時におきるので，全身に熱感を生じる。午後に症状が出るのは午後になると下焦の陰寒がますます盛んになり，胸中の大気がますます虚すためである（胸中の大気は上焦の陽気で，午後は陰が盛んになるので大気はますます虚す）。本証は虚寒泄瀉の証で元来難治ではないが，午後に熱感があるのでどの医者も温補薬を投与する勇気がなく，何度治療しても治癒しなかったのである。大量の温補薬で治療するとともに元陽を収斂して本源に回帰させれば，泄瀉が止まり灼熱も癒える。

　処方：炒白朮5銭　熟地黄1両　生山薬1両　山茱萸5銭　乾姜3銭

烏附子3銭　生白芍3銭　茯苓片2銭　炙甘草3銭

合わせて大茶碗1杯に煎じて温服する。

再診：1剤を服用すると身熱はすぐに癒え，3剤服用すると泄瀉が大半癒え，脈もより有力になったので，原方にやや加減しさらに服用させた。

処方：炒白朮6銭　熟地黄1両　生山薬1両　山茱萸5銭　竜眼肉5銭　乾姜4銭　烏附子4銭　茯苓片2銭　炙甘草3銭

効果：10余剤連服すると，病は全治した。

説明：大量の温補薬中に芍薬を用いたのは，附子と併用すると元陽を収斂し陰に帰根させ，さらに水分を小便に分利するので泄瀉が癒えやすいからである。後の方中で芍薬を除いたのは，身熱がなくなり元陽が宅に帰し，さらに泄瀉がすでに癒えたからである。同じように利小便する茯苓があるのでさらに芍薬を用いる必要はない。

◆ 小便白濁

天津東門裏に住む宝林書庄理事の26歳になる李克明は小便白濁証になった。

病因：彼の家は天津から200里余り隔てた塩山にあり，季秋〔陰暦9月〕に貨物用の荷馬車に乗って家に帰る途中で雨に遭って衣服がずぶ濡れになり，夜間泊まった宿屋で衣をはおって庭に小便に出たときに寒風にやられ白濁証になった。

証候：尿道に常に刺すような痒みがあり，排尿し終わるたびに精髄のようなものが数滴流れ出た。そのときにはすでに3カ月たち，何度服薬しても効果がなく身体が衰弱し元気がない。脈は左が弦硬，右は微浮で重按無力である。

診断：《内経》には「腎は蟄蔵を主り，肝は疏泄を主る」とし，また「風気は肝に通ず」〔《素問》陰陽應象大論〕，「肝は腎の気を行らす」ともある。本証では風寒が内襲して肝に入り，肝は風の助けを得て疏泄力がますます強大になる。そこで排尿時に肝が腎の気を行らして過度に疏泄し，腎の蟄蔵作用が失調し，尿を出すと精もこれに追随して出てしまう。

左脈の弦硬は肝脈挟風，右脈の浮で無力は病の長期化による気血虚弱である。尿道の常に刺すような痒みが風襲である明確な証拠である。これには肝風を散じ，腎気を固め，さらに培補気血の薬物で助ければよい。

処方：生黄耆5銭　山茱萸5銭　生山薬5銭　生竜骨（搗き砕く）5銭　生牡蛎（搗き砕く）5銭　生白芍4銭　桂枝尖3銭　生地黄3銭　甘草1.5銭

合わせて大茶碗1杯に煎じ温服する。

方解：方中で黄耆を主薬としたのは，《本経》の「黄耆は大風を主る」による。黄耆は臓に入った風邪を駆逐外出し，さらに補気するので気が盛んになり滑脱の病がおきなくなる。桂枝も逐風の要薬で，平肝に働くのでとりわけ肝家の風を駆逐し，黄耆と互いに助け合って逐風の働きがいっそう強力になる。山茱萸・竜骨・牡蛎はいずれも収斂薬で，さらに正気を収斂して邪気を留めず，腎の蟄蔵を助け肝風の消散を妨げないことは，拙著の薬物講義中に詳しく記述した。山薬は，下焦の気化を固摂し，山茱萸と同じく腎気丸中の要薬で，腎気を固めて無用の瀉を回避する。芍薬・地黄は，黄耆・桂枝の熱を平準化し，さらに芍薬は平肝に地黄は補腎に働く。古方の腎気丸で主薬にする乾地黄は今の生地黄である。甘草は肝の急を緩めて過剰な疏泄作用を緩和する。

効果：薬を3剤連服すると病はすぐに治癒したので，原方から桂枝を除き生地黄を熟地黄にしてさらに数剤を服用させて病後の養生にした。

◆ 寒による小便閉塞

遼寧省の官庁の護衛兵である32歳の石玉和が仲冬〔陰暦11月〕に小便不通証になった。

病因：夕食後に梨を1個食べて夜間の歩哨に立ち，またひどい寒さに遭ってついに小便不通になった。

証候：発病初期に，はじめ西洋医の病院で治療を受けた。西洋医は尿道カテーテルで小便を出したが，しばらくするとまた貯まるのでゴム製の尿道カテーテルを留置して中の尿を出すようにした。するとはじめは

やや出ていたが，やはり小便が出なくなって立達医院に来院して治療を求めた。脈は弦細沈微で4至に足らず，「下焦の痛みと冷えが甚だしい」と訴えるので，小便が寒を受けて凝滞するのが原因なので温熱薬で通じるべきであると判断した。

処方：党参5銭　椒目（炒して搗く）5銭　牛膝5銭　烏附子3銭　肉桂3銭　当帰3銭　乾姜2銭　小茴香2銭　生没薬2銭　威霊仙2銭　甘草2銭

合わせて大茶碗1杯に煎じて温服する。

方解：方中の意味は，人参・威霊仙の併用で気虚の小便不通を治す。椒目と肉桂・附子・乾姜の併用で寒による小便不通を治す。また当帰・牛膝・茴香・没薬・甘草を佐薬として，潤滑にしたり，引いて下したり，辛香で透竅したり，温通で開瘀したり，中焦を和して止痛したりして，多くの薬剤が協調して効果を上げるので必ず使えば奏効する。

効果：1剤を煎服すると小便が通じ，3剤服用すると腹痛や冷えもすっかり治って脈が正常になった。そこで湯薬をやめて，毎日生硫黄1銭ほどを粉にして2回に分けて服用させて病後の養生をした。

説明：諸家の本草書には，すべて硫黄は大便を潤滑にし利尿すると記載があるので，本証に用いた。温めて通じる薬性が本証にちょうど合っている。

【第六期第3巻】

不寐病門

◆ 心虚不寐

　徐友梅（総統の弟）は道尹〔行政府の長官〕であり，天津1区小松島街に住んでいたが，66歳の季春〔陰暦3月〕に不寐〔不眠〕証を患った。

　病因：吟詠が趣味で，文士と結社をつくって聯句を詠んでいるうちに，次第に心血を消耗して不寐になった。

　証候：冬のころからときどき眠れなかったが，気に留めていなかった。春になって陽気が生じると症状が増悪し，季春にはしばしば夜に眠れなくなり，あらゆる睡眠剤を服用したがどれも効かなかった。精気がひどく衰え，心中に常に熱感があり，食欲が低下し，無理に食べても食べ物が胃脘に停滞して下りない感じがした。大便は乾燥し，薬を飲まないと出なかった。脈は左が浮弦，右はさらに弦で硬を兼ね，1息に5至である。

　診断：左脈浮弦は，肝血虚損に肝火上昇を兼ねる。人が眠っているときには，魂は肝に蔵されるが，本証では肝血が虚したため火が上昇して魂を蔵することができなくなり，不寐になった。右脈が弦で硬を兼ねるのは，胃中の酸汁が不足し同時に胃気上逆があるためである。酸汁が不足して食べ物を消化できず，気が上逆して息々と下行せず食べ物を伝送できないので，食後常に胃脘に停滞して下降しない。大便燥結も胃の気化が下達できなくなった結果である。本証に対しては清肝火・生肝血・降胃気・滋胃汁によって肝胃を調養すれば，夜間おのずと安眠でき食後に停滞はなくなる。

　処方：生山薬1両　枸杞子8銭　生代赭石（細かく挽く）6銭　玄参5

銭　北沙参〔浜防風〕5銭　生白芍5銭　酸棗仁（炒して搗く）4銭　生麦芽3銭　生鶏内金（黄色いものを搗く）1.5銭　茵蔯1.5銭　甘草2銭

合わせて大碗1杯に煎じて温服する。

再診：2剤煎じて服用させると，夜間2〜3時間眠れるようになり，心中に熱感がなくなり食事量も少し増したが，まだ便秘があった。脈象はこれまでほど弦硬ではなかった。原方にやや加減して再服させた。

処方：生山薬1両　枸杞子8銭　生代赭石（細かく挽く）6銭　玄参5銭　北沙参5銭　酸棗仁（炒して搗く）4銭　竜眼肉3銭　生白芍3銭　生鶏内金（黄色いものを搗く）1.5銭　生遠志1.5銭　茵蔯1銭　甘草1.5銭

合わせて大碗1杯に煎じて温服する。

効果：3剤連服すると夜間通常に安眠でき，食欲が増し大便も自然に出るようになった。ただし脈はまだ弦硬なので，方中の竜眼肉を8銭に改め，数剤を多服させて病後の養生をした。

説明：《易》の繋辞伝に「一陰一陽互いにこれを根となす」というのは天地の気化である。人は天地の気化を禀けて生じるので，上焦の気化が陽，下焦の気化が陰である。日中は終日話したり労作をするので陰陽の気化は消耗するが，じつは夜に休息をとることにより補っている。人は眠りにつくと，上焦の陽気が下降潜蔵して下焦の陰気と会合し，陰陽が互根をなして心腎が自然に相交わる。したがって熟睡時には相火が常に熾盛になって暗動し（心陽の助けを得る），心が腎を益する。十分に睡眠をとれば，精神がきわめてすっきりし（腎陰の助けを得る），腎が心を益する。これが《易》にいう「一陰一陽互いにこれを根となす」である。このように，よく眠れるのは陽気が潜蔵するからで，眠れないのは陽気が浮越するためで，浮越する原因は臓腑の気化が有昇無降の状態になるからである。そこで方中には大量の代赭石を用いて降胃鎮肝し，大便燥結を治すと同時に，色が赤く質が重いので心中に入り心陽を引いて下降させて眠らせる。さらに竜骨・牡蛎などの収斂の品で神魂を保安するといっそう安眠できるが，方中に加えていないのは収渋の性質

が大便燥結によくないからである。また《内経》には「目は瞑を得ず」に著効を示す半夏秫米湯〔半夏・秫米〕がある。胃は中焦にあり，胃中の気化が一息一息下行すれば上焦の気化もすべて下行し，半夏が降胃し秫米が和胃し，半夏と秫米を併用して胃気を調和し正常に下行させるので，安眠できる。方中に代赭石と山薬を併用するのは，和胃降胃の力がじつは半夏・秫米よりも勝れるからで，古方の方意をもとに加減しており，古方を用いているようにはみえないが古方を用いていないわけではない。

◆ 不寐兼驚悸

表兄〔姓の異なる従兄弟〕の趙文林の30歳近い夫人が不寐証を患い，同時に心中に常に驚悸〔驚きやすく動悸がある〕があった。

病因：文林はわが邑〔村〕の名だたる孝廉〔科挙第一次試験合格者〕で，教員として遠方に赴任していて半年は帰らず，家中の諸事はすべて夫人が自ら処理し過度の心労で眠れなくなり驚悸を伴った。

証候：眠れなくなった当初は，たまたま数日程度の不眠で，夜半過ぎには眠れていたが，次第に毎晩になり，ついで一晩中眠れなくなった。7～8日眠れずに疲れ切ると眠りそうになるが，急に心中がどきどきし不意に驚いて目が覚め，覚めた後も動悸がありしばらくしてようやく落ち着く。心中には常に熱感があり，呼吸は息が切れるような感じがあり，食欲がなく大便は燥結し4～5日に1度である。脈は左が弦硬，右は滑に近く重按すると実ではなく，至数は6至に近い。

診断：過度に気を使ったために心熱耗血し，さらに熱によって痰を生じた証である。血が熱によって徐々に消耗し，陰が虚し潜陽できずに不寐になり，痰が心下に停滞し火が水刑を畏れる（心は火に属し，痰は水に属す）ために驚悸する。息切れを自覚するのは，上焦に痰が凝滞して気の昇降を妨げているからである。大便の燥結は，火が盛んで血が虚し腸中の津液が欠乏しているためである。治療は利痰降胃・滋陰柔肝の剤に養心安神の薬物を補助とすればよい。

処方：生代赭石（細かく挽く）8銭　枸杞子8銭　生地黄8銭　生山薬6銭　䒷楼仁（炒して搗く）6銭　天門冬6銭　生白芍5銭　清半夏4銭　酸棗仁（炒して搗く）4銭　生遠志2銭　茵蔯1.5銭　甘草1.5銭　朱砂（細粉にする）2分

上記13味の薬物の，前12味を大碗1杯に煎じた湯で，朱砂末を送服する。

再診：4剤を連服させると，心中に熱を感じなくなり，夜間2時間眠れるようになり，驚悸も7～8割方消失し，呼吸も順調になって大便燥結も軽減した。脈象は左がやや柔和になったが，右はやはり滑で至数はやや緩徐になっていた。そこで原方にやや加減して再服させた。

処方：生代赭石（細かく挽く）8銭　枸杞子8銭　生地黄8銭　生山薬6銭　竜眼肉5銭　栝楼仁（炒して搗く）5銭　玄参5銭　生白芍5銭　酸棗仁（炒して搗く）4銭　生遠志2銭　甘草2銭

合わせて大碗1杯に煎じて温服する。

効果：6剤を連服すると，一晩中安眠できるようになり，諸症状はすべてなくなった。

【第六期第3巻】

癇痙癲狂門

◆ 癇風兼脳充血

　山東曲阜出身の38歳になる陳徳三は，天津1区に住み商業学校の教員を務めていて，癇風兼脳充血証になった。

　病因：肝火がもともと盛んで，学校では英語講師を務め毎日登壇して長時間演説しすぎ，心身ともに疲れ果ててついにこの証になった。

　証候：診察を求めて来院し，「癇風を患い，数日に1回あるいは10数日に1回発作があるが，必ず夜間に発作が起きるので覚えがありません。ただ目が覚めると舌辺が痛み噛んだ痕があるので，睡眠中に癇風発作があったとわかり，その日は必ずぼんやりして身体がだるいのです」と訴える。脈は左右ともに異常に弦硬なので，「脳中に熱感や疼痛を覚えたり，眩暈がないか？」と尋ねると，「その3つの症状はすべてありますが，それは癇風に付随する症状だと思ったので言いませんでした」と答えたので，「そうではない。あなたは癇風と同時に脳充血を患っているのだ」と説明した。

　診断：癇風の証は中枢神経の機能失調で，正常な閾値を越えて脳に過度な充血があると，必ず中枢神経を圧迫して機能失調にいたる。本証は癇風を患いさらに脳充血を兼ねるので，治療にあたってはまず脳充血を治すことが急務である。

　処方：治療は私の創製した鎮肝熄風湯（前三期合編第7巻）〔牛膝1両・生代赭石1両・生竜骨5銭・生牡蛎5銭・生亀板5銭・生白芍5銭・玄参5銭・天門冬5銭・川楝子2銭・生麦芽2銭・茵蔯2銭・甘草

1.5銭〕とし，癇風を兼ねるので大きな全蜈蚣を3条加えた。

鎮肝熄風湯は私が創製した脳充血治療の主方で，蜈蚣も癇風治療の要薬である。

再診：前方を10剤連服させると，脳の熱感・疼痛・眩暈はすべて消失した。ただし脈がまだ有力であり，原方にやや加減しさらに10剤を服用させると，脈が平常のように和平になったので，続けてさらに癇風を治療した。

処方：治療は私が創製した癒癇丹（方は第五期第7巻「癇瘋の論治」にある）〔硫化鉛・生代赭石・芒硝各2両，朱砂・青黛・白礬各1両，黄丹5銭を合わせた細末を，十分に火で焙った生山薬細末4両と混ぜ合わせ，重さ2銭の蜜丸とし，空腹時に白湯で1日に2回1丸ずつ服用〕を毎日2回生山薬5銭の煎湯で服用させた。

効果：服薬後2カ月間発作がみられなかったので服薬をやめさせ，それ以後癇風は治癒した。

◆ 受風瘈瘲（けいしょう）

天津北門西白家胡同の董氏の3歳になる幼女が，瘈瘲証（けいしょう）〔ひきつけ〕を患った。

病因：暮春〔晩春，陰暦3月〕の暖かいときに厚着をして庭で遊び戯れ，汗をかいて風にあたったので，夜になり瘈瘲を発した。

証候：激しいときは目を閉じ朦朧とし，身体をのけ反らせ両手を硬く握りしめ，軽いときには意識ははっきりしているが，舌が腫れて乳を吸えず，ただ茶湯および代用粉ミルク〔人工乳〕を飲んだ。大便は1日に2～3回の溏瀉が3昼夜続き，意識が次第にぼんやりして皮膚が熱し，脈にも熱象があった。

診断：これは春になって暖かいのに厚着をしすぎて肝に鬱熱を生じ，外感によって激発されたその熱が脳に上衝し，中枢神経を圧迫したために機能が失調して引きつけを起こしたのである。肝熱を清し外感を散じるとともに神経を鎮安する薬で治療すれば病は癒える。

処方：生山薬1両　滑石8銭　生白芍6銭　連翹3銭　甘草3銭　全蜈蚣（大きいもの）2条　朱砂細末2分

合わせて7味の薬のうち，前の6味を茶碗1杯の煎湯にし，数回に分けて朱砂を徐々に温服する。

効果：1剤を煎服すると瘈瘲は止ったが，頭をのけ反らせ左手は握りしめたままであった。舌の腫れはほとんど消失して乳を吸えるようになり，大便は溏ではなくなった。そこで原方の滑石を半分にし玄参6銭を加えて煎服させると，左手は握りしめなくなったが，頭はのけ反っている感じであった。ついで方中の滑石を除き全蝎3匹を加えて1剤を服用させると，すっかり治癒した。蜈蚣〔むかで〕は体節ごとに脳があるので，神経を理してうまく瘈瘲を治す。蝎〔さそり〕は腹に八星があって2列をなし，木の成数である〔易では「生数（1・2・3・4・5）」で事物の発生を象徴し，「成数（6・7・8・9・10）」で事物の形成を代表させる。《類経図翼》に「天一水を生じ，地六これを成す。……天三木を生じ，地八これを成す」とある〕から，肝経に直入して理肝舒筋（肝は筋を主る）する。項の筋が弛緩してひきつらなくなれば，おのずと頭をのけ反らすことはなくなる。

◆ 慢脾風

遼寧省の役所の科員である侯寿平の7歳になる幼子が，季秋〔陰暦9月〕に慢脾風証になった。

病因：初秋に瘧を病み1カ月後ようやく癒えたが，その後左脇下に痞硬を自覚し，しばしば消瘀の薬を服用したために，脾胃虚寒になって消化できず，次第に吐瀉を繰り返し同時に抽掣〔ちゅうせい〕〔引きつけ〕を起こした。

証候：昼過ぎになると潮熱を発して両頬が紅くなり，眼球を露出したまま昏睡状態になって手足を時折引きつけ，激しいときには督脈が緊縮して頭を後ろにのけ反らせた〔俗に角弓反張という〕。飲食物・薬ともに口に入れて半時間すると若干の痰とともに吐出し，時に泄瀉があり，脈は細数無力である。

診断：瘈は肝胆が邪を受けて生じ，木が病めば侮土するので，瘈が慢性化すると脾胃を傷ることが多い。本証に以前からあった左脇下の痞硬は，脾が傷害されたための脹満であったのに，何度も消導開破の薬を服用したので，中焦の気化がいよいよ傷害された。寒痰留飲が積満して上溢し，激しく心肺の陽に迫り，上浮すると顔面が紅くなり，外越すると発熱するが，病の本はじつは涼である。飲食を受けつけないのは寒痰に阻まれるからで，同時に泄瀉するのは下焦の気化不固である。手足の引きつけは，血虚で栄筋養肝できないので肝風が内動して筋が緊縮するからである。引きつけが激しいときに頭を後ろにのけ反らせるのは，督脈が寒によって緊縮するだけでなく，督脈は神経と相互に接続するので，督脈の異常が中枢神経に波及して制御不能となり妄行するからである。まず《福幼編》〔清代の医家，庄一夔（しょういっき）の撰〕の逐寒蕩涼湯を用いて寒痰を開き，飲食物を摂れるようにすることが急務である。

処方：胡椒1銭　乾姜1銭　肉桂1銭　丁香10粒（以上4味を合わせて搗き粗末にする）　高麗参1銭　甘草1銭

まず灶心土（そうしんど）〔伏竜肝〕3両を煮た上澄みを水の代わりにして人参・甘草を7～8回沸騰させ，さらに前の4味を入れて3～4回沸騰させ，上澄みを茶碗に8分目ほど取り徐々に注ぎ入れる。

この方は逐寒蕩驚湯の原方に人参・甘草を加えたものである。原方では乾姜を炮じて用いるが，炮じると気が軽浮になり辣が苦に変わって開通下達の力が急減するので，乾姜を用いるほうがよい。ただし乾姜は苛辣に過ぎるので，甘草を加えて緩和するとともに乾姜の力を長時間持続させる。さらに人参を加えるのは，胸中の大気を補助し諸薬の力を運化したいからで，張仲景がいうところの「大気一転すれば，その気（痰飲）乃ち（すなわ）散ず」である。またこの方は本来胡椒が主薬であり，寒痰が強固であれば1.5銭まで用いてもよい。胡椒は薬局では背薬〔日陰者扱いの薬〕であり，古いものは薬力が減退するので，食料品店で購入するほうがよい。

再診：服薬後嘔吐がすぐに止まって引きつけなくなり，潮熱・泄瀉も

軽減したので，ついで《福幼編》中の加味理中地黄湯をやや加減して服用させた。

処方：熟地黄5銭　生山薬5銭　焦白朮3銭　枸杞子3銭　党参2銭　炙黄耆2銭　乾姜2銭　生白芍2銭　山茱萸2銭　肉桂（後入）1銭　紅棗（2つに割り開く）3個　炙甘草1銭　胡桃肉（搗き砕く）1個

合わせて大碗1杯に煎じ，頻回に分けて徐々に温服する。

方解：この方は温熱併用の剤で，熱薬で補陽し温薬で滋陰する。病の本は寒涼なので温熱薬がよいが，薬性が涼である白芍を1味だけ混ぜるのは，本証では涼は脾胃にあって肝胆にはないので，脾胃を暖めるだけで肝胆を涼する配慮をおこたると，熱薬によって肝胆に火を生じたり，内に寄る相火を激動するために，小便が不利して大便が必ずますます泄瀉することになる。白芍は肝胆を涼し，とりわけ小便を利し，さらに浮越した陽気を収斂して潮熱を退けるので，方中に特に加えている。

《福幼編》はこの方でも乾姜を炮じている。前方中で乾姜を炮じなかったのは，加熱しないほうが制吐作用にすぐれるからである。今回嘔吐が止まっているのに再び乾姜を用いたのは，方中に滞膩する薬が多く痰を生じる恐れがあり，苛辣の乾姜で開通すれば滞膩がなくなり，乾姜の苛辣な味も滞膩の薬物を併用すれば緩和するからである。薬性は相互に作用し相互に補完して，効力がより優れたものになる。

また原方ではやはり灶心土を煎じた湯を水の代わりにして薬を煎じるが，このときには嘔吐が止まっているので用いなくてもよい。しかし灶心土は非常に高濃度の塩基物質を含むことを理解しておくべきである。柴に含有される塩基物質が燃焼すると多くの塩基が灶心土に吸収されるので，灶心土の煎湯は苦鹹で非常に飲みづらく，私は常に竈の壁面の赤土で代用している。灶心土は伏竜肝ともいうが，雷斅〔劉宋*時代の人，《雷公炮炙論》の撰者〕は「この土を用いる場合は竈の床面の土を誤用してはならず，竈の天井の赤土を用いるべきである」といっているが，これは竈の壁面の赤土と同じ意味である。私はそれまで彼の説を知らなかったが，後にこれを知り拙見と古の考えが符合するのを喜んだ。

〔＊劉宋は南朝の宋（420-479）で宋（960-1224）とは別の時代〕

効果：2剤を連服すると潮熱・泄瀉ともに消失し脈も有力になったので，白朮を去り乾姜を1銭に改めさらに2剤を服用させると完治した。

◆ 慢脾風

遼寧省測量局長である張孝孺君の4歳になる孫が，慢脾風証になった。

病因：初秋のころに瓜や果物を食べ放題に食べ続けて脾胃を損傷し，消化力が減退したのにまだやめず，中秋節〔陰暦8月15日〕が過ぎるとすぐに慢脾風証になった。

証候：食欲がなくなり強いて少し食べさせても消化できないのに，医者がなお消食開瘀の剤を投じたので脾胃がますます弱り，次第に吐瀉を生じてときどき引きつけるようになり，ようやく私に診察を依頼してきた。全身の肌膚が灼熱し，脈は微細でほとんど触れず，眼球を露出したまま昏睡し，神気虚弱〔ぐったりしている〕である。

診断：本証は，脾胃虚寒のために水穀を腐熟し飲食を消化できずに，吐瀉を生じている。さらに，食べたものが精微に化して気血を産生せずに，ただ多量の寒飲になって胃中に積滞し，膈上に溢れて心肺の陽気を外へ向かって排斥するので，全身に灼熱を生じているが，これは裏に真寒があり外に仮熱を生じたもので，脈はかえって微細である。眼球を露出して昏睡するのは，眼胞〔眼瞼，まぶた〕は脾胃に属し，脾胃がこのような虚寒になると眼胞が必ず緊縮するので，眠っていても目は少し開く。手足を引きつけるのは，気血が虧損し脳に上達して中枢神経を濡潤し円滑に機能させることができない（《内経》には「上気足らざれば，則ち脳これがために満たず」とあり，血は気に随って昇り，気の上昇が少なければ血の上昇も少ない。大泉門が閉鎖していない乳幼児が本証を患うと，必ず大泉門の陥凹を認めるのは，「脳これがために満たず」の明確な証拠で，気血が上達していない明確な証拠でもある）ために，神経が機能失調に陥って手足に時に引きつけを起こす。これには温暖の剤を投与すべきで，脾胃を健補して寒飲を除けば，諸症状は癒えるはずで

ある。

処方：赤石脂（微細な粉末にする）1両　生山薬6銭　熟地黄6銭　焦白朮3銭　烏附子2銭　肉桂（粗皮を除いて後入）2銭　乾姜1.5銭　茯苓1.5銭　炙甘草2銭　高麗参（搗いて粗末にする）1.5銭

合計10味のうち，前の9味を大碗1杯に煎じて頻回に分けて徐々に温服し，毎回人参末を少し服用する。

方解：方中に大量に用いた赤石脂は，上で嘔吐を鎮め，下で泄瀉を止める。人参を末にして服用するのは，吐瀉には湯剤よりも丸散のほうが有効であるからで，丸散の残渣が腸胃に留恋することによる。

効果：1剤を服し終わると，嘔吐が止まり瀉は大半治癒し，引きつけを起こさなくなり灼熱も顕著に軽減した。そこで乾姜を除き白朮を4銭に改め，さらに1剤を服用させると瀉も止まった。ついで原方の附子を半減しさらに枸杞子5銭を加え，2剤を服用させると全治した。

説明：本証で嘔吐が非常に強ければ，まず《福幼編》逐寒蕩驚湯で寒飲を開いて他薬を受けつけるようにすべきであるが，本証は嘔吐があまり激しくなかったので用いなかった。

◆ 慢脾風の前兆

隣村の趙姓の8歳になる幼児が脾胃に傷害をうけ，慢脾風になる寸前であった。

病因：趙家は農家で田園に瓜を植えて育てており，秋になって瓜が熟すと腹が空くたびに飯代わりに瓜を食べたので，脾胃が受傷して慢脾風の徴候が現れた。

証候：食後に飲食物を消化できずに吐いてばかりで，1日3～4回の大便は不消化便が多く，下肢は時に歩けないことがあり，歩くと地面に座り込むことがよくあった。全身にたまたま灼熱があるときは，脈は左が弦細，右は虚濡で，至数に遅を兼ねた。

診断：本証のように吐しかつ瀉し，たまに痿廃して歩けなくなるのは，すべて慢脾風の前兆である。全身がたまに灼熱するときに，脈がかえっ

て弦細虚濡で至数が遅を呈するのは，明らかに内に真寒があり，外に仮熱があることを示す。大量の温補脾胃の薬物で脾胃を健旺にすれば飲食物を消化できて吐瀉がなくなり，続ければ中焦の気化が舒暢して全身の血脈が貫通し，他の症状も自然に消失する。

処方：生山薬1両　炒白朮4銭　熟地黄4銭　竜眼肉4銭　乾姜3銭　生鶏内金（黄色いものを搗く）2銭　生白芍2銭　甘草2銭

合わせて大碗1杯に煎じ2回に分けて温服する。

再診：2剤を煎服させると吐瀉・灼熱ともに消失したが，歩行時にときに下肢がもつれるので，原方にやや加減して数剤服用させた。

処方：生山薬1両　熟地黄4銭　竜眼肉4銭　胡桃肉4銭　炒白朮3銭　続断3銭　乾姜2銭　生鶏内金（黄色いものを搗く）2銭　生白芍1.5銭　甘草1.5銭

合わせて大碗1杯に煎じ2回に分けて温服する。

効果：2剤を煎服させると症状はすっかり消失したので，「二度と生冷のものを食べてはならない」と厳しく戒め，症状が反復するのを予防した。

◆ 癲狂失心

洮昌〔遼寧省にかつてあった地名〕都道尹〔道長官〕都鳳巣の30歳になる令息が，癲狂失心証になった。

病因：勉学したが成就しないために，進路を変更して営業に進みたかったが，家訓が非常に厳しくて自由がきかず，心が鬱して熱を生じ，熱によって痰を生じ，ついに癲狂失心にいたった。

証候：言語が錯乱し，意識がはっきりせず，怒ったり狂ったように歌ったりし，心中には煩躁があるようで夜間眠れず，胸苦しくて，よく手で胸をかきむしっていた。質問には答えられず，外観は非常に強壮にみえ，六脈とも滑実で両寸に特に顕著で，1息5至である。

診断：人の元神は脳に，識神は心にあって，心と脳が緊密に通じていれば，神明は清明で覚醒している。生理学者は心には脳に通じる4本の

血管があるというが，これは神明が心と脳を往来する通路である。本証の脈が関前の滑実太過を呈するのは，熱痰が上壅して心と脳の通路を塞いでいるからで，そのために神明が妨げられて正常に働かないのが癲狂失心の原因である。治療は開通重墜の剤で痰火を引いて下行させるべきで，痰のために瘀滞した4本の血管が復旧して流通すれば，神明の往来に妨害がなくなりすっきりと覚醒する。

処方：生代赭石（細かく挽く）1.5両　大黄8銭　清半夏5銭　芒硝4銭

合わせて4味のうち，まず代赭石・半夏を煎じて10数回沸騰させてから大黄を加え，2～3回沸騰させ大碗1杯の湯を取り，芒硝を融かしこんで温服する。

方解：方中に大量の代赭石を用いたのは，代赭石は鉄と酸素の化合物であり，重墜の性質によって血管内の瘀痰を引いて下行させるからである。

再診：3日に1回服薬するようにして（降下薬は連服すべきではなく，正気がやや緩和するのを待って再服すべきである）合計3回服用させると，毎回服用後大便が2～3回通下して痰のようなものを下した。意識は以前よりもはっきりしたが，脈がまだ滑実で身体にも衰弱がみられないので，さらによりいっそうの重剤を投与した。このような重い癲狂は重剤でなければ治せない。

処方：生代赭石（細かく挽く）2両　大黄1両　芒硝4銭　甘遂細末1.5銭

合計4味のうち，まず代赭石を10数回沸騰させてから大黄を入れ，2～3回沸騰させて大碗1杯の湯を取り芒硝を融かしこみ，服薬時にさらに甘遂末を混ぜる。

三診：方法どおりに1剤を煎服すると，若干の痰が混じった大便を5～6回下した。中2日おいてまた1回服薬すると（方剤中に甘遂があれば必ず3日に1回服用すべきで，そうしなければ必ず嘔吐する），また大便を5～6回下し，中に多くの痰の塊がありつついても崩れないいわゆる頑痰であった。これ以後意識が目立ってはっきりし，脈も滑実で

はなくなったので，平和の剤に変更して調治した。

処方：生山薬1両　生白芍6銭　清半夏4銭　石菖蒲3銭　生遠志2銭　清竹瀝3銭　鏡面朱砂（細粉にする）3分

合わせて7味のうち，前の5味を大碗1杯に煎じて竹瀝を混ぜ，朱砂細末を服用する。

効果：薬を方法どおりに数剤煎服させると，症状はすっかり消失した。

◆ 神経錯乱

天津北倉中学の中退生で20歳になる黄象三は，神経錯乱〔精神錯乱〕証になった。

病因：中学時代はもともと傑出していたが，試験で上位をとれず，心中に憤怒がわだかまりつづけ，ついに神経錯乱になった。

証候：心中が満悶して熱感があり食欲がなく，ときどき下焦から気が上衝し同時に胃脘の気もこれに随って上衝すると，すぐに意識がぼんやりして言語が支離滅裂になり，しばらくすると上衝した気が消えて楽になり，あるいは数回痰を吐くと，すぐに意識が回復した。左脈は弦硬，右脈は弦長で，両尺は重按すると実ではなく，1息5至である。

診断：これは肝火がしばしば動じ，衝気・胃気を牽引して上衝し，さらに痰を挟んで上衝して喉に滞塞するとともに脳を衝激し，神経が錯乱して意識・言語ともに異常になったものである。左脈の弦硬は肝血が虚して火が熾盛であるためで，右脈の弦長は衝気が胃気を挟んで上衝する現象である。方書に「脈に直上直下あり，衝脈昭昭たり」とあるが，「直上直下」とは脈が弦かつ長の形状である。両尺不実は下焦の気化不固で，下焦に虚脱があるので衝気は容易に胃気を挟んで上衝する。これには降胃・斂衝・鎮肝の剤を用い，さらに涼潤滋陰の品を兼用して肝血を養い肝熱を清して治癒にいたらせたい。

処方：生代赭石（細かく挽く）1両　磁石（細かく挽く）5銭　生山薬8銭　生竜骨（搗き砕く）8銭　生白芍6銭　玄参5銭　柏子仁5銭　茯苓片3銭　清半夏3銭　石菖蒲3銭　生遠志2銭　鏡面朱砂（細粉に

する）3分

　合わせて12味の，前の11味を大碗1杯に煎じた湯で朱砂細末を服用する。

　再診：4剤を連服すると満悶・熱感がともに軽減し食欲がでて，時に気が上衝することはあっても神経を上干して錯乱させることがなくなった。左右の脈はより平和になったが，尺はなお不実なので，培補下元の薬を兼用して病根を除くことにした。

　処方：生代赭石（細かく挽く）1両　熟地黄8銭　生山薬8銭　枸杞子6銭　山茱萸5銭　玄参4銭　茯苓片2銭

　合わせて大碗1杯に煎じて温服する。

　効果：6剤を連服して諸症状はすべて消失し脈も回復した。

　問い：地黄は薬性が粘膩で痰を生じるので，胃脘が脹満して痰がある場合にはあえて用いないが，本症例では大量に用いて諸症状すべてが消失したのはなぜでしょう？　**答え**：「用薬は用兵の如し」とは医界の恒言〔人が常に言っている言葉〕である。最も弱い宋の八字軍を劉錡将が即座に強兵に変えてついに素早い金人・奏順昌を大いに敗ったことから，兵に強弱はなく用い方次第であるとわかる。用薬についても同じである。以前に治療した李姓の老女は，胃口が満悶して痰があり，脈が上盛下虚なので，腎気丸の湯剤に生代赭石8銭を加えて服用させると，服用後その薬の押し流すような力を自覚し，間もなく胸中がすっきりした。腎気丸は地黄を大量に用いるのではありませんか？　しかし，このような用薬は以前からの師伝がなければうまくいかない。《金匱要略》には「短気し微飲あるは，当に小便よりこれを去るべし，苓桂朮甘湯これを主る，腎気丸またこれを主る」とあり，この飲はすなわち痰で気短も満悶に近く，仲景師は腎気丸で治せると述べている。私は《金匱要略》を熟読して考えぬいたことがあるので，臨床で偶然意味がわかったのである。

婦女科

◆ 懐妊受温病

　長安県長官・何麟皋君の32歳の夫人が孟秋〔陰暦7月〕に妊娠5カ月で温病にかかった。

　病因：妊娠中で熱がり，夜間窓辺で寝ていると，まだカーテンを取り付けていなかった窓のうすぎぬから風が吹き込み温病にかかった。

　証候：病初期の治療がまずく，温熱が裏に伝わり陽明腑実になった。頼んだ数人の医師はみな「この病気には大涼薬を使うとよいが，妊娠中なので不用意に使えない」と言った。その後，診察を頼まれて私が診ると赤い顔をして呼吸が粗く，舌苔は白厚で中心が黄色く，大便は乾燥し小便は少量で赤い。脈は左右ともに洪滑実で1息5至以上である。

　診断：この症状と脈から陽明胃腑の熱が甚だしい実であるだけでなく，肝胆の熱も非常に盛んであり，発病前に必ず怒りで肝火を動じたと思われ，至急清熱をしなければ病勢は迫血妄行し今にも危険な状態である。病人の家族が「先生の言われることはもっともですが，いま先生の用薬に従えば心配ないでしょうか？」と言うので，「これは白虎加人参湯で治療すべきで，白虎湯で解熱し人参で胎児を保護するので，私の用薬を聞き入れれば万事心配ないと請負う」と答えた。病人の家族は，この言葉を聞いて深く信服した。そこで方をつくり急いで服用させた。

　処方：生石膏（細かく搗く）3両　野党参4銭　生地黄1両　生山薬1両　生白芍5銭　甘草3銭

　合わせて茶碗3杯に煎じ3回に分けて温飲する。

方解：この方は白虎加人参湯の原方ではなく，知母を生地黄に，粳米を生山薬に代え，他に白芍を加えた。知母と地黄はいずれも滋陰退熱に働くが，知母は性質が滑で，地黄は補腎の働きがつよい（八味丸中の乾地黄は薬局の生地黄である）。粳米と山薬はいずれも濃汁を含み和胃に働くが，粳米汁は濃いが粘りがなく，山薬汁は濃くかつ粘りがあって強力に固腎に働く。このように原方を加減すれば妊婦の胎児にもきわめて有益である。他に白芍を加えるのは，白芍で肝胆の熱を清すためである。

再診：薬を3回に分けて服用し終わると，翌日午前中に大便を1回通下し熱は7～8割退いた。脈象の洪実はすでにないが，やはり有力で心中に熱感もあるので，さらに涼潤滋陰薬で清熱した。

処方：玄参1両　生地黄1両　天花粉5銭　生白芍5銭　鮮茅根4銭　甘草2銭

合わせて茶碗2杯に煎じて2回に分けて温服する。

効果：2剤煎服すると病はついに全治した。

説明：外感有熱証では，すべて右脈が左脈より盛んである。なかでも陽明腑実証は必ずはっきり右脈に現れる。胃の脈は本来右関で診る。本証は陽明腑実なので，右脈が洪滑なのは当然である。しかし左脈にもこの象が現れるのは，発病前に肝に鬱熱があり続いて外感の熱の衝激をうけ，猛然と発症して洪滑で実の脈が現れたと判断した。

◆ 受妊嘔吐

天津1区の王氏の26歳になる夫人は妊娠後嘔吐が止まらなかった。

病因：もともと肝気病があり，たまたま不本意なことがあると肝気を激動してよく嘔吐していたが，妊娠してからは立て続けに嘔吐して止まらなくなった。

証候：妊娠してから40日間は毎日必ず吐いたが飲食はできた。それから次第に嘔吐がひどくなり，2カ月以降は少しの水も飲めなくなった。私が診察したときは，すでに数日食べられず，困憊が極に達してベッドから起き上がれなかった。脈は非常に虚弱であるが，なお滑があり至数

はまだ変わらず，ただ左の関脈が微浮でやや有力のように感じた。

診断：悪阻嘔吐は妊婦によくみられるが，本証では左の関脈のみが浮で有力であるから，肝気胆火の上衝で嘔吐がとくに激しいことがわかる。悪阻嘔吐はいかに激しくても害はないというものもいるが，これはまだ経験がないものの言葉である。私が職に就いてからの経験でも，多くの患者が本証で亡くなっており，決して忽せにしてはならない。これには急いで鎮肝降胃の薬で治すべきで，妊娠しているからといって用薬を手加減してはならない。

処方：生代赭石（細かく挽く）1.5両　党参3銭　生山薬1両　生地黄8銭　生白芍6銭　枸杞子5銭　山茱萸4銭　青黛3銭　半夏6銭

以上9味のうち，まず半夏を温水で3回すすいで礬味をすっかり除き，飯を炊く小鍋で煮て茶碗1杯の上澄みをとり，小麦粉を混ぜて煮て茶湯をつくり，白砂糖で飲みやすい味にして服用すると嘔吐は止まるはずである。さらに残りの8味を大茶碗1杯に煎じ3回に分けて温服する。

再診：2剤連服すると嘔吐はすぐに止まった。精神気力がややしっかりして起坐できるようになり，左関脈の浮はなくなり，六部すべてが和平に近かった。ただ悪心があると食欲がなくなるので，開胃理肝・滋陰清熱の方剤を創製して治療した。

処方：生山薬1両　生白芍5銭　冬瓜仁（搗き砕く）4銭　北沙参〔浜防風〕4銭　砕竹茹3銭　青黛2銭　甘草2銭

合わせて大茶碗1杯に煎じて2回に分けて温服する。

効果：3剤を連服すると病は全治し，身体も次第に回復して起き上がれるようになった。

問い：代赭石は《名医別録》で「堕胎」と記され，本来催生の要薬であるが，本症例では悪阻嘔吐治療に大量に用いるが堕胎の弊害を恐れないのか？　**答え**：《名医別録》に「堕胎」と記されるのは，代赭石のもつ重墜の性質で，すでに形をなした胎児を流産させ得るので，胎児が5～6カ月になっていれば当然禁忌である。3カ月以前の胎児は胎児とはいっても血脈が凝聚した塊に過ぎない。この時期は破血薬を禁忌と

するが代赭石にはまったく破血の働きはない。さらに《本経》には「赤沃漏下」を治すとあり，李時珍の《本草綱目》には「婦人血崩」を治すとあることからも，その性質がわかる。さらに代赭石は質が重墜であるが，肝胃上逆の気を鎮降して平常に帰させるに過ぎず，重墜の気は上逆の気にあたり，病にあたるのであって人にあたるのではない。まして潞党参・山茱萸・山薬の補益薬と併用しており，これはいわゆる節制の師であるから戦えば必ず勝利する〔節制（指揮統轄）の師（軍隊）にあるは，まず自ら不敗の地に立ち，しかる後に敵に克ちて勝ちを致す〕。

◆ 妊娠中の温病兼痰喘

天津・北閣西の董紹軒街長の34歳になる夫人が妊娠中に温病にかかり痰のある喘を併発した。

病因：妊娠8カ月を過ぎて，心中に常に熱感があった。当時季春〔陰暦3月〕であったが，庭で涼むのが好きで風邪の侵襲を受けて本証になった。

証候：喘息有声で，異常に呼吸が促迫して昼夜少しも横臥できず心中に煩躁がある。舌苔は白厚で黄色っぽく，左右の寸脈はどちらも異常に洪実であるが，両尺は按じると実ではなく8至にいたる数脈で，大便は乾燥し小便は濃く出にくい。

診断：本証は以前に医者が喘を治そうとして頻回に麻黄で発散したので，元気が脱寸前で，さらに外感熱邪はすでに陽明に入っている。実熱と外感の気が同時に上衝したので脈は上盛下虚になり，喘逆はこのように迫促する。脈の7至は絶脈であるが，これは8至なのでおそらく挽回は難しい。治らないと治療を断りたかったが，病人の家族が再三懇願するので，清熱止喘し脱寸前の気化を救う処方を考え抜いてなんとか創製した。

処方：山茱萸1両　生地黄1両　生竜骨（搗き砕く）1両　生牡蛎（搗き砕く）1両

以上の4味の煎湯で生石膏細末3銭を服用し，5時間して熱がまだ退

かなければ，煎じ滓を再煎して生石膏細末3銭を服用する。

再診：初回と2回目の煎湯を服用すると喘は大半癒えて，横になって眠れるようになったが，明け方に胎児を急に娩出し，死産であった。再診すると脈は前よりさらに数で1息9至となり，これまでのような滑実がなく尺脈は按じるとすぐに触れなくなった。喘もやや激しくなり心中の煩躁は相変わらずで，さらに怔忡のため立っていられない。これは極度の肝腎陰分不足で陽分をつなぎ止められず，気化が破綻寸前であるから，肝腎の陰を峻補し同時に外感未尽の余熱を清さねばならない。

処方：生山薬6両　玄参1.5両　熟鶏子黄（ほぐし砕く）6個　真西洋参（搗いて粗末にする）2銭

まず山薬を10数回煎じてから玄参・鶏子黄を入れて大碗1杯に煎じ頻回に分けて徐々に温飲する。1回服用するたびに西洋参末を少量服用し，飲み終わったら煎じ滓を再煎して続けて飲むようにし西洋参末も頻回に分服して余りのないようにする。

国産の人参はいずれも熱性であるが西洋参は補で熱性ではないので，温熱病で気分に虚がある治療に最適である。しかし，西洋参には偽物が多く，偽物は非常に熱性であるから誤用すると悪化する。西洋参は皮の色が黄色く，皮全体に横紋があり密で細かく，材質が非常に堅くなければ真品ではない。真西洋参が手に入らなければ潞党参で代用するとよい。細かく切り刻んで薬湯で服用する。

三診：翌日も診察すると，脈は3至減って6至になり，尺脈に根があるので病は快方に向かっていると判断した。心中を尋ねると「すでに怔忡はないが，まだ心中に熱感がある」と言う。これは外感の熱ではなく真陰がまだ回復していないための熱なので，大滋真陰薬を純用し真陰を回復すべきである。

処方：玄参3両　生山薬1.5両　当帰4銭　真西洋参（搗いて粗末にする）2銭

はじめの3味を合わせて大碗1杯に煎じ，頻回に分けて温飲し飲むたびに西洋参を少量服用する。

四診：前方を1剤服用すると心中の熱感はなくなったが腹中が痛んだ。尋ねると下した悪露はごくわずかである。まさに瘀血の痛みであり，化瘀血薬で痛みは自ずと癒えるはずである。

処方：生山薬1両　当帰5銭　牛膝5銭　生鶏内金（黄色いものを搗く）2銭　桃仁2銭　紅花1.5銭　真西洋参（搗いて粗末にする）2銭

はじめの6味を合わせて大茶碗1杯に煎じて西洋参末を半分服用し，煎じ滓を再煎するときに残りの半分を服用する。

効果：前方を毎日1剤服用すると，2日で病は全治した。

問い：他の方剤では石膏はすべて他薬と同煎するのに，本証ではなぜ石膏だけを末で服用させたのか？　**答え**：石膏は石質重墜の薬物である。本証は喘息迫促し，呼吸が喉間から少しも下達せず脱寸前の状態であった。石膏を粉末で服用させたのは重墜の力を借りて引気下達させたいからである。さらに石膏末で服用すると退熱作用が1銭で半両に匹敵するからで，このことはしばしば自分自身も服用して確認済みである。本証では1日に石膏末を6銭まで用いて，大熱がようやく退いた。生石膏3両を他薬と煎じさせれば，病人の家族は承服しなかったろう。これは人を救うための方便であり，そのためには我慢せざるを得ない。

問い：産後は寒涼薬が禁忌である。流産後に用いた第3方中では玄参が大量3両であるが，苦寒に過ぎる恐れはないのか？　**答え**：玄参を嚼服すると味は甘・微苦であり，甘涼滋陰薬であって苦寒薬ではない。《本経》には「微寒」で「産乳余疾」を治すと記され，産後に涼薬は禁忌であるが玄参は少しも忌む必要がない。さらに後世の本草書に大便滑瀉の場合は忌用とあるのは，誤って苦寒としたためである。本証で3両以上の玄参を服用させた後も大便がなお乾燥していたことから，玄参の性質を判断できる。

問い：本証で胎児はすでに8カ月を過ぎており，流産でも胎児は生存すべきであるのに，なぜ死亡胎児を娩出したのか？　**答え**：胎児は腹中では臍呼吸をするが，これは母体の呼吸を借りた呼吸であり，妊婦の吸入した気が任脈から胎児の臍に運ばれる。本証では吸入した気がまっ

く下達せず，胎児は庇護を受けられないので生存できなかった。生存できなかったために，胎児が下りたのであって服薬のために下りたのではない。

◆ 懐妊中の温病と下痢

　天津1区橘街の30歳近い張氏夫人は懐妊して温病にかかり下痢にもなった。

　病因：妊娠してすでに6カ月が過ぎ，心中にたいてい熱感があったが，もともと顕職に就いていた夫が時事の変革で一転して職を失ったため，ついに肝火を激動し熱がますます甚だしくなった。さらに軽い外感を受け外束されてついに温病になって下痢を併発した。

　証候：表裏ともに高熱で汗が出ず，心中が極度に熱くて氷水を飲みたがったが家人はあえて与えなかった。舌苔は乾いて黄色く，頻りに水を飲んだが潤わず，腹中に疼墜感があることが多く，少し粘液の混じった赤っぽい下痢を1昼夜に10数回下し，時に鮮血が混じる。脈は左が弦長，右が洪滑で左右ともに重按有力で1息5至である。

　診断：脈が左で弦長有力は，肝胆の火の熾盛である。ただ肝胆の火が熾盛で下迫するので，赤色と白色の混在した下痢だけでなく鮮血を下して腹痛・下墜感がある。脈の右洪滑有力は，温熱の邪がすでに陽明の腑に入ったことを示し，したがって舌苔は乾黄で，心が熱に迫されて氷水を飲みたがる。まだ幸いに，脈象に熱はあるが甚だしい数ではないし，流利無滞なので胎児に異常はない。白虎加人参湯で温病の熱を解しさらに方中の知母に代えて大量の白芍で治療すれば肝熱を清し下痢も治る。

　処方：生石膏（細かく搗く）3両　党参5銭　生白芍1両　粳米5銭　甘草3銭

　合わせて茶碗3杯に煎じて3回に分けて温飲する。

　再診：薬を3回に分けて服用し終わると，表裏の熱は大半退いて痢も7〜8割癒えた。腹部の痛みと下墜感も大いに軽減し，黄色かった舌苔が白くなり，津液〔唾液〕が出てきた。脈はまだ有力であるが，より和

緩である。そこで原方に加減して再服させた。

　処方：生石膏（細かく搗く）2両　党参3銭　生山薬8銭　生白芍6銭　白頭翁4銭　秦皮3銭　甘草2銭

　合わせて茶碗3杯に煎じて3回に分けて温飲する。

　方解：これは白虎加人参湯〔知母6両・石膏1斤・炙甘草2両・粳米6合・人参2両〕と白頭翁湯〔白頭翁2両・黄柏3両・黄連3両・秦皮3両〕を併用した方剤である。方中に白芍・山薬があるので，白虎加人参湯中の知母・粳米を省く。白虎加人参湯中の石膏は黄連・黄柏に匹敵するので，白頭翁湯からは白頭翁・秦皮を用いるにとどめ，2剤を合わせて治温と治痢を半々にし，すべてに配慮して過不足をなくしたので奏効するはずである。

　効果：方法どおりに2剤を服用させると病はついに全治した。

　問い：《傷寒論》では白虎湯方を用いる場合の決まりとして，汗吐下後には人参を加え，渇があれば人参を加える。本症例では汗吐下後でもなく，渇があるともいっていないが，なぜ本症例では2度も白虎湯に人参を加えたのか？　**答え**：本症例では下痢を兼ねており，下痢も「下」の類である。舌苔が乾黄し少しも津液がなく，舌乾無液も「渇」の類である。さらに温病の熱は，胃に入るだけでなく下痢とともに下って下焦に至ると長期に出路を失う。そこで人参・石膏を併用して下陥した温熱を昇挙して清解消散すれば，長期に下焦に熱を留めて真陰を消耗させることがない。本証では温病と下痢が組んで暴虐すれば，胎児に影響が及びほとんど妊娠を維持できない。白虎湯に人参を加えるのは，胎児を保護して不測の事態をまねかないためでもある。

◆ 産後下血

　天津の河東十字街東に住む李氏の40歳近い夫人が産後下血〔性器出血〕証になった。

　病因：身体がもともと弱いのに，出産時にも非常に体力を消耗してついに本証になった。

証候：産後まだ悪露がなく鮮血のみが下る。しばしば医師に頼み薬を服用しても結局出血が止まらない。私が診察したときにはすでに28日がたち，精神衰憊・身体羸弱して，全身にときに灼熱感，心中に怔忡があり立っていられない。出血が激しくなると腰部の痛みが甚だしく，よく息切れがし，脈は左が弦細，右が沈虚で脈拍は毎分82回である。

　診断：脈と証を仔細に検討すると，血の下陥とともに気も下陥がある。従前の薬は，治血のみで治気がないので何回服用しても効果がない。気血を培補し収斂固渋の薬剤で助けるべきである。

　処方：生黄耆1両　当帰1両　生地黄1両　山茱萸8銭　生竜骨（搗き砕く）8銭　桑葉14枚　三七細末3銭

　以上7味のうちの，はじめの6味を大茶碗1杯に煎じて三七の半分を服用し，煎じ滓を再煎するときに残りの半分を服用する。

　方解：これは傅青主の治老婦血崩の方である。私はこれに生地黄・山茱萸・竜骨を加える。本方はただ老婦血崩を治すだけでなく，若い人の治療にも効く。はじめのころは原方を用いたが，後に壮年婦人の激しい血崩の治療に原方が効かず，さらに服薬後心中に熱感を訴えたので原方に生地黄1両を加えると効いた。その後，私は本方を用いる際には必ず生地黄1両を加えて黄耆の熱を相殺すると必ず奏効した。本方中の山茱萸・竜骨は，下血がすでに長期に及ぶので下焦の気化固摂に用いる。

　再診：2剤を服用すると出血と息切れはどちらも大半癒えて脈にも力が出てきたが，しばらく起坐すると筋骨が重だるい。これには気血を培補して下焦の気化を固摂し同時に壮筋骨する方剤で治す。

　処方：生黄耆1両　竜眼肉8銭　生地黄8銭　山茱萸8銭　胡桃肉5銭　北沙参〔浜防風〕5銭　升麻1銭　鹿角膠3銭

　以上の8味のうち，はじめの7味を大茶碗1杯に煎じ，別に湯煎して溶かした鹿角膠を混ぜて服用する。方中に加えた升麻は黄耆を助けて気分を昇補し上達させ，同時に血分を昇提し下陥させない。

　三診：3剤を連服すると息切れがなくなったが出血がまだ少しある。しかし鮮血ではなくこれまで下りなかった悪露で吉兆である。悪露が下

りないと後に必ず障害を残す。さらに完全に悪露を下す必要があるので，化瘀薬を兼用してすみやかに下すべきである。

処方：生黄耆1両　竜眼肉8銭　生地黄8銭　生山薬6銭　胡桃肉5銭　当帰4銭　北沙参〔浜防風〕3銭　鹿角膠4銭　三七細末3銭

以上9味のはじめの7味を大茶碗1杯に煎じ，別に湯煎して溶かした鹿角膠を混ぜた煎湯で三七末の半分を服用し，煎じ滓を再煎するときに同じように湯煎して溶かした残りの鹿角膠を混ぜた煎湯で残りの三七末を服用する。

方解：この方中で化瘀血薬に桃仁・紅花を使わないのは，従前の性器出血を悪化させる恐れからである。さらに本方中には化瘀血薬として鹿角膠・三七がある。鹿角には化瘀生新の性質があり，鹿角を煮つめた膠にもその性質が残る。本方の投与前に悪露が自然に下りたのはじつは鹿角膠の力に負うところが大きい。ここではさらに瘀血を化して新血を傷らない薬物の三七で助けるので，数剤を連服すれば余すところなく悪露を化すのは難しくない。

効果：5剤を連服すると，悪露がすっかり下りて病は全治した。

◆ 産後手足抽搐

天津・大伙巷(かこう)の于氏夫人が，30歳を過ぎて産後四肢抽搐病になった。

病因：出産時に下した悪露が非常に少なく，2日後には少しの悪露もなくなり半日たつとついに抽搐を生じた。

証候：心中に熱感がありときどき気血が上涌する感じがして，意識を失い身体を弓なりにして四肢をひきつける。腹中がときどき痛み人に揉んでもらうとやや軽減し，脈は左が沈弦，右は沈渋で1息4至強である。

診断：これは肝気胆火が敗血を挟んで上衝して経絡を瘀塞し，気と火が一緒になって上衝が止まらず，同時に神経を妨害したために，意識を失い後ろにのけぞって四肢をひきつけたものである。敗血を降しこれを悪露として瀉出すれば病は自然に癒える。

処方：牛膝1両　白芍6銭　丹参5銭　玄参5銭　蘇木3銭　桃仁

（皮を除く）3銭　紅花2銭　土鱉虫（大きなもの）5個　紅娘虫（樗鶏ともいう。大きなものを搗く）6個

合わせて茶碗1杯に煎じて温服する。

効果：2剤煎服すると敗血をすべて下して治癒した。

◆ 産後癥瘕

邑の城西にある韓家庄に住む韓氏の夫人が36歳で産後癥瘕証になった。

病因：出産時悪露が非常に少なかったが，ほとんど気にも留めずにいたところ，半年ほどたってついに癥瘕を生じた。

証候：はじめは悪露が少なく弥月〔産後満1カ月〕になると次第に下腹部に脹満を覚えた。当時麦秋〔麦の取り入れのころ，陰暦4～5月〕で農家は繁忙を極め，医者にかかって服薬する暇はなかった。さらに1カ月余りたつと脹痛するようになり，ようやく便方を何回か服用したがどれも効かなかった。その後痛むところに硬いものを触れるのに気づき，ようやく医者にかかって服薬するようになった。1カ月余りの治療で痛みは軽減したようであったが硬いものは逆に増大し，月経は出産後なかった。診ると左脈は沈弦，右脈は沈渋で1息5至に近い。

診断：生理のうえでは正常なら産後2カ月で月経が現れ，子供が授乳している場合は4カ月でやはり月経がくるはずである。今すでに半年もたつのに月経がこないのは，産後に下りなかった悪露が一塊になり衝任の間に癥瘕を生じ，後に生じた血は下りても月経にならず，すべて癥瘕の表面に付着して日ごとに増大し，つもり積もって硬結がいっそう大きくなったのである。これには消癥瘕薬で除くべきで，さらに補益薬を併用すれば，癥瘕を除いても気化に損傷を及ぼさない。

処方：生黄耆5銭　天花粉5銭　生山薬5銭　三稜3銭　莪朮3銭　当帰3銭　白朮2銭　生鶏内金（黄色いものを搗く）2銭　桃仁（皮を去る）2銭　知母2銭

合わせて大茶碗1杯に煎じて温服する。

再診：6剤連服すると腹痛がなくなり，硬塊はまだあるが触ると軟ら

かく，さらにこれまで減っていた食餌の量がもとに戻った。脈も以前よりゆったりとしてきたので，原方に加減してさらに服用させた。

処方：生黄耆5銭　天花粉5銭　生山薬4銭　三稜3銭　莪朮3銭　牛膝3銭　野党参3銭　知母3銭　生鶏内金（黄色いものを搗く）2銭　生水蛭（搗き砕く）2銭

合わせて大茶碗1杯に煎じ温服する。

効果：15～16剤（随時やや加減した）を連服させるとすぐに紫黒の血塊を若干下し病はすっかり癒えた。

説明：女性の癥瘕で治癒するものが非常に少ないのは，病が難治だからではない。《金匱要略》の下瘀血湯〔大黄・桃仁・土鱉虫〕はもともと婦女癥瘕治療の主方であるが，薬性が猛烈なので長期に服用する方剤ではない。初期の癥瘕でまだ硬くなければ，この方剤を2～3剤服用すると病変が消える。年余にわたる場合は，癥瘕が鉄石のように硬結し長期に服用しないと奏効しないので，もともと下瘀血湯は使えない。医者も下瘀血湯では堅結した癥瘕が治らないのを知っているので，平和な薬物である桃仁・紅花・丹参・赤芍に改め，痛みのある癥瘕にはさらに理気薬の香附子・延胡索・青皮・木香を加える。これらの薬物で堅結した癥瘕を治療すれば，100剤を服用しても絶対に奏効しない。しかし，奏効するには力不足であっても気化を傷るには充分である。平和な方剤と考えて連用すると，10余剤以上で人身の気化は知らぬ間に耗損する。これが癥瘕治療では10例中2～3例の治癒が難しい理由である。私が創製した方剤の三稜・莪朮・水蛭はすべて消癥瘕の専薬で，鶏内金は一般に消食薬として用いるが消癥瘕薬としても非常に強力である。さらに人参・黄耆・白朮の補益薬で佐けると消癥瘕薬が強力に働いて傷耗の恐れはない。また天花粉・知母で補薬の熱を調整し，引薬として牛膝で下行させて病変部に直達させるのでこの方剤は長期に服用しても弊害がなく，堅く結する癥瘕を徐々に除く。水蛭を必ず生用する理由は，前三期合編第8巻の理衝丸に詳しく論じた。さらに薬性が過度に猛烈ではないので，本証の治療には迷うことなく用いて救命すべきである。

◆ 血閉成癥瘕

隣の庄〔荘，村落〕の李辺務に住む劉氏の夫人は，25歳で月経血が下りずに癥瘕を生じた。

病因：恵まれない境遇から心中に抑鬱が多く，月経が次第になくなり癥瘕を生じた。

証候：初期は胡桃大の癥瘕であったが，しばしば治療しても消えず，次第に月経がなくなり癥瘕が増大した。3年後には伏せた大皿大になり，触れると非常に硬かった。次第に飲食が減少し，寒熱往来・咳嗽吐痰・身体羸弱となり医者も治せずに死を待つだけであった。その後ふとしたことから私がこの症状を治せることを聞きつけ診察を求めてきた。脈は左右ともに弦細無力で，1息6至に近い。

診断：これは月経が止まって血が積滞して癥瘕になり，癥瘕のために次第に虚労証になったものである。本証にはまず虚労治療に意を注ぎ消癥瘕の薬物で助ける。

処方：生山薬1両　枸杞子1両　生地黄5銭　玄参4銭　沙参4銭　生黄耆3銭　天門冬3銭　三稜1.5銭　莪朮1.5銭　生鶏内金（黄色いものを搗く）1.5銭

合わせて大茶碗1杯に煎じて温服する。

方解：方中の三稜・莪朮は消癥瘕のためだけではない。本証には飲食減退があり，方中の鶏内金はもとより消食に働くが，三稜・莪朮も黄耆と併用すると開胃健脾の効能を表す。脾胃が健壮になれば飲食の消化がよくなるだけでなく，薬力を運化するのですみやかに治癒する。

再診：6剤を連服させると寒熱が癒えて飲食がまし，咳嗽・吐痰も大いに軽減した。癥瘕はまだ消えないが，これまでの時に痛むことがなくなった。脈も以前よりはるかに有力なので，さらに補虚労と消癥瘕の治療を半々にした方剤を創製した。

処方：生山薬1両　枸杞子1両　生地黄8銭　生黄耆4銭　沙参4銭　生白芍4銭　天門冬4銭　三稜2銭　莪朮2銭　桃仁（皮を除く）2銭

生鶏内金（黄色いものを搗く）1.5銭

合わせて大茶碗1杯に煎じて温服する。

処方：生黄耆6銭　天花粉5銭　生山薬5銭　三稜3銭　莪朮3銭　牛膝3銭　党参3銭　知母3銭　桃仁（皮を除く）2銭　生鶏内金（黄色いものを搗く）2銭　生水蛭（搗き砕く）2銭

合わせて大茶碗1杯に煎じ温服する。

効果：12剤を連服すると，急に紫黒色の塊で脂膜の混じった瘀血を若干下し，癥瘕はすっかり消失した。病が非常に長期に続いたので根治していない恐れがあるので，毎日山楂子1両ほどを煮て黒砂糖を加え，茶代わりに服用させて病後の養生にした。

◆ 産後温病

天津1区に住む李氏の夫人が27歳の中秋節〔陰暦8月15日〕後に温病になった。

病因：産後6日目に厠に手洗いに入って，風邪を受けた。

証候：厠から戻ると，全身に冷感を覚え，さらに数時間すると冷感がとれてまた熱感を覚えた。自分で生姜と黒砂糖を煎じて熱いうちに飲むと，全身に汗が出てやや癒えたが，汗がひくと熱がまたぶり返した。2日間熱が続いてますます悪化し，心中が煩躁して渇があった。至急の診察を依頼され，診ると満面火のように赤く，微喘があり，脈は洪実で右に顕著，脈拍毎分93回，舌苔満布で白やや微黄，発病以来大便がない。

診断：これは産後の陰虚で内熱を生じ，そこを外感に拘束されて温病になったものである。心中煩躁し渇があるのは，産後腎陰が虚損して舌本に上達できず，さらに心火と相済できないからである。微喘は腎虚で納気できないからである。舌苔が白微黄なのは，熱邪がすでに陽明の腑に入っている。脈が洪実で数を兼ねるのは，陽明腑熱が実し，陰虚が現れている。白虎加人参湯で治療すべきで，さらに少し加減すれば産後でも無害である。

処方：生石膏（細かく搗く）3両　野台参4銭　玄参1両　生山薬8

銭　甘草3銭

合わせて茶碗3杯に煎じて3回に分けて温飲する。

方解：この方は白虎加人参湯の知母を玄参に，粳米を生山薬に代えている。《傷寒論》の記載で白虎湯の決まりとして汗・吐・下後に人参を加えるのは虚があるからである。渇に対して人参を加えるのは津液が上潮しないからである。産後は虚がとりわけ顕著で，さらに渇もあるので人参を加えるべきなのは明らかである。知母を玄参に代えるのは，玄参については《本経》に「産乳余疾」を治すと記されるからである。粳米を生山薬に代えるのは甘温の山薬が粳米に代わり，和胃だけでなく蛋白質が豊富で産後の腎虚を補益するからである。このように加減すると産後に用いても少しの弊害もない。そのうえ，石膏は《本経》で「微寒」と記され，さらに「産乳」を主ると明確な記載がある。

再診：1剤を服薬すると熱は大半退いて渇と喘はともに癒えた。脈象はほぼ和平であるが，大便はまだ通じない。大滋真陰して余熱を退かせ，さらに少し補気薬を加えて助けるとよい。気が旺んになれば血が生じやすく，真陰は回復しやすい。

処方：玄参2銭　野台参5銭

合わせて茶碗2杯に煎じ，2回に分けて温飲する。

効果：2剤煎服すると大便が通下して病はついに癒えた。

◆ 流産後満悶

天津1区に住む張氏の夫人が，26歳で流産後に胃脘が満悶して食べられなかった。

病因：妊娠4カ月になると，胃口が満悶し，人に頼んで手で押し下げてもらい，力を入れて臍まで押し下げるとすぐに流産してしまった。

証候：流産後，急に気血が上涌して胃口を閉塞したように感じ，3日間少しも食べられない。動くと喘になり，頭目眩暈・心中怔忡し，脈は微弱で両尺無根であった。夫の張耀華は，以前に肺病にかかって膿血を吐いたときに私が治したので，信頼して私に至急往診を頼んできた。

診断：本証では流産後に下焦が急劇に虚し，腎気が衝気を固摂できずに上衝した。衝脈はもともと陽明胃腑に隷属するので衝気が上衝すると胃気が下行（胃気は絶え間なく下行するのが正常である）しないので，胃中が脹満して食べられない。こうした証の治療に開破薬で開くと，脹満が除かれて虚脱に陥る場合がある。峻補薬を投じ，さらに重鎮薬で助けて峻補薬を引いて下行させれば，上焦の鬱は開いて下焦の虚も補剤の培養〔育成〕を受ける。

処方：党参4銭　生代赭石（細かく挽く）1両　生山薬1両　熟地黄1両　玄参8銭　山茱萸8銭　紫蘇子（炒して搗く）3銭　生麦芽3銭

大茶碗1杯に煎じて2回に分けて温服する。

方解：方中に麦芽を用いるのは，化食消脹の働きのためではない。正常では，肝気は昇り，胃気は降るので，重剤を用いて降胃する場合は必ず少量の昇肝の薬で佐けて肝気不舒を回避する。麦芽は生用すると舒肝に働き，薬性は胃中の酸汁を補益し，さらに消化を助けて脹満をも除く妙品である。

効果：1剤を煎服すると胃中が急にすっきりと開いて食べられるようになり，さらに2剤連服すると喘と怔忡のいずれも癒えた。

◆ 月閉兼温疹靨急

天津・城裏丁家胡同に住む楊氏の15歳になる娘が無月経になった後，温疹靨急になった。

病因：14歳から月経が始まっていたが，その後肝気不舒が原因で月経が半年なかったところに温疹に感染し発疹が出るとすぐにあばたになった。

証候：はじめは長期の無月経で，熱感があり痩せ衰えて食欲がなく，いつも倦怠のため寝たきりで1日中起きてこなかった。ついで温疹に感染し，寒熱往来して寒気のあるときは体温が軽減したように感じたが，熱が出るとこれまでより数倍の熱に感じた。またさらに発疹が加わると，点状の発疹がすぐにあばたになり，毒熱が内攻して心中は煩躁・怔忡し，

激しくなると意識昏憒して常に譫語を発し，舌苔は白で中心はすでに黄色くまったく津液〔唾液〕がない。大便は数日なく脈は寒気があるときは閉塞に近い感じで，熱いときは洪大のようであるが，重按すると実ではなく1息5至以上である。

診断：この証は陰分虧損から労瘵になり，さらに外感が内侵し，病が少陽に及んで寒熱往来し，さらに疹毒の熱邪が加わり外透できずに内攻したため，煩躁怔忡して神昏譫語が現れたものである。そこで内傷・外感ともに激しい症状がある。大剤で真陰を滋し，毒熱を清し，さらに托疹透表薬で佐ければ奏効する。

処方：生石膏（細かく搗く）2両　野台参3銭　玄参1両　生山薬1両　枸杞子6銭　知母4銭　連翹3銭　蟬退2銭　茵蔯2銭　白僵蚕1.5銭　鮮蘆根4銭

合わせて茶碗3杯に煎じ3回に分けて温飲する。1剤を服用して熱が退かなければ原方を再服し，服用して大便が通じ，かつ便がゆるくなれば服薬を中止するように言いつけた。

再診：2剤を煎服すると，高熱がようやく退いて寒熱往来がとまり，発疹はまだ表出しなかったが心中に煩躁・怔忡がない。毒が内部から消えて他に変化していないと判断した。大便は1回通じたがまだ軟便ではなく，脈はほぼ和平であるが至数はまだ数なので，外感はすでに8～9割癒えたが真陰はまだ回復していないと判断した。さらに真陰を滋補して血脈を培養〔育成〕する処方とした。真陰が充足して血脈が調和すれば，月経は自ずと正常に通じ遅延することはない。

処方：生山薬1両　枸杞子1両　玄参5銭　地骨皮5銭　竜眼肉5銭　北沙参〔浜防風〕5銭　生芍薬3銭　生鶏内金（黄色いものを搗く）1.5銭　甘草2銭

合わせて大茶碗1杯に煎じて温服する。

3診：4剤連服すると飲食が増加し，これまでより意識がはっきりし，自覚症状がすべてとれたようだが，腹はときどき痛んだ。これは月経が通じようとして，まだ通じないからである。脈は和平で4至なので，方

中の涼薬を減らし，さらに少量の活血化瘀薬を加えるのがよいと判断した。

処方：生山薬1両　枸杞子1両　竜眼肉6銭　当帰5銭　玄参3銭　地骨皮3銭　白芍3銭　生鶏内金（黄色いものを搗く）1.5銭　土鱉虫（大きなものを搗く）5匹　甘草1.5銭　生姜3片

合わせて大茶碗1杯に煎じ温服する。

効果：10剤を連服すると腹痛がとれて，身体にも次第に肉がついたが，月経はまだ来ないので薬をやめさせてそのまま経過をみた。10日たつと月経がついにきたので原方をやや加減しさらに数剤を服用させて病後の養生にした。

問い：これまでの方書では温疹治療の方剤に人参を用いない。最初の方は温疹の治療が急務で，内傷についてはゆっくり治療すればよいのに，方中になぜ野台参を用いたのか？　**答え**：《傷寒論》の白虎湯を例にすれば，汗吐下後に人参を加えるのは虚があるためで，渇がある場合に人参を加えるのは気虚があれば津液を助けて上潮できないからである。いま本証では慢性病で内の虧損が顕著であり，血分の虚損だけでなく気分にも必ず虚損がある。白虎湯で清熱するのみで人参を加えて補助しなければ，清熱できないだけでなく症状が増悪することがある（第四期の人参に附載された医案を読めばわかる）。本証に人参を用いるのはじつはすみやかに退熱させるためである。さらに本証の発疹がすぐに陥凹するのは気分不足による。人参は石膏が外感の熱を清するのを助け，その力で疹毒を托出し，さらに虚労を補う。したがって方中の人参は内傷外感兼顧の要薬である。

問い：寒熱往来をきたす病は少陽病を兼ねるので，治療は通常柴胡で和解する。この方中では柴胡がないのに，なぜ寒熱往来も癒えたのか？　**答え**：柴胡は少陽を和解するが昇提の力が非常に大きい。本証では根本に虚があるので，柴胡が昇提するのを看過できない。方中の茵蔯は青蒿の苗で，枯れずに越冬して十分に霜雪に曝され，春になると少陽の最初の気を得て萌え出るので，薬性が涼でよく散じ少陽の鬱熱を宣通

するのに最適で，柴胡の代用になる。少陽病に虚を兼ねる場合は，最高の妙薬である。また蘆根も少陽薬で茵蔯と相互に助け合う。これが柴胡を使わなくても寒熱往来が治癒した理由である。

◆ 処女経閉

天津の南開中学の傍に住む陳氏の17歳になる娘は，月経は始まっていたが急に半年月経がこなくなった。

病因：側頸部に瘰癧を生じ服薬治療したが，鹹寒に過ぎて脾胃を傷り，飲食が減少してついに無月経になった。

証候：午前中はやや寒気を覚えることが日に日に強くなり，申の刻〔午後3～5時〕には潮熱になるが激しくはなかった。黎明に少し汗が出ることがあり，痰を伴った咳嗽が夜間にやや強いが，安眠を妨げるほどではない。飲食は消化不良でいつもの半分くらいに減った。心中は常に熱感があり冷たい食べ物を欲しがり，大便は乾燥して3～4日に1度である。脈は左が弦で微硬，右も弦にちかく重按無力で1息5至を越える。

診断：これは飲食減少で生血が不足して無月経になったものである。午前の冷感は気分にも不足があって，陽気の上昇に乗じて宣布できないためである。夜間の熱感は明らかに血虚の現れである。心中の熱感は陰虚で生じた内熱である。その熱が上昇して肺を傷ると容易に咳嗽を生じ，胃中の消化不良をおこすと容易に痰涎が生じるので，咳嗽・多痰になる。大便乾燥は脾胃が傷損して伝送する力を喪失し，血虚陰虧で潤腸もしないからである。左脈が弦で硬を兼ねるのは心血虚損で潤肝滋腎できないからである。右脈の弦で無力は，肺の津液不足と胃の酸汁不足に，さらに肺・胃の気分不足を兼ねるからである。治療は資生通脈湯（前三期第8巻）とし，さらに原方にやや加減して証と適合させた。

処方：炒白朮3銭　生山薬8銭　枸杞子6銭　竜眼肉5銭　生地黄5銭　玄参4銭　生白芍4銭　生代赭石（細かく挽く）4銭　当帰4銭　桃仁2銭　紅花1.5銭　甘草2銭

合わせて大茶碗1杯に煎じて温服する。

再診：20 余剤連服させると（随時やや加減した），飲食が増加し身体に肉がついて諸症状はすべて癒えた。ただ月経がまだ通じないので，さらに月経を通じることに意を注いだ。

処方：生水蛭（挽いて細末にする）1 両　生山薬（挽いて細末にする）0.5 斤

毎回山薬末 7 銭を冷水で溶いて煮て茶湯をつくり，飲みやすいように黒砂糖で味付けをして水蛭末 6 分を服用する。1 日 2 回服用し，点心として長期に用いれば必ず月経が通じる。

効果：10 日以上服用すると期待どおり月経が通じ，その後は経血が調和して病はなくなった。

方解：水蛭は炙用するとは《本経》に記載がないことから考え，後世の本草書では炙用しなければ水に入れると生き返るとするのは荒唐無稽である。水蛭を用いた経験から炙用していたころは効かなかったが，生で用いてからは迅速な効果をみる（前三期第 7 巻理衝丸後に症例があり水蛭の性質を詳しく記載した）。水蛭は薬性が猛烈ではないがやや刺激性があり，頻回に服用すると胃によくない恐れがあるので山薬粥で服用させたが，これは《金匱要略》で硝石礬石散を大麦粥で服用するのと同じ意味である。山薬は補益の力が豊富で通常の食品でもあるから，その粥で水蛭を服用すれば，水蛭の開破傷正から胃腑を守ると同時に調和をとる。

◆ 血崩証

天津 2 区の 18 歳になる徐姓の婦人が血崩証になった。

病因：家庭不和で肝火が激動し性器出血が止まらなくなった。

証候：はじめは出血量が非常に多く，何度も医者の治療を受け，1 カ月余りで出血量は減ったものの結局止まらない。脈は濡弱で脈拍は 5 至に近く，息切れがして呼気を出すのにやや努力を要し自然に呼吸ができず，激しくはなかったが午後になると潮熱が出る。

診断：これは胸中の大気下陥で，陰分虧損を兼ねたものである。大気下陥のために呼気に努力を要する。出血が止まらず陰分虧損があるので，

午後に潮熱を生じる。大気を補い真陰を滋し，昇挙固渋薬を兼用しなければ治癒し得ない。

処方：生黄耆1両　炒白朮5銭　生地黄1両　竜骨（煅いて搗く）1両　牡蛎（煅いて搗く）1両　天花粉6銭　苦参4銭　黄柏4銭　柴胡3銭　海螵蛸（甲を除く）3銭　茜草2銭

西洋薬の中程度の麦角1個に乳糖末を混ぜて粉末にし，中薬を大茶碗2杯に煎じ2回に分け，麦角末も2回に分けて煎湯で服用する。

効果：1剤服用すると出血はすぐに止まってまったく出なくなり，息切れと潮熱も消失した。さらに調補気血の方剤を処方して数剤を服用させて病後の養生をはかった。

【第六期第4巻】

【付録：保赤良方】

小児科治療書である《児科輯要（ようさいそう）》は姚済倉君の著作である。遼源〔吉林省の地名〕の友人・王止孚が以前に1部贈ってくれた。書中に出産したばかりの新生児には，すぐに手指に鶏卵の卵白をつけて背骨をマッサージするとよいとあり，下から上に力を入れて順に摩擦すると摩擦したところにすぐに粗い黒毛が生えるのできれいに抜くとひきつけや他の病気から免れると記載がある。王君は自分でこのやり方を試し確実に効いたので，この書籍をたくさん購入して友人に送った。会比隣の王姓の新生児は出生後から泣きもせず乳も飲まないのでこのやり方を教えたところ，若干の黒い毛が生えてきたのできれいに抜くとすぐに泣いて乳を飲み始めた。これは実際保赤の良方である。黒毛が生えるのは脊椎骨の下方のあたりが多いので擦るときにもそこを一番注意して擦るとよい。この方を知り得たものは，伝え広げれば善行を施す一助になる。

評語：五経〔《易経》《書経》《詩経》《礼記》《春秋》〕の中では，《易》の理論がすべてを包括すると思える。伏羲（ふっき）・文王周公・孔子に至り，《易》の象数推衍〔周易の卦（か）の表す姿と数から推量演繹する〕にもとづ

き万事万物の理が尽くされることに異論はない。この三代以降，《通書》《正蒙》《程伝》《本義》《啓蒙》《皇極経世》の書にはいずれも《易》の精神が具わり不滅の名言を後世に残した。近世になり，名医が時運に応じて登場し，さらに《易》にもとづいて理化〔物理化学の総称〕を医理とし，医薬で世を救った。寿甫〔張錫純〕が世に講じ著した《医学衷中参西録》がこれである。私が寿甫を知ってから相当年がたった。私はもともと詩を好むが，偉大な故丹亭先生は近代の詩家であるうえに，すぐ近在におられるので，お互いに付き合いがあり，朝夕集まっては談笑を重ねた。当時寿甫は子供であったが，すでに立派な風貌をしていた。弱冠〔二十歳〕になると，五経に博く通じ特に《易》に詳しく，会うたびに話が及ぶといつでも非常に細かい分析をし，すっきりと納得させてくれた。弱冠を過ぎてからは，さらに《易》の理論から独創的な医学理論を世に出し，書を著して説を立て医薬で世の人々を救った。このように測りがたい賢者である。ある人が「《易》の理論は本来窮め難く，《易》の理論を応用して医理を創るのは，難中の最たる難であり，まして弱冠の寿甫がこのように造詣を深めるとは，先生は何を見てこのように確信するのか？」と疑った。私はこれを聞き，ふと記憶を呼び覚まされておもわず落涙し，「寿甫の医術はまことに神効がある。昔，亡母は手首が腫れる証を3年間患い，医者を頼んで効果がなかったが，寿甫に診療を頼むと数剤で大いに癒えた。そこで彼の著した医学論文を探して読むと，根源的な医学理論ではすべて《易》の理論を引いて解釈しているので，寿甫の医学は《易》理論から演繹して医学理論を創ったと納得した。寿甫は豊かな経猷〔五経と機知〕をもち，もとより医学分野のわが国の逸材で，医薬の神効などはそれにくらべると小さいことである」と答えた。

癸巳〔1953年〕季春塩山李応煕子咸氏序于香魚書院

方剤索引

あ

安魂湯……………62
安衝湯………… 326
安肺寧嗽丸……69, 410

い

異功散………… 362
一味薯蕷飲………20
一味鉄氧湯…… 302

う

烏金膏………… 373
温降湯……………89

え

衛生防疫宝丹 403, 517
益元散… 155, 572, 627
益瞳丸………… 354
益督丸………… 469
益脾餅………… 185
越婢湯………68, 122

お

黄耆桂枝五物湯
　………… 277, 307
黄耆膏……………65
黄耆五物湯…… 307
黄耆桃紅湯…… 344
黄強水………… 144
安胃飲………… 337
温衝湯………… 329

温通湯………… 118

か

海帯湯………… 368
回陽昇陥湯…… 244
下瘀血湯……… 485,
　　　　524, 533, 544
化瘀通経散… 485, 527
化瘀理膈丹…… 104
牙疳敷藤黄法…… 364
化血丹……………95
化滞湯………… 153
活絡祛寒湯…… 259
活絡効霊丹… 255, 402
化腐生肌散…… 369
加味黄耆五物湯… 276
加味玉屏風散… 277
加味左帰飲…… 400
加味磁朱丸…… 299
加味四神丸…… 192
加味天水散…… 191
加味麦門冬湯… 333
加味補血湯…… 287
加味理中地黄湯… 295,
　　　　　　296, 540
加味苓桂朮甘湯… 119
寒降湯……………83
還少丹………… 351
干頽湯………… 396
寒通湯………… 122
肝脾双理丸…… 434
寒淋湯………… 145

き

起痿湯………… 459
期頤餅………… 203
既済湯……………30
耆米湯………… 124
急救回生丹… 292, 403
急続断筋方…… 473
姜膠膏………… 313
強腎瑞蓮丸…… 441
玉液湯………… 107
玉燭湯………… 315
曲直湯………… 261
玉壺丹………… 377
気淋湯………… 142
金液丹………… 145
近効方朮附湯… 311
金鈴子散……… 254
金鈴瀉肝湯…… 254

く

瞿麦湯………… 145
クレオソート薄荷冰丸
　……………………69

け

桂枝加桂湯…… 226
桂枝芍薬知母湯… 276
鶏胵湯………… 128
鶏胵茅根湯…… 129
解毒生化丹…… 157
健胃温降湯… 487, 495

健運湯…………… 259	磁朱丸………… 300	燮理湯………… 153
健脾化痰丸……… 202	四神丸………… 192	消瘰丸………… 367
減味八味丸………10	滋脺飲………… 109	消瘰膏………… 369
建瓴湯… 389, 390, 466	資生通脈湯…… 347	珠玉二宝粥………27
	資生湯……………3	薯蕷粥………… 187
こ	資生湯加当帰・丹参14	薯蕷丸……………20
降胃鎮衝湯……… 504	十灰散……… 327, 495	薯蕷鶏子黄粥…… 189
侯氏黒散………… 275	滋乳湯………… 345	薯蕷納気湯………44
膏淋湯…………… 141	滋培湯……………46	薯蕷半夏粥………75
黒錫丹…………… 145	四物湯去川芎加懐牛	薯蕷苃苢粥…… 190
五子衍宗丸……… 190	膝, 生代赭石細末492	舒和湯………… 151
呉茱萸湯………… 436	瀉肝降胃湯…… 488	腎気丸………… 108
固衝湯…………… 328	芍薬甘草湯…… 540	新擬和肝丸…… 439
護眉神応散……… 356	雀卵鮑魚湯… 331, 529	参赭鎮気湯………39
古方馬乳飲……… 363	麝香香油灌法… 206	神授普済五行妙化丹
	瀉心湯…………84, 494	………………… 549
さ	赭遂攻結湯…… 179	振頽丸………… 312
済陰湯…………… 113	十全育真湯………8	振頽湯………… 310
犀黄丸…………72, 406	十棗湯……… 418, 477	振中湯………… 260
犀角地黄湯… 495, 500	収膜湯………… 347	参赭培気湯………77
左帰飲………………10	朱砂骨湃波丸… 148	参麦湯……………21
砂淋丸…………… 143	寿胎丸………… 335	
三黄湯…………… 392	昇肝舒鬱湯…… 346	す
三家磨刀水……… 303	昇陥湯………… 217	水晶桃……………29
三鮮飲…………94, 497	硝強水………… 144	
三宝粥…………… 162	昇降湯………… 251	せ
	小柴胡湯……… 436	青娥丸………… 637
し	小承気湯……… 399	生化湯… 123, 231, 343
滋陰清胃湯……… 344	小青竜加石膏湯… 420	清金益気湯……67, 409
滋陰清降湯……… 489	硝石礬石散… 437, 645	清金解毒湯……68, 409
滋陰清燥湯……… 539	小続命湯…… 273, 306	清金二妙丹…… 411
滋陰宣解湯加羚羊角	消乳湯………… 345	清降湯……………90
………………… 543	小半夏湯…………76	西人鉄銹鶏納丸… 316
四烏賊骨一蘆茹丸	硝服通結湯…… 177	清腎湯………… 150
……… 319, 331, 529	升麻黄耆湯…… 123	清帯丸………… 529
地黄飲子…… 274, 392	逍遙散………… 392	清帯湯………… 331

方剤索引　701

正胆湯……………76	450, 540	**と**
清毒二仙丹……… 147	逐寒蕩涼湯……… 668	桃花湯………… 165
清寧丸…………360	竹皮大丸……… 343	当帰補血湯……… 394
清脳黄連膏……… 354	逐風湯………… 275	蕩痰加甘遂湯 211, 520
清肺三妙丹……… 411	竹葉石膏湯…22, 509	蕩痰湯… 211, 518, 520
醒脾昇陥湯……… 247	治痰点天突穴法… 206	毒淋湯………… 146
清涼華蓋飲……70, 406	中将湯……… 317, 333	敦復湯……………51
薛氏保赤万応散… 182	澄化湯………… 150	
鮮小薊根湯……… 147	調気養神湯…… 214	**な**
洗髄丹………… 374	猪胆汁導法…… 181	内托生肌散… 346, 370
宣陽湯………… 113	鎮肝熄風湯…… 278	
	鎮逆湯……………75	**に**
そ	鎮衝降胃湯…… 488	二鮮飲………93, 497
皂莢丸………… 410	鎮摂湯……………36	
蒼柏二妙散…… 109	鎮風湯………… 293	**ね**
捜風湯………… 271		捏結喉法………… 206
咀華清喉丹…… 359	**つ**	
息神丸………… 519	通結用葱白熨法… 181	**は**
俗伝治産後風方… 344	通聖散……… 281, 392	培脾舒肝湯……… 253
俗伝治労嗽方……29	通徹丸………… 622	白通湯………… 298
熄風湯………… 273	通変黒錫丹…… 301	白頭翁湯……… 332
続命湯………… 459	通変白頭翁湯…… 160	白茅根湯…… 116, 481
	通変白虎加人参湯 165	麦門冬湯……22, 509
た	通脈四逆湯…… 507	柏葉湯………… 495
大黄䗪虫丸 9, 322, 498		八味丸… 108, 281, 392
大黄掃毒湯……… 511	**て**	八正散………… 115
大黄附子細辛湯… 182	定心湯……………57	半夏秫米湯…64, 663
大陥胸丸……… 451	抵当湯………… 322	
大陥胸湯……… 451	定風丹………… 291	**ひ**
大順湯………… 339	葶藶大棗瀉肺湯… 418	秘紅丹………92, 491
大承気湯……… 399	葶藶大棗湯…68, 410	秘真丸………… 146
大半夏湯……………76	鉄錆湯………… 300	秘伝治女子乾病方 325
丹渓越鞠丸…… 109	天水散… 159, 191, 540	百労丸…… 9, 322, 498
	天水滌腸湯……… 159	白虎加人参湯…… 108
ち		白虎続命湯…… 306
逐寒蕩驚湯……… 295,		

白虎湯……… 392, 399	磨翳水………… 352	理衝湯……… 318
表裏分消湯……… 480	磨翳薬水………… 446	理痰湯……… 199
	麻杏甘石湯……… 510	離中丹……… 572, 627
ふ		竜骨牡蛎湯……… 382
風引湯……… 272, 392	**み**	竜蠔理痰湯……… 200
敷牙疳散薬方…… 364	明礬湯………… 206	涼膈散……… 281, 392
扶中湯………… 186		苓桂朮甘湯… 121, 226,
	め	378, 476
へ	明目硼硝水……… 353	藜蘆散………… 477
平胃寒降湯……… 487		
変質化瘀丸……… 427	**ゆ**	**れ**
	癒癇丸………… 519	醴泉飲…………15
ほ		
抱水三物丸… 304, 382	**よ**	**ろ**
防風通聖散……… 273	養陰清肺湯……… 360	労淋湯……… 142
補血湯…… 287, 394	羊肝猪胆丸……… 355	六一散……… 159, 191
保元寒降湯…… 90, 489	養脳利肢湯……… 460	六味地黄丸…………10
保元清降湯…… 91, 489	陽和湯………… 371	六味湯……… 281, 392
蒲公英湯………… 351	沃雪湯……………28	
菩提丹………… 155		**わ**
補中益気湯… 242, 422	**ら**	和血熄風湯……… 341
補脳振痿湯……… 397	来復湯……………32	
補偏湯………… 305		
補陽還五湯… 284, 307,	**り**	
388, 459, 466	理飲湯………… 195	
補絡補管湯…… 96, 491	理飲湯去芍薬…… 476	
	理鬱昇陥湯……… 246	
ま	理血湯………… 137	
磨翳散………… 353	理衝丸………… 322	

薬物索引

あ行

阿膠…………… 137
アスピリン……… 463, 640, 480
鴉胆子… 147, 155, 652
硫黄………… 192, 377, 476, 532, 660
硫黄末………… 652
威霊仙… 113, 118, 119, 310, 460, 660
茵蔯…… 279, 586, 634
茴香………… 660
鬱金………… 211, 317
烏賊骨………… 331
烏附子………… 30, 51, 119, 273, 329
烏薬………… 578
罌粟殻…… 296, 573
衛足花子………… 339
益智仁………… 578
延胡索…… 254, 317
塩酸キニーネ………69
鉛灰………… 301
鴨肝………… 653
鴨蛋子…… 104, 146, 155, 157, 160, 162
黄耆…… 8, 65, 67, 68, 107, 109, 123, 142, 143, 151, 195, 217, 244, 246, 247, 251, 253, 259, 275, 276, 277, 287, 305, 310, 315, 318, 322, 326, 328, 341, 345, 346, 367, 371, 394, 396, 397, 409, 459, 630
黄酒………… 231
黄丹………… 519
黄柏………… 122, 150
王不留行…… 345, 484
黄米飯…………72
黄連…… 153, 353, 354
黄蝋………… 277
大麦粥………… 134
遠志…… 214, 402, 411

か行

海金沙… 122, 146, 643
懐牛膝… 389, 390, 535
懐山薬…………20
海帯………… 367
海馬………… 440
海螵蛸…… 137, 150, 326, 328
核桃………… 374
核桃仁………29, 329
莪朮…… 8, 254, 259, 318, 322, 367, 634
火硝………… 549
花椒………… 192, 317
花椒目………… 482
花蕊石…………95
花青………… 366

葛根………… 107
滑石… 122, 159, 191, 480
栝楼………… 345
栝楼仁83, 487, 488, 499
乾姜… 89, 119, 179, 185, 195, 244, 310, 487
甘松 214, 287, 288, 305
甘遂…… 179, 369, 453
甘石………… 364
甘草… 15, 21, 32, 45, 46, 65, 67, 68, 69, 70, 83, 90, 91, 119, 146, 150, 153, 157, 159, 160, 166, 191, 195, 214, 244, 247, 254, 279, 315, 317, 333, 344, 347, 360, 371, 409, 411, 427, 434, 439, 487, 488, 489, 504, 518
甘草梢………… 146
含糖ペプシン 187, 478
橄欖油………… 413
桔梗………… 217
橘紅…… 195, 277
亀板…… 113, 278, 625
蚯蚓………… 398
羌活………… 275
僵蚕………… 538
鏡面朱砂…… 214, 364
玉秫………… 378
玉蜀黍………… 378

玉米…………… 378
魚鰾膠………… 342
金櫻子………… 442
金銀花…… 146, 153, 157, 345
金鶏納霜……… 317
金綫重楼……… 373
金鈴子……… 254, 296
藕汁…………… 496
枸杞（子）……… 347, 396, 472, 504
苦参（子）… 156, 317
狗脊…………… 462
荊芥…………… 341
桂枝…… 434, 479, 633
桂枝尖… 119, 151, 195, 244, 246, 251, 253, 259, 276, 277
鶏子清………… 380
鶏内金 3, 51, 107, 128, 129, 143, 185, 202, 203, 251, 318, 347, 433, 527, 620
軽粉…………… 374
縕草…………… 288
血竭…………… 465
血琥珀………… 356
血余……………95
血余炭……………96
牽牛子……… 129, 526
芡実… 36, 39, 91, 141, 142, 199, 203, 504
玄参… 3, 8, 15, 46, 67, 68, 279, 315, 344, 345, 347, 354, 360, 367, 409, 460

玄明粉………… 178
建蓮子………… 441
紅花…… 341, 347, 618
紅娘虫……… 349, 525
紅紛…………… 374
香附子………… 315
厚朴… 89, 195, 251, 253, 260, 433, 434, 487, 504
香油……………40, 413
蛤蚧…………… 440
紅蓮……………94
五加皮………… 462
黒姜…………… 231
黒脂麻……… 199, 200
黒丑……… 129, 484
虎骨……… 305, 472
虎骨膠……… 256, 305
牛黄……………72, 364
牛膝……… 278, 310, 317, 459, 460
呉茱黄………75, 192
胡椒……… 457, 526
蜈蚣 273, 428, 511, 537
骨砕補………… 462
骨湃波………… 148
胡桃肉……51, 397, 631
胡桃仁………… 441
五倍子… 146, 328, 373
枯礬…………… 134
牛蒡子 3, 15, 21, 28, 45, 46, 67, 68, 83, 90, 91, 146, 150, 153, 409, 487
五味子……… 107, 192
五霊脂………… 635

さ行

西黄……………72
犀牛黄……………72
柴胡…… 123, 128, 142, 217, 246, 253, 315, 346, 433, 633
細辛…………… 518
沙参… 67, 68, 317, 409
山楂子……… 153, 317, 485, 655
三七…… 68, 90, 95, 96, 104, 146, 157, 160, 162, 409, 410, 427, 485, 488, 489, 490
山茱萸… 30, 32, 36, 39, 45, 51, 57, 90, 96, 109, 247, 261, 273, 328, 347, 354, 396, 397, 489, 490
酸棗仁………… 57, 62
山薬 3, 8, 15, 21, 27, 28, 30, 36, 39, 45, 46, 51, 65, 75, 89, 90, 91, 107, 109, 137, 141, 142, 145, 150, 153, 159, 160, 162, 165, 186, 187, 190, 191, 318, 329, 331, 333, 347, 390, 433, 487, 488, 489, 504
三稜……… 8, 254, 259, 318, 322, 367, 634
地黄…… 15, 30, 45, 67, 90, 109, 113, 141, 214, 273, 315, 326,

薬物索引

359, 360, 390, 409, 489, 490
紫河車……………… 472
紫梢花……………… 442
磁石………………… 299
紫石英… 329, 392, 532
柿霜………………… 272
柿霜餅…… 27, 28, 29, 45, 77, 271
紫蘇子…… 21, 39, 45, 69, 504, 535
児茶……………69, 333
地膚子……………… 643
地鱉虫……………… 546
赤石脂… 159, 337, 493
芍薬………………… 488
麝香………… 40, 125, 271, 288, 473
車前子… 150, 190, 481
蛇退………………… 512
䗪虫…… 397, 398, 460
地楡………………… 160
熟地黄……………… 478
朱血竭………… 367, 369
朱砂…… 148, 291, 293, 299, 403, 434, 439, 518, 519, 538
秫米…………………64
棕櫚炭……………… 328
小茴香… 118, 145, 329
小茴香末…………… 164
丈菊花弁…………… 339
丈菊子……… 147, 643
生姜… 75, 89, 128, 153, 192, 251, 253, 259, 276
小薊………………… 497

炒山薬……………… 432
硝石………… 134, 143
生地楡末…………… 160
樟脳………………… 403
菖蒲………… 214, 402
升麻………… 123, 217
椒目…… 118, 145, 186, 660
炒薏苡仁…………… 478
商陸………………… 372
地竜…………… 397, 398
白砂糖……………… 203
真阿膠…… 142, 335, 341
秦艽………………… 276
秦皮………………… 160
人指甲……………… 353
辰砂………………… 549
真梅片………… 356, 549
真遼人参…………… 271
水膠………………… 313
水蛭…… 322, 323, 428, 533
生山薬………… 432, 478
蟷螂………………… 357
青黛…… 75, 293, 337, 488, 519, 538
青白馬乳…………… 363
青連翹……………… 439
生代赭石…………… 519
清半夏…………………62
石葦………………… 146
石決明………… 488, 612
石榴皮……………… 333
石膏…65, 165, 271, 480
節菖蒲……………… 538
浙貝母……………… 367
全蜈蚣… 275, 291, 312
全蝎………… 273, 275,

291, 512, 538
川芎………… 251, 341, 346, 625, 630
鮮姜自然汁………… 313
鮮藕………………… 159
鮮藕節…………………93
鮮小薊根…………… 147
穿山甲…… 312, 345, 369, 511, 635
蟾酥………………… 125
茜草………… 137, 150, 326, 328, 331
川続断………… 326, 335
蟬退………… 352, 512
センナ葉…………… 183
川貝母…………67, 409
旋覆花……………… 473
鮮茅根 65, 93, 129, 560
鮮蒲公英…………… 351
鮮萊菔……………… 177
川楝子… 254, 279, 634
鮮蘆根……………… 560
桑寄生… 151, 247, 335
皂角………………… 369
皂莢………………… 410
皂刺………………… 511
桑根白皮………………70
竈心土……………… 295
灶心土……………… 295
葱白………… 481, 623
自礬………… 549, 646
桑葉……………………69
続断………… 151, 247, 317, 469, 587

た行

大黄……………92, 211
大黄炭……………… 496
大薊………………… 497
代赭石… 15, 36, 39, 46, 62, 75, 77, 83, 89, 90, 91, 92, 179, 200, 211, 273, 278, 293, 299, 339, 390, 433, 459, 460, 487, 488, 489, 490, 504
大棗…… 185, 192, 333
大葱白……………… 181
大楓子……………… 512
大蝼蛄……………… 125
沢瀉………………… 150
獺腎………………… 440
丹参… 8, 70, 255, 259, 261, 287, 333, 345, 371, 485, 635
胆南星……………… 538
胆礬………………… 352
竹茹………83, 487, 587
地膚子……………… 113
知母… 8, 67, 68, 70, 77, 90, 107, 122, 142, 143, 150, 151, 217, 246, 251, 259, 261, 310, 315, 318, 322, 345, 346, 409, 490
猪胰子……………… 109
丁香………………… 317
釣藤鈎……………… 293
樗鶏………… 349, 525
猪髄………………… 472
猪胆汁……………… 355
珍珠………… 356, 364
珍珠母……………… 612
陳皮… 46, 128, 199, 200, 251, 253, 260, 276
葶藶…………………68
葶藶子……………… 410
鉄銹………………… 317
鉄銹水……… 538, 634
天花粉… 107, 305, 318, 371, 459, 460
天竺黄……………… 293
天麻………………… 256
天門冬…… 15, 77, 214, 279, 305, 527
藤黄………………… 364
当帰…… 123, 145, 153, 255, 259, 261, 275, 276, 277, 287, 305, 310, 312, 315, 317, 322, 339, 341, 344, 345, 346, 394, 396, 397, 433, 630
当帰身……… 77, 244, 246, 260, 329
冬葵子……………… 339
党参………77, 141, 318
桃仁………… 322, 333, 341, 347, 427
童便………………… 231
土狗………………… 125
菟絲子……… 335, 354, 469, 534
杜仲………… 469, 472
独活………… 275, 278
土茯苓……………… 577
土鱉虫… 612, 618, 635

な行

梨…………………… 647
肉桂 153, 317, 329, 439
肉蓯蓉………………77
肉豆蔲………… 192, 317
乳香…… 57, 68, 142, 246, 254, 255, 259, 260, 261, 287, 291, 305, 310, 312, 345, 346, 367, 369, 371, 396, 397, 409, 410, 460, 630
人参…… 15, 21, 119, 165, 273, 312
人参末……………… 671

は行

梅片………………… 288
貝母……………68, 360
白果………………… 484
麦芽…… 214, 253, 279, 586, 620, 630, 634
麦麹………………… 301
麦門冬…… 21, 113, 259, 333, 360
柏子仁… 57, 199, 214, 354, 390, 460, 504
白芨………………… 373
白頭翁……… 137, 159, 160, 540
白礬………… 277, 333, 519, 526, 646
白茅根……………… 116
白蓮…………………94

馬銭子……… 312, 369, 397, 460
薄荷…………… 360
薄荷葉……… 293, 352
薄荷冰……… 403, 434, 434, 439, 518
馬兜鈴…………… 360
半夏…… 21, 36, 75, 77, 83, 89, 90, 199, 200, 211, 271, 293, 299, 333, 337, 369, 487, 504
番木鼈…………… 312
萆薢………… 247, 577
皮紙……………… 352
ヒマシ油………… 183
白僵蚕… 271, 293, 512
百合……………… 573
白膠……………… 440
白芷……………… 518
白芍…… 21, 30, 32, 39, 45, 46, 75, 83, 89, 90, 91, 113, 122, 128, 137, 141, 142, 143, 145, 146, 150, 153, 157, 159, 160, 165, 195, 199, 200, 251, 253, 259, 273, 276, 278, 326, 328, 333, 341, 344, 347, 360, 371, 390, 434, 439, 460, 487, 488, 489, 490, 504, 634
白朮…… 3, 46, 89, 119, 128, 129, 185, 186, 195, 202, 247, 251, 253, 260, 276, 277, 310, 312, 318, 326, 328, 347, 487, 527
白面……………… 203
冰片………… 370, 403, 434, 439, 518
檳榔……………… 643
風化硝…………… 178
葛根……………… 473
茯神……………… 293
伏竜肝…………… 295
茯苓………… 30, 36, 51, 199, 200
茯苓片…62, 119, 195
ブロムカリ……… 518
米殻………… 296, 573
ペプシン…… 187, 427
茅根……………… 344
蓬砂……………… 353
硼砂…… 69, 143, 352, 354, 359, 369, 370, 410, 427, 519
朴硝…… 134, 143, 177, 179, 200, 211, 623
芒硝………… 354, 519
抱水クロラール… 518
虻虫……………… 323
防風…… 271, 277, 341
蜂蜜………………65
北沙参…………… 412
牡桂……………… 479
補骨脂……51, 192, 329
牡丹皮…………… 360
荸薺………… 412, 647
牡蛎… 8, 30, 32, 39, 57, 62, 96, 137, 141, 150, 200, 214, 247, 273, 278, 326, 328, 331, 367, 390, 488, 489, 490, 504

────────
ま行
────────

麻黄……………… 480
磨刀水…………… 518
馬銭子……… 312, 616
蜜炙附子………… 361
明雄黄……… 125, 549
木通……………… 122
没石子…………… 333
没食子…………… 333
没薬… 57, 68, 70, 142, 246, 254, 255, 259, 260, 261, 287, 291, 305, 310, 312, 317, 345, 346, 367, 369, 371, 397, 409, 410, 460, 630, 634

────────
や行
────────

野台参… 8, 32, 36, 39, 51, 75, 90, 91, 113, 251, 259, 310, 333, 354, 460, 489, 490
野党参…………… 339
雄黄……………… 369
熊胆…… 301, 355, 518
油肉桂細末…………92
ヨウ化カリウム… 427
羊肝………… 354, 355
薏苡仁……27, 258, 640

ら行

萊菔子……………… 153
萊菔汁……………… 496
硫化鉛………… 301, 519
竜眼肉…… 57, 62, 186,
　214, 287, 347, 397
硫苦………………… 183
竜骨… 8, 30, 32, 39, 45,
　57, 62, 96, 137, 141,
　150, 200, 214, 247,
　273, 278, 326, 328,
　331, 390, 488, 489,
　490, 504
竜胆草……… 75, 293,
　367, 488, 634
竜脳………………… 288
羚羊角……… 293, 366,
　519, 538
連翹………… 345, 634
螻蛄………………… 125
蘆薈………………… 518
炉甘石……… 352, 353,
　356, 369
六一泥……………… 352
鹿茸………………… 305
硵砂………………… 353
鹿角………………… 305
鹿角膠… 256, 278, 287,
　288, 305, 329, 396,
　397, 440, 441, 469,
　615
潞党参……………… 159
露蜂房……………… 374
路路通……………… 345

用語索引

あ行

噯気 …………… 424
噫気 …………… 278
網油 …………… 115
胃気上逆 ………… 498
胃気不降 …… 486, 628
噎 ……………… 425
噎膈 ………… 423, 617
遺尿 …………… 273
痿廃 …… 388, 396, 455
痿躄 …………… 456
陰維脈 ………… 330
陰火 …………… 361
陰火上逆 ………… 361
陰蹻脈 ………… 330
陰極似陽 ………… 507
陰中の火 ………… 302
陰挺 ………… 346, 536
瞖 ……………… 352
烟後痢 ………… 155
瘀 ……………… 13
瘀積 …………… 522
懊憹 …………… 387

か行

瘕 ……………… 524
咳 ………………… 90
開胃健脾 ………… 368
咳逆 ……………… 17
咳喘 ……………… 17
咳嗽 ……………… 90

下顎歯齦 ………… 628
牙関緊急 ………… 278
膈 ……………… 425
革脈 …………… 521
霍乱 …………… 155
下重 …………… 139
下趣 …………… 559
滑胎 …………… 335
火不帰原 ………… 504
肝胃気滞 ………… 480
寒飲 …………… 419
寒飲結胸 …… 450, 475
寒飲固結 ………… 476
肝気上干 ………… 432
癇痙 …………… 394
完穀不化 ………… 185
還精補脳 ………… 395
頑痰結胸 ………… 450
眼胞 …………… 670
肝陽不振 ………… 437
気海 …………… 241
気関 …………… 292
奇経八脈 ………… 330
気血両虧 ………… 565
気血両虚 ………… 289
気臓 ……… 128, 479
技巧 …………… 440
奇恒痢 ………… 170
気衝 …………… 329
気喘 …………… 123
吃逆 …………… 517

気の上逆 ………… 389
逆気上干 ………… 17
急驚風 ………… 293
驚風 …………… 291
魚際 ……………… 83
虚熱 …………… 559
坎 ……………… 441
噤口 …………… 159
噤口痢 ……… 155, 655
君火 ……………… 52
痙 ……………… 537
瘈瘲 …………… 277
経閉 …………… 527
下脘 ……………… 41
下焦の火 ………… 504
血瘀 …………… 527
血海 …………… 330
結胸 …………… 450
血臓 …………… 484
血室 …………… 330
血箭 …………… 471
血脱 …………… 496
結乳腫疼 ………… 345
血熱妄行 ………… 498
血痺 …………… 397
血痺虚労 ………… 557
血不帰経 ………… 485
血崩 …… 228, 328, 529
元気 … 53, 243, 397, 504
元神 …… 53, 400, 520
痃癖 ………… 321, 468
元陽 …………… 504

元陽の浮越……… 504	小便不摂………… 143	宗気 243, 393, 394, 397
口眼歪斜………… 390	小便不利………… 143	宗筋……………… 258
五心……………… 400	衝脈………… 330, 502	走馬牙疳………… 364
骨雷……………… 471	少陽の体………… 539	祖気………… 243, 397
五労………………… 70	舒肝………………… 92	
昏厥……………… 273	女労疸…………… 645	**た行**
昏睡……………… 388	耳聾……………… 389	大気…… 243, 394, 397
	真陰寒頭疼証…… 395	大気下陥…………… 17
さ行	真陰虚損………… 279	帯下……………… 331
催生……………… 339	腎虚不摂………… 430	大厥………… 280, 459
作強……………… 440	腎虚不納気……… 417	対口瘡…………… 257
痧疹……………… 542	真中風…………… 273	戴陽……………… 507
識神………… 400, 520	腎敗……………… 472	脱肛……………… 414
衂血……………… 486	針砭法…………… 283	胆火肝気の上衝… 488
尸厥……………… 274	囟門………… 291, 394	短気…… 17, 121,
肢体頹廃………… 393	髄海……………… 310	297, 334, 399
歯痛……………… 628	水臓………… 128, 479	痰厥……………… 282
失音……………………67	酔仙桃…………… 414	痰証……………… 284
失心病…………… 520	推拿……………… 569	癱証……………… 126
湿熱壅滞………… 229	水飛……………… 352	痰水上泛………… 361
耳鳴……………… 396	頭暈……………… 274	単赤痢…………… 154
指紋……………… 292	頭傾……………… 288	癱瘓……………… 307
瀉肝………………… 92	頭目傾眩………… 396	膻中……………… 241
宿便……………… 522	生肌………… 371, 592	胆倒………………… 76
循衣摸床…… 168, 236	正水……………… 480	単白痢…………… 154
衝………………… 330	怔忡…… 393, 401, 556	癥……………… 524
少火……………… 192	怔忡不安…………… 84	癥瘕 246, 286, 321, 524
上顎歯齦………… 628	怔忡不寧………… 274	腸結……………… 453
少気………………… 67	石水……………… 480	疔毒………… 157, 510
上気……………… 393	石疽……………… 372	鎮肝………………… 92
衝気上衝…… 432, 488,	喘………………… 17	対宮……………… 521
498, 502	喘逆……………… 17	停飲……………… 565
上盛下虚…… 301, 302	煎厥……………… 280	天癸……………… 349
衝任滑脱………… 529	噉…………………… 90	天吊風…………… 296
上熱下涼………… 301	相火…… 52, 192, 302	転胞病…………… 483
小便不禁………… 575	相火虚衰………… 330	倒経………… 333, 492

吐吸 122, 417	非風 282	目睛 292
督脈 330	脾風 540	目脹 389
吐血 228, 486	飛門 77	
吐衄 498	風関 292	**や行**
	風寒湿痺 458	幽門 430
な行	風水 480	油膜 115
内中風 278	風痺 277, 307	陽維脈 330
日晡潮熱 561, 641	伏邪 406	養肝 92
乳汁減少 345	不妊 330	陽蹻脈 330
乳癰 257, 345	不寐 568, 661	洋金花 414
溺血 228	噴門 429	
任脈 330, 502	平肝 92	**ら行**
熱飲 419	便血 228	癩 512
熱瘡 294	偏枯 278, 388, 393, 455	来緩去 234
熱癲癇 305, 392	胞系 123	癃閉 250
熱攤痪 286	胞系了戻 123, 483	竜雷の火 274
熱痰結胸 450		癘 367
	ま行	類中風 273
は行	麻木 456	癘瘍 367
肺不納気 418	麻木不仁 458	冷積 527
肺癰 406	慢驚 294, 450	癧 367
薄厥 280	慢驚風 394, 540	癧節風 276
白疕 257	蔓陀羅 414	連網 115
魄門 77	慢脾風 296, 540	労瘵 627
反胃 429	満悶 399	癆瘵 524
脾胃虚寒 619	夢遺 442	老痰 286
脾府 135	命関 292	労碌 556
脾虚不統血 141	命門 504	六極 70
皮水 480	綿風 291	
熨 181	目眩 274, 288	

脈索引

あ行

右脈が無力……… 398

か行

滑……… 36, 67, 419, 428, 506, 639
滑数………… 94, 117
滑実………… 78, 80, 400, 406, 639
滑実で偏沈……… 229
滑で上盛下虚……… 41
滑で無力………… 75
滑動…………… 496
滑有力… 151, 229, 649
緩大…………… 46
急数…………… 27
虚数…………… 318
虚数に弦………… 28
虚弱…………… 319
虚弱の極候……… 83
虚濡遅弱………… 487
虚濡で遅………… 89
虚で無力……… 284
虚浮……… 303, 342
結脈…………… 555
弦………… 67, 585
弦かつ硬……… 639
弦かつ長……… 585
弦かつ微硬… 601, 641
弦硬… 28, 44, 81, 308, 408, 504, 555, 556, 566, 588, 595, 614, 634, 658
弦扤…………… 597
弦硬かつ大… 286, 308, 309, 310, 311, 390
弦硬かつ長 37, 285, 611
弦硬で長…… 389, 460, 503, 586, 588, 607
弦硬有力 401, 466, 605
弦細…… 379, 419, 526, 563, 620, 641, 651
弦細虚濡………… 672
弦細沈微………… 660
弦細で硬………… 565
弦細で遅………… 297
弦細無力…… 86, 350
弦細有力で長…… 609
弦数…… 46, 505, 560
弦数象………… 186
弦数無力… 96, 150, 155
弦遅…………… 75
弦遅細弱 195, 505, 507
弦長 36, 151, 387, 388, 558, 596, 602, 619, 625
弦長で硬………… 79
弦長で重按無力… 591
弦長有力…… 80, 278, 283, 285, 406, 432, 459, 488, 492, 503, 506, 645
弦直…………… 36
弦で硬…… 560, 579, 625, 655
弦で硬急………… 91
弦で沈………… 183
弦で非常に硬…… 611
弦で浮………… 655
弦で有力…… 67, 232, 407, 432, 649, 654
弦に硬………… 651
弦に数………… 408
弦無力………… 631
弦有力……… 75, 91
洪…………… 36, 67
扤……… 556, 599
洪滑……… 36, 83, 131, 332, 420, 487, 602
洪滑有力……… 53, 471
硬弦で長………… 418
洪実 110, 156, 258, 284, 307, 343, 388, 391, 416, 512, 520, 626
扤象…………… 96
洪大…………… 459
扤大…………… 472
洪大有力 273, 402, 466
洪長…… 83, 388, 626
洪長有力………… 167
洪で有力……… 399
滑疾…………… 75

さ行

細数……… 418, 635
細数（で）無力… 168,

脈索引

407, 667
細弱……………… 561
細弱で数………… 360
細弱無力………… 466
細小で沈………… 246
細小無力………… 402
細でわずかに浮数 188
細で無力………… 399
細微遅弱………… 482
細微無力………… 617
数…… 14, 120, 232, 399,
　　　401, 406, 408, 506
数かつ弦………… 169
数で滑…………… 403
数で微細無力…… 349
数で無力…… 113, 543
数（で）有力 158, 542
3 至 ……………… 379
4 至 ……………… 379
実で有力………… 284
尺弱……………… 505
渋………… 402, 457
重按無根………… 563
重按無力………… 505
重按有力…… 387, 558
渋で無力………… 525
濡滑……………… 566
濡弱……………… 186
濡象……………… 230
濡で遅…………… 492
濡で沈…………… 565
濡で無力………… 601
上盛下虚…… 278, 400,
　　　　　　418, 490
寸強……………… 505
寸盛尺虚………… 389

双弦………… 232, 526

た行

大かつ弦…………… 36
大かつ弦硬………… 37
大かつ硬………… 283
大かつ芤………… 591
大で虚…………… 168
大で弦硬………… 305
大で有力………… 399
遅………… 379, 399, 402
遅かつ弱………… 234
遅緩……………… 402
遅弱……………… 287
遅濡………… 89, 501
遅で芤…………… 600
遅で濡…………… 297
遅無力…………… 246
長………………… 83
長で硬…………… 596
長で有力………… 432
直上直下………… 506
沈………………… 120
沈遅細弱…………… 34
沈かつ遅………… 120
沈緊………… 232, 511
沈弦…… 622, 634, 635
沈弦微硬………… 631
沈洪……………… 511
沈細 131, 135, 232, 586
沈濡……………… 17
沈遅……………… 169
沈遅微弱………… 228
沈遅無力………… 119
沈で無力………… 579
沈で有力………… 122

沈濡で遅………… 575
沈微………… 131, 398
沈牢…… 105, 634, 635

な行

軟………………… 305

は行

微弦無力…… 182, 227
微細…… 320, 401, 402
微細で遅………… 502
微細で模糊……… 33
微細無力…… 396, 397
微数…………… 87, 490
微弱… 17, 78, 120, 156,
　　　228, 230, 403, 416,
　　　419, 501, 622
微弱遅濡………… 109
微弱で遅…… 245, 328
微弱で沈………… 165
微弱無力 403, 421, 456
微浮……………… 563
微浮で重按無力… 658
浮………………… 120
浮かつ微数……… 39
浮緊……………… 420
浮弦……………… 594
浮弦で重按無力… 489
浮洪……………… 87
浮洪で長………… 509
浮洪で揺揺……… 303
浮数で重按無力… 489
浮数無根………… 557
浮弱無根………… 33
浮小無根………… 292
浮大で軟………… 507

浮大無根………… 505	脈虚………… 402	**ら行**
浮で濡……… 593, 654	無力………… 342	来緩去急………… 234
浮で動…………… 593	**や行**	両尺重按有力…… 150
浮でやや数……… 510	やや数………… 421	牢……………… 620
浮で有力…… 405, 462	有力…36, 120, 506, 510	六部細数………… 481
偏弦………… 232, 526	有力微弦………… 366	六脈皆閉………… 403
ま行	揺揺として動揺… 597	**わ行**
脈が洪大で非常に実 ………… 168	揺揺無根………… 400	和緩………… 16, 36
	揺揺有動……………94	

あとがき

　第1巻で傷寒・温病の外感病を扱ったのに続き，第2巻である本書では《医学衷中参西録》の中核である内傷雑病をとりあげた。神戸中医学研究会で本書の重要性をはじめに注目し，実際に使用してその有用性を認識し翻訳を指示されたのは伊藤良会長である。これを受けて翻訳は池尻研治が行い，すでに鬼籍に入られた森雄材・竹原直秀・浜田富三雄をはじめ，巻頭に名簿を記載した現在の本会メンバーで活発な討論を行い，啓発を受けてこれをまとめたのが本シリーズである。第3巻では教育者としての張錫純の姿がうかがえる書簡なども含みさらに興味は尽きない。

神戸中医学研究会

中医臨床のための医学衷中参西録　第2巻 ［雑病篇］

2015年8月8日　　　第1版　第1刷発行

編訳者　神戸中医学研究会
発行者　井ノ上　匠
発行所　東洋学術出版社
　　　　本　　社　〒272-0822　千葉県市川市宮久保3-1-5
　　　　販　売　部　〒272-0823　千葉県市川市東菅野1-19-7-102
　　　　　　　　　　電話 047 (321) 4428　FAX 047 (321) 4429
　　　　　　　　　　e-mail hanbai@chuui.co.jp
　　　　編　集　部　〒272-0021　千葉県市川市八幡2-11-5-403
　　　　　　　　　　電話 047 (335) 6780　FAX 047 (300) 0565
　　　　　　　　　　e-mail henshu@chuui.co.jp
　　　　ホームページ　http://www.chuui.co.jp/

装幀デザイン／山口方舟

印刷・製本／上野印刷所

◎本体はカバーに表示してあります　　◎落丁，乱丁本はお取り替えいたします

2015Printed in Japan©　　　　　ISBN 978 - 4 - 904224 - 37 - 3　　C3047

| 中医臨床のための
医学衷中参西録
［第1巻　傷寒・温病篇］ | 神戸中医学研究会編訳
Ａ５判並製　592頁　　　　　　　　本体 8,000 円＋税
中医学を土台に，西洋医学の有益なものを積極的に取り入れた張錫純の著作は，豊富な臨床経験に裏打ちされており，いまなお輝き続けている。 |

| ［新装版］
中医学入門 | 神戸中医学研究会編著
Ａ５判並製　364頁　　　　　　　　本体 4,800 円＋税
中医学の全体像を１冊の本にまとめた解説書としてすでに高い評価を獲得し，30 年にわたって版を重ねてきた名著の第３版。 |

| ［新装版］
中医臨床のための
方剤学 | 神戸中医学研究会編著
Ａ５判並製　664頁　　　　　　　　本体 7,200 円＋税
中医方剤学の名著が大幅に増補改訂して復刊。復刊にあたり，内容を全面的に点検し直し，旧版で収載し漏れていた重要方剤を追加。 |

| ［新装版］
中医臨床のための
中薬学 | 神戸中医学研究会編著
Ａ５判並製　696頁　　　　　　　　本体 7,800 円＋税
永久不変の輝きを放つ生薬の解説書。1992 年の刊行以来，入門者からベテランまで幅広い読者の支持を獲得してきた「神戸中医学研究会」の名著が，装いを新たに復刊。 |

| 現代語訳　黄帝内経素問
【全３巻】 | 石田秀実（九州国際大学教授）監訳　Ａ５判上製　函入　縦書
［上巻］512頁／本体 10,000 円＋税
［中巻］458頁／本体　9,500 円＋税
［下巻］634頁／本体 12,000 円＋税
［原文・和訓・注釈・現代語訳・解説］の構成。原文（大文字）と和訓は上下２段組。発行以来，大好評の解説書。「運気七篇」「遺篇」を含む全巻 81 篇。 |

| 現代語訳　黄帝内経霊枢
【上下２巻】 | 石田秀実（九州国際大学教授）・白杉悦雄（東北芸術工科大学助教授）監訳　Ａ５判上製　函入　縦書
［上巻］568頁／本体 11,000 円＋税
［下巻］552頁／本体 11,000 円＋税
［原文・和訓・注釈・現代語訳・解説］の構成。原文（大文字）と和訓は上下２段組。東洋医学臨床家待望の書。中国で定評のある最もポピュラーなテキスト。 |

| 名医が語る
生薬活用の秘訣 | 焦樹徳著　国永薫訳　Ａ５判並製　456頁　本体 4,800 円＋税
名老中医による生薬運用の解説書。308 味の生薬について，性味・効能・配伍応用・用量・用法・注意事項を解説。方意を理解するうえで欠かせない，生薬を知るための１冊。 |

中医基本用語辞典

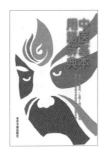

高金亮監修　劉桂平・孟静岩主編
中医基本用語辞典翻訳委員会翻訳
Ａ５判　ビニールクロス装・函入　872頁　本体8,000円＋税
中医学の基本用語約3,500語を収載。引きやすく，読みやすく，学習にも臨床にも役立つ1冊。
- ●中医学の専門用語を，平易な説明文で解説。中医学の基礎がしっかり身に付く。
- ●用語を探しやすい五十音順の配列を基本にしながら，親見出し語の下に子見出し語・孫見出し語を配列してあるので，関連用語も参照しやすい。
- ●中医病名の後ろには，代表的な弁証分型が子見出し語として併記されており，用語の解説に加えて弁証に応じた治法・方剤名・配穴など，治療の際の参考になる情報もすぐに得られる。
- ●類義語集・年表・経絡図・中薬一覧表・方剤一覧表など，付録も充実。

「証」の診方・治し方
── 実例による
　　トレーニングと解説 ──

呉澤森・高橋楊子著　Ｂ５判並製　328頁　本体3,800円＋税
厳選した30の実症例を例に，呈示された症例をまず自力で解き，その後に解説を読むことで「証」を導く力を鍛える。経験豊富な著者らによる丁寧かつ実践的な解説。初学者から中級者のトレーニング用として，症例集としてすべてのレベルの人におすすめ。

傷寒論を読もう

髙山宏世著　Ａ５判並製　480頁　本体4,000円＋税
必読書でありながら，読みこなすことが難しい『傷寒論』を，著者がやさしい語り口で条文ごとに解説。初級者にも中級者にも最適。40種の患者イラスト入り「重要処方図解」付きで，臨床にも大いに参考になる。

[詳解]
中医基礎理論

劉燕池・宋天彬・張瑞馥・董連栄著　浅川要監訳
Ｂ５判並製　368頁　　　　　　　　本体4,500円＋税
Ｑ＆Ａ方式で質問に答える奥行きのある中医学基礎理論の解説書。設問は212項目。中医学基礎理論をもう一歩深めたい人のための充実した解説書。

中医病因病機学

宋鷺冰著　柴﨑瑛子訳　Ａ５判並製　608頁　本体5,600円＋税
病因病機は中医学の核心中の核心。患者の証候を分析し，病因と病態メカニズムを明らかにすることによって，治療方針を立てるのが中医学の最大の特徴。その病因病機を専門に解説した名著の1冊。

[実践講座] 中医弁証

楊亜平主編　平出由子翻訳　Ａ５判並製　800頁　本体5,800円＋税
医師と患者の会話形式で弁証論治を行う診察風景を再現。対話の要所で医師の思考方法を提示しているので，弁証論治の組み立て方・分析方法・結論の導き方を容易に理解できる。本篇114，副篇87，計201症例収録。

中医学の魅力に触れ，実践する

[季刊]中医臨床

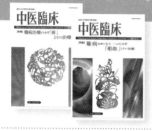

- ●定　　価　　本体 1,571 円＋税（送料別 210 円）
- ●年間予約　　本体 1,571 円＋税　4 冊（送料共）
- ●3 年予約　　本体 1,429 円＋税　12 冊（送料共）

●——中国の中医に学ぶ

現代中医学を形づくった老中医の経験を土台にして，中医学はいまも進化をつづけています。本場中国の経験豊富な中医師の臨床や研究から，最新の中国中医事情に至るまで，編集部独自の視点で情報をピックアップして紹介します。翻訳文献・インタビュー・取材記事・解説記事・ニュース……など，多彩な内容です。

●——湯液とエキス製剤を両輪に

中医弁証の力を余すところなく発揮するには，湯液治療を身につけることが欠かせません。病因病機を審らかにして治法を導き，ポイントを押さえて処方を自由に構成します。一方エキス剤であっても限定付ながら，弁証能力を向上させることで臨機応変な運用が可能になります。各種入門講座や臨床報告の記事などから弁証論治を実践するコツを学べます。

●——古典の世界へ誘う

『内経』以来 2 千年にわたって連綿と続いてきた古典医学を高度に概括したものが現代中医学です。古典のなかには，再編成する過程でこぼれ落ちた智慧がたくさん残されています。しかし古典の世界は果てしなく広く，つかみどころがありません。そこで本誌では古典の世界へ誘う記事を随時企画しています。

●——薬と針灸の基礎理論は共通

中医学は薬も針も共通の生理観・病理観にもとづいている点が特徴です。針灸の記事だからといって医師や薬剤師の方にとって無関係なのではなく，逆に薬の記事のなかに鍼灸師に役立つ情報が詰まっています。好評の長期連載「弁証論治トレーニング」では，共通の症例を針と薬の双方からコメンテーターが易しく解説しています。

ご注文はフリーダイヤルＦＡＸで
0120-727-060

東洋学術出版社

〒 272-0823　千葉県市川市東菅野 1-19-7-102
電話：（047）321-4428
E-mail：hanbai@chuui.co.jp
URL：http://www.chuui.co.jp